| 제3판 |

작업치료사를 위한

인지재활

COGNITIVE REHABILITATION

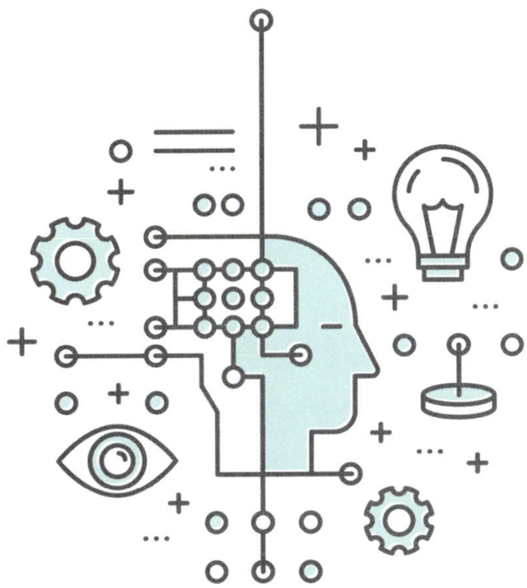

Pacific Books

Cognitive
Rehabilitation

집필진

- **권재성** 청주대학교 작업치료학과
- **김영근** 대구보건대학교 작업치료과
- **오윤택** 세브란스재활병원 작업치료실
- **육진숙** 서울아산병원 재활의학과 작업치료실
- **조현진** OTD, OTR/L., Occupational therapist, Northside Gwinnett Medical Center, Extended Care, GA, U.S
- **홍승표** 동남보건대학교 작업치료과

(가나다순)

Cognitive
Rehabilitation

머◦리◦말

I·N·T·R·O·D·U·C·T·I·O·N

저자분들의 많은 고민과 노력의 결과로 '작업치료사를 위한 인지재활' 개정 3판이 드디어 출간되었습니다. 저는 지금 기쁨과 감사함으로 마음이 벅찹니다. 이 책이 처음 출판되고 벌써 13년이 흘렀습니다. 그동안 작업치료 인지재활 영역에서는 많은 전문적 지식이 축적되었고 작업치료사들은 전문가로서 인지재활의 한 축을 담당하고 있습니다. 이러한 전문적인 지식의 축적을 통해 작업치료 인지재활 영역에서는 인간에 대한 전인적인 치료와 클라이언트 중심의 치료라는 철학적 배경 위에 인간의 인지를 통합적으로 평가하고 중재하는 '기능인지'가 출현하게 되었습니다. 무엇이 가장 작업치료다운 인지재활인가? 라는 고민 속에 한 사람의 의미 있는 작업 속에서 통합적인 인지기능을 관찰하고 중재하는 것이 클라이언트의 작업참여에 더 유익하다는 학문적 방향성이 생긴 것입니다. 미국작업치료사협회에서는 작업치료 교육 현장에서 전공 학생들에게 통합적 인지의 개념인 기능인지를 가르쳐야 한다고 강조하고 있습니다. 최근 국내 작업치료 임상에서도 기능인지의 개념이 도입되고 있고 통합적 인지재활을 위한 작업치료 중재를 시도하고 있습니다.

"작업치료사를 위한 인지재활" 개정 3판에서는 국내 작업치료 임상의 상황에 맞게 기능인지의 개념을 반영하여 인지 구성요소의 중재와 더불어 통합적 인지재활을 설명하기 위하여 노력하였습니다. 또한 의식 수준에 따른 작업치료 중재를 추가하였고 전산화 인지훈련에서 확장된 인지재활 영역의 디지털 치료제를 새롭게 소개하였습니다. 이러한 시도들이 작업치료 임상에서 클라이언트를 위한 통합적 인지재활 중재에 도움이 되기를 기대합니다.

이 지면을 빌어 감사의 마음을 전하고자 합니다. 먼저 이 책이 다시 출판될 수 있도록 인도하신 하나님께 감사드립니다. 그리고 이 책에 애정을 가지고 열정적으로 작업을 같이해주신 오윤택 선생님, 육진숙 선생님, 김영근 교수님, 홍승표 교수님, 조현진 선생님께 진심으로 감사드립니다. 마지막으로 개정 3판이 출간되기까지 모든 과정에서 애써주신 퍼시픽북스 대표님을 비롯한 임직원분들께 감사드립니다.

앞으로 "작업치료사를 위한 인지재활(개정 3판)"에 많은 관심과 편달을 부탁드립니다. 저희는 계속 공부하고 연구하겠습니다.

2022년 1월 우암산 자락에서

저자대표 권 재 성

CONTENTS

COGNITIVE REHABILITATION

제1부 인지재활 이론 및 평가

Cognitive
Rehabilitation

COGNITIVE REHABILITATION

제 1 부

인지재활 이론 및 평가

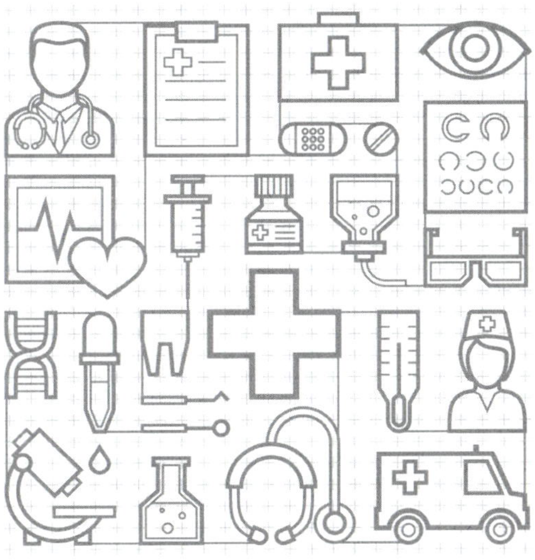

Cognitive
Rehabilitation

제 1 장
CHAPTER

인지란 무엇인가?

김 영 근

학·습·목·표

- 인지에 대한 개괄적인 개념을 설명한다.
- 인지재활의 개념과 작업수행과의 관계를 설명한다.
- 인지와 지각의 하위 구성 요소들을 분류하고 설명한다.
- 정보처리관점에서 인지처리과정에 대해 이해한다.
- 메타인지, 사회인지, 상황인지 개념을 파악하고 학습동기를 향상시킨다.

주·요·용·어

- 인지
- 정보처리
- 사회인지
- 상황인지
- 메타인지
- 인간 정보처리
- 인지재활

01
C/H/A/P/T/E/R

인지란 무엇인가?

1.1 인지에 대한 개념

인지가 무엇인지 개념적으로 설명하는 것은 쉽지 않다. 상식적인 수준에서 언급하는 것은 쉬울 수 있지만 학문적으로 명확한 정의를 내리는 것은 어려움이 많다. 인지에 대한 개념 설명이 작업치료사가 수행하는 인지재활의 목표와 업무범위이므로 적절한 정의를 찾을 필요가 있다. 이를 위해서 이 장에서는 작업치료의 인지재활을 안내하는 보편적 개념과 인지와 관련된 영역에 대해서 살펴보기로 한다.

인지(認知)라는 말은 글자 그대로 '알다(앎)'를 뜻한다. 상식적으로 통용되고 있는 인식(認識)과는 개념적으로 차이가 있다. 인식은 수동적 수용과정으로 볼 수 있으나 인지는 능동적 인지적 과정을 포괄하는 개념이다. 또한 인지는 적극적 의미에서는 어떤 행위자에 의한 지식의 활용(intelligent use of knowledge)을 말한다. 인간은 끊임없이 자극을 제공하는 환경에 능동적으로 적응하며 각종 의미 정보를 파악하고, 앎을 획득하여 이를 저장, 활용하는 인지적 존재이다. 이러한 각종 환경에서 제공하는 자극(정보)의 의미 또는 정보의 내용을 심적표상(mental representation)으로 다시 구성하여, 보유, 변환, 산출, 활용하는 마음의 과정이 인지과정이다. 표상은 정보가 뇌에 저장되거나 표현되는 방식이다. 인간은 감각기관으로 입력된 정보를 있는 그대로의 형태로 다루지를 않고 어떤 상징이나 다른 형태로 재표현하여 다룬다. 이렇게 다시 나타내는 것을 표상이라고 한다. 작업치료사는 인간이 어떻게 자신과 세상에 대한 앎과 정보를 얻고 어떤 방식으로 이를 조직화된 지식으로 변환시키고 저장하는지 그리고 어떻게 정보를 끄집어내서 문제를 해결하고 판단하며 행동을 결정하는지에 관심을 가져야 한다. 또한 인간을 이해하기 위해서는 앎을 가능하게 하는 인지과정들과 인지구조를 이해하여야 한다. 인지에 대한 이해와 연구는 세 가지 차원에서 조망하는 것이 도움이 된다. 이 세 가지는 다음과 같다(Bechtel & Graham, 1998) [그림 1-1].

첫째, 인지란 무엇인가? (개념)

둘째, 인지는 무엇을 하는가? (기능)

셋째, 인지는 어떻게 일을 하는가? (과정, 프로세스)

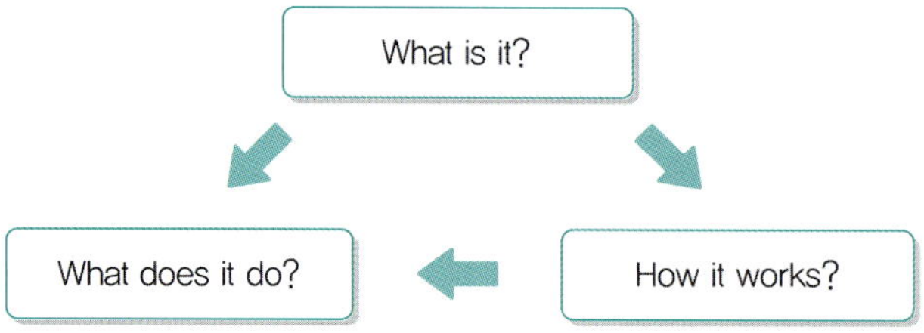

그림 1-1 **인지 해석의 세 가지 차원**

이 세 가지 조망을 환자에게 적용한다면 "지금 내가 치료하는 환자의 인지과정과 인지상태는 어떠한가? 인지적 측면에서 환자의 강점과 약점은 무엇인가? 남은 인지능력으로 환자는 무엇을 할 수 있는가? 손상된 인지가 환자의 작업수행에 어떻게 영향을 주는가? 환자의 인지는 작업수행을 위해 어떻게 작동하는가? 정상적인 인지수준의 사람과 작동방식에서 어떠한 차이가 있는가?"와 같은 질문을 던질 수 있다. 세 가지 인지에 대한 해석은 인지가 능동적으로 일을 하는 존재임을 증명하면서 작업치료사에게는 인지를 어떤 관점으로 봐야 하는지 팁을 제공한다.

인지란 눈으로 보고 손으로 느껴지는 물리적인 존재가 아니다. 가만히 앉아 이것저것 공상하고 생각하는 것만으로 인지의 존재를 규명하는 데카르트식의 논리는 인지를 연구하고 적용하는 데 많은 한계가 있다. "나는 생각한다. 그러므로 나는 존재한다." 식의 데카르트식의 논제보다 "함(doing)이 곧 앎(knowledge)이며 앎이 곧 함이다. 삶이 곧 앎이다."라는 바렐라(Varela, 1991)의 주장이 작업치료사가 인지를 이해하는 데 더욱 적합한 논제라고 본다.

작업치료사가 인지를 평가하고 치료하기 위해서는 보이지 않는 인지의 실체를 드러나게 해서 조작할 수 있는 능력이 필요하다. 인지는 일상 활동을 하거나 업무를 처리할 때, 사람들과 관계를 맺고 의사소통을 하는 등의 작업 활동을 계획 및 수행하고 그 결과를 반추할 때 드러난다. 그래서 인지는 특정 상황에서 활동을 하고 작업을 할 때 그 존재를 나타낸다. 인지장애를 평가하고 치료하는 전문가인 작업치료사는 환자의 인지가 잘 표출될 수 있는 상황이나 작업 활동을 계획하여 환자에게 제공한다. 이때 치료사는 환자의 태도, 모습, 움직임, 행동, 감정표출 등을 통해 환자의 마음이 어떻게 작동하는지 발견하고 그 내용을 추론하여 중재계획을 세운다. 마음을 눈으로 보거나 손으로 만져볼 수 없기 때문에 상황조건에서 작업을 수행할 때 사람의 마음이 어떻게 작동하는지를 관찰하여야 한다. 우리는 인지를 단순히 환경과는 무관한 마음 내부에서 일어나는 독립된 정보 처리라고 생각하지 말고 여러 가지 상황 속에서 작업과 상호작용하는 역동적 대상으로 인식할 필요가 있다. 환경이 인간 정보처리를 촉진하거나 제약하고 역으로 인간의 인지가 상황과 환경을 변화시키는 역동적인 상호작용 속에서 인지를 설명하고 이해하는 것이 적합하다(Clark, 1997). 인지의 본질은 외부세계와 무관한 개인 내부에서 일어나는 정보처리과정이 아니다. 인지는 세상 속에서 적응하며 활동하는 개인이 사람과의 관계형성과정, 환경과의 상호작용하고, 인공물 사용과정에서 구성되고 의미를 갖는다고 생각한다.

1.2 정보처리 관점에서 인지에 대한 해석

인지에 관한 이해는 '인지는 무엇인가'라는 존재 자체의 물음보다 "마음은 어떻게 정보를 획득하고 그것을 저장하고 필요할 때 다시 산출해서 사용하는가"라는 물음에서 시작하는 것이 용이하다. 인간은 어떻게 환경, 물질, 타인, 자신에 대한 정보를 갖게 되고 그러한 정보를 어떻게 활용하여 생활에서 직면하는 다양한 과제들을 수행해내는가에 대한 인식은 인지를 이해하는 데 도움을 준다. 지식을 생성하고 활용하는 인지과정들은 두뇌의 물리적 특성에 의해 가능하다. 인간은 일상생활을 하고, 일을 하고, 공부하고, 심지어 놀이 과정 중에도 각종 정보를 재인, 주의, 기억한다. 그러한 다양한 작업수행과정에서 언어를 사용하고, 개념을 형성하고, 목표행동을 실행하고, 의사결정하고, 문제를 해결하는 등 간단하면서도 복잡한 행위를 처리한다. 이렇게 인간의 마음을 정보처리 측면에서 보면 인지는 다양한 환경과 작업수행 과정에서 각종정보를 획득, 저장, 인출, 변경, 활용하는 복합적인 정보처리 과정이다.

2차 세계대전 쯤에 영국의 Broadbent는 비행기 조종과 같은 난해하고 복잡한 기술을 인간이 어떻게 학습하고 익혀서 점차 수행능력이 향상되는지를 연구하면서 행동주의의 한계를 넘기 위해 전략과 방법에서 해결점을 찾기 위한 연구를 하였다(Broadbent, 1958). 그 당시 조종사가 비행기에 있는 다양한 계기판과 컨트롤러에서 제공하는 정보를 모두 완벽하게 인식하고 이해하기는 불가능하였다. 그래서 그는 조종사의 조종 수행능력을 향상시킬 수 있도록 조종석의 각종 도구와 장비들을 어떻게 디자인할 것인가에 대해 집중 연구하였다. 이때 인간 작업수행의 측면을 더 잘 이해하기 위한 핵심 요인으로 정보(정보 전달, 정보처리)라는 개념이 출현하였다. 그 후 여러 연구에서 정보처리라는 메타포(은유)는 인지적 측면에서 인간수행을 이해하는 데 매우 유용한 것으로 증명되었고 인지에 관한 연구에 핵심으로 부각되었다.

정보처리 체제의 기본 모델 중 대표적인 것이 Atkinson과 Shiffrin(1968)의 정보처리 모델이다. 이 모델은 정보 저장고를 나타내는 상자와 정보 흐름을 구현하는 화살로 구성된 모형이고 계열적인(순차적) 정보처리 모형이다. 어떤 자극이 입력되면 지각된 일부의 자극은 감각 저장고에 저장된다. 이들 중 주의를 받은 것은 단기기억으로 전이되고 시연 여부에 따라 이들 중 일부는 장기기억에 옮겨가서 저장된다. 그리고 필요할 때 장기기억에서 인출한 정보들을 인출하여 내적으로 조작한다. 이러한 정보처리 모델은 인간의 복잡한 인지 과정을 쉽게 이해하고 연구와 응용 측면에서는 매우 용이하여 오랜 기간 인지 관련 분야에서 적용하고 있다. 그러나 인간의 인지를 단순화 시켜서 의사결정과 같은 복합적인 사고와 문제해결이나 메타인지와 같은 고차원적인 인지 활동에는 쉽게 적용하기가 어렵다. 또한 정보처리 모델만 보면 인간은 정보가 새롭게 들어와야 작동하는 축적된 정보가 없는 무력한 존재인 것처럼 보인다. 인간 행동은 제시된 정보의 성질에 주로 영향을 받지만 개인이 이미 가지고 있는 과거경험, 기대, 개인적 맥락(contexts) 등에 의해서도 결정적인 영향을 받을 수 있다. 인간은 의식적, 의식下, 非의식적 처리과정으로도 정보를 처리하는데 이러한 과정은 계열적 정보처리에서는 해석할 수 없다. 또한 이와 같은 정보처리 개념으로는 인간이 경험을 통해 학습하고 그 결과 장기간에 걸쳐 학습한 지식을 변형시키고 축적하는 부분에 관한 설명도 어렵다.

정보처리 모델에서 축적된 정보와 경험 등에 대해 해석할 수 없는 계열적 정보처리의 단점을 극복하기 위해서 정보처리를 두 가지 유형을 구분하였다. 두 가지 정보처리는 '상향 처리(bottom-up processing)' 또는 '자극 주도적 처리(data-driven processing)'와 '하향 처리(top-down processing)' 또는 '개념 주도적 처리(conceptual processing)'이다. 상향 처리는 감각자극으로 들어온 정보데이터를 지각하고 해석해서 저장하고 이를 활용하는 과정이다. 반면에 하향처리는 이미 과거에 축적한 지식, 개인 삶의 배경, 기대, 과거 경험에 영향을 받는 처리를 말한다. 대부분의 인간은 작업 특성이나 친숙도 그리고 개념 등에 따라 이들 두 정보처리 유형을 모두 사용한다. 계열적인 정보처리의 단점을 인정한 최근 많은 인지 이론가들은 인지과정이 정보의 상향 처리와 하향 처리의 상호작용으로 일어나는 것에 동의한다(김영채, 1995).

Lindsay와 Norman(1977)은 인간 정보처리를 정보가 순차적(계열적) 처리 단계를 통해 인간 마음에 들어온다는 기초적인 생각을 제시하였는데, 이 과정을 네 가지 단계의 특성으로 조망해 볼 수 있다 [그림 1-2].

- 1단계: 환경이 제공하는 정보를 내적 표상으로 부호화하는 단계
- 2단계: 입력된 정보에 대한 표상을 뇌에 이미 저장되어 있는 표상과 비교하는 단계

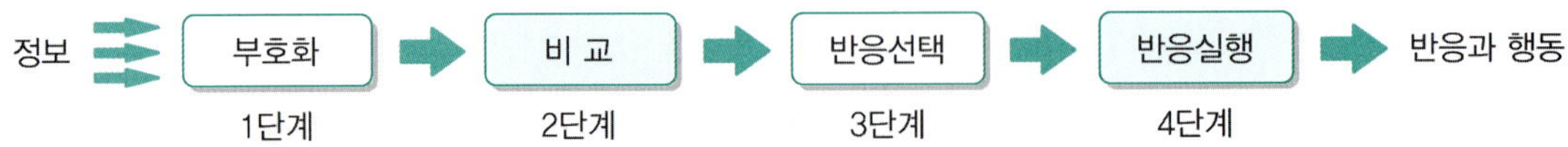
정보
부호화
1단계
비 교
2단계
반응선택
3단계
반응실행
4단계
반응과 행동

그림 1-2 **인간 정보처리 단계**(Barber, 1988)

- 3단계: 어떻게 반응할 것인지 결정하는 단계
- 4단계: 반응과 행동이 조직화를 다루는 단계

하지만 선형적인 인간 정보처리 모델로 인간 뇌의 작용을 규정지으면 인지에 대한 이해와 인지재활에서의 평가 및 치료 방향을 단순화시키고 축소시킬 우려가 있다. 정보처리를 한쪽 방향으로 진행하는 순차 처리만으로 보기에는 인간의 인지 과정을 기계화시킬 우려가 있다. 인간은 자신이 반응하고 실행한 결과를 자신이 스스로 수정하거나 주위에서 제공하는 정보를 이용해서 변경하여 다음에는 더욱 효과적이고 효율적으로 정보를 처리하고 적극적으로 오류를 줄여나간다. 또한 지금 수행하는 있는 작업 때문에 활성화되는 작업기억과 오랜 경험과 시연을 통해 축적한 장기기억을 기억에서 구분하여 생각해야 한다. 이와 같이 인간 정보처리를 종합적으로 제시한 모델이 [그림 1-3]이다.

이 모델을 좀 더 자세히 설명하면 다음과 같다. 인간은 시각, 청각, 후각, 미각, 촉각, 고유수용성 감각, 전정감각과 같이 다양한 감각 정보를 각각의 수용기 세포로 받아들인다. 수용기 세포들이 활성화 되면 감각 흔적이 감각 등록기 속에 저장된다. 이러한 인지과정의 초기 단계를 감각 등록기 혹은 감각기억이라고 부른다(Best, 1995). 감각 정보는 매우 많은 세세한 정보들을 받아들이기는 하지만 그것은 매우 짧은 시간 동안만 유지된다. 이들 정보들 중 주의를 받은 정보는 지각단계에서 좀 더 처리된다. 지각은 새로 들어온 정보와 장기 기억에서 가져온 비교적 영속적인 정보를 비교함으로써 새로운 정보에 의미를 부여한다. 이러한 과정 후에 정보들은 지각적 범주에 할당된다. 여기서 주의[1]는 정보처리 초기에 정보를 받는 단계에서만 필요한 것이 아니라 장

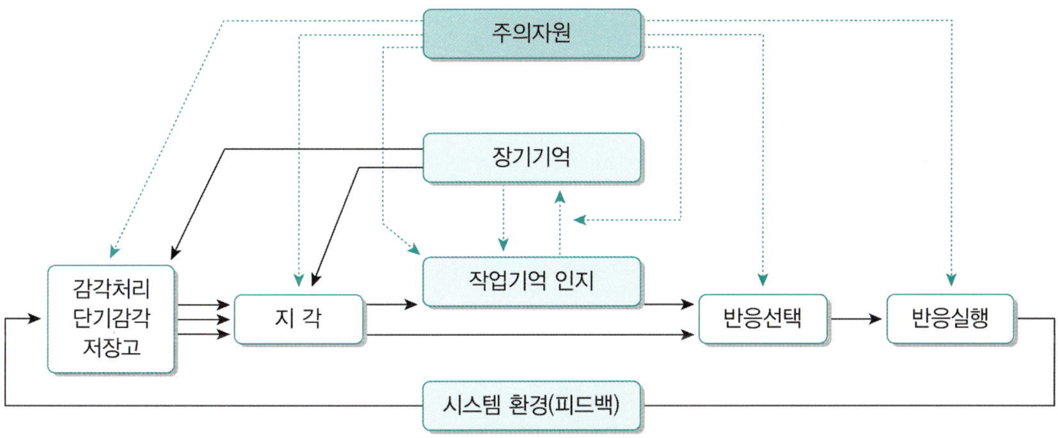

그림 1-3 **인간 정보처리 과정**(이재식 역 일부수정, 2001)

1) '주의'는 attention에 대한 번역으로 인지심리 분야에서 사용되는 용어이다. 작업치료 임상에서는 attention을 '집중' 또는 '집중력'이라는 용어로 사용하고 있다. 1장과 2장에서는 두 용어를 혼용하고 이후 장에서는 '집중' 또는 '집중력'이라는 용어로 사용할 것이다.

기기억에서 정보를 인출하거나 지각된 정보를 선택하고 반응하는 전반적인 과정에서 필요하다.

감각 정보에 의미가 부여되면 인간은 어떤 반응 방식으로 그 지각에 즉각적으로 반응하거나 더 깊이 처리하기 위해 작업 기억에 그 정보를 전달한다. 작업기억(working memory)은 현재 활성화되어 있는 어떤 정보의 단기적 저장고와 인지적 표상들을 비교하고 평가하며 변형시키는 일종의 의식의 작업대(workbench of consciousness)를 의미하는 용어이다. 작업기억은 작업수행이라는 목적을 위해 새롭게 처리된 정보와 장기기억 속에 저장된 정보를 하나의 작업대 위에 놓고 처리하는 능동적 기억과정으로 수동적인 단기기억과는 다르다. 작업기억은 정보를 잠깐 동안 보유하면서 작업이 이루어질 때 사용된다. 그래서 작업기억은 작업 수행이 최종 목표이지 정보를 잠깐 기억하는 단기기억이 목표가 아니다. 작업기억 속에 저장된 단기 정보는 시연하지 않으면 빠르게 소멸되어 버리는데 작업을 수행할 때까지 유지되어야 한다. 어떤 상황에서는 정보를 나중에 사용하기 위해 장기기억(long-term memory) 속으로 부호화하여 저장하기도 한다.

인간의 인지(認知)는 수동적 과정이 아니라 능동적 과정으로 지적 과정 전체를 포괄한다. 인지주의 관점에서 인간은 끊임없이 정보를 제공하는 환경에서 능동적으로 적응하며 정보의 의미를 파악하여 알고, 앎을 획득하여 이를 저장하고 활용하는 존재이다. Norman(1990)은 인간은 정서와 동기를 가지고 역동적으로 환경과 상호작용하여 적응하는 생명체이므로 인간의 인지과정도 이러한 측면과 연결지어 논해야 한다고 하였다.

결론적으로 인간의 인지는 감각기관을 통해서 우리 주위의 세계를 인식하는 능력에서부터 재인, 해석, 추론, 의사결정, 문제해결, 언어 사용, 기억과 학습, 상황 안에서 행동을 통제하고 행동을 수행하는 정보처리관점에서 해석한다. 과거에는 계열적인 정보처리과정으로 인지를 해석하였으나, 인간의 인지능력을 기계화시킨다는 문제와 이미 축적된 지식의 활용이나 경험 그리고 의식아래 수준의 처리에 대해서는 설명이 불가하기 때문에 최근에는 인간 인지를 개념 주도적인 하향처리와 혼합한 역동적인 정보처리로 해석한다.

작업치료사는 환자의 정보처리과정에서 문제점을 찾고, 환자가 상향처리에서 문제가 있는지 하향처리에서 문제가 있는지를 밝혀야 한다. 그리고 정보처리적 프레임으로 작업수행을 해석하여 어떤 과정에서 문제가 있기에 작업수행에 오류가 있는지를 찾을 수 있어야 한다. 이러한 분석능력을 향상시키기 위해서 인간 정보처리에 대한 인지과학적 해석에 대한 깊은 연구가 필요하다.

1.3 인지와 지각의 구분과 분류

간혹 학생들에게 강의를 하다보면 지각과 인지를 구분해서 설명해 달라는 요청을 받는다. 대개 학자들은 인지와 지각은 학문적으로 분리하여 정의할 수는 있지만 이분법적으로 구분하는 것은 어렵다고 한다. Abreu와 Hinojosa(1992)는 임상적으로 인지와 지각처리를 나누는 것은 불가능한 것으로 보고 있다. 인지와 지각 둘 모두 감각 재인, 감각 조작(manipulation), 감각 해석을 필요로 하는 처리 과정이기 때문이다. 그러나 임상적으로 지각장애와 인지장애를 구별하여 평가와 치료를 할 경우를 위해서 서로 분리하여 설명할 필요가 있다. 인지 처리는 전반적으로 우리가 사고하는 것을 가능하게 하는 능력으로 집중하고 기억하며 학습하는 능력을 포함한다. 또한 인지는 뇌가 정보를 처리하고 저장하며 다시 정보를 끄집어내어 이를 활용하는 능력이다(Prigatano & Fordyce, 1986). Abreu와 Toglia(1987)는 지각과 인지는 공통적으로 정보처리과정을 거친다고 하였다. 이러한 정보처리과정에서 어떤 부분은 지각처리가 이루어지고, 어떤 영역은 인지처리가 이루어진다고 하였다. 그들은 이러한 정보처리과정을 '개념주도적 처리'와 '자료주도적 처리'로 구분하여 설명하였는데 이에 대한 설명은 앞에서 기술하였으므로 여기서는 언급을 하지 않겠다. 이렇게 지각과 인지가 같은 정보처리과정 안에 있지만 이들을 구분하면 지각은 감각정보의 존재에 영향을 받는 것이고, 인지는 감각정보의 유무와 관련이 없다. 구체적으로 지각은 감각 분석, 가설 설정, 능동적 탐색, 정보해석과 관련된 처리 과정이고, 인지는 정보 습득, 정보 조작, 정보들 간에 상호 관계형성, 주의 집중, 조직화, 동화, 유연성(flexibility), 정보 기억, 추상적 사고와 관련된 처리 과정이다.

넓은 범위에서 인지를 실행기능(executive function)으로도 언급한다(Banich, 1997; Mapou & Spector, 1995; Zoltan, 1996). 실행기능은 계획하는 능력, 정보를 조작하는 능력, 활동을 시작하고 종결하는 능력, 방해정보를 억제하는 능력, 그리고 오류를 깨닫고 조정하는 능력이다. 이것은 인간이 독립적으로 삶을 살아가고 지역사회 삶에 적응하는 데 필수능력으로 지각과 구별된다(Mateer, 1997). 지각은 감각으로부터 정보를 변형하고(촉각, 청각, 시각, 후각, 미각, 운동 감각) 그것을 사용하여 환경과 적절하게 상호작용 하게 한다. 지각 손상은 감각을 정확하게 해석해서 적절하게 반응하는 능력에 문제를 초래한다. Lezak(1995)는 지각은 감각을 통합하여 심리학적으로 의미 있는 정보로 전환하는 것인데 인지 손상이라고 할 때는 감각처리가 정상인 경우도 있다.

인간이 작업을 수행할 때 여러 가지 인지 요소들이 상호 영향을 주면서 역동적으로 작동하기 때문에 인지와 지각 요소를 분리하는 것은 작업수행을 해석하고 분석하는 데 적합한 방법이 아니다. 하지만 인지와 지각 평가 및 치료에 도움을 줄 수 있으므로 인지와 지각 요소들을 분류하고 각 요소들의 개념을 제시할 필요가 있다.

미국 작업치료사 협회에서는 1993년도에 인지재활에 대한 연구 시리즈에서 인지와 지각을 분류하였다 [표 1-1].

Zoltan(1996)과 Grieve(1993)는 인지와 지각 장애를 분류하였다. Grieve의 분류에서는 편측 무시(neglect)를 주의력 장애로 분류하였고, 지각 문제를 시지각 문제와 공간 문제로 나누었다 [표 1-2, 표 1-3].

표 1-1 **인지와 지각에 대한 분류, 미국 작업치료 협회 연구 시리즈 : 인지재활**(Mosey, 1993)

인지 하위요소	
• 지각 • 집중력 • 학습 – 학습 능력 – 학습한 것을 일반화하는 능력 • 지적 처리 – 비교하기 – 범주화하기 – 관계 결정 – 구체적·추상적 사고 – 논리적 추론 – 지적 유연성(flexibility) – 메타인지(metacognition) – 통찰력(insight) • 문제 해결 – 문제 재인 – 문제 확인(identification) – 문제와 상황 분석 – 행동처리 선택 – 선택한 행동처리 실행 – 선택한 해결방안 실행 – 문제 평가 – 문제 해결	• 주의 – 주의력 – 선택주의 – 주의 유연성 • 기억 – 저장과 회상의 길이 – 시간과 연관된 내용 • 지식 축적 – 절차적 지식 – 사실적 지식 • 과제 기술 – 자신의 행동 결과를 고려 – 판단력 – 과제요구 평가 – 정보의 적절성 결정 – 의사 결정 – 목표 설정 – 지시 따르기 – 계획하기 – 조직화하기 – 과제 참여 – 과제의 부분들을 연결하는 능력 – 수행을 관리하기 – 오류를 감지하고 수정하는 능력
사회적 상호작용 하위요소	
• 말의 양 • 자기 조절 – 충동 – 공격성 – 민감성	• 자기 조절 – 흥분 억제 – 사회적 충동 억제 – 성적충동 억제 – 특별난 행동 억제

표 1-1 **인지와 지각에 대한 분류**(미국 작업치료 협회 연구 시리즈): **인지재활**(Mosey, 1993) (계속)

감각 운동 하위요소	
• 시각적 혼동 – 겹보임 – 편측시야결손 – 안구운동 • 공간에서 자신과 대상의 관계 – 전정–배경 – 형태항상성 – 공간관계 – 지남력	• 신체 도식 – 양측 자각 – 오른쪽–왼쪽 변별 – 수지 실인증 – 공간에서의 위치 – 지형지남력 – 인식
지각 운동 하위요소	
• 실행능력 – 운동실행증 – 개념실행증 – 구성실행증	• 운동 협응능력 – 대근육 협응능력 – 미세운동 능력·민첩성 • 자세 조절
행동과 관련된 요소	
• 사고 장애 – 형식사고장애 – 망상 장애 • 인지–지각 혼돈 – 환각 – 몰개성화 – 현실감 상실	• 기분과 정서 • 언어 장애 – 조음장애 – 구강 실행증 – 표현적 실어증 – 수용적 실어증 – 총체적 실어증

표 1-2 **인지와 지각에 대한 분류**(미국 작업치료 협회 연구 시리즈) : **인지재활**(Mosey, 1993)

1. 시각처리기술
2. 시각변별기술
3. 실인증
4. 실행증
5. 신체도식 장애
6. 지남력, 집중력, 그리고 기억력
7. 실행기능
8. 수학 장애

표 1-3 **분류 시스템** : Grieve(1993)

1. 시각 지각 손상과 실인증
2. 실행증
3. 공간 결손
4. 집중력 장애
5. 기억력 문제

Unsworth(1999)는 일반적으로 뇌손상 후 초래되는 결손을 설명하는 방식으로 인지와 감각 수행영역 안에서의 요소들을 분류하였다[표 1-4]. 특히, 그는 감각운동에 대한 문제점을 검토하기 전에 우선 인지적 기초 문제를 검토하거나 지각 문제에 더욱 중점을 두었다.

미국 작업치료협회에서는 작업치료의 용어를 정리하면서 인지와 지각에 대해 간략하게 정의를 하고 있다. 이는 작업치료사들이 활동 분석이나 환자 평가 시 하나의 기준이 되고 각 수행 요소 간에 경계성을 명료하게 하는 기능을 한다(AOTA, 1994). 여기서는 인지를 고차원의 뇌기능을

표 1-4 **인지와 지각 문제에 대한 분류 : Unsworth(1999)**

	수행 요소 문제들	특별한 문제들	
인지	주의집중 문제	감소·부재 요소 • 정보처리 속도 • 지속적 주의집중	• 선택(selective)주의 • 분할(divided)주의
	기억과 학습에 문제	감소·부재 요소 • 단기기억력 • 장기기억력	• 저장을 위한 재료 조직화하기
메타인지	실행기능과 통찰 그리고 자기 자각에 대한 문제	감소·부재 요소 • 목표 형성 • 목표 선택 • 미래 목표 기대 • 계획하기 • 순서화하기 • 활동의 시작과 종결	• 오류인식과 수정 • 의사결정 • 공감 • 문제 해결 • 조직화 • 추론 • 개념형성
지각 (감각운동)	운동 영역: 실행증	• 운동 실행증	• 개념 실행증
	지각 처리 영역: 간단한 지각 문제-실인증	• 시각실인증 • 청각실인증 • 촉각실인증	• 얼굴 재인 • 색깔 지각
	지각 처리 영역: 복잡한 지각 문제-환측 무시	• 환측무시 - anosognosia - somatoagnosia	
	지각 처리 영역: 복잡한 지각 문제-공간 관계	감소 / 부재 요소 • 공간 관계 • 대상 관계 • 구성 능력 • 형태 변별력 • 오른쪽-왼쪽 변별력 • 깊이 지각	• 지형지남력 • 신체도식 - anosognosia - somatoagnosia • 전경 배경 편측무시와 실행증 포함

표 1-5 **인지 통합과 인지 요소**

인지 처리	
각성 수준	환경 자극에 대한 반응과 각성상태
지남력	사람, 장소, 시간 그리고 상황을 아는 능력
재 인	친숙한 얼굴, 사물, 과거에 표상했던 대상을 다시 인식하는 능력
집중력	하나의 과제에 지속적으로 초점을 맞추는 능력
활동 시작	신체적 또는 정신적 활동을 시작하는 능력
활동 종결	한 가지 활동을 적절한 시간에 끝내는 능력
기억력	단기간 또는 장기간 후에 정보를 회상하는 능력
순서개념	정보, 개념, 행동을 순서에 맞게 배열하는 능력
범주화	여러 환경 정보들 중 유사한 것과 다른 것으로 분류하는 능력
개념 형성	다양한 정보를 조직화하여 하나의 생각을 형성하는 능력
공간 조작능력	대상의 위치를 정신적으로 조작하는 능력
문제 해결	문제를 재인하고 정의, 대안적 계획들을 수립, 그 중 한 가지 계획을 선택, 하나의 계획 내에 여러 단계들을 조직화, 계획을 실행, 그 결과를 평가하는 능력
학 습	새로운 개념과 행위들을 습득하는 능력
일반화	과거에 배운 개념들과 행동들을 다양한 새로운 상황에 적용하는 능력
지각 처리	
입체인지지각	고유수용성감각, 인지, 촉각감각을 활용하여 대상을 아는 능력
운동감각	관절 움직임의 궤도와 방향을 해석
통증 반응	해로운 자극을 알고 해석
신체도식	신체에 대한 내적 자각과 신체 부위들 사이의 관계를 아는 능력
오른쪽-왼쪽 구별	한 측을 다른 측과 구별하는 능력
형태항상성	한 대상의 상(모양, 형태)이 변해도 같은 형태와 대상으로 재인하는 능력
공간에서 위치	자신의 위치에서 대상과의 공간적 관계를 재인하는 능력
시각 종결성	형태가 불완전하게 구성된 대상을 아는 능력
전경 배경	배경 자극에서 타깃 자극을 구분하는 능력
깊이지각	대상과 관찰자 사이의 상대적 거리를 결정하고, 차원의 변화를 결정하는 능력
공간관계	두 대상 사이의 상대적인 위치를 결정하는 능력
지형지남력	대상의 위치와 위치 경로 그리고 주변 환경을 결정하는 능력

사용하는 능력이라고 정의한다. 또한 인지를 14가지 범주로 분류를 하고 있다. 지각은 감각입력을 의미 있는 패턴들로 조직화하는 것으로 개념을 설명하고 있으며 감각운동 요소의 카테고리 안에 포함하고 있다. 작업치료 통합 용어에서 바라보는 인지와 지각의 범주와 각각의 정의를 [표 1-5]에서 제시하였다.

국제보건기구(WHO)에서는 국제질병분류(ICD)를 제시하였고 이와 더불어 국제 장애분류(ICIDH)를 발표하였다. 이후 ICIDH를 2001년에 새롭게 ICF로 개정하면서 이를 기반으로 미국 작업치료협회에서는 작업치료 통합용어(Uniform terminology) 3판을 총체적으로 개정하면서 작업치료 영역과 과정을 발표하였다. 이것이 작업치료영역과 체계(Occupational Therapy Practice Framework; OTPF)인데 최근까지 협회에서는 세 번째 버전까지 발표하였다. OTPF-1, 2, 3버전에 따라 인지에 대한 분류와 정의를 재정립하고 있는데 이 부분은 작업수행과 인지를 집중적으로 논하고 있는 제2장에서 소개하기로 한다.

지금까지 인지에 대한 개념을 정리하였고, 개념의 깊은 이해를 돕기 위해 미시적 관점에서 인지의 세부 요소를 분류하여 설명하였다. 지금부터는 거시적 관점에서 최근 임상과 연구현장에서 거론되고 있는 인지 유형을 기술하고자 한다. 첫 번째는 자기에 대한 인지인 메타인지, 두 번째는 타인에 대한 인지인 사회인지, 세 번째는 상황과 환경에 대한 인식을 바탕으로 한 상황인지이다.

1.4 메타인지에 대한 개념

메타인지(metacognition)는 한마디로 압축하여 정의하면 '자기(self)'에 대한 인지이다. 우리가 인지라고 하면 보편적으로 처리해야 할 정보 대상이 글, 수, 그림, 물질, 음악, 언어, 지식정보, 동물 등이다. 그러나 이러한 대상정보를 처리하는 자신에 대한 정보처리는 보편적인 인지 범위에서 빠져있다. 메타인지는 바로 처리해야 할 정보대상이 인지의 주체인 자기이다. 정보를 처리하는 자신이 시닌 능력과 한계를 알고, 자기가 하고 있는 과제를 해석하며, 자신의 작업을 환경에서 효과적으로 수행하기 위해 자기의 부족함을 조정하고 개선하는 인지과정이다. 메타인지는 자신이 과제를 어떻게 수행하는지 이해하는 데 필수적이다(Rivers, 2001). 메타인지가 높은 사람은 자기의 부족함을 정확히 알고 있으며 이를 극복하기 위해서 어떤 전략을 사용해야 하는지 안다. 자기가 수행해야 하는 작업에 대해서 어디까지 알고 있고 무엇을 할 수 있는지를 정확하게 알고 있으며 작업수행을 위해 계획과 전략을 세우고 자신을 조정을 할 수 있다.

메타인지의 세부영역은 역할에 따라 두 가지로 분류할 수 있다. 첫째는 자신의 인지를 자각(self-awareness)하고 아는 것과 두 번째는 인지를 통제(control)하고 조절(regulation)하는 것이다(Brown et al., 1983; Flavell, 1979). 전자에서 말하는 자각은 작업수행에 영향을 미치는 사람, 과제, 전략에 대하여 가지는 지식을 가리킨다. 사람변인이란 인지처리의 주체인 자기 자신을 말하며 자기 자신에 대한 자각은 자기개념 또는 자기 능력에 대한 자각이다. 과제변인에 대한 지식은 과제수행에 필요한 것이 무엇이며 과제 난이도는 어느 정도인지 등을 아는 것이다. 전략변인은 과제를 수행하는 데 효과적이고 효율적인 전략은 무엇이며 그것을 어떻게 적용할 것인지를 아는 것이다(Flavell, 1979). 메타인지의 보다 중요한 측면은 과제를 수행하는 데 필요한 여러 가지의 인지과정들을 통제하고 조절하는 것이다. 지금까지의 내용을 좀 더 정리해서 메타인지에 대한 개념을 설명해 보면 Flavell(1985)의 정의가 매우 유용한데 그는 인지활동의 어떤 측면들을 조절하는(regulate) 지식 또는 인지활동이라 정의하였다. 그는 메타인지를 '메타인지 지식(metacognitive knowledge)'과 '메타인지 경험(metacognitive experience)'으로 분류를 하였다. 메타인지 지식은 인지처리에 대한 지식으로 인지처리를 조정할 수 있는 지식이라고 하였다. 메타인지 지식은 다음 세 가지 범주로 나눌 수 있다.

- **사람에 관한 지식**: 자신이 정보를 처리하고 학습하는 방법에 관한 전반적 지식
- **과제에 관한 지식**: 자신이 수행해야 하는 과제의 성질에 관한 지식이며 과제가 요구하는 정보처리 유형에 대한 지식
- **전략에 관한 지식**: 인지와 메타인지 전략에 관한 지식, 전략을 사용하는 적절한 시기와 장소에 관한 지식

메타인지 경험은 인지활동을 통제하고 목표를 성취하게 하는 순차적 처리이다. 이는 목표달성을 위한 전략적 방법을 능동적으로 사용할 수 있도록 하고 학습을 조절하고 감독한다. 메타인지는 목표를 성취하기 위한 전략과 방법을 알고 이를 능동적으로 사용하는 데 필요한 인지이다.

메타인지에 대한 연구는 기초수준에 있으며 이에 관심을 가지고 연구하는 학자들이 여러 분야에서 증가하고 있다. 그들은 여러 가지 보편적인 인지 요소들 외에 인지 요소들을 전체적으로 조절하는 인지가 존재할 것이라고 가정한다. 이렇게 우리의 사고를 반추하고 객관적으로 바라보면서 조절하는 사고의 유형인 메타인지가 존재하고 이와 관련된 신경학적 구조가 있다는 전제하에 많은 학자들이 연구를 하고 있다. 작업치료 이론에서도 역동적 상호작용 모델에서 학습 전략을 설명할 때 메타인지의 중요성을 언급하고 있다. 작업치료도 인간이 작업을 수행할 때 필요한 인지 능력을 기억, 집중력, 문제해결능력 등과 같이 인지 요소를 중심으로 평가하고 중재해 왔으

나, 여러 인지요소를 종합적으로 처리하는 메타인지에 대한 평가와 중재에 관해서도 연구할 것을 권유한다.

메타인지의 기능은 어떤 인지 영역의 한 가지 기능으로 한정짓기가 어렵다. 메타인지의 기능은 보편적이고 일반적 특성을 지닌 인지 처리이다. 예를 들어 장기를 둘 때에 게임을 하는 사람의 수행을 점검하고, 책을 읽을 때도 문장을 처리하는 능력을 점검한다(Flavell, Miller & Miller, 1993). 메타인지의 기능은 오케스트라에서 지휘자에 비유해 볼 수 있다. 오케스트라는 다양한 종류의 악기를 다루는 다양한 사람들이 하나의 곡을 연주한다. 각자 자신의 악기를 연주하는 각각의 연주자를 개별 인지 요소로 비유한다면, 연주자들을 전체적으로 조정하고 훈련하고 하모니를 이루어 한 곡의 아름다운 음악을 연주하도록 총괄하는 지휘자를 메타인지에 비유할 수 있다. 메타인지는 하나의 작업을 수행하기 위해 여러 인지 요소, 과제 수행전략, 수행자의 능력 등을 지휘하여 목표 작업을 수행하게 하는 지휘자의 역할을 한다(김영채, 1995). 메타인지는 여러 가지 유형의 인지활동에 중요한 기능을 하는데, 여러 가지 인지활동에는 커뮤니케이션, 토론, 설득, 이해, 작문, 학습, 언어습득, 문제해결, 사회인지 등이 있다. 결국, 자기 자각과 자기 조절 등이 필요한 대부분의 과제 수행에 필요하다. 메타인지와 깊이 연결된 인지 요소에는 자각과 실행기능이 있다. 메타인지는 자기 자신의 인지과정에 대한 지식이며 자각이다. 자기 자신이 수행하고 있는 인지과정을 의도적이고 의식적으로 조절하고 통제한다(Brown, 1980). 자신의 능력을 자각하는 사람은 그렇지 못한 사람보다 작업 수행에서 더 많은 전략을 사용하고 더욱 훌륭히 수행한다고 한다(Rivers, 2001; Schraw & Dennison, 1994).

Baker와 Brown(1984)은 메타인지는 서로 관련 있는 두 가지 기능으로 구성된다고 하였다.

첫째는 어떤 작업을 성취하는 데 어떤 전략과 자원들이 필요한지를 이해하는 기능이다.

둘째는 과제를 성공적으로 완성시키기 위하여 자원과 전략들을 언제, 어떻게 사용할지를 아는 기능이다. 이를 관리 행위라 부르는데 여기에는 이해수준 체크하기, 결과 예측하기, 자기가 하고 있는 노력의 효율성 평가하기, 활동을 계획하고 시간을 배정하며, 문제가 생기면 다른 활동으로 바꾸거나 수정하기 등을 포함한다. Brown 등(1983)은 메타인지 기능으로 계획, 관리, 자기조절 등과 같은 세 가지의 일반적 기능을 주장하였다.

메타인지는 학습(learning)에서도 중요한 기능을 발휘한다. 메타인지는 학습자가 자신의 학습 과정을 자각하고 점검하게 한다(Peteres, 2000). 학습이 성공적으로 이루어지기 위해서는 학습자는 메타인지를 적절히 활용할 줄 알아야 한다. 학습자는 자신이 목표 과제를 정확히 학습하였는지 알아야 하고 자신의 약점을 알고 이를 보완할 수 있는 전략을 실행할 수 있어야 한다. 메타인지가 좋은 교수자는 학습자가 메타인지를 발달시키는 데 중요한 역할을 한다(Sternberg, 1998).

임상에서 환자는 새로운 작업 수행 전략을 학습하는 학습자이고, 이들을 훈련하고 가르치는 치료사는 교수자이므로 작업치료 현장에서 환자의 메타인지를 강화시키는 것은 중요하다. Kuiper(2002)는 자기 조절 학습 전략을 사용하여 간호사들의 메타인지 능력을 향상시켰는데 그들의 메타인지 능력 향상이 자신의 직무를 현장에서 효율적으로 사용하는 데 도움을 주었다고 하였다. 지금까지 메타인지에 대한 개념정의와 기능에 대해서 간략히 살펴보았다. 발달적으로 이러한 메타인지 능력은 5세 내지 7세경에 발달하기 시작하지만 훈련을 통해서 지속적으로 발달하고 성장할 수 있다. 경험과 훈련의 영향으로 같은 연령집단 내에서도 개인차가 상당히 많다. Flavell과 Wellman(1977)은 자기의 행위가 환경에 어떻게 영향을 미치는지에 대하여 의식하기 시작하는 시기가 메타인지가 발달하는 시기라고 가정하였다.

메타인지에 대한 연구가 방법론적인 면에서 문제가 없는 것은 아니다. 대표적인 문제는 과연 우리가 자신의 인지과정을 객관적으로 분석할 수 있느냐는 것이다(Cavanaugh & Perlmutter, 1982). 실제로 주의력 저하로 산만해졌을 때는 자신의 상태를 스스로 아는 것이 어렵다(Reisberg & McLeas, 1985).

작업치료사는 환자가 작업수행을 잘하기 위해 자기 작업의 목표와 특성을 알고, 왜 작업을 해야 하는지에 대한 이유를 알도록 해야 한다. 작업을 성공적으로 수행하기 위해서는 환자 자신의 능력과 한계를 인식하게 하고, 이를 극복하기 위해서 어떠한 장점을 최대화하고 어떤 전략을 어떻게 써야 하는지 계획을 세우고 실천하도록 해야 한다. 인간의 작업수행을 최적화시키는 것이 주요 직무인 작업치료사는 메타인지에 관하여 더 넓고 깊게 연구할 필요가 있다.

1.5 사회인지(Social cognition)

인지처리 과정의 대상은 사물, 동물, 언어, 글, 그림, 사건 등 다양하다. 그런데 이러한 대상이 사람, 특히 타인인 경우도 있다. 타인의 표정, 감정, 의도, 마음, 사회적 맥락, 사람 사이에 발생하는 사건 등이 정보처리의 대상으로 이를 사회적 대상이라고 하고 사회적 대상이 제공하는 정보를 사회적 정보 또는 사회적 단서라고 한다. 지금까지 작업치료는 환자가 언어, 숫자, 물건, 그림, 인공물 등이 제공하는 정보를 어떻게 처리하는지에 주로 관심을 가져왔지만, 사회적 대상에 대한 정보처리의 메카니즘에 대해선 상대적으로 관심이 적었다. 인간이 환경에 적응하기 위해서는 주어진 작업을 처리하는 능력뿐만 아니라 사회 속에서 타인과 상호작용하는 능력과 그들의 감정과 의도를 처리하는 능력까지 필요하다(김영근 외, 2007). 이처럼 사회적 맥락, 사회적 단서,

사회적 정보 등을 감각체계로 처리하고 뇌에서 재인하고 해석하며 입력하고 인출하고 활용하는 기능을 사회인지(social cognition)라고 한다. 어쩌면 사회인지는 인간이 매일의 삶 속에서 사람 사이에 발생하는 상황과 사건을 처리하고 타인과 상호작용하기 위해서 가장 중요한 능력일 수 있다. 사회적 정보에는 언어적 단서도 있지만 타인의 행동, 대화 의도, 정서적 톤, 감정적 표현, 의사를 전달하는 몸짓 등의 비언어적 단서가 있고 이러한 단서를 잘 처리하면 타인과 상호작용하고 소통하는 데 도움이 된다. 우리의 일상적인 삶에서 사회인지가 동원되는 상황은 매우 많다. 가정에서 가족과 함께 있거나, 직장에서 동료, 상사, 부하직원과의 협력해서 일하고 교류하거나, 친구들 모임 속에서 시시때때로 이루어지는 대화와 활동 등에서 사회인지는 발현된다. 사회인지는 협의의 의미에서 사람에 대한 단순한 사고에서부터 사회적 정보에 대한 지각, 해석, 처리와 관련된 인지처리 영역까지 확대된다(Fiske, 1995; Ostrom, 1984). 사회인지는 사회적 상호작용을 가능하게 하는 정신 작용으로 눈에 보이지 않는 타인의 의도와 비언어적으로 표출하는 감정, 사회적 상황과 맥락을 지각할 수 있는 능력이다(Brothers, 1990). 또한 사회적 맥락 안에서 다른 사람의 행동을 이해하고 예측하며 타인의 생각과 감정에 적절하게 반응하는 능력이다(Newman & Uleman, 1993). 사회인지는 넓은 의미에서는 자신과 특정 타인 사이에 발생하는 정보를 처리하는 것뿐만 아니라 사회집단에서 일어나는 사회적 현상에 대한 정보처리와 그 과정에 영향을 주는 사회적 맥락이나 환경까지 처리하는 능력이다(허수미, 2006).

사회인지는 세 가지 조망에서 설명할 수 있다.

- 감정조망(affective perspective): 타인의 감정 및 정서 상태를 추론, 평가, 공감, 이해하는 인지적 반응 능력이다.
- 인지조망(cognitive perspective): 타인의 생각, 지식, 견해를 추론하고 평가하며 동일 상황에서 타인의 생각이 나와 다를 수 있음을 이해하는 능력이다.
- 의도조망(intentional perspective): 사람의 의도를 파악하는 것으로써 도덕성과 책임성 발달에 핵심이다(변창진 & 송명자, 1999).

사회인지는 사물 대상을 해석하고 인지하는 것이 아니라 대인관계를 이해하고 대인관계 속에서 발생하는 다양한 정보를 해석하기 때문에 타인 또는 사회적 집단에게 영향을 준다. 그래서 사물에 대한 인지는 한쪽 방향으로 진행되는 정보처리인 반면 사회인지는 사회적 정보를 제공자와 이 정보를 처리하는 정보처리자 서로에게 쌍방향으로 영향을 주는 처리과정이다(대한정신분열병학회, 2004). 미국작업치료협회에서 작업치료 영역에 관한 통합적 용어를 발표한 작업치료 통합용어-3에서는 작업수행에 정신사회 기술과 심리적 요소가 인간의 작업수행에 중요한 영향을 주는 인간 작업수행 요소임을 강조하고 있다. 이 중 사회인지의 특성을 지닌 세부요소에는 대인관계기술, 사회적 행위, 자기표현, 자기통제, 대처기술이 있다. 미국작업치료협회에서 2001년에 발표한 작업치료 영역과 체계(OTPF)에서는 인간 작업수행에 영향을 주는 세 가지 기술을 발표하였는데 그 중에 의사소통 및 사회적 상호작용 처리 기술이 있다. 이 기술은 타인의 의도와 욕구를 알아차리고 적절히 사회적 행위를 조절하는 기술이다. 이러한 작업치료 통합용어(UT-3)와 작업치료 영역과 체계를 조망해 보았을 때 사회인지는 작업치료에서도 이미 그 중요성을 강조하고 있는 인지영역이고 인간 작업수행에 중요한 역할을 한다고 볼 수 있다.

우리는 국내 보편적인 작업치료 대상 환자 중에 사회인지에 문제가 있는 환자를 찾을 필요가 있다. 예를 들어, 그동안 뇌졸중 환자와 같이 뇌손상 환자에게 보편적 인지와 지각능력을 위주로 평가하였고, 사회인지 기능장애를 의심하거나 문제를 탐색하지 않았다. 이를 위해서는 사회인지를 평가하는 기존의 평가 툴을 찾을 필요가 있다. 우선 심리학이나 정신의학에서 사용하고 있는 사회인지 사정도구를 사용하되 작업치료 개념에 바탕을 둔 사회인지 평가도구를 개발하는 것이 필요하다. 사회인지 평가도구와 함께 진행되어야 할 연구는 사회인지 장애를 위한 중재 방법과 전략의 개발이다.

지금까지 사회인지에 대한 연구에서는 사회인지에 장애가 있는 대표적인 성인 환자군으로 조현병 환자가 있다. 조현병은 타인의 정서표현을 해석하기 어렵고 사회적 맥락을 해석하는 데 문제가 있어 타인을 비난하거나 피해 망상적 사고를 보이기도 한다. 또한 타인의 의도나 입장을 이해하는 데 어려움이 있고 사실과 근거 없이 자기 생각에 의존해서 타인의 마음을 왜곡해서 해석한다(Corrigan & Penn, 2007; 나명현, 2005; 오정은 등, 2005). 일부 학자들은 사회인지를 처리하고 관리하는 뇌의 특정 영역이 있다고 주장하는데 그들의 연구들을 살펴보면 사회인지를 관여하는 신경구조가 대뇌 피질에서의 거울신경(mirror neuron)의 위치와 일치한다고 주장한다. 이러한 선행연구들을 바탕으로 최근 국내에서는 뇌손상이 있는 뇌졸중 환자와 치매 환자에서 사회인지 기능에 문제가 있을 수 있다는 가능성을 제시하였다(김영근, 2009). 사회인지에 문제가 있는 환자군으로 자폐 스펙트럼장애와 학습장애와 같은 유형이 있음을 여러 연구에서 밝히고 있다.

사회인지 장애는 환자의 기능 재활을 방해하기도 하고, 그들의 일상생활과 직장 그리고 지역사회에서 인간관계에 부정적 영향을 주어 사회 복귀를 어렵게 한다(Delisa, 1988). 사회인지는 인간이 타인들과의 상호작용을 통해 사회화를 형성하는 과정에서 필수적인 인지처리과정이다(Yager & Ehmann, 2006). 작업 소외(occupational alienation)는 사회적 상호작용과 의사소통의 문제로 사회화가 어렵기 때문에 발생하는 작업수행 장애의 유형으로 사회인지와 관련성이 높다(Molineux, 2004). 작업수행의 질적 향상이 목표인 작업치료는 보편적 인지처리와 함께 사회인지에 관한 연구를 지속적으로 발전시킬 필요가 있다. 사회인지 기능에 대한 평가와 중재는 정신사회 분야와 신경계 재활 분야에서 작업치료의 직무이므로 심도있는 연구가 필요하다(김영근, 2009).

1.6 상황인지(Situated Cognition)

인지에 관해서 연구하는 일부 학자들 사이에서 제2의 인지혁명이라 불리는 인지에 대한 새로운 입장이 있다. 그것이 바로 주어진 상황 안에서 행위하는 데 영향을 주는 상황인지(situated cognition)이다. 인간이 사고를 하는 경우는 아무런 행위를 하지 않고 가만히 생각하는 경우도 있으나 그보다는 어떠한 상황이 주어지거나 어떤 과제를 수행하거나 활동을 할 때 마음이 더 많이 작동한다. 특히, 자신에게 의미 있고 가치 있는 작업을 적극적으로 수행할 때 인지는 더욱 활발히 작용을 한다. 인지를 상황이나 상황 속에 주어지는 작업과 무관한 것으로 생각하는 것은 상황인지 관점에서 진정한 인지에 대한 해석이 아니다. 이러한 제2의 인지혁명이라 불리는 상황인지는 인지능력을 평가하고 치료하는 작업치료사들에게 매우 의미있다. 상황인지는 Gibson의 생태학적 심리학과 동역학 모형을 사용하여 인지 현상을 설명한 동력학의 체계적 접근과 연결주의를 배경으로 태동하였다.

인간의 인지는 그 본질이 상황 안에서 더 구체적이다. 환경에 적응하는 인간의 행위는 하나로 구성되고 사회적 상호작용 속에서 형성된다. 그러므로 인지에 대한 접근은 생태학적 환경과 사회적 상호작용에서 출현하는 인지에 대한 접근이어야 한다.

현대 인지과학자들은 인지의 개념을 한 개인의 두뇌 속에 존재하는 인지를 초월한다고 주장한다. 인간의 인지적 작동에 의해 인공물이 만들어지고 이렇게 만들어진 인공물은 역으로 인간의 인지에 영향을 주기 때문이다. 이러한 인공물의 대표적인 것으로 인간의 인지적 부담을 줄이는 컴퓨터, 자동차, 핸드폰 등으로 삶 속에서 이러한 인공물이 없이 인지를 논하기는 어렵다. 그리고 특정상황, 언어, 분위기와 같은 사회-문화체계를 전제하지 않고는 사고나 어떠한 작업 수행 등을 설명할 수 없다. 이러한 측면에서 인간 인지는 우리의 뇌와 더불어 우리를 둘러싸고 있는 환경과 인공물 등에 확장되어 있는 분산된 인지(distributed cognition), 확장된 인지(extended cognition)이다. 따라서 인지를 '한 개인의 사고의 한 부분'이라는 개념과는 달리 인간 두뇌-환경-인공물을 연결하는 지식활용의 과정이라는 포괄적 의미로도 해석할 수 있다.

상황인지(situated cognition)는 고전적 인지주의가 인지를 데카르트적 존재론과 인식론에 기초하여 환경과 분리된 인간에게 저장된 지식을 다루었던 것을 비판하면서, 마음의 개념을 탈 데카르트적 존재론과 인식론에 기초하여 재정립하려는 움직임에서 출발하였다. 이러한 움직임은 인지를 미시적, 신경적, 생물적 수준에서 설명하는 인지주의의 정보처리 접근의 한계를 극복하려는 움직임에서 시작하였다. 상황인지는 개인이 처한 상황과는 별개인 마음 내부에서 일어나는 인지적 표상과 처리가 아니라 상황과 환경 속에서 살며 유기적으로 상호작용하는 인지를 설명한다. 또한 상황이 인간의 인지 작용을 촉진하기도 하고 제약하기도 한다는 인간 마음과 상황과의 관계 속에서 인지를 해석한다(Varela, Thompson & Rosch, 1991).

상황인지는 작업치료의 인지 관점에서는 생소하고 난해한 개념일 수 있으므로 이해를 돕기 위해 상황인지의 핵심 개념과 배경을 간단히 요약하면 다음과 같다.

- 탈 데카르트 존재론과 탈 인식론
- 정적으로 표상된 마음이 아닌 상황이나 환경과 상호작용하는 역동적 마음 활동
- 인간은 세상 속에서 적응하며 활동하는 존재
- 인간의 지식 표상이 개인 내적으로 결정되는 것이 아니라 상황 안에서 결정
- 인간의 인지는 인지 작용의 결과인 인공물에 분산
- 인간 내면에 고립된 정보처리보다는 특정상황에서 정보를 분산 저장하고 상호작용하며 활용하는 능동적 측면
- Gibson의 생태학적 접근, 동역학적 접근, 연결주의 접근

Kokinov와 Gurova(1995)는 이러한 상황인지의 기본 가정을 다음과 같이 정리하였다.

첫째, 인지는 뇌 속에 캡슐화 되어 있는 것이 아니고 인간과 환경과의 상호작용 속에서 구현된다. 그래서 환경으로부터 독립하여 마음을 생각할 수 없다. 인공물과 외적 표상이 일상의 인지적 문제해결에서 흔히 사용되기 때문에 마음과 환경은 불가분의 관계이다.

둘째, 실제 세상의 구조가 인간 행동을 제약하고 안내하기도 하고 인간의 심적 조직화 특성이 환경 변화를 결정하기도 한다.

셋째, 인간의 지식은 상황과 완전히 괴리되거나 탈 맥락화 될 수 없다. 인간의 표상(representation)에는 항상 맥락이 있다.

넷째, 상황에서 지각한 기능적 측면을 운동 행위로 전환하는 생득적-내재적 메커니즘이 있다.

다섯째, 지각하기, 자신의 활동을 생각하기, 실제로 행동하기가 모두 불가분적으로 발달하며 환경 속에서 상호작용하며 서로를 조성한다. 이러한 의미에서 사고란 자전거 타기와 마찬가지의 신체적 기술도 포함하고 사고 속에 지각의 기제가 포함되기도 한다.

여섯째, 유기체와 환경과의 상호작용에서 나타나는 정보는 환경에서의 불변속성(invariants)이다.

이상의 가정들을 통해 상황 인지의 입장에서 보는 인지에 대한 개념을 정리해보면 인지는 고립된 한 인간 내의 정보처리보다는 특정 환경 내에 상황이 지워져 다른 인간과 도구(인공물) 등에 정보를 분산 저장하고 상호작용하며 활용하는 능동적 행위의 측면에서 확장된 인지로 설명해야 한다. 우리는 인지를 설명할 때 인지를 환경이나 상황과는 독립적으로 한 개인 마음 내부에서만 일어나는 정보의 인지적 표상이나 처리가 아니라 환경 속에서 살며 이와 상호작용하며 살아가는 인간의 행위로서 인지를 설명해야 한다. 우리는 환경이 인간의 인지를 제약하며 인간의 인지가 환경을 규정하고 변화시키는 역동적 관계 속에서 인지를 해석해야 할 것이다.

1.7 인지재활

인지재활은 인지 능력의 재학습(re-learning) 처리과정이다(Pepin, Loranger & Benoit, 1995). 인지재활은 개인이 할 수 있는 것과 할 수 없는 것을 인지적 측면에서 고려하고, 이와 더불어 작업기능에 영향을 주는 요인들을 고려하는 전반적인 과정이다. 인지재활(Cognitive Rehabilitation, CR)이라는 용어는 미국 재활의학 학회에서 '인간의 뇌-행동 결손에 대한 사정과 이해를 바탕으로 제공하는 기능적인 치료적 서비스이다'(Harley et al., 1992)라고 정의하였다. 미국 작업치료 협회에서는 인지재활을 인지 손상이 일상생활 과제를 수행하는 데 어떻게 영향을 주는지를 인간의 인지처리를 바탕으로 해석, 평가, 치료, 훈련, 교육하는 것으로 설명한다. 여러 가지 문헌에서 인지치료를 크게 인지자극(cognitive stimulation), 인지훈련(cognitive training), 인지재활(cognitive rehabilitation)로 구분하지만 본 교재에서는 전반적으로 인지재활 안에 세 가지를 모두 포함하여 설명한다. 인지재활에는 손상된 인지 자체를 신경가소성을 바탕으로 지속적인 긍정적 자극을 주어 회복시키는 치료 접근법이 있다. 이 과정은 환자가 작업수행을 회복하는 데까지 많은 에너지와 시간이 소요되는 단점이 있고 회복한 인지능력이 일상생활이나 직무에 긍정적 변화를 초래한다는 확실한 근거가 부족하다. 그래서 인지적 결손을 보상하기 위한 전략을 개발하고 훈련시키는 것을 인지재활에 포함한다.

작업치료사는 인지 손상이 있는 환자의 작업 수행 수준을 최대한 향상시키는 중요한 역할을 담당한다. 인지재활은 이러한 목표를 달성하기 위한 도구이다. 인지재활은 작업치료사가 인지장애가 있는 환자를 위하여 그들의 작업과 작업수행을 분석하고, 치료적 활동을 제시하며, 환경을 수정하는 등 임상적으로 관리하는 것을 가능하게 한다(Keilhofner, 1995; Poole et al., 1991).

인지재활 프로그램은 Leonard Diller(1976)가 그의 동료들과 함께 뉴욕 의대 재활치료에 소개하였다. 이후 지각 재훈련을 위한 기술이 섬세하게 발전하여 인지재활은 지속적으로 발전하고 진화하였다(Diller & Weinberg, 1970). 그들은 또한 뇌손상 환자에서 나타나는 논리적 추론과 문제해결 장애와 중재방법을 연구하였다. 이후 Gianutsos와 Gianutsos(1979), Glasgow 등(1977)은 기억 재훈련을 위한 치료 기술을 개발하였다. 기억장애는 종종 기억장애나 언어장애를 동반하였기 때문에 그들이 기억 장애를 위해 개발한 치료방법은 전반적인 인지재활 프로그램으로 확대되었다.

인지재활의 대상은 누구인가? Gianutsos(1980)는 인지재활 대상자를 크게 세 가지 범주로 나눈 것을 살펴보자.

첫째는 지각 장애이다. 환측에 일어나는 일들을 감지하는 데 어려움을 경험하는 뇌졸중 환자를 고려해 보자. 뇌는 자신이 놓친 정보를 채우려는 경향이 있다. 환자는 문제를 충분히 인식하지 못하고 단지 안경이 필요하다고만 한다. 지각 장애를 치료하는 데 오랜 시간이 소요되기 때문에 환자는 필요한 경우 보상 전략을 학습한다. 지각적 결손은 운전을 할 때와 같이 빠르게 알아차리고 반응해야 하는 과제를 방해한다.

두 번째는 주의 집중과 기억의 장애이다. 만약 빠르게 들어오는 정보에 주의를 기울이지 않으면 정보는 저장되기도 전에 지나가 버린다. 새로운 정보를 받아들이는 데 어려움이 있는 환자는 손상 전에 저장한 정보에 접근할 수는 있어도 어려움을 호소할 수 있다. 주의 집중의 부족은 단기기억 저장 처리에 문제를 야기할 수 있다. 보편적인 기억 장애는 입력된 정보를 저장하는 데 심각한 어려움이 있다. 기억 장애는 정보를 입력하는 능력의 문제와 저장된 정보를 인출하는 능력의 문제로 나눌 수 있다. 둘 중 무엇이 문제인지에 따라 인지재활의 방향과 전략은 달라진다. 정보처리 관점에서 감각기억, 단기기억, 작업기억, 장기기억 중 어느 것에서 문제가 있는지, 장기기억 중에서는 내현적 기억과 외현적 기억 중 어느 것에서 장애가 있는지 그리고 외현적 기억 중에는 의미기억과 삽화 기억 중 무엇이 문제인지에 따라서 인지재활 방향은 차이가 있다.

세 번째는 언어 구조에 대한 이해(comprehension), 보유(retention), 생산(production)에서의 장애이다. 여기에 한계가 있는 사람 중에는 자신에게 익숙한 문장은 이해할 수 있는 사람도 있는데 그들은 자신의 생각을 논리적으로 조직하는 데서 장애가 있을 수 있다. 대화는 보통 때보다 두서없을 수 있고 비록 글을 읽을 수 있다고는 하지만 기억 장애로 인해 어려움이 있을 것이다.

위 세 가지는 질환명이라는 꼬리표를 붙이지 않고 질환 유형과 관계없이 인지의 세부 영역에서 문제가 있는 사람을 인지재활 대상자로 범위를 확대하고 있다는 점에서 바람직하다. 그러나 인지재활 대상자를 위와 같이 인지의 요소별로 문제 있는 사람으로 한정하는 것은 작업치료 측면에서는 바람직하지 않다. 작업치료 프레임에서는 인지 장애로 인해서 작업수행에 어려움이 있는 사람이 인지재활의 대상자이다. 기억이나 주의력이 정상 기준보다 조금 낮더라도 작업수행에 문제가 없다면 그런 환자는 인지재활 대상자가 아니다.

작업치료의 인지재활에서는 환자의 직업, 역할 등 작업 프로파일을 고려해야 한다. 환자의 인지 장애가 일상생활, 일, 여가, 사회적 참여, 교육 등의 작업과 어떻게 연관되어 있고 상호작용하는지에 관하여 질적 평가가 필요하다. 예를 들어 표현 언어 기능의 상실은 엔지니어링에게는 중요하지 않지만 교사와 같이 지식을 언어로 표현하는 것이 중요한 직무인 사람에게는 심각한 문제일 수 있다. 인지장애가 있는 택시 운전기사는 운전이라는 직무에 관련된 반응속도, 주의이동, 깊이지각, 시공간능력 등에 대한 평가와 중재가 우선적으로 이루어져야 한다.

뇌손상 초기에 재활 프로그램을 빠르게 실행하는 것은 환자의 회복 가능성을 최대한으로 이끌고 오랜 기간 남을 기능 장애를 줄일 것이다. 뇌손상 환자의 재활 과정은 신체적인 회복과 강화가 필요하고 종종 포괄적인 인지 관리가 필요한 전인적이고 홀리스틱한 과정이다. 이러한 인지재활은 작업치료사가 환자의 인지 손상을 회복시키고, 인지 능력을 촉진시키며, 부족한 인지 능력을 보상하는 기술을 가르치고, 작업수행을 높이는 중재 기술 및 중재 전략을 포함한다(Wilson, 1989). 작업치료사가 인지 손상 환자들을 관리하는 접근법에는 교정적(remedial) 접근과 보상적(compensatory) 접근이 있다. 이에 대한 자세한 설명은 제3장에서 다루었다.

참|고|문|헌

R·E·F·E·R·E·N·C·E

- 김영근, 김태훈, 노종수, 박경영, 이혜경, 임승희 외(역). (2007). **정신사회작업치료학**(3판). 서울: 정문각.
- 김영근. (2009). 사회인지 장애에 대한 작업치료의 필요성 연구. **대한작업치료학회지, 17**(4), 25-35.
- 김영채. (1995). **사고와 문제해결 심리학**. 서울: 박학사.
- 대한정신분열병학회(역). (2004). **사회인지와 정신분열병**. 서울: 중앙문화사.
- 변창진, 송명자. (1995). **인지 발달적 접근 교육심리**. 서울: 교육과학사.
- 이재식 역. (2001). **인간공학**. 서울: 시그마프레스.
- 이정모 외. (2003). **인지심리학**(제2판). 서울: 학지사.
- 허수미. (2006). **중·고등학생의 사회인지 특성분석**. 박사학위논문, 한국교원대학교, 서울.
- Abreu, B. C. & Hinojosa. (1992). The process approach for cognitive-perceptual and postural control for adults with brain injuries. In N. Katz (Ed.), *Cognitive rehabilitation: Models for intervention in occupational therapy* (pp.167-194). Boston: Andover Medical.
- Abreu, B. C., & Toglia, J. P. (1987). Cognitive rehabilitation: a model for occupational therapy. *American Journal of Occupational Therapy*, 41(7), 439-448.
- Atkinson, R. C. & Shiffrin, R. M. (1968). Human memory: A proposed system and its control process. In k. W. Spence & J. T. Spence (Eds.), *The psychology of learning and motivation: Advances in research and theory*(Vol.2). New York: Academic Press.
- Banich, M. T. (1997). *Neuropsychology: The neural bases of mental function*. Boston: Houghton Mifflin.
- Barber, P. (1988). *Applied Cognitive Psychology*. Methuen: London.
- Bechtel, J. & Graham, G. (1998). *A companion to cognitive science*. Oxford: Blackwell.
- Best, J. B. (1995). *Cognitive psychology* (4th ed). St. Paul, MN: West Publishing.
- Broadbent, D. E. (1958). *Perception and communications*. London: Pergamon Press.
- Brothers, L. (1990). The social brain: A project for integrating primate behavior and neurophysiology in a new domain. *Concepts in Neuroscience, 1*, 27-51.
- Brown, A. L. (1980). Metacognitive development and reading. In R. J. Spiro, B. C. Bruce, & W. F. Brewer (Eds.), *Theoretical issues in reading comprehension*. Hillsdale, NJ: Lawrence Erlbaum.
- Brown, A. L., Bransford, J. D., Ferrara, R. A. & Campione, J. C. (1983). Learning, remembering, and understanding. In P. H. Mussen (Ed.), *Handbook of child psychology*. New York: John Wiley & Sons.
- Cavanaugh, J. C. & Perlmutler, M. (1982). Metamemory: A critical examination. *Child Development, 53*, 11-28.

- Clark, A. (1997). *Being there: Putting brain, body, and world together again.* Cambridge, MA: MIT press.
- Delisa, J. A. (1988). *Rehabilitation medicine: Principles and practice.* Philadelphia: Lippincott.
- Diller, L. & Weinberg, J. (1970). Evidence for accident-prone behavior in hemiplegic patients. *Archives of physical medicine and rehabilitation, 51*, 353-363.
- Diller, L. (1976). A model for cognitive retraining in rehabilitation. *The Clinical Psychologist, 29*, 13-15.
- Fiske, S. T. (1995). Social cognition. In A. Tesser (Ed.), *Advanced social psychology*(pp.149-193). New York: McGraw-Hill.
- Flavell, J. H. & Wellman, H. M. (1977). Metamemory. In R. B. Kail, Jr. & J. W. Hagen (Eds.), *Perspectives on the development of memory and cognition.* Hillsdale, NJ: Lawrence Erlbaum.
- Flavell, J. H. (1979). Metacognition and cognitive monitoring: A new area of cognitive developmental inquiry. *American Psychologist, 34*, 906-911.
- Flavell, J. H. (1985). *Cognitive development.* Englewood Cliffs, NJ: Prentice Hall.
- Flavell, J. H., Miller, P. H. & Miller, S. A. (1993). *Cognitive development* (3rd ed.). Eaglewood Cliffs, NJ: Prentice Hall.
- Gardner, H. (1985). *The mind's new science: A history of the cognitive revolution.* NY: Basic Books.
- Gianutsos, R. & Gianutsos, J. (1979). Rehabilitating the verbal recall of brain injured patients by mnemonic training: An experimental demonstration using single-case methodology. *Journal of Clinical Neuropsychology*, 117-135.
- Gianutsos, R. (1980). What is cognitive rehabilitation?, *Journal of Rehabilitation*, 37-40.
- Glasgow, R. E., Zeiss, R. A., Barrera, M. Jr. & Lewinsohn, P. M. (1977). Case studies on remediating memory deficits in brain-damaged individuals. *Journal of Clinical Psychology, 33*, 1049-1054.
- Grieve, J. (1993). *Neuropsychology for occupational therapists: Assessment of perception and cognition.* Oxford: Blackwell Scientific Publications.
- Harley, J. P. et al. (1992). Guidelines for cognitive rehabilitation. *Neurological Rehabilitation, 2(3)*, 62-67.
- Hubcl, D. II. & Wiesel, T. N. (1968). Receptive fields and functional architecture of monkey striate cortex. *Journal of Physiology, 195*, 215-243.
- Keilhofner, G. (1995). *A model of human occupation: Theory and application* (2nd ed.). Baltimore, MD: Williams & Wilkins.
- Kokinov, B. & Gurova, L. (1995). Foundtions of cognitive science. In B. Kokinov (Ed.). *Perspectives*

on cognitive science. Sofia: New Bulgarian University Press.

- Kuiper, R. (2002). 'Enhancing metacognition through the reflective use of self-regulated learning stragtegies.' *Journal of Continuing Education in Nursing*, 33(2), 78-87.
- Lindsay, P. H. & Norman D. A. (1977). *Human information processing: An Introduction to Psychology* (2nd ed.). New York: Academic Press.
- Mapou, R. L. & Spector, J. (1995). *Clinical neuropsychological assessment: A cognitive approach*. New York: Plenum Press.
- Mateer, C. A. (1997). Rehabilitation of individuals with frontal lobe impairment. In J. Leon-Carrion (Ed.), *Neuropsychological rehabilitation: Fundamentals, Innovations and Directions*. Delray Beach, FL: GR / St. Lucie Press.
- McCulloch, W. & Pitts, W. (1943). A logical calculus of the ideas immanent in nervous activity. *Bulletin of Mathmatical Biophysics, 5*, 115-133.
- Molineux, M. (2004). *Occupation for occupational therapists*. Oxford: Blackwell Publishing.
- Mosey, A. C. (1993). Working taxonomies. In C.B. Royeen (Ed.), *AOTA Self-study series: Cognitive re-habilitation* (pp.23-34). Rockville, MD: American Occupational Therapy Association.
- Newman, L. S. & Uleman, J. S. (1993). When are you what you did? Behavior identification and dis-positional inference in person memory, attribution and social judgement. *Personality and Social Psychology Bulletin, 19*(5), 513-525.
- Norman, D. A. (1990). *Four issues for cognitive science. Technical Report 9001*, San Diego: University of California.
- Ostrom, T. M. (1984). The sovereignty of social cognition. In R. S. Wyer & T. K. Skrull (Eds.), *Handbook of social cognition* (pp.1-37). Hillside, NJ: Erlbaum.
- Palmer, S. E. & Kimchi, R. (1986). The information processing approach to cognition. In T. Robertson(Ed.), *Approaches to cognition: Contrasts and controversies*. Hillsdale, NJ: Erlbaum.
- Pepin, M., Loranger, M. & Benoit, G. (1995). Efficiency of cognitive training: Review and prospects. *The Journal of Cognitive Rehabilitation, 13*, 8-14.
- Peters, M. (2000). 'Does constructive epistemology have a place in nurse education?'. *Journal of nursing education, 39*(4), 166-170.
- Poole, J., Dunn, W., Schell, B., Tirnan, K., Barnhart, J. M., Abreu, B., Finley, S., Hayes, M., Holtz-Yoltz, M. & Toglia, P. (1991). Statement: Occupational therapy services management of persons with cognitive impairment. *American Journal of Occupational Therapy, 45*, 1067-86.

- Rivers, W. (2001). 'Autonomy at all costs: An ethnograpy of metacognitive self-assessment and self-management among experienced language learners.' *Modern Language Journal, 85*(2), 279-290.
- Schraw, G. & Dennison, R. S. (1994). 'Assessing metacognitive awareness'. *Contemporary Educational Psychology, 19*(4), 460-475.
- Shanon, C. E. (1948). *A mathematical theory of communication*. Bell system Technical.
- Sperry, R. W. (1974). Lateral specialization in the surgically separated hemispheres. In F. Schmitt and F. G. Worden (Ed.). *The Neurosciences: Third Study Program*. Cambridge, Massachusetts: MIT Press.
- Sternberg, R. (1998). 'Metacognition, abilities, and developing expertise: What makes an expert student?'. *Instructional Science, 26*(12), 127-140.
- Unsworth, C. (1999). *Cognitive and perceptual dysfunction: A clinical reasoning approach to evaluation and intervention*. Philadelphia: F. A. Davis Company.
- Varela, F. J., Thompson, E. & Rosch, E. (1991). *The embodied mind: Cognitive science and human experience*. Cambridge, MA: MIT Press.
- Wiener, N. (1948). *Cybernetics*. New York: Wildy.
- Wilson, B. (1989). *Models of brain injury rehabilitation* (pp.117-141). Baltimore, MD: Johns Hopkins University Press.
- Yager, A. & Ehmann, T. S. (2006). Untangling social function and social cognition: A review of concepts and measurement. *Psychiatry, 69*(1), 47-68.
- Zoltan, B. (1996). *Vision, perception and cognition: A manual for the evaluation and treatment of the neurologically impaired adult* (3rd ed.). Thorofare. NJ: Slack Inc.

COGNITIVE REHABILITATION

제2장
CHAPTER

작업수행과 인지

홍 승 표

COGNITIVE REHABILITATION

학·습·목·표

- 국제 기능·장애·건강 분류(ICF) 및 작업치료 실행체계(OTPF-3)에서 인지를 어떻게 정의하고 있는지 설명한다.
- 국제 기능·장애·건강 분류에서 정의하고 있는 인지 관련 용어를 이해한다.
- 인지장애가 발생하는 질환의 특성을 이해한다.
- 인지재활치료의 효과를 검증하기 위한 연구방법들의 종류와 특성을 설명한다.
- 인지재활치료의 주요 연구 사례를 제시한다.

주·요·용·어

- 근거중심 인지재활치료
- 국제 기능·장애·건강·분류(ICF)
- 연구방법
- 인지
- 인지장애
- 인지재활
- 작업수행
- 작업치료
- 작업치료 실행체계(OTPF)
- 정신기능

02 C/H/A/P/T/E/R 작업수행과 인지

2.1 인 지

인지는 일상생활에서 늘 사용하는 지식과 이해, 학습을 모두 포함하는 정신과정이다. 표준국어대사전에서는 "자극을 받아들이고, 인출하는 일련의 정신과정으로 지각, 기억, 상상, 개념, 판단, 추리를 포함하여 무언을 안다는 것을 나타내는 포괄적인 용어"로 인지를 정의하였다. 질병이나 뇌손상, 뇌졸중으로 인하여 집중력·기억력·문제해결 능력이 감소한 인지손상(cognitive deficits) 환자들은 일상생활활동에 어려움을 갖게 된다. 인지재활분야에서 작업치료사는 인지손상을 가지 환자들이 인지적 어려움에 대응하여 그들에게 필요한 일상생활을 최대한 수행할 수 있도록 기술을 얻게 하는 데 초점을 둔 전문가이다. 미국작업치료사협회에서는 기능인지(functional cognition)를 병원과 지역사회에서 일상의 활동을 수행하는 데 필요한 정신과정 기술로 정의하였다(AOTA, 2018). 이는 각 사람이 갖고 있는 고유한 역할과 배경 내에서 일상의 작업을 수행해 나가는데 필요한 인지를 평가하고 중재하는 것을 강조하였다. 작업치료의 최종적인 목표는 참여를 증진시키는 것이기 때문에 인지재활 분야의 작업치료사는 대상자의 인지의 문제를 명확히 규정한 후 궁극적으로 최대한 일상의 작업을 수행하고 역할을 회복할 수 있도록 프로그램을 구성한다.

세계보건기구에서 개발한 국제 기능·장애·건강 분류의 개념에서 "참여"는 자신의 역할을 수행하고, 지역사회와 여가활동, 업무와 같은 생활의 상황에 관여하는 것으로 정의하였다. 이는 모든 사람들이 사회에 기여하고 자신의 삶에 능동적으로 참여하는 것이 중요함을 강조하는 것이고, 작업치료사를 포함한 모든 재활전문가들은 자신의 대상자의 참여를 증진시키는 데 기여해야 하는 것의 중요성을 시사한다. 또한 ICF에서는 이와 관련된 여러 용어들을 정의하여 기술하고 있고, 전체적인 맥락은 작업치료의 기초적인 개념과 매우 유사하다. 예를 들어 작업치료에서는 기본적으로 "P(인간)－E(환경)－O(작업)" 개념에 기초하여 중재를 구성하는데 ICF 개념에서 "신체기능과 구조"는 "인간", "활동과 참여, 활동제한과 참여제약"은 "작업", "환경"은 두 개념에서 공통적으로 포함되어 있다. 또한 작업치료 실행체계(Occupational Therapy Practice Framework; OTPF)에서 작업과 수행기술은 ICF의 활동과 참여, 수행패턴과 클라이언트 요인의

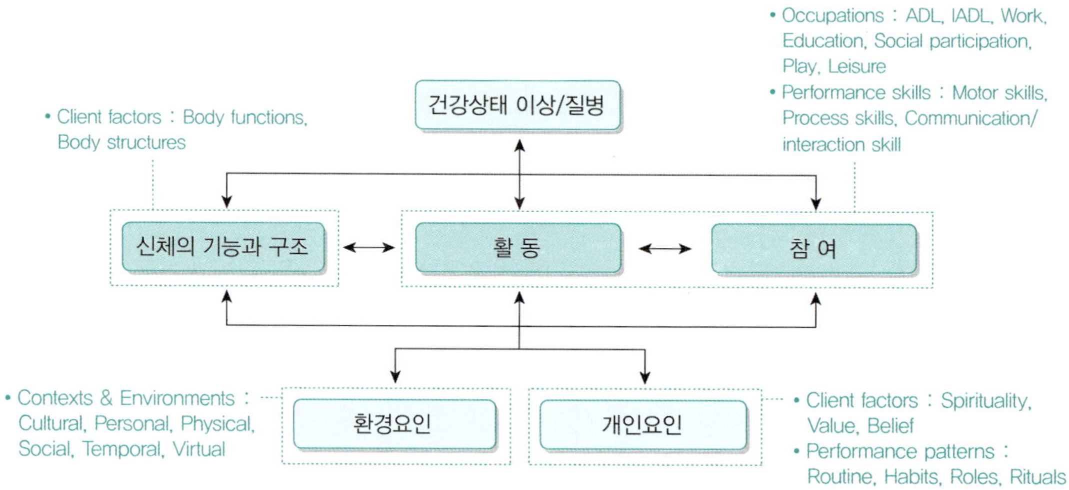

그림 2-1 ICF 요소와 OTPF-3 구성범주의 관련성

가치·신념·영성 요인은 개인요인에, 배경과 환경은 환경요인에 해당하고, 클라이언트 요인의 신체기능과 신체구조는 ICF와 동일한 항목으로 구성되어 있다 [그림 2-1].

1 국제기능·장애·건강 분류(International Classification of Functioning, Disability, and Health; ICF)에서의 인지

세계보건기구(World Health Organization, 이하 WHO)는 전 세계 사람들이 모두 건강해지기 위한 활동의 일환으로 국제 질병 분류(International Classification of Diseases, Injuries and Cause of Death; ICD)를 제시하였다. 그 중 급성 감염병을 극복하고 만성 질환에 대응하기 위하여 국제 장애 분류(International Classification of Impairments, Disabilities and Handicaps; ICIDH) 시안을 1980년에 발표하였다. 초기 ICIDH는 질병의 원인이 개인의 병리적 상태에 변화를 일으켜 증상으로 발현하였다는 질병개념에 의한 '의학적 모델'의 의미가 강했다. 즉 개인적 문제인 질병의 결과로서 핸디캡이 생겼다는 직선적 관계를 제시하였다. 하지만 사회적 불이익이나 능력 저하의 원인은 질병의 결과가 아닌 환경과 다양한 관련 요인에도 있다고 주장하는 '사회적 모델'이 계속해서 제기되었고, 그 결과 ICIDH를 2차례 개정하여 2001년 WHO 승인 이후 ICF를 국제적으로 사용하게 되었다. 이로써 ICF는 인간의 기능과 장애에 대하여 분류하여 건강과 관련된 광범위한 정보를 담아낼 수 있는 틀을 제공하고, 표준화된 공통용어를 이용함으로써 건강 및 보건과 관련하여 다양한 기준과 분야 간 원활한 의사소통을 제공하는 것이 주요 목적이다.

ICF는 '기능과 장애' 그리고 '배경요인' 두 부분으로 구성되어 있다. '기능과 장애'는 신체 기능과 구조, 활동과 참여의 영역으로 구분하였고, '배경요인'은 환경과 개인요인으로 나뉘어있다. 건강의 관점에서 ICF의 구성 요소 중 신체 기능(body functions)은 신체계통의 생리적·심리적 기능을 의미하고, 신체 구조(body structures)는 장기, 사지 및 기타 구성요소와 같은 신체해부학적 측면을 지칭한다. 만약 신체 일부의 심각한 변형이나 손실과 같이 신체 기능 또는 구조에서 이상이 발생한다면 이를 손상(impairments)이라고 정의한다. 활동(activity)은 개인이 수행하는 모든 과제 혹은 행동을, 참여(participation)는 실제 생활 상황 혹은 사회적으로 관여(연루) 혹은 참여하는 것을 의미한다. 활동과 참여에서 기능에 이상이 생길 경우, 즉 부정적인 측면을 표현할 때 활동 제한(activity limitation), 참여 제약(participation restriction)을 사용한다. 배경 요인(contextual factors)은 환경 요인(environmental factors)과 개인 요인(personal factors)으로 구분할 수 있다. 환경 요인은 사람들이 삶을 영위하고 있는 물리적, 사회적, 심리적 환경을 의미하고, 기능 및 장애에 외적 영향을 미치는 요소이다. 환경 요인은 기능에 긍정적으로 작용하면 촉진(facilitator)으로, 부정적으로 작용하면 방해 혹은 저해(barrier)로 표현한다. 개인 요인은 기능 및 장애에 내부적으로 영향을 미치는 요소로 개인의 특성이 건강에 미치는 효과를 의미한다. 이와 같은 ICF 구성을 통해 '신체기능 및 구조'와 '활동 및 참여'라는 두 가지 기본 목록을 건강 조건(질병, 질환, 상해, 외상 등)과 배경 요인 간의 상호관계 속에서 이해할 수 있도록 개념모델을 제시하였다.

즉 개인의 기능은 건강 상태와 배경요인 간의 복잡한 상호작용 혹은 관계의 결과라 할 수 있다. 따라서 한 요소에서의 변화는 다른 요소들을 변화시킬 수 있고, 이러한 상호작용은 양방향으로 진행되어 '장애'의 존재는 건강 자체를 변화시킬 수도 있다. 건강에 대한 경험을 전체적으로 설명할 때 이러한 요소들은 유용하게 이용할 수 있다. 예를 들어 나병으로 인해 겉모양은 변화되지만 능력은 저하되지 않는 것처럼 손상이 있어도 능력에는 제한을 받지 않을 수 있다. 또한 정신과 치료를 받은 바 있는 환자가 일터에서 어떠한 차별을 받는 경우와 같이 명백한 손상이나 능력제한 없이도 작업수행의 문제를 가질 수 있다. 이와 같이 ICF는 개인의 기능을 신체기능 및 구조에만 국한하지 않고 4가지의 구성요소들을 통해 의학적·사회적 개념을 포함하여 종합적인 측면에서 설명이 가능하다.

ICF에서 정의된 것들은 구성요소들의 공통적인 특성에 따라 체계적으로 구분되어 있다. 신체기능과 신체 구조는 8개의 영역으로 나뉘어 항목들을 세분화하여 정의하고, 활동과 참여 및 환경요인은 각각 5개 영역으로 구분하여 세분화된 정의를 제시하고 있다. 이 중 인지와 관련된 요소의 정의는 주로 '신체 기능'의 세부분류인 '정신기능(mental functions)' 그리고 '특정한 정신기능

(specific mental functions)'에 기술되어 있다. 정신기능에서는 의식기능, 지남력 기능 등이 포함되어 있고, 특정한 정신기능에서는 주의력기능, 기억기능, 높은 수준의 인지기능(고위인지기능) 등

표 2-1 국제 기능·장애 건강(ICF) 분류에서의 인지기능

1. 신체기능(Body functions)

1단계 분류	2단계 분류
b1 정신건강 (Mental functions)	**총괄적 정신기능(Global mental functions): b110~b139**
	b110: 의식 기능(Consciousness function) b114: 지남력 기능(Orientation functions) b117: 지적 기능(Intellectual functions) b122: 전반적 정신사회적 기능(Global psychosocial functions) b130: 에너지와 욕동기능(Energy and drive functions) b134: 수면기능(Sleep functions)
	특정 정신기능(Specific mental functions): b140~b189
	b140: 주의력기능(Attention functions) b144: 기억기능(Memory functions) b147: 정신운동기능(Psychomotor functions) b152: 감정기능(Emotional functions) b156: 지각기능(Perceptual functions) b160: 사고기능(Thought functions) b164: 높은 수준의 인지기능(Higher-level cognitive functions) b167: 언어의 정신기능(Mental functions of language) b172: 계산기능(Calculating functions) b176: 복잡한 동작을 순서화하는 정신기능(Mental function of sequencing complex movements) b180: 자아경험과 및 시간경험기능(Experience of self and time functions)

2. 활동과 참여(Activity and participation)

1단계 분류	2단계 분류
d1 학습과 지식적용 (Learning and applying knowledge)	**지식적용(Applying knowledge): d160~d179**
	d160: 주의집중하기(Focusing attention) d163: 생각하기(Thinking) d166: 읽기(Reading) d170: 쓰기(Writing) d172: 계산하기(Calculating) d175: 문제해결하기(Solving problems) d177: 의사결정하기(Making decisions)

※ 국제 기능·장애 건강 분류(보건복지부, 2014, 제2차 개정판)에서 인용함.

주요 인지관련 요소의 정의를 확인할 수 있다. 생각하기(thinking), 문제해결하기(solving problem), 판단(making decisions) 등 일부 학습과 관련된 인지의 요소는 '활동과 참여'의 세부분류인 '학습 및 지식의 적용(learning and applying knowledge)'에 정의하고 있다. ICF의 인지기능과 관련된 분류는 [표 2-1]에서 정리하였다.

ICF는 개인의 건강과 관련된 기능과 장애를 약 1,450여 개의 방대한 항목으로 설명하고 있다. 임상과 실무에서 이 많은 항목들을 그대로 적용하기에는 한계가 있다. 따라서 세계보건기구에서는 국제적 협동연구 방식으로 특정 진단 혹은 조건에 부합되는 핵심적인 항목을 선별하여 사용하는 ICF 핵심지표(core set)라는 버전을 개발하였다. 뇌졸중, 척수손상과 같은 질환에 대하여 관련 분야의 모든 전문가들이 80% 이상 동의하는 ICF의 항목을 핵심지표로 선정하여 중재에 사용할 수 있도록 하였다. 이와 같은 핵심지표는 요약형(brief ICF core set)과 상세형(comprehensive ICF core set)으로 제시된다. 요약형은 ICF 전체 항목 중에서 해당 조건에 가장 필수적인 최소한의 항목들로 연구와 임상에서 평가 및 보고 시 공통적으로 사용하는 최소한의 기준이고, 문화 또는 지역에 상관없이 꼭 포함되어야 하는 항목들이다. 상세형은 여러 전문가들이 포괄적인 평가와 보고를 할 때 사용하는 것으로 특정 질환이나 조건에서 환자가 나타낼 수 있는 기능적인 문제의 전형적인 양상을 포괄하고 있다. ICF 핵심지표는 인지재활을 시행할 때 유용하게 사용될 수 있다. 특정 질환 혹은 상태의 ICF 핵심지표를 통하여 인지기능과 관련된 전형적인 양상을 개략적으로 파악할 수 있고, 이러한 항목은 중재 계획 시 반드시 평가에 포함시켜 중재를 발전시켜 나간다. 예를 들어 외상성 뇌손상의 요약형 ICF 핵심지표는 신체기능 중 높은 수준의 인지기능, 정서기능, 에너지와 욕동기능, 수의적 운동기능의 조절, 지남력기능, 통증감각, 주의력, 의식기능과 신체기능 중 뇌구조를 포함한다. 활동과 참여에서는 일상생활이행, 대화, 보행, 복잡한 대인관계, 구직·근속·퇴직, 자기관리, 레크리에이션과 여가, 가족관계와 환경요인에서는 직계가족, 보건 서비스, 서비스 및 정책 등이 포함되고 있다. 이 중 인지기능과 관련된 항목들이 다수 포함되어 있기 때문에 외상성 뇌손상 환자에 대한 중재 시 이와 관련된 평가를 작업치료 과정에 포함시키는 것이 바람직하다.

작업치료 분야에서도 ICF의 개념을 작업치료의 개념정리와 치료중재에 도입하고 있으며 작업치료 실행체계의 많은 개념들을 ICF와 일치시켰다. ICF를 작업치료 연구에 적용한 사례를 살펴보면 다음과 같다. Segal 등(2002)은 작업치료적 관점에서 발달 조절 장애(developmental coordination disorder)를 갖고 있는 아동의 경험에 대한 부모의 지각을 조사하였다. 이 연구에서 대상아동의 관리와 사회적 낙인에 대한 사전조사를 할 때 ICF 개념을 적용하였다. 이 연구결과 장애아동의 부모들은 장애아동들이 그들의 손상(impairment)때문에 사회적 참여에 제한 받고 있음을 믿는 것으로 나타났다. 저자들은 손상과 참여 사이의 상호작용을 사회적 낙인과 관리라는 배경요인(context)을 통해서 해석하였다. Haglund와 Henriksson(2003)은 작업치료와 ICF 개념의 차이점과 공통점을 설명하였다. 또한 작업치료사는 클라이언트의 임상적 수행을 설명하기 위하여 적절한 용어를 필요로 하며, 언어(language) 또는 용어(terminology)는 반드시 건강 관련 체계에서 사용되는 일상적인 용어와 조화를 이루어야 한다고 주장하였다. 동시에 작업치료사의 전문적인 영역을 반영할 수 있어야 한다고 하였다. 그러한 의미에서 ICF는 작업치료사에게 매우 유용한 도구이고, 작업치료의 전문용어를 교체하지 않고도 다른 전문가와 의사소통을 하는 데 도움을 준다고 고찰하였다. Arthana 등(2004)은 인지기능장애를 가진 사람에게 ICF 용어를 어떻게 적용할 수 있는지에 대한 사례와 분석을 제공하였다. 이러한 접근을 통하여 재활치료팀 간에 의사소통을 정확하고 분명하게 전달하는 데 효과적일 수 있다고 제안하였다. 방요순과 김희영(2010)은 뇌졸중 환자를 대상으로 ICF tools를 적용한 작업치료 중재 사례를 보고하였다. 이 사례보고는 임상전문가 5인이 실증적 차원에서 임상적 적용에 대하여 논의하였는데, 그 결과 뇌졸중 ICF core set는 뇌졸중 환자의 특성을 효율적으로 반영하여 평가, 중재목표 설정, 역할 분담, 환자중심의 문제해결에 효과적이었음을 보고하였다. 이와 같이 작업치료 연구에서도 ICF의 용어를 통해 결과를 제시하는 사례가 늘고 있다.

2 작업치료 실행체계(Occupational Therapy Practice Framework: Domain and Process; OTPF)에서의 인지

작업치료 분야에서는 지속적으로 작업치료의 영역과 개념을 정립해 왔다. 미국작업치료사 협회는 여러 차례 용어와 지침서를 제공해 오다가 2002년 이후 Uniform Terminology Ⅲ를 보완하여 작업치료의 영역과 과정을 재구성하여 OTPF를 제시하였다. 현재 OTPF는 5년마다 개정하고 있기 때문에 3판까지 출간되어 있다. 여기에서 작업치료의 영역은 일상생활활동, 직업, 여가활동, 교육, 사회참여, 수단적 일상생활로 세분화하였다. 그리고 과거의 작업수행 요소를 대폭 축소하고, 환경과 작업의 배경이 되는 요소를 강조하였다. 이것을 통하여 작업치료의 전문적인 영역을 규정하고, 역동적인 작업평가 및 치료과정을 일목요연하게 정리할 수 있게 되었고, 작업치료사는 클라이언트들이 의미와 목적을 가지고, 일상적인 삶에 참여하는 것을 돕는데 초점을 맞추고 있다.

OTPF 내의 영역(domain)은 인간이 일상적인 삶에 참여하기 위해서 어떠한 능력(abilities)들을 갖고 있어야 하는지를 전문가적인 입장에서 정리한 것이다. 작업치료에서 말하고 있는 '작업'이란 '일상적인 삶의 활동(everyday life activity)'을 의미한다. 이러한 의미에서 작업을 정의하면 다음과 같다.

"일상적인 삶을 위한 활동으로 그 문화 안에서 이름이 있고, 체계적이며, 가치와 의미가 부여된 것이라 할 수 있다. 즉 모든 인간이 시간을 할애하여 삶을 즐기고, 경제·사회적 역할을 수행하는 데 필수적인 것을 작업이라 할 수 있으며, '행하는(do)' 것이다…(AOTA, 2014)."

작업의 참여와 관련된 요인에서 인지 기능과 관련된 용어정의는 클라이언트 요소(client factors)의 신체기능(body functions)에 포함되어 있다. 신체기능의 정의는 '몸의 심리적인 기능을 포함한 생리학적인 기능'을 의미한다(WHO, 2001). 세부적인 인지관련 기능은 신체기능 중 정신기능의 범주 안에 속해 있다. 정신기능은 감정, 인지, 지각 기능을 포함하고 있으며, 전반적인 정신기능과 특정 정신기능으로 분류하여 용어를 정의하고 있다. 전반적인 정신기능에는 의식, 지남력, 수면, 기질 및 인격, 에너지 충동 기능의 요인으로 분류하였다. 그리고 특정 정신기능은 집중력, 기억력, 지각, 사고, 고위인지, 언어정신, 계산, 복잡한 움직임의 순서에 대한 개념, 정신운동, 감정, 자신과 시간에 대한 경험기능으로 분류하고 있다. OTPF 내에서 인지기능과 관련된 분류 및 개념은 바로 앞서 논한 ICF 분류체계 내의 '정신기능'과 대부분 일치된 정의를 사용하고 있다. 자세한 용어의 정의는 작업치료 실행체계의 부록에서 확인할 수 있다.

ICF의 분류와 OTPF에서 인지에 대한 고찰을 통하여 두 가지 중요한 점을 강조하고자 한다. 첫째, 인지는 인간의 작업 또는 인간의 기능이라는 큰 개념의 일부에 해당한다. 따라서 인지는 인간의 기능과 작업에 영향을 미칠 수 있다는 점을 고려하여 치료적 접근을 하였을 때 항상 인간의 기능과 작업수행에 어떤 효과가 있는지를 파악하는 것이 필요하다. 예를 들어 작업치료에서 집중력이 저하된 환자를 대상으로 인지치료를 적용했을 때 치료결과로 집중력 향상만을 확인하는 것이 아니라, 클라이언트의 기능과 작업수행증진에 효과가 있었는지를 확인하는 것이 더 큰 의미가 있다는 것이다. 작업치료사가 인지에 대하여 논할 때 주로 미시적 그리고 거시적 수준의 관점으로 설명한다. 인지의 미시적 관점은 집중력, 기억력, 분류력, 문제해결 능력 등 인지기능의 세부능력에 초점을 두고 접근하는 것을 의미한다. 반면에 거시적 관점은 인간과 사회적인 상황 속에서 인지에 대한 평가와 치료를 다루는 것이라 할 수 있다. 예를 들어 Neistadt(1994)는 뇌손상 환자에게 간단한 식사준비를 수행하는 치료 프로그램을 적용한 후, 실제 식사준비 기술(meal preperation skills)과 구성능력(block design test)을 동시에 평가하였다. 그 결과 구성능력과 실제 식사준비 기술 능력이 향상되었음을 보고하였다. 이 연구는 작업치료사들이 인지적 프로그램을 적용하여 구성능력과 같은 미시적인 인지 요소뿐만 아니라 거시적 관점의 일상생활활동을 통합하여 설명할 수 있는 근거를 제시한 의미있는 연구이다. A-one 평가도구들도 인지와 작업수행을 통합적으로 이해하는 데 유용한 평가도구이다. ICF와 OTPF에서는 개별적인 인지 요소에 초점을 두는 것보다는 다양한 환경에서의 작업수행에 참여할 수 있도록 돕는 것을 목적으로 하기 때문에 인지치료 시 작업수행에 효과적인지를 설명할 수 있도록 노력해야 한다.

둘째, 두 가지 문헌에서 제시된 용어를 적극 활용해야 한다. 타 분야의 전문가들과 클라이언트에게 설명하는 데 있어 공통되고 일관적인 용어사용은 매우 중요하다. 예를 들어 같은 기관 내에서 작업치료사, 물리치료사 또는 심리치료사가 정의하는 집중력에 차이가 있다면 팀접근을 하는 것과 클라이언트에게 설명할 때도 큰 혼란이 발생할 것이다. 이미 미국 작업치료사 협회에서는 OTPF에 ICF 개념을 그대로 반영하며, 공통된 용어 사용의 기반을 마련하였다. 이러한 노력은 국내에서도 필요할 것으로 생각된다. 임상 현장에서 이를 활용한다면 다른 팀과의 의사소통에 있어 매우 효과적일 것이고, 작업치료 연구를 널리 알리는 데 도움이 될 것으로 사료된다.

셋째, 지역사회를 기반으로 하는 재활이 강조되면서 인지기능장애를 갖고 있는 환자들이 병원보다 집에서 또는 지역사회에서 생활하는 경우가 증가하고 있다. ICF의 분류와 OTPF에서도 클라이언트의 배경과 환경을 주요요소로 반영하고 있기 때문에 집 또는 지역사회라는 실제 환경에서 인지와 지각기능에 대한 중재를 적용하는 것이 필요하다. 이를 위해 가족들과 보호자의 요구와 정보도 매우 중요하고 치료적 과정에 적극 반영하여야 한다.

2.2 인지장애(Cognitive dysfunction)

인지장애는 생애주기와 다양한 질환으로 인하여 발생할 수 있다. 상황에 따라 일시적 또는 영구적인 인지장애가 발생할 수 있고, 인지장애가 지속적으로 악화되는 경우도 있다. 또한 전반적인 인지기능에 문제가 나타날 수도 있고, 특정 인지기능에 장애가 발생하기도 한다. 이와 같은 인지장애는 그 정도에 따라 환자의 다양한 삶의 영역과, 사회참여, 삶의 질, 직장생활, 기능적인 작업수행에 악영향을 미친다. 인지장애가 발생하는 주요 질환 혹은 상황은 아래와 같다(AOTA, 2013).

- 유전 혹은 발달 과정에서의 문제: 학습장애, 전반적 발달장애, 환경차단(environmental deprivation), 태아알코올 증후군(fetal alcohol syndrome) 등
- 신경계 질환, 손상, 사고, 상해 관련 질환: 뇌졸중, 외상성 뇌손상, 파킨슨병, 헌팅턴병, 선천성 면역결핍증, 알츠하이머병 또는 치매, 류마티스관절염, 당뇨병, 루푸스, 라임병, 다발성경화증, 만성피로증후군, 만성폐색성폐질환, 심장 및 순환기 질환

- 정신질환: 조현병, 주요우울장애, 조울증 등
- 일시적인 인지변화: 스트레스 관련 질환, 통증, 불안장애, 슬픔과 상실 등

외상성 뇌손상은 사고로 인하여 외부로부터 물리적 충격에 의해 뇌가 손상 받는 것이다. 이로 인하여 신체적, 정서적, 인지적 증상이 발현할 수 있는데 인지기능 장애는 다른 어떤 요인보다 장기간 지속된다. 외상성 뇌손상에 의한 인지기능 장애는 특정한 인지기능 손상보다는 전반적이고 확산적으로 발생하여 기초적인 일상생활, 사회생활 또는 직업생활에도 참여제한을 초래한다. 일반적으로 외상성 뇌손상이 발생하면 정보처리의 속도 및 주의력이 저하되고 이와 관련성이 높은 고차원적 개념형성, 추론능력 등의 기능저하가 동반된다. 따라서 일상생활을 할 때 집중을 못하고, 복잡한 과제 수행능력을 하지 못하며, 상황에 대처능력이 저하되어 사고 전에는 평범하게 수행하던 활동들도 처리하기 힘들게 되는 양상을 보인다. 뇌졸중(stroke)은 뇌혈관이 막이거나 터지는 사고로 인하여 발생하는 질환으로 운동장애, 감각장애, 언어장애, 시각장애, 인지장애 등이 나타난다. 뇌졸중의 인지장애는 뇌혈관이 문제를 발생하는 부위별로 각성수준, 기억력, 집중력, 언어기능, 공간지각 능력이 저하되고 이로 인하여 일상생활활동을 수행하는 데 어려움이 발생한다.

정상노화에서도 신체의 생리적 변화로 인하여 인지기능도 영향을 받게 되고, 특히 집중력과 기억력 저하로 인한 학습능력 문제 등이 발생한다. 예를 들어 동시에 두 가지 자극에 모두 주의를 기울여 수행하는 과제수행력이 떨어지거나, 지속적으로 일정기간 동안 집중하는 능력이 필요한 운전 능력이 저하되기도 한다. 반면에 치매는 뇌의 손상으로 인한 기억력 등 여러 인지기능에 장애가 생겨 일상생활을 유지할 수 없는 상태를 포괄하는 용어이다. 알츠하이머병은 가장 흔히 발생하는 치매로 기억력 손상이 특징적이고, 점진적인 퇴행으로 판단력 및 방향감각의 상실, 성격의 변화로 독립적인 일상생활능력을 점차 상실하게 된다. 경도 인지장애는 정상노화와 알츠하이머병 등 치매로 진행하는 과정 사이에 있는 단계로 객관적 혹은 주관적인 인지저하가 있고, 기본적인 일상생활은 가능하지만, 복잡한 일상생활에서 어려움이 발생한다.

조현병은 사회활동을 악화시키는 대표적인 질환으로 사고 체계와 감정 반응의 전반적인 장애로 인해 통합적인 정상 사고를 하지 못하는 일종의 만성 사고 장애이다. 일찍이 Kraepelin은 조현병을 '조발성 치매'로 분류하고, 기질적 원인에 의해 인지기능 및 지적기능, 성격의 장애로 인하여 사회적응이 어렵다고 주장하였다. 이후 뇌 영상 기술의 발전에 따라 조현병의 인지기능 감퇴는 뇌의 기질적인 이상으로 발생한다는 연구결과가 많이 보고되었다. 조현병 환자에게 신경인지기능평가를 시행하면 일관적인 비정상 소견을 보인다. 주로 기억력, 집중력, 이성적 사고력 및 언어 기능의 결핍이 주요 비정상 소견이다. 조현병 환자를 대상으로 인지기능을 평가한 결과 기초

인지 기능인 집중력, 예를 들어 선택집중력, 지속집중력, 각성수준 등 모든 집중력에서 정상인에 비하여 유의하게 결함을 나타내고 있다. 기억력 또한 정상인에 비하여 현저하게 저하된 양상을 보이는데 특히 회상과제 수행에 어려움을 보인다. Brenner 등(1992)과 Corrigan과 Storzbach(1993)는 집중력 결함으로 인해 사회행동, 역할 수행 등 전반적인 사회기능 장애가 발생한다고 보고하였다.

주의력결핍 과잉행동장애(Attention Deficit / Hyperactivity Disorder; ADHD)를 갖고 있는 아이는 지속적인 주의력이 부족하여 산만하고 과다활동, 충동성으로 인하여 사회적인 상호작용에 어려움을 갖는다. 특히 주의력결핍 과잉행동장애 아동은 주의력뿐만 아니라, 실행기능과 관련하여 운동조정과 순서짓기, 작업기억, 계획과 예측, 조직화 능력의 결함으로 인한 학업 성적의 부진, 자기통제의 문제와 작업 참여의 제약이 발생한다.

2.3 근거 중심 인지재활치료

인지재활은 작업치료의 중요한 영역이다. 작업치료사들은 다양한 이론적인 근거들을 기반으로 하여 인지와 작업수행을 통합적으로 이해하고, 인지재활 중재를 통하여 대상자들의 작업수행 능력을 향상시켜 왔다. 인지 손상은 대상자의 특성에 따라 다양한 양상을 보이기 때문에 그 특성에 맞추어 개별적 접근이 중요하다. 따라서 작업치료 분야의 인지재활은 단순화고 정형화된 접근방법보다는 다소 복잡한 형태의 접근방법으로 발전하게 되었다.

1 연구방법

작업수행과 관련된 인지재활 관련 연구는 지속적으로 발전하고 있다. 일반적으로 인지평가를 위한 연구는 새로운 평가도구와 기존의 평가도구를 비교하여 타당도를 검증하거나 신뢰도를 측정하는 것으로 이루어진다. 이와 같은 연구는 작업치료 과정에서 대상자 평가 시 포함시킬 수 있기 때문에 비교적 쉽게 임상에서 적용할 수 있다. 하지만 대상자를 직접 치료하는 연구방법은 임상에서 시행하는 것은 쉽지 않다. 치료에 대한 윤리적인 문제뿐만 아니라, 연구과정에 평가와 치료를 포함하고, 치료 이외에 대상자에게 영향을 미칠 수 있는 다양한 변수들을 통제해야 하기 때문이다. 그러므로 인지치료를 검증하기 위해서는 다양한 연구방법이 필요하고, 각각의 연구방법들은 장점과 단점을 갖고 있다.

치료 효과를 양적으로 검증하는 데 있어 가장 확실한 방법은 순수실험연구(true-experimental research)이다. 일반적으로 작업치료사가 적용한 인지치료의 효과성을 증명하고, 일반화하고자 할 때는 순수실험연구를 떠올리게 된다. 그러나 앞에서 언급한 바와 같이 결과에 영향을 미칠 수 있는 다양한 실험조건을 동일하게 통제하고, 연구 대상자를 임의로 실험군과 대조군으로 정하는 것은 임상 현장에서 결코 쉽게 시행할 수 없다(DePoy & Gitlin, 1994). 윤리적인 측면과 임상이라는 제약 때문에 순수실험연구의 시도는 거의 불가능하다. 따라서 작업치료 연구자들은 대부분 유사실험연구, 단일집단의 전·후 비교실험 등 연구설계를 통해 인지치료 연구를 진행하게 된다. 유사실험연구 등의 연구 설계는 일부 제한점을 갖고 있지만 작업치료의 발전에 크게 기여하였다. 연구결과에 대한 논쟁을 줄이기 위해서는 연구방법의 제한점을 고찰에 명시하고, 임상적용 시 반영할 수 있도록 해야 한다. 또한 동일한 주제로 실시된 연구들의 양적 결과를 통합하여 제시하는 연구방법인 메타분석 혹은 체계적 고찰은 근거중심의 인지재활중재를 선택하는 데 있어 임상 치료사들에게 유용한 정보를 제공하기도 한다. 각각의 유사 실험연구, 단일집단의 전·후 비교실험연구만으로는 치료효과를 확정하기 어렵지만, 종합된 연구결과를 통해 일반화의 근거를 제공할 수 있다.

가설을 검증하기 위하여 연구를 설계하고, 수를 통해 결과를 제시하는 양적연구와는 달리 상황을 통제하지 않은 상태에서 특정한 측면을 자세히 기술하여 결과를 제시하는 방법을 자연주의적 연구라 한다. 작업치료 연구의 분야에서 자연주의적 연구가 증가하는 것은 좋은 현상이다. 일반적인 환경을 통제하지 않는 제한점을 갖고 있기 때문에 특정 치료의 효과를 통계적으로 검증할 수는 없지만 치료에 대한 포괄적인 측면을 다룰 수 있고, 연구에 대한 관찰 내용은 치료 효과에 대한 잠재요소를 이해하는 데 기여한다. 사례연구는 자연주의적 연구와 유사한 장점을 갖고, 동시에 치료 결과를 제시할 수 있다. 사례연구와 자연주의적 연구는 외적 타당도가 낮기 때문에 임상적으로 중요한 주제를 제시하는 데 제한점이 있다는 비판이 있다. 특정한 환경에서 시행한 단일사례연구 혹은 자연주의적 연구 결과를 어떻게 임상현장에서 적용할 수 있을까? 첫째, 연구결과를 인구집단으로 일반화 할 수는 없지만, 앞으로 검증을 위한 이론적 기반을 마련하는 데 사용할 수 있다. 둘째, 연구 사례와 비슷한 클라이언트를 치료하거나 혹은 비슷한 치료 환경에 있는 임상 치료사에게는 큰 도움이 될 수 있다(Radomski, 1994).

연구설계가 갖고 있는 제한점 이외에 주요하게 고려할 사항은 바로 연구대상자이다. 인지재활치료와 관련된 연구에서는 대상자들의 특징, 손상의 정도를 가급적 자세히 제시해야 한다. 왜냐하면 치료중재의 결과는 개인적인 특성에 따라 다양한 상호작용의 결과로 나타나기 때문이다. Pepin 등(1995)은 클라이언트의 개인적인 특성이 매우 다양하기 때문에 철저히 과학적인 연구설계로 진행된 연구결과라도 제한점이 있다고 하였다. 어떤 집단에게 효과적이었던 치료방법도 다른 집단에게는 그렇지 않은 결과를 나타낼 수도 있다는 것이다. 그러므로 어떤 연구에서 적용한 치료방법을 임상에 적용하기 위해서는 연구 대상에 대한 부분도 반드시 확인해야 한다. 또한 임상전문가는 특정 환경에서의 치료효과를 가정 또는 지역사회에서 일반화 할 수 있는지는 재검토

표 2-2 **연구설계에 따른 특성비교**

연구설계	장 점	단 점	적 용
순수실험연구 (true-experimental design)	• 원인-결과 검증 가능 • 실험을 통해 치료의 효과성 확인 • 연구의 구조화를 통해 외적타당도 확보 • 양적결과 획득 • 이론에 대한 검증	• 임상환경의 복잡성으로 인해 실행의 어려움 • 윤리적인 문제 발생 • 복잡한 연구는 불가능	• 행동기법 및 일반적 자극기술 중재 시 결과에 영향을 미치는 요인 통제 필요 • 결과에 다양한 변수를 검증하여 치료 효과 명시
유사실험연구, 전후, 비실험 연구 (quasi-, pre-, nonexperi mental)	• 임상환경에서 적용 용이 • 양적 결과 획득 • 치료 후 결과 제시 • 두 가지 이상의 치료에 대한 결과 비교 가능 • 연구의 구조화를 통해 외적타당도 확보 • 치료 및 기타 변수의 관계 제시 가능	• 직접적인 원인-결과 검증 불가능 • 복잡한 연구는 불가능	• 임상에서 치료 시 표준화된 평가 사용 • 행동기법 및 일반적 자극기술 중재에 따른 변화를 기술 • 기타변수와 치료 효과에 대한 상호관계 제시
자연주의적 연구 (naturalistic design)	• 복잡한 연구설계에 적합 • 원인 결과의 관련성 확인 • 예상하지 못했던 결과에 대한 설명 가능 • 유일한 상황에 대한 연구 가능 • 이론의 일반화 • 작업수행에 영향을 미치는 다양한 요인 제안	• 연구에서 제시한 표준화된 측정을 신뢰하기 어려움 • 정상집단과 비교 불가	• 통합적 중재의 과정 및 결과 설명 시 유용 • 작업수행 시 기대하지 않은 영향요인 파악에 유용
통합적 연구 (integrated design)	• 양적·질적 연구의 장점 활용 가능 • 3각 측정(triangulation)	• 철학적 모순에 대한 비판 • 장시간 및 많은 노력 소요 • 양적·질적 연구의 단점 발생 가능	• 인지재활치료 과정 및 결과 도출 등 모든 영역에서 유용
사례연구 (case study)	• 한명을 대상자로 연구 가능 • 종적연구 • 다양한 자료 수집한 측정 • 복잡한 주제 가능 • 이론의 일반화 가능	• 외적 타당도 미비 • 오랜 연구기간이 필요	• 단일사례에 대한 치료과정 및 결과 도출 시 유용

해야 한다. 향후 인지기술 향상을 위한 치료방법의 일반화를 위해서는 반드시 실제적인 환경에서의 연구를 진행하여 결과를 제시하는 것이 필요하다. [표 2-2]는 인지재활치료를 검증하기 위한 연구 설계의 다양한 특성에 대하여 설명하였다.

2 인지재활분야에서의 작업치료 연구

인지재활치료는 전통적으로 저하된 특정 인지능력(주의집중력, 기억력 등)의 회복을 강조하는 교정적 접근법(remedial approach)과 보유하고 있는 인지능력을 최적화하는 전략을 통해 기능의 회복에 초점을 둔 기능적 접근법(functional approach)로 구분한다(Katz, 2018). 교정적 접근법은 특정 인지능력이 회복되면 일상생활의 능력도 일반화(generalization)하여 향상될 것이라 가정하지만 근거가 부족하고, 동시에 기능적 접근법은 일반화되고 향상된 기능을 설명할 수 있는 근거가 부족한 제한점을 갖는다. 그래서 최근에는 교정적 접근과 기능적 접근의 요소를 동시에 고려하여 인지재활을 시행하는 통합접근법(integrated approach)을 사용하는 연구자도 증가하고 있다(Goverover, 2018). 이와 관련된 주요연구와 국내연구는 [표 2-3~표 2-5]에 소개하였다.

1) 교정적 접근법(remedial approach)

교정적 접근법은 뇌의 신경가소성 또는 회복을 촉진하기 위해 손상된 특정 인지능력에 대한 훈련(deficit-specific training)을 시행한다. 규칙적으로 반복하는 훈련은 손상된 인지능력의 회복을 촉진하고 이는 다른 상황에서 활동을 할 때에도 일반화 되는 것을 가정한다. 예를 들어 주의력이 손상된 사람에게 인지훈련을 시행한 후 향상되면 다른 인지능력 혹은 일상활동에서도 효과적으로 전이된다는 주장이다. 일반적으로 교정적 접근법의 연구에서는 신경심리검사 또는 인지기능 검사를 측정도구로 사용하여 손상된 인지능력에서 변화가 있었는지를 주요 결과로 제시한다. 손상된 인지능력에서의 효과성이 다른 일상생활로 전이되는지에 대한 연구는 생략되기도 하고, 부분적으로 시행하기 때문에 이에 대한 제한점은 보완되어야 한다.

2) 기능적 접근법(functional approach)

기능적 접근법은 일상생활의 독립성을 증진시키기 위하여 대상자의 강점 혹은 잔존 능력을 활용하는 것이 특징이다. 즉 손상된 인지능력을 회복시키는 것보다 활동제한(activity limitations)과 참여제약(participation restrictions)을 개선하는 데 초점을 둔다. 기능적 접근법에는 환경 변화, 특정과제 훈련과 보상방법으로 구분할 수 있다(Katz, 2018).

표 2-3 **인지재활치료의 교정적 접근법(remedial approach)에 대한 주요 근거**

저자	대상자(Population)		중재(Intervention)	대조군(Control)	성과(Outcome)	
	진단	실험군/대조군(명)	치료방법	치료방법	측정방법	결과비교
Kim (2011)	• 뇌졸중	40/30	• 전산화인지재활치료 - 코트라스	• 무처치	• MMSE-K, MVPT, LOTCA	• 실험군 > 대조군
					• FIM	
Cerasa 등 (2013)	• 다발성 경화증	12/11	• 전산화주의집중프로그램	• 플라시보	• Stroop task	• 실험군 > 대조군
					• fMRI	
조덕연 등 (2013)	• 조현병	12/없음	• 전산화인지재활치료 (레하컴)	• 없음	• 집중력, 기억력, 실행기능	• 치료 후>치료 전
					• IADL	
Shin 등 (2014)	• 뇌손상	22/13	• 전산화인지재활치료 (레하컴) + 전통적인 작업치료	• 전통적인 작업치료	• 서울언어학습검사, 숫자외우기 검사, 레이복합도형검사	• 실험군 > 대조군
					• K-MBI, 자기효능감	• 치료 전후 향상은 되었으나 집단간 변화의 차이는 없음
김정미 등 (2014)	• 뇌졸중	3/없음	• 전산화인지재활치료 - 코트라스 - 단일대상연구	• 없음	• CNT, LOTCA-G	• 치료 후>치료 전
					• 뇌파검사	• 차이 없음. 단, 뇌활성화 효과는 확인

표 2-4 **인지재활치료의 기능적 접근법(functional approach)에 대한 주요 근거**

저자	대상자(Population)		중재(Intervention)	대조군(Control)	성과(Outcome)	
	진단	실험군/대조군(명)	치료방법	치료방법	측정방법	결과비교
이창대 등 (2016)	• 치매	1/없음	• 대상자 중심의 가정 환경 수정 및 보호자 교육 • 사례연구	• 없음	• AHA(Assessment of Home based Activities)	• 치료 후>치료 전
					• COPM	
Perilli 등 (2013)	• 알츠하이머병	5/없음	• 컴퓨터를 활용한 전화 시스템 사용법 훈련	• 없음	• 전화사용 여부	• 독립적으로 전화 사용하여 통화함

표 2-4 **인지재활치료의 기능적 접근법(functional approach)에 대한 주요 근거** (계속)

저자	대상자(Population)		중재(Intervention)	대조군(Control)	성과(Outcome)	
	진단	실험군/대조군(명)	치료방법	치료방법	측정방법	결과비교
이유나 등 (2019)	• 치매	3/없음	• 얼굴-이름 연상학습에 시간차회상훈련을 병행한 오차배제 훈련	• 없음	• K-MAS • 실생활에서 얼굴-이름 회상 성공률 • 기억효능감	• 치료 후>치료 전
Voigt-Radloff 등 (2017)	• 치매	71/74	• 오차배제(Errorless learning) 방법으로 일상생활훈련	• 시행착오학습(trial and error) 방법으로 일상생활훈련	• 비디오로 과제 수행 관찰	• 두 그룹에서 모두 치료 후>치료 전 향상 • 일반화 효과는 없었음
김형지 등 (2012)	• 조현병	1/없음	• 시간관리 어플리케이션의 적용 • 사례연구	• 없음	• 임상적 추론 • S-QOL • 일과 수행 만족도	• 치료 후>치료 전
Tornas 등 (2016)	• 실행기능 장애를 가진 뇌손상 환자	33/37	-목표관리훈련(Goal Management Training)	• 교육	• 신경심리학적 평가	• 두 그룹 모두 향상되었지만 두 그룹간 차이는 없었음
					• Everyday executive functioning	• 실험군>대조군

표 2-5 **인지재활치료의 통합접근법(integrated approach)에 대한 주요 근거**

저자	대상자(Population)		중재(Intervention)	대조군(Control)	성과(Outcome)	
	진단	실험군/대조군(명)	치료방법	치료방법	측정방법	결과비교
안시내 (2015)	• 뇌졸중	20/23	• CO-OP approach	• 전통적인 작업치료	• COPM, AMPS, PQRS(Performance Quality Rating Scale)	• 실험군>대조군
조상윤 (2015)	• 자폐범주성 장애아동	7/6	• CO-OP approach	• 없음	• COPM, PQRS, BOT-2(Bruininks-Oseretsky Test of Motor Proficiency-2)	• 실험군>대조군
Toglia 등 (2010)	• 외상성 뇌손상	1/없음	• 다중상황적 접근(Multicontext approach)	• 없음	• Awareness 평가	• 실험군>대조군

환경 변화(environmental adaptations)는 알람을 맞추거나, 산만하거나 어수선한 환경을 미리 제거하는 등 환경을 개선하여 인지적 실패를 최소화하기 때문에 자기자각(self awareness)이 저하되었거나 인지손상 정도가 심한 환자에게 더 효과적이다(Kessler 등, 2015; Medalia & Lim, 2004). 즉 복잡한 상황에서 과제 수행할 때는 실패할 수 있는 확률이 증가하고 작업 효율이 저하되는 반면, 환경을 단순화하여 자극에 대한 반응을 줄인다면 일상생활의 과제 성공률과 효율성을 증진시킬 수 있다. Kessler 등(2015)은 만성 조현병 환자에게 인지훈련 없이 환경 변화를 통하여 일상의 과제수행을 촉진하였음을 보고하였다. 또한 Perilli 등(2013)은 알츠하이머 환자의 전화하기 활동을 위해 컴퓨터로 사진 등을 이용하여 단순하게 프로그래밍하여 제시한 결과 독립적으로 수행하는 데 효과적이었다.

특정과제 훈련(task-specific training)은 운동학습이론에 기초하여 상황에서 특정한 운동과제를 시행하고 피드백을 받는다. 인지재활에서 특정과제 훈련은 손상을 회복시키는 것보다 목적지향적(goal directed) 훈련을 통해 기능적 과제수행을 촉진하는 데 초점을 맞춘다. 특히 반복적인 훈련으로 절차기억(procedural memory)을 형성 혹은 강화하는 특징이 있다(Clark-Wilson 등, 2014). 예를 들어 스마트 폰의 알람기능은 전향기억 손상이 있는 환자에게 매우 효과적이지만, 알람을 어떻게 사용하는지 방법을 모르면 무용지물이다. 이런 경우 알람을 사용하는 방법을 장기간 동안 반복적으로 치료사와 훈련하면 특정 문제를 극복하고 사용방법을 습득하여 작업수행을 향상시키는 중재가 특정과제의 훈련 방법이다. Boman 등(2007)은 외상성 뇌손상 환자에게 5일 동안 전자기억도구(electronic memory aid)의 사용법을 교육하고, 오차배제학습(errorless learning) 방법으로 훈련한 결과, 전자기억도구를 다양한 단서(cue)로 활용할 수 있었다.

보상방법(compensation)은 과제 수행 시 직면하는 어려움을 피하기 위한 전략을 학습하는 과정으로 클라이언트는 과제를 완료하기 위해 그들의 방법을 변경하거나 그들의 라이프스타일을 수정하는 법을 배운다(Goverover, 2018). 예를 들어 Tornas 등(2016)은 메타인지능력이 저하된 뇌손상 환자의 목표관리 훈련(Goal Management Training)을 시행한 결과, 다양한 일상의 상황에서 일반화하여 전략을 사용하는 능력과 독립성이 향상되었다.

3) 통합접근법(integrated approach)

교정적 접근법과 기능적 접근법을 절충한 통합접근법은 손상된 인지기능에 대한 자각능력 향상을 목표로 하고, 환자는 향상된 자각능력을 바탕으로 보상전략(체크리스트, 목표관리훈련 등)을 반복적으로 훈련하여 습득한다. 즉 통합접근법의 핵심은 손상회복인지 기능회복인지를 구분하여 접근하는 데 있지 않고, 습득한 전략을 실제 상황에서 얼마나 잘 적용하는가에 있다. 이와 같은 통합접근법에는 다양한 환경에서 자각능력과 전략을 습득하게 하여 기능적인 작업수행 영역을 확장해 가는 다중상황접근(Multicontextual approach)(Toglia, 1991)과 전략 습득 훈련으로 작업수행기술을 돕는 클라이언트 중심 및 작업중심의 CO-OP(Cognitive Oriented to daily Occupational Performance Approach) 등이 있다(Goverover, 2018).

3 향후 연구의 방향

Katz는 작업치료 분야에서 인지치료 관련 연구가 계속 발전하기 위하여 비평적 분석의 필요성을 강조하였다. 그들은 기존 연구들의 장점과 단점을 분석하여 다음과 같은 원칙으로 인지재활 연구수행을 제안하였다.

- 사용하는 용어는 통일성과 일관성이 있어야 한다. 일상생활, 일 또는 놀이의 영역에서 인간이 수행하는 것에 대한 설명을 위하여 작업의 용어 및 인지능력을 명확하게 정의한 후 사용한다.
- 양적 연구에서 평가는 표준화된 도구를 사용한다. 만약 비표준화된 도구를 사용하였다면 타당성 확보를 위하여 평가방법을 자세히 기술한다.
- 결과를 해석할 때 연구설계가 갖고 있는 제한점을 제시해야 한다.
- 연구의 질문과 목적에 적합한 연구설계를 구성한다. 예를 들어 과학적 연구방법(nomothetic design)은 평가도구의 표준화 연구 또는 집단 간 치료 효과를 검증할 때 사용한다. 반면에 개별적 연구(idiopathic design)는 개인의 현상을 기술하는 데 더 적합하다.
- 연구자는 인간을 대상으로 치료하는 점과 연구의 윤리성을 고려한다.
- 통합된 연구설계(integrated design)는 인지치료의 전반적인 과정과 결과를 기술할 때 적용한다.
- 인지재활 분야의 작업치료연구에서 치료의 효과성은 작업수행 및 환경을 고려하여 평가하고 해석하여야 한다.

이러한 원칙들은 작업치료에서 인지재활치료영역을 확고히 세우는 데 기여할 것이다. 특히 재활과 관련된 환경이 점점 지역사회를 기반으로 함에 따라 인지재활 분야에서도 지역사회를 기반으로 한 치료 중재를 발전시키는 과정이 필요하다. 앞서 언급한 것처럼 국내 작업치료 연구는 전산화 인지재활 프로그램 등의 일반적 기술을 촉진하는 연구들이 주를 이루고 있는데 향후 보상적 기술, 통합적 접근이 적용된 연구들로 확장시켜 다양한 연구가 이루어져야 할 것이다.

2.4 요 약

인지기능은 작업수행의 주요 요소이다. 그러므로 작업을 치료목적 혹은 치료방법으로 사용하는 작업치료사는 작업수행과 인지의 관계를 명확하게 이해하고 있어야 한다. 이번 장에서는 작업수행과 인지의 관계를 다양한 문헌에 근거하여 정리하였다. 우선 국제 기능·장애·건강 분류(ICF)와 작업치료 실행체계(OTPF)에서 인지관련 용어를 제시하여 인지에 대한 개념을 통일할 수 있는 근거를 제시하였다. 또한 작업치료 분야에서 다양한 인지재활 중재의 연구들을 살펴보았으며, 앞으로 작업치료에서 인지치료 관련 연구를 어떻게 수행하여야 할지를 제안하였다. 이러한 노력을 통하여 앞으로 작업치료사가 접근하는 인지재활에 대한 연구가 활발히 진행되고, 근거중심의 인지재활 및 작업치료가 발전할 수 있기를 기대한다.

참 | 고 | 문 | 헌

R·E·F·E·R·E·N·C·E

- 김정미, 조아영, 장지연, 송창순. (2014). 한국형 컴퓨터 인지프로그램 CoTras가 뇌졸중 환자의 기억력과 뇌파에 미치는 효과: 단일대상연구. **대한작업치료학회지, 22**(4), 61-75.
- 김형지, 정문균, 장동은, 송지희, 서지혜, 이성은, 전병진. (2012). 지역사회 정신분열증 환자에게 시간관리 어플리케이션의 적용이 삶의 질에 미치는 영향: 사례연구. **대한작업치료학회지, 20**(3). 105-118.
- 방요순, 김희영. (2010). ICF tools를 적용한 뇌졸중 환자의 작업치료 중재 사례. **대한작업치료학회지, 18**(4), 39-50.
- 안시내. (2016). **뇌졸중 환자의 작업수행 향상을 위한 cognitive orientation to daily occupational performance (CO-OP)와 전통적 작업치료 효과에 대한 비교연구**. 연세대학교 박사학위논문.
- 이유나, 유은영, 정민예, 박지혁. (2019). 경도치매노인의 얼굴-이름 기억과 기억효능감 향상을 위한 오차배제훈련의 효과: 개별실험연구. **대한작업치료학회지, 27**(1), 115-126.
- 이창대, 정민예, 김재남, 이예진. (2016). 대상자 중심의 가정환경 수정 및 보호자 교육이 치매특별등급 판정을 받은 클라이언트의 활동 수준과 수행 만족도에 미치는 영향: 사례연구. **대한작업치료학회지, 24**(1), 75-88.
- 조덕연, 박지혁, 유은영, 민성호. (2013). 컴퓨터 기반 전산화 인지훈련이 정신분열증 환자의 인지기능과 수단적 일상생활 수행능력에 미치는 영향. **대한작업치료학회지, 21**(1), 1-14.
- 조상윤. (2015). **자폐 범주성 장애 아동의 운동-기반 과제 수행 향상을 위한 Cognitive Orientation to daily Occupational Performance (CO-OP) 중재 효과**. 연세대학교 박사학위논문.
- American Occupational Therapy Association. (2013). Cognition, cognitive rehabilitation, and occupational performance. *American Journal of Occupational Therapy, 67*(6), S9-S31. doi:10.5014/ajot.2013.67S9
- American Occupational Therapy Association. (2014). Occupational therapy practice framework: Domain and process (3rd edition). *American Journal of Occupational Therapy*, 68, S1-S48. doi:10.5014/ajot.2014.682006
- Arnadottir, G. (1990). *The brain and behavior: Assessing cortical dysfunction through activities of daily living(ADL)*. Philadelphia: Mosby.
- Arthanat, S., Nochajski, S.M. & Stone, J. (2004). The internal classification of functioning, disability, and health and its application to cognition disorders. *Disability and Rehabilitation, 26*, 235-245.
- Boman, I.-L., Tham, K., Granqvist, A., Bartfai, A., & Hemmingsson, H. (2007). Using electronic aids to daily living after acquired brain injury: A study of the learning process and the usability. *Disability and Rehabilitation: Assistive Technology, 2*, 23-33. https://doi.org/10.1080/17483100600856213

- Brenner, H. D., Roder. V. & Corrigan, P. W. (1992). Treatment of cognitive dysfunction and behavioral deficits in schizophrenia: Integrated psychological therapy. *Schizophrenia Bulletin, 18*, 21-26.
- Cerasa, A., Gioia, M. C., Valentino, P., Nistico, R., Chiriaco, C., Pirritano, D., . . . Quattrone, A. (2013). Computer-assisted cognitive rehabilitation of attention deficits for multiple sclerosis: A randomized trial with f MRI correlates. *Neurorehabilitation and Neural Repair, 27*(4), 284-295. https://doi.org/10.1177/1545968312465194
- Clark-Wilson, J., Giles, G. M., & Baxter, D. M. (2014). Revisiting the neurofunctional approach: Conceptualizing the core components for the rehabilitation of everyday living skills. *Brain Injury, 28*, 1646-1656. https://doi.org/10.3109/02699052.2014.946449
- Corrigan, P. & Storzbach, D. (1993). The ecological validity of cognitive rehabilitation for schizophrenia. *Cognitive Rehabilitation, 11*, 14-21.
- DePoy, E. & Gitlin, L. (1994). *Introduction to research: Multiple strategies for health and human services*. St. Louis: Mosby.
- Goverover, Y. (2018). Cognitive rehabilitation: Evidence-based interventions. In N. Katz, & J. Toglia (Eds.), *Cognition, occupation, and participation across the lifespan* (4th ed., pp.51-68). Washington, DC: AOTA Press.
- Haglund, L. & Henriksson, C. (2003). Concepts in occupational therapy in relation to the ICF. *Occupational Therapy International, 10*(4), 253-68.
- Katz, N. (2018). Introduction to cognition and participation. In N. Katz, & J. Toglia (Eds.), *Cognition, occupation, and participation across the lifespan* (4th ed., pp.3-7). Washington, DC: AOTA Press.
- Kessler, R. K., Rhodes, E., & Giovannetti, T. (2015). Environmental adaptations improve everyday action in schizophrenia. *Journal of the International Neuropsychological Society, 21*, 319-329. https://doi.org/10.1017/S1355617715000260
- Kim, Y. (2011). The effects of Korean computer-based cognitive rehabilitation program (CoTras) for the cognition and ADL in stroke. *The Journal of Korean Society of Occupational Therapy, 19*(3), 75-87.
- Medalia, A., & Lim, R. (2004). Treatment of cognitive dysfunction in psychiatric disorders. *Journal of Psychiatric Practice, 10*(1), 17-25.
- Neistadt, M. E. (1994). Using research literature to develop a perceptual retraining treatment protocol. *American Journal of Occupational Therapy, 48*, 62-72.
- Pepin, M., Loranger, M. & Benoit, G. (1995). Efficiency of cognitive training: Review and prospects. *Cognitive Rehabilitation, 14*, 8-14.

- Perilli, V., Lancioni, G. E., Laporta, D., Paparella, A., Caffo, A. O., Singh, N. N., . . . Oliva, D. (2013). A computer-aided telephone system to enable five persons with Alzheimer's disease to make phone calls independently. *Research in Developmental Disabilities, 34*, 1991-1997. https://doi.org/10.1016/j.ridd.2013.03.016
- Radomski, M. V. (1994). Cognitive rehabilitation: Advancing the stature of occupational therapy. *American Journal of Occupational Therapy, 48*, 271-273.
- Segal, R., Mandich, A., Polatajko, H. & Cook, J. V. (2002). Stigma and its management: A pilot study of parental perceptions of the experiences of children with developmental coordination disorder. *American Journal of Occupational Therapy,* 56(4), 422-8.
- Shin, M., Park, J., Kim, D., & Kim. N. (2014). The effect of computerized cognitive rehabilitation on cognitive function, activities of daily living and self-efficacy in brain injury patients. *The Journal of Korean Society of Cognitive Rehabilitation, 4*(1), 5-23.
- Toglia, J. P. (1991). Generalization of treatment: A multicontext approach to cognitive perceptual impairment in adults with brain injury. *American Journal of Occupational Therapy, 45*, 505-516. https://doi.org/10.5014/ajot.45.6.505
- Toglia, J., Goverover, Y., Johnston, M. V., & Dain, B. (2011). Application of the Multicontextual Approach in Promoting Learning and Transfer of Strategy Use in an Individual with TBI and Executive Dysfunction. OTJR *(Thorofare N J), 31*(1), S53-60. doi: 10.3928/15394492-20101108-09.
- Tornas, S., Løvstad, M., Solbakk, A.-K., Evans, J., Endestad, T., Hol, P. K., . . . Stubberud, J. (2016). Rehabilitation of executive functions in patients with chronic acquired brain injury with goal management training, external cuing, and emotional regulation: A randomized controlled trial. *Journal of the International Neuropsychological Society, 22*, 436-452. https://doi.org/10.1017/S1355617715001344
- Voigt-Radloff, S., de Werd, M. M., Leonhart, R., Boelen, D. H., Olde Rikkert, M. G., Fliessbach, K., . . . Hull, M. (2017). Structured relearning of activities of daily living in dementia:The randomized controlled REDALI-DEM trial on errorless learning. *Alzheimer's Research and Therapy, 9*, 22. https://doi.org/10.1186/s13195-017-0247-9
- World Health Organization. (2001). *Internal Classification of Functioning, Disability, and Health(ICF)*. Geneva, Switzerland.

Cognitive
Rehabilitation

제 3 장
CHAPTER

인지재활의 이론적 배경

김 영 근

COGNITIVE REHABILITATION

학·습·목·표

- Toglia의 인지재활을 학습한다.
- Allen의 인지장애 이론의 틀을 이해한다.
- 인간작업모델을 인지재활에 적용할 수 있다.
- 인지 재훈련접근을 학습한다.
- 신경기능 접근을 이해할 수 있다.
- 재활 모델을 인지재활에 적용할 수 있다.
- 기능인지 개념을 이해하고 임상에 적용할 수 있다.
- CO-OP를 학습하고 적용할 수 있다.

주·요·용·어

- 인지재활
- Allen의 인지장애
- 작업치료 철학
- 역동적 상호작용 모델
- 인간작업 모델
- 인지 재훈련 접근
- 작업치료 이론의 틀
- 신경기능 접근
- Toglia의 인지재활
- 교정적 접근
- 재활 모델
- 적응적 접근
- 기능인지
- CO-OP

03
C/H/A/P/T/E/R

인지재활의 이론적 배경

3.1 작업치료 철학과 인지재활 이론의 틀

작업치료가 발전을 거듭하면서 학자들은 작업치료 철학, 이론, 실제치료의 적용까지 포함하는 프레임이 필요하다고 인식하였다. 이로 인해 작업치료사의 가치와 믿음을 담고, 이론부터 평가와 중재 기술까지를 포함하는 구조를 확립하였다. 이 구조는 작업치료 본질, 작업치료 사상, 작업치료 이론 등을 다양한 현장에서 적용하도록 안내한다. 대표적인 세 가지 구조가 패러다임, 이론의 틀, 모델이다.

패러다임은 이론과 실제 치료를 조직화한 것으로 작업치료의 가치를 이끈다. 이것은 작업치료 목적, 실제 치료, 연구 분야를 반영한다(Alexander et al., 1985; Shannon, 1977). 패러다임 안에 가장 가운데 위치한 힘의 결정체가 바로 작업치료 철학이다. 이론의 틀은 실제 치료의 주요한 원칙과 가정들을 제시한 치료 프레임이다. 여기서 원칙이란 작업치료 개념과 치료 사이의 관계를 설명하는 지식이다(Bruce & Borg, 1987).

모델은 작업치료 체계에 대한 구조와 내용을 묘사하는 것이다. 모델의 목적은 체계(시스템)에서 여러 개념들 사이의 복잡한 관계를 설명하고, 복잡한 개념들을 쉽게 생각할 수 있도록 가이드 한다. 모델은 작업치료 패러다임을 실제 현장에서 치료에 적용하도록 촉진하는 역할을 한다(Mosey, 1981). 패러다임은 작업치료의 전반적인 구조이다.

여기서는 작업치료 패러다임과 이론의 틀의 중심(core)이 되는 작업치료 철학에 대해 설명하고자 한다. 작업치료사들은 작업치료 철학을 깊이 생각해 보고 작업치료 철학을 인지재활에서 어떻게 적용해야 할지 고민해야 한다. 작업치료 철학은 작업치료 본질에 대한 지침이고, 치료사에게 의미를 주며, 전문적인 치료에 대한 나침반 역할을 한다. 또한 치료적 행위에 대한 원칙, 믿음, 가치의 기초를 제공한다(Shannon, 1986). 작업치료 철학의 배경은 1974년 4월 디트로이트에서 열린 작업치료 대표자 의회에서 '작업치료 철학의 기초'를 발표하였는데 여기서 정의한 작업치료 철학은 다음과 같다.

작업치료 철학의 기초

인간은 능동적 존재(active)로 작업이나 목적 있는 활동은 인간의 발달에 영향을 준다. 인간에게 있는 내적 동기의 잠재력을 사용한다면, 인간은 작업이나 목적 있는 활동을 사용하여 신체적 건강과 정신건강에 영향을 줄 뿐만 아니라 자신의 사회적 환경과 물리적 환경에도 영향을 줄 수 있다. 인간의 삶은 연속되는 적응과정(adaptation process)이고 적응은 생존과 자기실현을 향상시키는 기능 변화이다. 생물적, 심리적, 환경적 요인들이 생애 과정에서 어느 시점에 적응 과정을 방해할 수 있다. 기능장애는 이러한 적응이 손상됐을 때 발생할 수 있다. 작업이나 목적 있는 활동은 적응 과정을 촉진한다. 작업치료는 작업이나 목적 있는 활동이 기능 장애를 예방하거나 중재할 수 있고 최대한으로 적응을 이끌어 낼 수 있다는 믿음에 기반을 둔다. 작업치료사가 사용하는 활동은 활동 자체의 고유한 목적과 치료적 목적을 포함한다(Resolution 532-79, 1979, p.33).

작업치료 철학은 시대의 과학과 철학의 흐름에 따라 세 가지 시기로 변해왔다. 첫 번째 시기는 작업치료 초창기의 사상적 기초가 되는 홀리스틱 시대이다. 홀리즘(holism)은 인간을 인간의 각 부분들이 서로 관련되어있고 연결되어 있는 전체적인 존재로 본다(Smith, 1983). 인간은 인본주의 관점에서 인간은 성장하고 발전하며 창조적인 존재이다(Cracknell, 1984). 홀리스틱은 인지−신체−환경이 역동적으로 상호작용하고, 작업으로 이러한 역동성을 건강을 회복하는 데 사용하였다.

세계 대전 이후 과학주의가 새로운 기류가 되면서 홀리스틱 접근은 쇠퇴하고 환원주의가 성장하였다. 환원주의(reductionism)는 전체구조와 기능은 각 부분을 보면 훨씬 잘 이해될 수 있다고 하였다(Smith, 1983). 이로 인해 인간을 전인적으로 보는 관점에서 병리학적 관점으로 바뀌게 되었고, 인간 자체에 대한 관심에서 특정 치료 기술에 초점을 두게 되었다. 환자의 삶의 질(quality of life)보다는 증상(symptom)을 줄이는 데에 관심을 가졌다. 작업으로 자신의 건강에 긍정적 영향을 주는 기회를 제공하지 않고, 치료사 관점에서 활동 처방에 관심을 가지게 되었다(Kielhofner & Burke, 1977). 환원주의로 인해서 인지치료나 운동치료의 세부적인 전문성은 높아졌고, 운동, 지각, 감각자극, 인지 훈련 등이 세분화 되었다.

환원주의가 팽대해진 시대가 극에 달했을 때 1970년대부터 인간행동모델에 관심을 가진 작업치료 학자들이 작업치료 본연의 철학을 회복하고자 노력을 지속하였다. West(1984)는 사회의 전반적 사조가 인간 건강을 기계적 관점으로 보는 것에서 다시 홀리스틱 시스템으로 바라보는 관점으로 변화하였다고 하였다. 환원주의 시대에 발전한 운동 회복을 위한 치료, 인지치료, 정신사회 치료 등이 작업수행의 향상과 연결되어야 한다. 각각의 치료는 최적의 인간 작업수행을 위한 것이지 인지기능 하나만의 회복을 위함이 아니다. 작업치료는 환원주의 시대에 발전한 이론과 치료를 유지하면서 작업치료 전통적 정신과 철학에 대한 타당성을 재평가하였고 작업치료의 믿음을 다음과 같이 재설명하였다.

> 인간은 물리적·사회적 환경과 시간적 맥락에서 이해 가능한 전체적인(holistic) 존재이다. 인간은 환경을 스스로 탐험하고 환경 안에서 행동하는 내적 동기에 의해 움직이는 존재이다. 인간이 사회적 상호작용으로 성장하는 사회적 본질을 가진 존재이다. 인간이 어떤 존재가 될 것인지 결정하기 위해서 '인간이 무엇을 하고 있는가?'라는 기능에 중점을 두어야 한다. 건강에 관한 관점도 삶의 균형을 이루고 자신의 목적을 성취하는 경험에 맞추고 있다. 인간은 무엇(자신에게 의미있는 작업)을 스스로 함으로써 자신의 건강을 성취하는 잠재력과 책임이 있는 존재이다. 인간은 자신의 삶의 균형과 의미를 회복하기 위해서는 작업치료사의 서비스가 필요하다. 작업을 평가와 중재에 사용한다는 것은 작업치료 개념의 중심이고 핵심 치료수단이다(West, 1984, p.15).

작업치료 이론의 틀은 그 중심에 작업치료 철학을 두고 있다. 그래서 환원주의 시대에 발표된 이론의 틀은 작업치료의 철학에서 벗어나 보인다. 그러므로 작업치료사가 이러한 이론의 틀을 환자에게 적용할 때에는 작업치료의 철학에 기반해야 작업치료다워질 수 있다고 생각한다.

가끔은 작업치료사들이 '내가 하는 치료가 작업치료가 맞는가?'라고 스스로 질문을 던질 때가 있을 것이다. 그럴 때는 작업치료의 철학과 이론의 틀을 상기하면서 방향을 잡아가야 한다. 인지재활 역시 다양한 치료 방법과 이론들이 있다. 인지손상의 회복을 위해 교정적 접근(remedial approach)만을 치료 프로그램을 적용하다보면 작업치료 정체감에 혼란에 빠질 때가 있다. 작업치료사는 자신이 치료하는 프로그램의 최종 목표(Goal)가 작업치료 철학에 맞는지, 치료 방향과 목적이 작업치료 핵심 믿음에 맞는지를 점검하고 조절한다면 그런 혼란에서 벗어날 수 있다. 작업치료 철학은 작업치료사에게 작업치료 본연의 정신으로 이끄는 내비게이션과 같은 역할을 한다.

3.2 두 가지 방향의 치료 접근법

인지에 관한 작업치료의 중재 접근법은 OTPF에서는 다섯 가지 접근법(교정, 적응, 예방, 건강 증진, 유지)을 언급하고 있지만 여기서는 크게 두 가지 범주에 대해서 생각해 보기로 하자. 두 가지 접근법은 치료 목표와 환자 니즈로 인해 함께 사용하기도 하고 개별적으로 사용하기도 한다. 이 접근법은 환자의 학습 능력수준에 달려있다(Neistadt, 1995).

교정적 접근법(remedial approach)은 뇌에서 손상된 인지기능의 회복에 초점을 맞추고 있고 손상의 영향을 감소하는 것을 강조한다. 이는 손상된 신경계의 재조직화를 주장하는 신경가소성(Neuroplasticity)을 근거로 한다(Pepin et al., 1995). 교정적 접근법은 인지 자극과 인지 훈련을 통하여 주의력, 시각 처리능력, 기억력과 같은 특별한 인지 능력 자체를 교정, 회복, 향상시키는 것이다. 전반적으로 교정치료는 지필묵(paper & pencil), 테이블 탑(table-top), 작업, 컴퓨터 기반 치료시스템 등을 특정 인지요소를 회복하는 데 사용하고 지속적인 반복 훈련과 피드백을 제공한다. 이는 손상의 회복으로 일반화가 자동적으로 일어난다는 믿음에 기반을 둔다. 교정적 접근법은 손상된 인지능력의 회복으로 환자의 작업 수행이 회복될 것이라 믿는다(Ben-Yishay & Diller, 1993; Radomski, 1994; Toglia, 1991).

교정적 접근법은 여러 연구들에서 긍정적인 결과를 주장함과 동시에 많은 비판도 있다. Uomoto(1992)는 신경심리학적 검사에서 교정적 접근의 긍정적 효과를 발견할 수 있다고 하였다. Glanutsos(1991)는 기억력이나 시야와 같은 인지적 기술이 교정적 치료에서 별 효과가 없다고 하였다. 일부 비판적인 시선이 있으나 반복적인 연습을 통한 인지기능의 회복은 실제 효과가 있고, 인지 자체의 회복이 작업수행에 긍정적 영향을 줄 것이라 가정한다.

적응적 접근법(보상적 접근법; adaptive approach, compensatory approach)은 손상된 인지 자체의 반복적 자극이나 훈련이 아니라 전략 학습, 과제 변경, 환경 수정, 방법의 변경이다(Ben-Yishay & Diller, 1993). 적응적 접근법에서 강조하는 것은 특정 인지 손상의 지속성을 인정하고, 환자들에게 특정 전략을 가르치고, 일상생활에 영향을 줄만한 방해요인을 최소화하는 방법을 제공하여 환자에게 남아있는 잔존 기술로 환자의 작업수행을 가능하도록 하는 것이다. 적응적 접근법을 사용하는 치료사는 환자가 자신의 기능적 능력 회복이 한계가 있고, 자신의 능력을 일반화 할 수 없다는 것을 알고 있으므로 이를 극복하는 전략과 방법을 반복적으로 연습시킨다(Toglia, 1991).

Radomski(1994)는 적응적 접근법이 유용한 중재라고 주장한다. Cohen과 Mapou(1998)는 주의력에 문제 있는 환자에게 적응적 접근을 추천하였고, 외부의 기억 보조 장치를 사용하는 것이 기억력 문제를 효과적으로 해결하는 방법이라고 주장하기도 하였다(Benedict & Wechsler, 1992). Toglia(1991)는 적응적 접근의 일반화에 관심을 많이 가지고 있었다. Pepin 등(1995)은 효과적인 개별적인 인지 중재와 다양한 환자에 대한 치료의 일반화를 위해 교정적 접근법과 적응적 접근법을 혼합한 방법을 제안하였다. Gianutsos(1991) 역시 일반적인 치료 과정을 초월한 혼합된 방식을 제안하였다. 그는 인지재활은 재활 초기에는 신경가소성의 가능성을 고려하여 교정적 접근을 적극 사용하지만, 치료 후반에는 잔존하는 기능저하를 보상하기 위해서 환자들에게 전략과 환경 설정을 가르치는 적응적 접근법을 사용하였다. 이후에 소개하는 작업치료 이론의 틀들은 각각 교정적 또는 적응적 접근법으로 구분할 수 있다. 이론의 틀 내용을 읽어가면서 각 종류별로 교정적 접근인지 적응적 접근인지 아니면 혼합형인지를 구분해 보길 권유한다.

3.3 작업치료 이론의 틀(인지재활을 중심으로)

여기서 소개하는 이론의 틀은 작업치료 이론의 틀 중에서 인지재활과 관련된 것 중 대표적인 것만 제시하였다. 사실 작업치료 이론의 틀 중에 직·간접적으로 인지와 관련되지 않은 것을 찾기가 어렵지만 여기서는 인지재활에 직접적으로 도움을 주는 이론의 틀을 선별하여 기술하였다. 이론에서 중재까지 구체적인 내용을 다루기에는 이 책 전반에 걸쳐 기술하여도 부족하기 때문에 개념정도 파악할 수 있도록 간략하게 소개하였다. 작업치료 이론의 틀은 일반적인 인간 행동과 작업에 대한 이론을 치료가설, 적용 대상, 평가, 중재 네 가지 영역으로 구성된 프레임으로 구성되어 있다. 여기서도 가능한 이 프레임 안에 맞추어 정리하였으나 어떤 것은 핵심 내용 중심으로만 정리하였다. 더 깊이 있는 내용을 원하는 독자는 이 장 마지막에 소개한 저명한 참고문헌을 찾아서 읽어보길 바란다.

1 Toglia의 인지재활(Cognitive rehabilitation model)

이 모델은 Toglia가 1991년에 발표한 인지재활모델로 현재 정교해지고 다듬어진 다중맥락적 접근(multicontextual approach)의 기초가 된다. 여기서는 그가 주장한 다중맥락적 접근이나 역동적 상호작용 접근(Dynamic interactional approach)을 바로 소개하기보다 기초가 되는 기본 이론과 가설을 소개하는 것이 이론 전체를 이해하는데 도움이 될거라 판단한다.

뇌손상 후에 발생하는 인지와 지각 기술의 손상은 일상생활활동, 일, 여가, 교육 활동의 기능적인 수행을 방해한다(Lorenze & Cancro, 1962). 뇌손상으로 인해 평가와 치료를 받는 많은 성인 환자가 시지각 장애를 가지고 있다. 그러나 시지각 문제는 개별적인 문제로 생각하고 해석하기가 곤란하다. 왜냐하면 시지각의 문제는 지남력, 통찰력, 집중력, 기억력, 문제 해결력 등의 인지 능력과 함께 고려되어야 하기 때문이다. 지각은 사람이 적극적으로 외부 환경을 탐색하는 처리 과정이다(Abreu, 1981). 사람은 환경을 해석하고 그것에 적응하기 위해서 운동기술, 감각 통합, 시지각, 인지, 정신사회, 사회적 상호작용 등 모든 수행 기술들을 사용한다. 지각 처리는 감각 탐지, 감각분석, 반응을 결정하는 데 필요한 능력이다. 인지는 정보를 습득하고 조작하는 많은 관련 정보를 처리하는 과정이다. 이러한 처리능력은 정보에 집중하고 정보를 조직화하고 정보를 동화시키는 능력이다. 인지는 대뇌피질(cortex) 수준에서만 처리과정이 일어난다고 한정지을 수 없다. 어떤 경우에는 대뇌피질하부(subcortical) 수준에서도 일어나기 때문이다(Trexler, 1982).

이론적으로 시지각과 인지는 분리할 수 없다. 시각 정보를 인식하는 것은 집중력과 기억력과 같이 인지적인 처리과정을 내포하고 있다. 그러나 임상적으로 시지각 기능 장애와 인지 기능 장애를 구분한다. 예를 들어, 시지각 기능 장애가 있는 환자는 시각 정보에 대한 집중력, 기억력, 문제해결 능력을 필요로 하는 과제에서 어려움을 호소하지만, 인지 장애가 있는 환자는 감각 수단에 관계없이 정보 처리에서 어려움을 겪기도 한다.

Toglia는 정보처리 관점에서 지각 처리 분석과 Luria(1970)의 뇌 기능적 분류를 연결하여 인지재활 모델에 관한 기초 이론을 정립하였다.

Abreu와 Toglia(1987)는 중추신경계가 세 가지 단계로 정보를 처리한다는 입장을 밝혔다. 첫 번째 단계는, 자극 등록 수준이고, 두 번째 단계는 분석 수준으로 시스템이 새로운 감각 정보를 해석하고 조직화하는 수준이다. 세 번째 단계는 가설 형성 수준으로 시스템이 자극과 장기 기억 속의 경험과 비교하고 자극과 전반적인 목표와 연관시키는 것이다.

지각 처리는 두 가지 반응 스타일을 유도하는데 그 중 하나가 자극주도형 반응(data-driven response)이고 나머지 하나는 개념주도형 반응(conceptually-driven response)이다(Norman, 1969). 자극주도형 반응은 상향 분석(bottom-up analysis)으로 알려져 있고 감각기관으로부터 입력되는 외부 자극 처리에 의존한다. 그것은 패턴 인식과 같이 대상의 세부적인 요소 분석을 통해 입력된 자료에 기초한 정보처리이다. 개념주도형 반응은 하향 분석(top-down analysis)으로 알려져 있고 입력된 자료에 대한 내적 기대가 정보처리의 진행을 돕는다 [그림 3-1]. 개념 주도형 반응은 자극의 배경이나 맥락에 의존하고 개인의 문화, 성격, 선행 경험을 기반으로 정보를 처리한다(Norman, 1979). 그러나 정보 처리 능력은 단지 반응 하나만으로 설명할 수 없다.

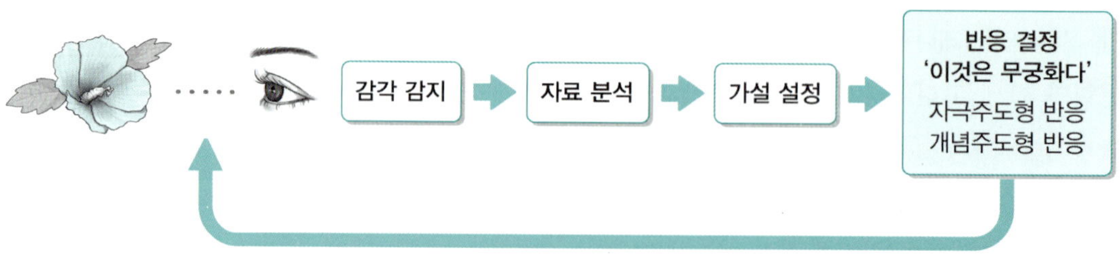

그림 3-1 지각처리과정

지각 처리에 대한 이와 같은 관점은 뇌를 구역으로 구분한 Luria(1970)의 개념과 양립할 수 있다. Luria는 첫 번째 뇌 구역(first brain block)을 뇌줄기 영역이라고 하였다. 그것은 깨어있는 의식 상태와 자극에 대한 반응을 조정한다. 두 번째 뇌 구역(second brain block)은 관자엽(측두엽), 마루엽(두정엽), 뒤통수엽(후두엽)으로 구성되어 있고 정보의 분석과 부호화(encoding), 저장에 중요한 역할을 담당한다. 세 번째 뇌 구역(third brain block)은 이마엽(전두엽)으로 의지와 프로그램들을 형성한다. 모든 구역들은 이와 같이 각각의 주된 역할이 있으나 어떤 과제를 수행할 때는 개별적으로 활동하는 것이 아니라 함께 작용한다(Luria, 1980) [그림 3-2].

지각 처리의 세 가지 단계와 Luria의 세 개의 뇌 구역은 뇌손상을 입은 환자에 대한 6가지

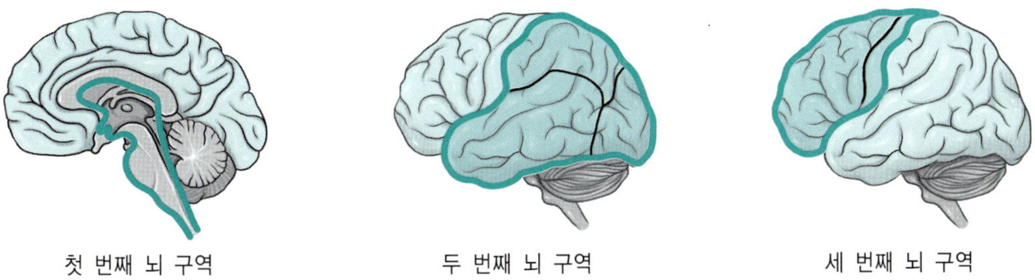

그림 3-2 **뇌의 세 구역**

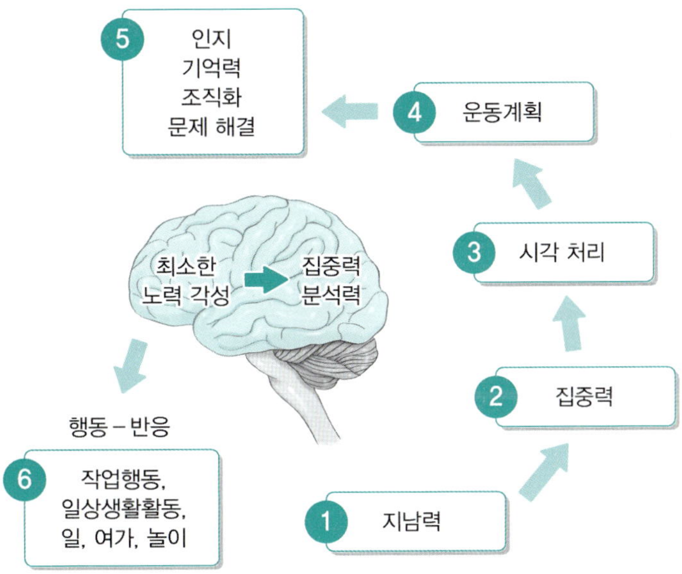

그림 3-3 **6가지 뇌의 평가 영역**

중요한 평가 영역을 결정하는 데 근거를 제공한다. 6가지 평가 영역은 ① 지남력과 통찰력, ② 집중력, ③ 시각 처리, ④ 운동 계획 능력, ⑤ 인지 ⑥ 작업 행동이다(Abreu, 1987) [그림 3-3].

Toglia의 인지재활 모델은 정보 처리 이론에 기초한 교수학습(teaching / learning)을 제안한다. 여기서 강조하는 것은 효율적인 정신적 전략으로 이것은 효율적인 행동 레퍼토리를 발전시켜 증가하는 정보를 다룰 수 있도록 한다(Adamovich, Henderson & Averbach, 1985).

정상적인 지각 처리 시스템은 주어진 시간에 한정된 양의 정보만을 다룰 수 있다. 이러한 한계는 일상적인 상황에서 흔히 볼 수 있다. 예를 들어 두 사람이 동시에 대화를 하면 각 사람은 대화의 일부 내용만 이해할 뿐 동시에 두 가지 대화를 모두 이해하기는 어렵다. 건강한 사람은 정보를 조직화하고 구조화하는 효율적인 전략을 사용하여 정보 처리를 할 수 있는 사람이다(예를 들어, 특정 정보만을 선택적으로 처리, 정보를 작은 단위들로 그룹화하기, 과거 경험과 새로운 정보를 연상관계로 형성하기)(Adamovich et al., 1985; Bolger, 1982; Trexler, 1982; Van Zomeren, 1981). 전략을 사용하는 정보 처리 능력은 학습의 양과 질에 직접적으로 영향을 준다.

뇌손상 환자는 정상인보다는 정보처리를 유용하게 처리하지 못한다. 동화될 수 있는 정보의 양도 뇌손상 이후 감소한다(Van Zomeren, 1981; Rahmani, 1982). 뇌손상이 있는 사람은 정보를 구조화고 조직화하는 데 어려움이 있다. 뇌손상 환자는 과제와 관련된 세부특징에 자동적으로 집중하지 못하고, 유사한 항목들을 범주화하기 어려우며, 계획 세우는 것이 어렵고, 과제를 단계로 나누는 것을 힘들어한다. 그러므로 뇌손상 환자에게 이러한 어려움을 해결할 수 있는 전략을 가르치는 것은 매우 중요하다.

뇌손상자들을 위해 사용하는 전략은 인지교정(cognitive remediation)과 인지재활(cognitive rehabilitation)이 있다(Diler & Gordon, 1981). 인지재활은 교정과 훈련 모두를 포함하고 인지 손상을 극복하는 데 사용하는 특별한 전략 이상을 사용한다.

모든 인지재활 모델과 인지 재훈련은 학습 원리(learning principle)를 사용한다(Allen, 1985; Carter, Howard & O'Neill, 1983; Carter, Caruso, Languirand & Berard, 1980). 인지교정과 훈련은 치료실 치료용 테이블 위에 제공하는 여러 가지 활동과 성취해야 할 작업과 관련된 활동 그리고 환경을 사용한다(Carter et al., 1980). 더불어 이 모델에서는 다양한 환경에서 관련 과제, 신체자세, 적극적인 움직임 패턴을 강조한다.

2) 사정(Assessment)

전통적으로 작업치료사가 인지지각 처리를 평가할 때 사용하는 '특별한 인지영역별(skill-specific approach) 검사'는 전경배경, 공간에서 위치, 공간 관계, 신체 도식, 실행과 같이 인지 범주로 구성되어 있다. 그러나 인지를 개별적 범주로 나누어 평가하는 것은 작업 수행의 질에 대한 중요성을 약하게 할 수 있다. 예를 들어, 한 사람이 하나의 과제를 같은 목적으로 사용할 때 전경 배경 과제와 구성능력 모두에서 문제가 발생할 수 있는데 이를 분리하여 각각 평가하는 접근방식은 작업 수행 전체를 간과하고 특별한 세부 요소에만 초점을 맞출 우려가 있다. 심리학에서 사용하는 표준화된 인지지각 사정 도구들은 대부분 개별 인지 요소차원을 선택하여 정상 범주와 비교하게 되어 있는데 이러한 평가는 인지 장애의 유무와 장애의 정도를 결정할 때는 유용하지만 작업에 대한 기능적 측면은 간과하기 쉽다(Lezak, 1983). 작업치료사의 역할은 인지장애의 정도를 진단하는 것보다 작업에서 기능과 기능장애를 변별하는 것이 비중이 높기 때문에 인지지각을 평가할 때는 평가결과 수치보다는 인지지각의 문제가 초래하는 작업 수행의 질적인 면을 적극적으로 탐색하고 기능에 초점을 맞추어야 한다.

작업치료 평가에서 고려해야 할 사항은 다음과 같다.

첫째, 검사 항목은 난이도에 따라 수직 계층적으로 나열될 필요가 있다. 평가는 정보를 처리하는 환자의 최소 능력 수준에서 시작해야 하기 때문이다.

둘째, 평가도구는 표준화된 검사 도구를 따르지만, 환자가 검사항목에서 실패했다고 해서 그 시점에서 검사를 끝내서는 안 된다. 왜냐하면 검사 항목의 실패가 환자가 작업을 수행할 수 없는 직접적인 원인으로 보기에는 어려움이 있기 때문이다.

셋째, 단지 '예' 또는 '아니오'로 환자의 반응을 이끄는 평가방식은 환자의 기능에 관한 정보를 정확히 밝힐 수가 없다. 치료사는 환자가 작업에 어떻게 접근하고 수행과정 중에 발생하는 문제를 어떤 방식으로 풀어나가는지 분석할 필요가 있다. 환자의 정보처리능력을 향상시키는 조건과 과제 수행을 촉진하는 조건을 모두 조사하는 것이 중요하고, 환자의 작업 수행을 악화시키는 조건들을 정확하게 규명하는 것이 중요하다.

환자가 표준화된 검사도구에서 제시하는 지시에 따라 검사를 수행할 수 없을 때는 전반적으로 점수가 낮아진다. 하지만 작업치료사는 단서가 제공되었을 때 문제를 해결하는 환자의 능력에도 주목해야 한다. 어떤 단서가, 얼마나 자주, 얼마만큼, 어느 정도로 주어졌을 때 환자가 정보를 처리할 수 있는지를 치료사가 알 수 있다면 작업수행을 돕는 전략을 설계하는 데 도움을 준다(Brown & Rechan, 1979; Lezak, 1983; Lyons, 1984; Meichenbaum & Asarnow, 1979). 단서는 ①

피드백을 제공하고, ② 과제 세부특징에 직접적인 주의를 이끌고, ③ 수행 속도를 조율한다 (Diller, 1985).

단서 외에도 인지 평가와 치료에 영향을 주는 속성이 있다(Barth & Boll, 1981; Hagen, 1982).

- 속도(Rate): 현재 속도 유지, 증가시키기, 감소하기, 환자 반응 살피기
- 양(Amount): 제시하는 항목의 양
- 지속성(Duration): 한 가지 항목이 존재하는 동안에 걸리는 시간
- 감각 수단(Sensory Modality): 다양한 감각 통로로부터 필요로 하는 감각정보 종류와 감각 통합(예, 환자의 기능장애에 기초한 다양한 감각 선택)
- 복잡성(Complexity): 과제 난이도 정도(친숙도, 추상성)

하나의 과제에서 속성들을 어떻게 설정하느냐에 따라 과제 수행 결과가 달라질 수 있다. 예를 들어 블록을 맞추는데 제한 시간을 짧게 하면 우리가 과제를 처리하는 속도는 빨라지고 주의집중 정도는 높아진다. 이러한 속성을 설정하는 것은 정보처리에 많은 영향을 준다. 환자의 인지를 평가할 때 위 속성들이 평가방법에 자세하게 설정되어 있는 경우도 있으나 그렇지 않은 평가도구들이 대부분이다. 치료사는 환자가 작업을 수행할 때 작업의 속성(양, 복잡성, 감각체계, 속도, 시간 등)을 파악할 필요가 있으며 과제를 제시할 때 속성을 어떻게 설정할 것인지 고려해야 한다. 적절한 단서의 조정과 작업의 속성을 설정하는 것이 중재 전략에 중요한 영향을 줄 수 있다.

3) 치료

치료는 인지지각 시스템에서 부족한 부분을 완화시키도록 설계한다. 정보처리에 필요한 능력을 점차적으로 증가시키는 치료 활동들을 체계적으로 제시한다. 치료 프로그램은 간단한 것에서 복잡한 것, 자동적인 것에서 의식적 노력이 필요한 것, 외부 환경에 반응하는 능력에서부터 내부 환경을 조정하는 능력으로 단계적 프로그램을 제공한다(Ben-Yishay & Diller, 1983).

인지지각 치료는 세 가지 시기가 있고 거기에 맞게 적절하게 치료한다.

- 첫 번째 시기

  환경에서 정보를 감지하고 반응하는 수준. 이 수준의 환자들은 환경의 개괄적인 자극에 주의를 기울이지만 환경자극에 혼란스러워하기 때문에 치료과제는 자동적인 처리를 필요로 하는 것이어야 하고 최소한의 정보처리 능력만 요구해야 한다.
- 두 번째 시기

  외부 환경에서 제시하는 정보를 변별(discrimination), 조직화(organization), 조정(manipulation)

하는 수준. 이 수준의 환자들은 관련된 정보를 감지하고 반응하는 능력은 있지만 외부환경의 정보를 변별하는 능력에는 제한이 있다. 따라서 치료 과제는 중간 정도의 처리능력을 요구하는 과제여야 한다.

- 세 번째 시기

  내부 정보를 조정하고 조직화하는 수준. 예를 들면 사고, 정서, 사상(ideas). 이 수준의 환자들은 계획하고 조직화하고 문제 해결하는 것을 어려워한다. 제공하는 치료 과제는 최대한 노력과 집중력(concentration)이 필요한 과제여야 한다(Ben-Yishay & Diller, 1983; Luria, 1980).

치료는 환자의 정보처리 능력(processing capacity) 수준에서 시작한다. 치료적 활동은 활동 분석을 먼저 시작하고, 환자의 정보처리 능력 수준에 일치하는 활동을 제공한다(Hagen, 1982). 활동은 속도, 지속시간, 정보 양, 정보 복잡성, 정보처리에 필요한 감각 수단 등 과제 속성들을 기준으로 등급화 한다. 활동을 청각, 운동감각, 시각과 같이 다양한 감각 수단에서 요구하는 감각 통합의 양을 증가시킴으로써 등급화 한다.

이 모델에서는 다음 세 가지 치료 방식을 지지한다.

① 교수학습 과정(teaching / learning process)

② 환경(environment)

③ 신체의 올바른 사용

예) 신체정렬(body alignment), 자세잡기(positioning), 움직임 패턴(active movement pattern)

이러한 치료방식을 환자의 요구에 맞게 개별화하고, 등급화하며 다양화해야 한다.

(1) 교수학습(teaching/learning)

교수학습 과정은 환자와 치료사간 상호작용을 강조한 치료방식으로 환자가 새로운 정보, 지식, 전략, 기술, 태도를 습득하는 데 도와주도록 설계한 것이다(Mosey, 1986). 학습은 인간이 자극에 대한 반응을 수정하거나 환경과의 상호작용으로 행동의 새로운 패턴을 습득하는 과정이다(Schwartz et al., 1979). 학습으로 인한 변화는 신경계 등록으로 인한 것이며 자연적 성장이나 약물에 귀인하는 것은 아니다. 성인 뇌손상 환자는 새로운 정보를 처리하고 조직화하는 능력이 감소하므로 학습능력이 감소한다. 치료사는 환자의 학습을 촉진해야 하기 때문에 새로운 학습을 방해하는 교수법을 환자에 따라 수정해야 하고, 뇌손상 환자의 학습과정을 강화시켜야 한다. 학습에 관한한 치료사는 교수자이며 특별한 환자의 학습능력을 강화하는 치료 상황을 설계해야 한다. 치료사는 적절한 학습기술에 대한 설계로 환자가 학습에 대한 동기가 생기도록 돕는 역할을 한다(Mosey, 1986).

치료에서 강조하는 것은 개별적인 과제가 아니라 과제 수행 저변에 있는 환자의 인지 전략 선택과 전략 사용의 문제를 교정하는 것이다. 전략은 정보를 처리하는 능력을 선택하고 사용할 수 있도록 가이드 하는 규칙들이다(Gagne & Briggs, 1974). 전략을 치료에서 중요시 여기는 Toglia의 치료적 사상은 본문 아래 기술하고 있는 역동적 상호작용 접근법(DIA)에 직접적인 강력한 영향을 주었다. 치료에서 강조하는 전략은 '미리 계획하기', '시작 시점을 선택하기', '반응 속도 조절하기', '점검하기', '활동 수행 계획 전에 더 많은 정보를 찾아보기', '대안 세우기', '좌측에서 우측으로 훑어보기' 등이 있다(Adamovich et al., 1985; Craine & Gudeman, 1981; Diller & Gordon, 1981). 이러한 전략은 특정 과제만 특별하게 적용하는 것이 아니라 다양한 과제와 환경에서 강조할 수 있다. 또한 컴퓨터 활동, 대근육 과제, 집단 활동, 게임과 수공예 등의 모든 활동에도 적용할 수 있다(Lundgren & Persechino, 1986; Toglia, 1985). 훈련은 전략이 일반화 되는 것을 강조한다. 환자에게 다양한 상황에서 앞서 학습한 전략을 사용할 기회를 준다. 환자는 일반화와 관련된 어떤 증거가 있을 때까지 다음 단계로 이동하지 않는다. 치료사는 환자가 자신의 수행을 어떻게 조절하고 조정하는지를 환자가 스스로 학습하도록 돕는다. 이는 환자가 작업 수행과정에서 스스로 오류를 재인하고, 전략을 수정하도록 가르치는 것이다. 환자 자신의 오류에 대한 감지는 치료사의 피드백을 통해서 촉진될 수 있다. 피드백은 전체적으로 제공할 수도 있고, 특정 영역에서도 제공할 수도 있다(Craine, 1985; Diller & Gordon, 1981; Diller & Johnston, 1983).

오류 감지는 활동 예측과 같이 자기 점검(self-monitoring)으로 촉진될 수 있다. 활동 예측은 환자가 기대하는 결과를 밝히고 정량화하는 것이다. 예측은 타이밍과 정확성에서 예상되는 오류를 알아내는 능력이다. 활동 예측과 실제 수행 간의 비교 전략으로 환자가 자신의 오류를 깨달을 수 있고 수행을 촉진할 수 있도록 도움을 주어야 한다(Brown & French, 1979; Diller & Johnston, 1983; Lyons, 1984).

(2) 환경(environment)

교수학습 전략은 문화, 사회, 물리적 환경과 같은 다양한 환경을 강조한다. 다양한 환경은 다양한 정보처리를 요구한다. 환자의 능력과 환경의 요구와 연합하고, 여기에 환자의 능력을 일치시키면서 다양하게 치료하는 것은 매우 중요하다. 환자 개개인이 현재 살고 있거나 미래에 살기 원하는 환경을 치료실에서 물리적 환경으로 구성해 본다. 환경의 복잡성 조정, 안정성 조정, 환자에게 의미 있는 대상들을 환자 주변에 설정하는 것은 중재의 요인이 될 수 있다. 사회적 환경은 환자 개인과 관련된 사람들이나 미래 직업과 관련될 수 있는 인적 구성원들이다(Mosey,

1986). 문화적 환경은 환자의 인간 행동의 통합된 패턴을 포함하는데 통합 패턴에는 사회적 구조, 가치, 사회적 관습, 사회 기대 등이 있다(Mosey, 1986). 환자가 다양한 상황에서도 과제를 적용하는 능력을 촉진하는 환경 유형을 설정한다. 환경은 환자의 인지지각 결손 정도에 따라 많은 요구를 하기도 하고 적게 하게도 한다.

(3) 신체 정렬, 자세잡기, 능동 움직임 패턴(body alignment, positioning, active movement patterns)

정상적인 신체 정렬은 머리, 상부 체간과 하부체간, 상지와 하지의 균형 잡힌 정위 자세이다. 뇌손상 환자들은 다양한 자세에서 정위자세로 전환하는 능력에 장애가 있다. 그들의 신체 정렬은 뇌손상으로 야기되는 비정상적인 근긴장도로 인하여 다양한 어려움을 겪는다(Ryerson, 1984). 보바스와 고유수용성촉진법과 같은 치료 기술은 환자가 더 좋은 자세 정렬을 갖추도록 도와준다. 인지재활은 이러한 신경 발달적 치료 개념과도 관련이 있고 환자가 더 높은 대뇌피질의 기능을 촉진하기 위해 교정적 인지치료에 참여하기 전에 신체 자세를 재정렬할 것을 요구한다. 많은 뇌손상 환자들이 전형적으로 신체 정렬에서 문제점을 가지고 있고 이는 시각 처리와 고위인지 기능에 영향을 주기도 한다.

다양한 위치에서 자세를 잡는 것은 성숙하고 잘 통합된 신경계 때문이다. 자세잡기는 전통적으로 운동 수행 기능장애를 위한 재활 분야에서 사용하였다(Ryerson, 1984). 여기서 우리는 인지재활이라는 목적으로 자세잡기를 사용한다. 넓은 BOS(base of support)와 낮은 COG(center of gravity)는 뇌손상환자들을 더 안정되게 하고 인지 훈련 활동과 같은 다양한 활동에 집중을 할 수 있게 한다. 시각적 정보처리는 신체 지지면에 다양한 변화를 주거나 체중을 이동하여 자세에 변화를 주면 영향을 받는다. 그래서 인지 교정 활동을 사용하더라도 좋은 신체 정열과 다양한 자세로 활동을 시작하고 지각적 요구를 증가시키는 활동을 변화시켜야 한다. 이는 다양한 조건에서 정보처리를 강화시킬 것이고 환자의 정신적 유연성과 능력에 긍정적 영향을 준다.

인지 교정 활동들은 활동적인 움직임 패턴을 통해서 더 좋아지기도 하고 악화되기도 한다. 움직임 패턴은 양쪽(bilateral), 한쪽(unilateral), 먼쪽(distal), 몸쪽(proximal) 또는 대칭, 비대칭, 상호작용적으로 움직인다. 이러한 각각의 움직임 패턴은 다양한 처리를 요구한다(Well & Luttgens, 1976). 예를 들어, 인지지각 활동에서의 반응 속도는 활동에 필요한 움직임 패턴을 점점 복잡하게 함으로써 다양해질 수 있다.

2 역동적 상호작용 모델(Dynamic interactional model)

1) 개념

역동적 상호작용 모델은 Joan Toglia가 발전시킨 모델로 역동적 상호작용 접근법(Dynamic Interactional Approach; DIA)이라고 하기도 한다. Toglia는 사람이 어떻게 정보를 학습하고 일반화시키는지 설명하는 인지 심리 이론을 재활 치료 원리와 통합하고자 이 모델을 개발하였다(Toglia, 1992). Toglia는 인지 손상이 다양한 조건의 결과일 수 있다고 하였고 주로 외상성 뇌손상 환자를 대상으로 인지평가와 치료를 발전시켰다. 그녀는 자신이 개발한 DIA의 원리는 만성 정신 질환, 특히 조현병의 음성 증상이 강한 환자들에게도 적용가능하다고 하였다.

Toglia는 자신의 모델이 특정 인지 요소에 초점 맞춘 다른 재활 치료 모델과는 차이가 있다고 하였다. 그녀는 작업치료사는 인지적 요소들이 어떻게 함께 통합적으로 작동하여 정보를 처리하고 작업 수행을 가능하게 하는지 관찰하고 이해해야 한다고 하였다. Togila는 인지를 '인간(P), 작업(O), 환경(E) 간에 역동적 상호작용의 산물'이라고 정의하였고 인간–환경–작업 모델(PEO model)과도 일맥상통한다고 하였다. 인지장애는 PEO의 부조화로 인한 것으로 본다. 인간의 인지 시스템은 역동적이기에 계속적으로 변한다. 그래서 항상 작업과 환경 안에 존재하는 무엇인가에 따라 인간 안에서 정보처리가 진행되고 사람은 반응한다. 이러한 맥락에서 인지는 더 이상 정적인 것이 아니라 항상 변화의 상태에 있다고 하였으며, 인지의 각 요소들이 한 번에 하나씩 분리되어 개별적으로 작용하기보다는 함께 작용하여 작업 수행을 가능하게 한다. DIA는 환자가

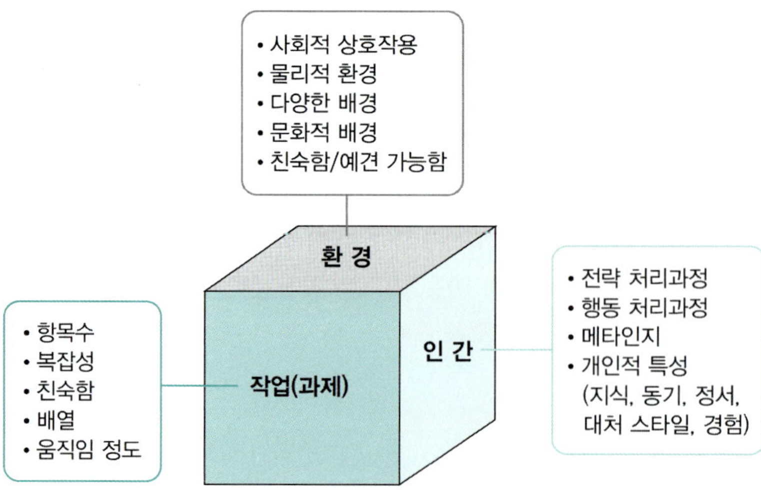

그림 3-4 인간 기능 수행에 영향을 주는 요인들

변화하는 환경에 대처하고 적응할 수 있도록 '특정 전략'을 학습하는 것이 중요하다고 보고 이런 배경에서 사정과 중재 방법을 선택하는 것을 강조한다. 환자의 학습 스타일과 삶의 기대, 과제의 어려움과 성질, 환경적 특성이 인지 처리와 수행에 궁극적으로 영향을 준다. DIA는 인지와 메타인지 전략을 발달시키고 작업 수행을 향상시키는 학습자의 특성을 고려한다.

역동적 상호작용 모델은 인지 손상이 있는 환자의 기능적 수행을 강화시키기 위해 사용하는 회복적 인지재활 접근법이다. 더불어 환자의 수행을 향상시키는 적응(보상) 접근법을 포함하기도 한다. 인간, 작업, 환경 사이의 상호작용 방식이 작업 참여에 필요한 인지 처리를 촉진하기도 하고 방해하기도 한다고 본다. 그래서 DIA는 환자가 재활 시설 외의 다양한 환경에서 작업수행의 성공 실패 여부에 영향을 주는 변수들(parameters)에 집중하였다. Toglia는 환자의 전이와 일반화에 관심을 가졌고 인간이 기능을 수행하는 데 영향을 주는 여러 가지 변수들을 설명하려고 노력하였다 [그림 3-4].

2) 평가

역동적 상호작용 모델은 일상생활 과제 안에서 인지 기능에 관한 정보를 주는 사정(assessment) 방법을 제공한다. Toglia(1998)는 정량적 평가, 질적 평가, 역동적 사정의 연합 방법을 제시하였다.

- 정량적 사정은 환자의 문제와 그 심각성을 밝힐 때 사용한다.
  예) 문제가 있는가? 무엇이 문제인가? 문제의 심각성은 어느 정도인가?
- 질적 평가는 인간의 수행과 수행 문제의 원인을 밝힌다.
  예) 문제의 성질은 무엇인가? 왜 수행에서 어려움이 있는가?
- 역동적 사정은 환자의 수행 능력 변화와 증상의 변화에 영향을 줄 수 있는 조건과 학습에 대한 환자의 접근방법을 평가하는 데 사용된다.
  예) 수행은 촉진될 수 있는가 아니면 변화 가능한가? 어떤 단서와 조건들이 증상을 증가시키는가? 학습에 대한 개인의 잠재력은 무엇인가?

(1) 역동적 상호작용 사정 방법들

역동적 상호작용 사정의 목표는 수행에 가장 큰 영향을 미치는 조건을 명확히 밝히고 특징짓는 것이다. 역동적 사정은 환자가 어떤 특정한 세팅 환경에서 작업을 수행하는 장면을 관찰함으로써 이루어진다. 역동적 사정의 전반적인 목표는 다음과 같은 사항을 결정하기 위해서이다.

- 환자가 작업에 대한 적절한 지식(정보)이 있는지

- 환자가 그 지식(정보)을 사용할 수 있는지
- 환자가 과제 수행 동안 사용하는 전략이 무엇인지
- 어떠한 조정이 수행을 강화시킬 것인지(예, 단서, 과제, 환경 조정)
- 자신의 능력과 한계에 대한 환자 자신의 확대해석 여부

(2) 역동적 상호작용 사정의 요소들

역동적 상호작용 사정 동안 환자의 학습 가능성, 문제 해결을 위한 접근법, 과제를 수행하는 동안 사용하는 특별한 전략, 치료사의 단서 제공 효과 및 인간 수행에서 과제 변화 등을 평가하기 위해 사용하는 사정에는 세 가지 요소가 있다(Toglia, 1998).

- 환자의 자각능력을 평가하기 위한 자각 질문하기(Awareness questioning)
- 환자가 사용하는 전략을 조사하는 전략 조사하기(Strategy investigation)
- 단서와 과제 등급화 결정하기(Determining the impact of cuing and task grading)

① 자각 질문하기

인지 처리와 수행에 관해서 자신의 장점과 한계를 인식하는 능력을 결정하는 데 사용한다. 자각(awareness)은 다음과 같이 다시 세 가지 요소로 나눈다(Crosson et al., 1989).

- **지식 자각(Intellectual awareness)**: 환자 자신의 전반적인 능력, 지식, 한계에 대한 자각으로 예를 들면 다음과 같다.
  - 당신은 자신의 기억력에 어떤 변화가 있음을 알아차렸는가?
  - 발병 전과 비교해서 지금 주의 집중력은 어떤가? (100%, 75%, 50%, 25%, 0%)
  - 과제 수행에서 일을 하면서 얼마나 자주 휴식을 취하는가?
    (매우 자주, 하루에 여러 번, 드물게)
- **진행 자각(Emergent awareness)**: 특정 환경에서 특정 과제를 수행하는 데 문제가 존재하고 있음을 아는 능력으로 이를 평가하기 위해 치료사는 다음과 같은 유형의 질문을 할 수 있다.
  - 당신에게 현재 진행중인 과제는 얼마나 어려운가?
    (매우 어려움, 다소 어려움, 쉬움, 매우 쉬움)
  - 지금 과제를 수행하면서 어떤 경우 집중하기 어려운가?
  - 당신이 하고 있는 것에 대해 어떻게 생각하는가?
- **예측 자각(Anticipatory awareness)**: 특정 환경 내에서 특별한 과제를 수행하는 데 어려움이 있음을 예측할 수 있는 능력으로 환자에게 할 수 있는 질문의 예는 다음과 같다.
  - 만약 당신에게 식료품 가게에서 세 가지 물건을 구입하라고 한다면 어떤 문제가 발생할

표 3-1 과제 등급화에 대한 단서

등급화 단서의 순서	
원리	**단서 예**
• 답변을 점검하고 검증하기	• 당신은 A자를 모두 찾았다고 확신하는가?
• 전반적인 피드백	• 여전히 A자가 몇 개 남아있다. 찾을 수 있겠는가?
• 구체적인 피드백	• 왼쪽에 A자가 몇 개 남아있다.
• 대안적 접근법 제공	• 여기서 시작해 보라. 천천히 문자마다 손가락을 짚어가며 찾아보라.
• 과제 수정	• 과제 변수를 변화시키기

※ Toglia(1998). A dynamic interactional model to cognitive rehabilitation. In N. katz(Ed.), Cognition and occupation in rehabilitation(p.20). Bethesda, MD: American Occupational Therapy Association. 인용

것이라 생각하는가?

– 당신이 정확하게 수행할 수 있는 과제나 항목은 몇 개인가?

② **전략 조사하기**(Strategy investigation)

작업치료사는 환자가 과제를 어떻게 수행하는지 관찰한 후 "어떤 방식으로 과제를 하게 되었는지", "오늘 당신이 해야 하는 과제들을 어떻게 기억하는지" 질문한다. 이 방법은 환자가 사용하는 처리 과정이 무엇인지 정확하게 밝히기 위한 것으로 Toglia는 이를 "probing(조사하기)"이라고 하였다. 이를 위해서 치료사의 주의 깊은 관찰이 필수이고 환자가 과제 수행과 환경 조정에 사용하는 전략을 알아내기 위한 적절한 질문 역시 필요이다. 전략 조사하기를 통해 찾아낸 정보는 치료 과정에서 효과적인 전략을 알아내는 데 기초자료가 된다.

③ **단서와 과제 등급화 결정하기**(Cue and task grading)

이는 과제를 등급화하고 과제 수행을 성공적으로 도와주는 단서를 결정하는 것이다. 환자에게 단서를 제공하는 것보다는 과제 수정이 선행되어야 한다[표 3-1]. 과제를 등급화하고 수정하고 이를 치료에 적용하기 위해서는 작업분석 기술이 필요한데, 효과적인 치료적 작업분석 방법을 여기에서 기술하기에는 지면의 한계가 있다. 대개의 대학 교육과정에서는 인지재활을 학습하기 전에 작업수행분석 관련 교과목이 개설되어 있으므로 작업수행 분석을 통한 등급화 방법은 이미 선행학습된 것으로 간주하여 여기서는 언급하지 않겠다.

(3) 평가 도구

Toglia가 설계한 측정 도구는 외상성 뇌손상 환자의 수행을 비디오로 분석 관찰하는 것에서 발전하였다. 환자는 표준 단서 없이 과제를 수행한다. Toglia는 단서와 과제 구조를 다양화해서 인

지 수행과 과제 결과에 대한 효과를 검토하였고 비디오를 분석하여 환자의 수행에 영향을 주는 평가 과제의 구조 및 단서와 질문의 유형을 밝힌다. Toglia가 개발한 사정도구로는 Contextual Memory Test(CMT), Toglia Category Assessment(TCA)가 있다. 그 중에서 CMT는 환자 자신의 기억 능력에 대한 자각 정도, 자유롭게 회상하는 능력, 회상할 때 사용한 전략, 단서에 대한 반응, 회상할 수 없는 정보를 인식하는 능력을 평가하는 것이 목적이다(Toglia, 1991). TCA는 연역적인 추론을 평가하고, 범주화에서 유연한 사고를 사정하도록 설계된 평가도구이다.

3) 중재

Toglia는 중재를 '치료'라고 정의하였고 '다중 상황적 치료 접근법(multicontextual treatment approach)'으로 통합하여 설명하였다(Toglia, 1998).

치료사는 환자의 과제 수행에 반응하고 작업 수행 전략의 효과를 평가하며, 환자가 과제 수행 전략을 사용하는 동안 과제를 수정하거나 작업 환경에 적응하도록 한다. 만약 이러한 치료가 개인의 작업 수행을 향상시키지 못한다면, 치료 목표를 학습 전이와 새로운 것의 학습으로 계획하지 말고 기능적 접근(functional approach)로 전향하는 것이 좋다(Toglia, 1992).

뇌손상이나 정신사회적 장애가 있는 사람은 자신의 인지 손상에 대한 자각이 감소한다. DIA는 자각을 높이는 것에서부터 치료를 시작한다. Toglia는 자신의 문제를 자각하지 못하는 사람은 자신의 수행을 향상시킬 전략을 사용하지 못한다는 것을 강조하였다.

(1) 자각과 메타인지 전략 훈련

인간은 작업에 참여하는 동안 자신의 과제 수행방법을 유연하게 변화시키기 위해서 그것에 대한 자각이 필요하다. 전략을 학습하기 전에 다양한 상황에서 자신의 능력에 대한 자각이 필요하다. 자각을 증가시키기 위해 환자가 과제를 수행하기 전에 다음과 같은 핵심 질문에 답변을 하도록 단서를 제공한다.

- 과제 수행의 난점
- 과제를 완성하는 데 필요한 시간
- 자신의 과제 수행을 촉진하는 환경
- 자신의 과제 수행을 방해하는 환경
- 과제를 완성하는 데 자신이 사용하는 전략
- 과제 수행 동안 자신의 수행을 점검하는 시스템(자기 점검)

메타인지 훈련의 목표는 환자가 과제를 시작하기에 과제를 성공적으로 수행하는 데 필요한 전략을 스스로 점검하고 자신이 얼마나 과제를 잘하고 있는지 자기 점검을 하는 것이다. 또한 환자는 치료사가 제공하는 단서를 알아차리고 과제 완성과 성공을 돕는 인지 전략을 사용하며 과제 수행에 필요한 사항들을 평가하는 자기 주도적인 처리(self-initiated process)를 하는 것이다. Toglia의 메타인지 전략 몇 가지를 [표 3-2]에서 제시하였다.

(2) 일반화를 증가시키는 전략

역동적 상호작용 치료의 목표는 학습의 일반화를 강화시키는 것이다. 여기서는 환자가 특별한 상황에서만 과제를 수행하는 것으로는 만족하지 않는다. 궁극적인 목표는 환자가 정보를 성공적으로 처리할 수 있고 다양한 상황에서 기능을 수행하도록 인지 처리 전략을 가르치는 것이다. Toglia는 이를 다양한 환경에서 목표 과제를 연습하는 것에 초점을 두고 있기 때문에 '다중상황 접근(Multicontextual approach)'이라고 하였다.

(3) 처리 전략(Processing strategy)

치료 활동은 환자의 강점보다 단점에 초점을 맞춘다(Toglia, 1992). 치료는 환자의 수행을 분석하는 것으로 시작한다. 치료사는 환자의 수행을 높이는 인지처리 전략을 찾아야 하고 전략을 다양한 환경과 상황에서 연습하도록 한다. 환자는 과제 수행을 어렵게 만드는 과제의 세부 특성을 찾아내는 것을 학습한다.

- 과제 수행에 필요한 단계와 규칙 수
- 과제의 상세한 부분과 과제를 위해 필요한 자원들
- 예견이 불가능하고 친숙하지 않은 과제 수행의 결과

그 밖에 처리 전략은 다음 [표 3-3]에서 소개한다.

(4) 과제 분석과 등급화

과제 수행에 필요한 인지처리의 부담을 줄이기 위해서 환자가 집중해야 하는 정보의 양을 줄이고 주어지는 정보의 속도나 비율을 줄인다. 또한 과제를 수행하는 데 소요되는 시간을 증가시키고 과제가 더욱 명백하고 뚜렷하도록 자극을 제시한다. 환자가 직접 선택해야 하는 선택의 수를 줄이며 정보 양식을 제한하고 정보의 복잡성을 줄인다.

(5) 학습의 전이

Toglia는 지식 전이를 촉진하는 행동 학습 원리를 적용하였다. 행동 이론에서는 상황이나 과제가 유사한 특성을 가질 때 우리가 배운 것을 다른 상황으로 전이하는 것이 용이하다고 하였다.

표 3-2 Toglia의 메타인지[1] 전략과 훈련 기술(Toglia, 1998)

문제 행동 / 증상 예	메타인지 전략 또는 기술	설 명
환자는 단서가 제공되었을 때만 전략을 사용하고 스스로 전략 사용을 시작하지는 않는다.	예측하기 (Anticipation)	환자가 다음 사항을 예상하도록 요구 ① 과제수행에 앞서 직면하게 될 문제 ② 가능한 성과나 결과 ③ 필요한 전략 선택
자신의 능력을 과대평가 한다.	자기 예견 (Self-prediction)	과제의 전반적인 난이도를 비율척도로 예상해보도록 하거나 정확성과 소요시간을 스스로 예견해보도록 한다. 이후 실제수행과 비교한다.
환자가 스스로 일을 점검하지 않는다.	자기 점검 (Self-checking) 자기 평가 (Self-evaluation)	과제 수행 5~10분마다 환자가 자신의 일을 스스로 점검하게 하고 자기평가 용지에 결과를 기록하게 한다.
과제 수행 동안 자기 모니터링을 하지 않는다.	자기 질문 (Self-questioning)	환자는 과제 수행 동안 자기 스스로에게 질문하는 것을 배운다. 질문은 단서카드에 쓰여 있는 것을 이용하기도 한다. 알람이나 부저 같은 외부 도구를 사용해서 환자가 최초 단계시 단서카드를 읽는 것을 상기시킬 수도 있다. 질문의 예는 다음과 같다. • 내가 문제를 이해하는가? • 나는 문제 중심에서 일탈하고 있지는 않는가? • 더 많은 정보가 필요한가? • 내가 집착하고 있는가?
과제 수행 동안 시간을 조정할 수 없어서 더 많은 시간이 걸리고 불필요한 단계를 실시하며 필요 없는 세부적인 사항에 집착하여 목적에서 벗어난다.	시간 조정 (Time monitoring)	〈시간평가〉 과제 시작에 앞서 시간 한계를 설정하거나 결과를 비교 또는 평가. 과제 수행에 앞서 과제를 수행하는 자신을 시각화해서 목적에 벗어나지 않도록 한다.
환자가 스스로의 기술을 탐지하고 실수를 조정하는 것이 부족하다.	역할 전환 (Role reversal)	치료사가 과제를 수행하는 동안 산만한 행동이나 일부러 실수를 한다. 환자는 치료사를 관찰해서 실수를 지적하고 왜 실수가 발생했는지 설명하도록 한다.

※ Toglia(1998). A dynamic interactional model to cognitive rehabilitation. In N. Katz(Ed.), Cognition and occupation in rehabilitation. Bethesda, American Occupational Therapy Association.

2) 메타인지(metacognition)란 역동적 PEO 모델 안에서 인간에 대한 중요한 속성으로 과제와 관련된 인간 자신의 능력을 판단하는 능력이다. 즉, 자신의 인지 처리 능력의 한계를 알고 미리 계획을 세울 수 있는 능력, 변화하는 과제 요구에 적응하고 자신의 행동에 대한 결과를 예견하는 능력, 가장 잘 학습할 수 있는 조건을 아는 능력이다. 메타인지는 일상적인 작업 안에서 수행을 향상시키거나 성공으로 이끄는 데 중요한 역할을 하는 요소이다.

표 3-3 대표적인 인지 처리 전략의 예

처리 전략(Processing strategy)의 예		
문제 행동/증상 예	**전략에 대한 예**	**설 명**
• 계획성, 주의 집중력, 자기 조절 능력 부족	언어적 조정이나 자기 교수법	환자에게 과제 수행 동안 또는 수행 전에 자기 단서, 과제 목표, 계획이나 과제 교수법을 큰소리나 조용하게 말하는 것을 가르친다.
• 관련 없는 정보로 산만 • 주요한 것을 선택하는 데 어려움	밑줄, 원 또는 형광펜 등으로 중요한 부분 표시	환자에게 과제나 문제에서 가장 중요한 정보의 항목을 작성하게 하거나, 형광표시, 원표시를 하도록 가르친다.
• 정보 양에 압도	자극 제거	환자에게 정보를 제거하거나 숨기거나 시각적으로 차단하는 것을 가르친다.
• 절차나 단계를 상실 • 불완전하게 과제를 수행 • 불필요한 단계를 수행	과제 수행 전 시각 이미지 활용	환자 스스로 정확하고 자연스런 방법 안에 과제를 수행하는 것을 이미지화 한다: 원하는 성과를 성취하는 것을 생동감 있게 상상하게 하거나 과제를 수행하고 효과적인 대처전략을 수행하는 것을 상상하게 한다.
• 대상 시각재인 부족	대상의 특징을 언어화하기	환자에게 대상을 결정하기에 앞서 대상의 특징을 조용하게 말해보게 한다.
• 대상을 인식하고 위치 설정하는 데 어려움	시각적 탐색 이전에 시각적 상상하기	대상을 찾기 전에 목표 항목이나 사물을 생생하게 상상하기
• 항목을 발견하는 데 어려움: 무작위로 비조직적 접근	범주화하기	환자에게 유사한 물건을 재배열하여 의미 있는 군집이나 더 작은 집단으로 구성하는 것을 가르친다.
• 많은 정보 중 타깃 과제에 초점 맞추는 데 어려움 • 어디서 시작해야 하는지를 모름: 정보 양에 압도된 것 같음	과제 분할하기	환자에게 한 가지 과제를 한 번에 더 작고 의미 있는 요소로 분할하게 하고 한 단계나 한 요소를 다루는 과제 단순화 방법을 가르친다.
• 항목들을 위치에 맞게 설정하고 찾는 데 어려움 • 한 가지 과제 수행동안 항목이나 단계를 생략하는 경향	항목 재배열하기	환자에게 과제 시작 전 항목들을 재배열하도록 해서 사용 순서, 항목 간 공간에 따라 재배열하는 것을 가르침. 항목들을 흩어놓는 식의 배열보다는 선형적으로 배열
• 하나의 시각적 장면이나 자극에 지나치게 집중하는 경향	반응 전 전체를 스캐닝하기	환자가 특정 부분에 집중하기 전 전체에 대한 인상을 얻도록 가르침. 조각조각에 대해 주의를 기울이기 전에 전체 시각 장면을 적극적으로 스캐닝하기
• 충동성으로 세부 파트를 생략; 조직화되지 않은 시각적 주시(scanning)	세부 파트에 초점 맞추는 것을 도와주기 위해 손가락을 사용하는 등 강조하기	환자가 세부 파트에 초점 두고 반응하기 전에 자극 하나하나 지적하고 천천히 반응하는 것을 가르침. 손가락 지적이 시각적 스캐닝 패턴의 조직화를 촉진하는 데 도움을 줌

※ 출처: Katz, 1998.

과제나 환경의 특성을 점진적으로 변화시킴으로써 치료사는 다양한 상황에서 행동을 반복하도록 환자에게 가르칠 수 있다. Toglia는 한 가지 상황에서 주어진 전략을 사용하여 한 가지 과제를 수행하는 것을 배웠던 사람들에게 매우 유사한 과제를 연습하게 하고 점진적으로 과제 변화를 주어 제시한다.

Abreu와 Toglia(1987)는 점진적인 과제의 변화를 주는 구조화된 시스템을 제시하였다. 그 시스템은 다음과 같은 세 가지 활동 수준을 제시하였다.

- **수준** 1: 기대에 일치하는 환경에서 일관된 반응을 이끄는 활동
- **수준** 2: 같은 과제 환경에서 반응 변화가 필요한 활동을 제공하여 다양한 자극을 처리하고 변화에 반응하는 능력을 향상시키는 활동
- **수준** 3: 조직화를 강조. 환자가 과거 학습한 경험과 새로운 경험을 조직화해서 최근 도전과제에 반응하거나 향후 도전과제에 반응하도록 정보 산출을 요구하는 활동

(6) 학습자 특성을 고려

중재에 영향을 주는 환자의 특성은 다음과 같다.

- 과거 지식과 최근 지식
- 삶의 경험
- 좋아하는 학습 스타일
- 일상생활을 수행하는 데 지지하거나 방해하는 전략들
- 의미 있는 과제를 배우고 찾는 것을 동기화하는 변수들

이러한 학습자의 특성들은 학습자 자신의 질환이나 장애 문제를 해결하고 치료에 만족하도록 한다. 환자의 지식과 경험에 기반한 목표와 과제를 환자가 추구할 때 인지 처리의 효과를 증가시킬 수 있다. 치료사는 환자의 역할로부터 환자의 전반적인 지식과 기술을 깨워서 작업수행의 강점과 학습 전략 및 스타일을 통합하여 치료로 진행시킨다.

3 알렌 인지장애 이론의 틀(Allen's cognitive disabilities FOR)

1) 배 경

작업치료에서 인지장애 이론의 틀은 Allen(1982)이 개발하였고 정신과에서 환자를 집중적으로 관찰하고 꾸준한 실험연구로 발전시켰다. 인간의 기능적 수행은 인지에 기초를 둔다는 것과 치료사는 환자에게 남아 있는 능력을 이용해서 기능을 최대화시키는 것을 기본전제로 하고 있다.

Allen이 정의하는 인지 장애는 뇌의 정보 처리 과정에서 생리적 또는 생화학적 제한으로 일상적 과제 수행에서 한계가 발생하는데 이러한 한계가 관찰가능하고 측정 가능하다는 것이다. 인지 장애를 가지고 있는 환자로는 뇌졸중, 외상성 뇌손상, 치매, 뇌성마비, 발달 장애, 약물중독, 약물 남용, 조현병, 정서 장애, 에이즈 환자가 대표적이다. 인지장애 이론의 틀은 뇌손상으로 인해 정상적인 작업을 수행할 수 없는 사람들을 위한 중재 전략을 개념화하면서 발달하였다. 이것은 작업치료사가 뇌 병리학과 기능적 능력과의 관계를 더욱 심도 있게 이해할 수 있도록 만든 기초 자료를 제공하였다. 인지장애 이론의 틀은 다른 이론의 틀에서는 인지손상에 관하여 간과하는 세 가지 문제점을 다루고 있는데 첫째는 기능능력 변화, 둘째는 학습수용 어려움, 셋째는 만성 정신장애이다. 개인의 학습 수용력은 활동 요구를 수용하는 수준과 부합한다(Allen, Earhart & Blue, 1993).

인지적 장애 이론의 틀에서 고려해야 할 중요한 작업치료 가치는 다음과 같다.

- 의식적 유기체인 전인적 인간을 치료한다.
- 삶의 질을 향상시킨다.
- 실제적이고 현실적이며 의미있고 지속적인 기능적 성과를 낳는다.
- 하고 있는 일에 좋은 감정을 가지도록 한다.
- 환자의 인지수준에 맞게 도움을 제공하여 장애를 안고 삶에 적응하도록 도와준다.

인지장애 이론의 틀의 환자 평가와 치료에 대한 가정은 다음과 같다.

① 인간이 생각하고 행하고 배우는 것에서의 장애는 정신적 장애의 심각한 정도를 판단할 수 있게 한다.
② 경미한 정신 장애를 가진 환자는 정상적인 정신 처리 과정에 대한 심리적 보상방법을 학습함으로 주어진 과제에 대처할 수 있다.
③ 중도 정신 장애 환자는 수정하기 어려운 자신의 정신 능력에 협조적이어야 한다.
④ 중도 정신 장애는 정상적인 정신 처리과정 대신 환경적 보상방법으로 작업수행을 대처할 수 있고 잔존하여 사용가능한 정신처리 능력을 찾고 이를 활용할 수 있다.
⑤ 환자에게 남아 있는 정신 능력은 자신에게 의미 있고 실제적인 활동에 참여하는 것을 가능하게 하며 현실적이고 지속적인 도움을 줄 수 있다.
⑥ 환자가 심리적 보상방법을 효과적으로 학습할 수 없다면 환경적 보상방법이 장기적인 인지장애를 지닌 환자의 삶의 질을 향상시킬 수 있다.

인지장애 이론의 틀은 인간이 원하는 활동을 성공적으로 수행하는지 결정하고, 인지적 한계

상황을 보상하기 위해서 필요한 정보처리 능력을 찾는다. 이런 목적으로 Allen은 정상적인 삶의 활동에서 필요한 정보처리 과정, 기능적 능력, 한계에 대한 질적인 차이를 정의하는 수직계층 구조로 된 인지의 여섯 가지 수준을 제안하였다. 또한 그는 각각의 여섯 가지 수직계층의 인지 수준을 평가하는 데 필요한 정보처리 모델의 단계로 사고의 세 가지 차원을 소개했다. 첫 번째 차원은 감각 단서로 모든 정보처리는 환경으로부터의 감각 입력으로 시작한다는 것이다. Allen은 잠재의식 단서와 고유수용성 단서를 포함한 인간의 내적 세계로부터 발생하는 것과 촉각, 시각, 청각, 복잡한 상징적 단서 같이 환경으로부터 발생하는 것에 집중을 시작하고 유지하는 감각 단서의 두 가지 근원을 밝혔다. 원초적인 인지 수준에서는 인간은 단지 내적 단서에 집중할 수 있다. 더 진보된 인지 수준에서는 내적 단서뿐만 아니라 환경으로부터의 단서까지 더 발전되고 더 넓은 영역의 단서에 반응할 수 있다.

두 번째 차원은 감각운동 연합으로 감각 단서에 이은 해석 과정이다. 이 용어는 행동을 수행하는 데 있어서 암시적 목표를 언급한다. Allen은 행동하는 인간의 암묵적 목표는 주어진 행동을 표출하는 목표와 일치하는 것은 아니라고 하였다. 인간은 단순히 움직이는 것에 대한 즐거움으로부터 행동 결과에 흥미를 가지고 더 높은 수준의 생산물을 생산하는 데까지 다양한 목표를 가지고 활동을 추구한다. 문제는 더욱 원시적 인지 수준에서는 원하는 활동에 대한 단순한 움직임에 대해서만 이해할 수 있다는 것인데 예를 들면 진공청소기를 가지고 앞뒤로 밀면서 청소하는 것에 대해 단순히 앞뒤로 움직이는 움직임만 이해할 뿐 더 높은 인지적 수준을 가진 사람들이 생각하는 청소기 움직임의 최종목표인 집을 깨끗하게 하기 위한 것이라는 것은 이해하지 못한다. 결론적으로 보편적인 결과와 기대를 이해하지 못하면 인지 한계를 반영한다는 것을 인식하는 것이 중요하다. 세 번째 차원은 운동 행위로 Allen의 정보처리 모델의 마지막 단계이다. 행위는 감각 단서로 드러나고 감각운동 연합이 안내하며 활동 수행 안에서 관찰할 수 있다. 운동행위의 두 가지 양상은 자발적인 것과 모방이다. 더욱 원시적 인지 수준을 가진 사람들은 이미 매우 익숙한 행위에 대해서만 행동을 시작하고 모방한다. 더욱 진보된 인지 수준을 가진 사람들은 자발적으로 시작하는 운동 행위들이 더욱 다양하고 자유롭게 원하는 활동에서 참여할 수 있다.

인지장애 이론의 틀이 공헌한 것은 정보 처리 관점에서 활동의 어려움을 상대적으로 분석한다는 것이다. 이러한 분석에서는 환경 요인이 사고를 촉진하거나 억제한다고 본다. 중재 전략은 환경 내에 사고에 영향을 주는 인지 요소들을 원하는 활동 구조 안에서 어떻게 수정하여 인지 처리능력을 강화시키고 어떻게 인지 처리의 한계에 대처할 것인가를 이해함으로써 시작한다. 환자가 수행하기 원하는 활동을 조절을 통해 대처할 수 있다는 것이다. 작업치료사는 환자가 수행하기 원하는 활동을 다음의 세 가지 측면에서 수정해야 한다.

- 환자가 어느 인지수준에서 활동을 하는 동안 집중을 도와주는 감각 단서 제공
- 환자가 이해할 수 있는 수준에서 활동에 참여하도록 동기부여
- 환자의 수준에서 가장 효과적으로 운동 행위를 할 수 있도록 도움의 정도 결정

치료를 위한 기초를 확립하기 위해서 작업치료사는 환자의 인지 능력과 한계를 명백히 밝혀야 하고, 환자가 원하는 활동에 성공적 참여를 할 수 있도록 환경 수정을 이해해야 한다. 환자의 인지 능력은 앞에서 언급한 수직계층의 여섯 가지 인지 수준을 기준으로 규명할 수 있는데 정보처리 모델의 단계로써 사고의 세 가지 차원이 이를 설명하는 데 도움이 된다[표 3-4]. 표는 여섯 가지 인지 수준과 사고의 세 가지 차원과의 관계를 정리한 것으로 중재목표 중재 방법을 안내한다.

표 3-4 **Allen의 여섯 가지 인지수준**

	수준 1 반사	**수준 2 움직임**	**수준 3 반복적 행동**	**수준 4 결과 산출**	**수준 5 다양성**	**수준 6 구체적 생각**
감각 단서	잠재성	고유수용성	촉각	시각	구체적 관계	단서적
주의집중	내적	자세와 움직임 감각	조작할 수 있는 대상	시각적으로 명백한 것	두 가지 또는 그 이상 대상 사이	추상적, 무형
실 례	허기, 갈증, 맛, 냄새	근육과 관절의 움직임	대상의 표면	결과 산출에 대한 구체적 샘플	공간, 깊이, 혼합	시각 형상화, 말
감각 운동 연합	각성	편안함	흥미	순응(협조)	자기 조절	심사숙고
목표/목적	각성 자극	즐겁거나 고통을 줄이는 움직임	움직임과 환경에서의 결과 간 관계	목표에 도달하기 위한 절차 따르기	원하는 결과를 얻기 위한 행동을 시작	행동에 앞서 새로운 가능성과 다른 선택을 생각
자발적 운동행위	자동적	자세	손	목표 지향적	탐색	미리 계획
모방 운동행위	없음	전체 몸 움직임	간단하고 익숙한 손의 움직임	2~3단계 익숙한 행동	한 번에 여러 단계	필수적이 아님
실 례	먹고 마시고 일어서고 앉기	천천히 보조 맞춰 걷기, 구르기, 스트레칭	간단한 반복적 행동	익숙한 목표지향적 행동, 간단한 수공예	다른 결과를 생산하는 선택적 행동	이성이 앞서는 자동적인 행동

2) 기능과 기능장애

기능은 인간의 정보처리 능력이 환경에서 일상적인 과제와 조화를 이룰 때 존재하고, 기능 장애는 인간의 정보 처리 능력이 일상적인 과제를 수행하는 능력을 제한할 때 발생한다. Allen의 여섯 가지 인지적 수준은 수준 1의 심각한 정도의 장애부터 수준 6의 정상적 습득과 적응까지 장애의 정도를 묘사한다. 각 수준들은 인간이 원하는 활동을 하는 동안 정보 처리 성격에 의해 기능장애를 수직 계층적으로 조직화된다.

3) 기능과 기능 장애를 평가하는 방법과 도구

기능과 기능 장애를 구분하는 행동은 각각의 인지 수준에서 정보처리 능력으로 정의한다. 각각의 수준들은 대처해야 할 한계와 활용 가능한 장점들을 지녔다. 이러한 장점과 한계는 각 인지 수준들과 관련된 기능과 기능장애를 구분하는 행동을 반영한다.

치료사는 이론의 틀에서 기능장애를 알 수 있도록 행동들을 평가하는 평가 도구들을 사용한다. 대표적인 것이 'Allen Cognitive Level Test'이다(Allen, 1985). 다른 평가도구로는 'Routine Task Inventory'가 있으며 목욕하기, 몸치장하기, 돈 관리와 같은 일상적인 과제들의 수행에 대해 질적인 차이점을 알려주는데 실제 관찰로 측정한다(Allen, 1985).

4) 중재와 변화에 대한 가정

인지 장애 이론의 틀은 인지 수준과 기능 수행의 변화에 대한 근본을 분명히 밝힌다. 변화는 환자의 수용력과 환자의 환경 안에서 일어날 수 있다(Allen, 1987). 능력의 변화는 의학적 중재, 항정신성 약물, 자연적인 치유 과정과 같은 다양한 외부적 요소에 영향을 받는다. 작업치료 중재 목적이 환자에게 일상적인 과제들을 수행하는 것을 가르치는 것이 목적일 때는 변화가 가능하다. 그러나 뇌의 병리적 현상이 학습하고 기억하는 능력을 방해할 때는 이러한 목표는 제한된다.

변화는 일차적으로 과제 절차, 지시방법과 내용, 환경 설정과 같은 중재를 통해 일차적으로 가능하다. 비록 환자의 능력이 변화 없이 일정하다 하더라도 일상 과제 수행을 성공적으로 수행하는 능력은 증가할 수 있다. 활동을 할 수 있게 하는 방법을 찾아서 환자의 인지 능력을 강화하고 능력의 한계에 대처하는 방법을 찾아야 한다. 또한 치료사는 장애에 따른 환경 설정 방법과 내용을 보호자에게 교육해야 한다. 인지장애 이론의 틀에서 치료 초점은 남아있는 기능적 한계를 최소화하고 예방하는 동안 환자의 남아있는 장점을 최상화 시키는 것이다. 일차적 의도는 인간에 대한 변화보다는 활동 변화로 최상의 수행을 촉진시키는 것이다.

4 인간작업 모델(Model of human occupation; MOHO)

1) 이론적 배경

작업치료에서 인간작업 모델(Model of human occupation, MOHO) 이론의 틀은 작업치료 초창기의 이론에 기초한 것으로 20세기 초 작업치료의 설립자가 강조한 철학을 기본 전제로 하였다. 이것은 1960년과 1970년 말에 작업 행동 모델을 발전시켰던 Reilly(1962)에 의해 영향 받았다. 1980년대에 Gary Kielhofner와 Janice P. Burke는 전반적인 작업 치료 이론을 제안하여 작업치료 전문 지식의 총체를 인식하게 하고 전통적인 원칙을 재확립하였는데 이를 인간작업 모델이라고 하였다. 이 모델은 시작 후 계속적으로 발전하였고 다듬어졌다.

인간작업 모델 이론의 틀은 남부 캘리포니아 대학의 Reilly 교수의 작업 행동 모델의 원칙에 영향을 받았다. 1960년대 말 Reilly는 Meyer(1922)와 Slagle(1922)가 언급한 작업치료의 근본적인 철학 원리를 재언급하였다. Reilly의 모델은 덕성 치료(moral treatment)의 원칙을 강조한 것으로 훈련과 일, 놀이, 휴식의 균형을 강조한다. 그녀는 훈련과 일-놀이-휴식에서 작업 역할까지 다시 초점을 맞추었다. 왜냐하면 그녀는 역할이 일, 놀이, 휴식에 대한 시간을 조직하는 상황을 제공해 준다고 믿었기 때문이었다. 작업 역할은 작업 행동으로 개념화되었다. Reilly 모델의 중심원칙은 작업치료의 일차적 원칙이 작업 역할 기능장애의 회복이라는 것이다(Reilly, 1958). 이러한 이유로 Reilly는 작업치료사들은 질환과 장애에 초점을 두고 있는 의학적 관심을 초월해서 작업 역할을 통한 삶의 만족을 촉구하는 더욱 큰 범위의 사회적인 부분에 관심을 가질 것을 권하고 있다. 작업치료에서는 사람은 자신이 원하는 사회적 역할을 촉진하는 작업을 수행함으로써 건강을 회복하고 증진시키며 유지한다고 보고 있다. 그래서 역할을 건강 회복과 유지를 위한 기본요소로 고려하였다. 작업치료의 많은 중심 이론들이 작업 행동 모델에 뿌리에 두고 있다. 그 중 하나가 유능감에 대한 개념인데 유능감은 환경과 효과적으로 상호작용하고 상황의 요구에 충분하고 적절히 대처할 때 생기는 마음의 긍정적 상태이다(White, 1971). 그래서 작업 역할을 효과적으로 수행하기 위해서 인간은 유능감을 경험해야 한다. 모델은 작업 역할에서 유능감에 필수적인 기술을 발달시키는 데 작업의 유용성을 강조하고 있다. 작업은 학습 시스템의 하나의 하부시스템인데 학습 시스템은 세 가지 수직계층의 하부시스템으로 구성되어 있고 이 세 가지는 탐험, 유능감 그리고 성취이다(Reilly, 1962). 작업은 작업 역할을 지지하는 필수적인 기술들을 동원하고 유능감을 경험하게 하는 안전지대를 제공하기 때문에 기능장애를 치료하는 데 사용되었다. 모델은 작업 역할에서 유능감을 지지하는 일, 놀이, 휴식의 적절한 균형의 필요성을 강조하였다(Shannon, 1986).

Reilly(1962)는 "인간은 마음과 의지에 의해 에너지가 발휘될 때, 손의 사용으로 자신의 건강에 영향을 줄 수 있다"라고 하면서 인간 행동 모델의 주요 두 가지 전제 조건을 강조하였다. 첫 번째 전제 조건은 작업에 몰입하는 것은 건강의 유지와 회복에 필수적이라는 것이고, 두 번째는 인간은 환경을 탐험하고 성취하며 유능하게 되는 데 타고난 능력이 있다는 것이다.

작업 행동 모델은 1980년대 출현한 인간작업 모델을 위한 기초가 되었다. 인간작업 모델의 목적은 개개인의 작업 본질을 개념화하는 수단을 제공하고 작업 기능장애를 이해하기 위한 주요한 개념을 명백히 하며 치료로써 작업의 가치를 강조한다. 인간 작업은 환경의 탐험과 성취에 대한 충동이라는 인간 시스템의 본질적이고 자발적인 성향에서 시작한다. 이 모델은 작업이 인간 경험의 중심이라고 가정한다(Kielhofner & Burke, 1980). 인간 작업은 인간 시스템의 본질이고, 작업 행동은 문화에 의해 형성되고 개인의 다양한 역할형성을 위해 환경 안에서 내적 충동으로 동기화 된다(Burke & Kielhofner, 1983). 이렇게 인간 작업의 본질은 내적 동기를 강조하는데 이는 인간 발달과 변화 과정에서 알 수 있다. 즉, 인간은 탐험과 적극적으로 무엇인가 되고자 하는 욕구 때문에 성장하고 변화한다. 그래서 인간 작업 이론의 틀은 무의식적인 행위보다는 의식적으로 동기화된 행동에 관여한다.

전반적 시스템 이론(general system theory)은 인간작업 모델의 구조적 체계를 제공한다(Kielhofner & Burke, 1980; Kielhofner, 1985). 이 모델은 개인을 열린 시스템 보는데 이는 인간은 성장, 발달, 외부적 환경과의 계속적인 상호작용을 통하여 변화의 여러 형태를 경험하고 발전하는 시스템이라는 것이다. 인간 시스템은 자신의 내적 하위시스템(subsystem)을 지니고 기능을 하고 동시에 보다 넓은 사회 시스템의 한 조직으로 기능한다. 환경과의 상호작용 순환은 입력(input), 효율(throughput), 출력(output), 피드백(feedback) 네 단계를 거친다. 입력은 에너지나 정보의 중요성을 말한다. 효율은 에너지의 변형이나 시스템 동화를 위한 정보와 에너지를 조절하는 시스템 변형을 말한다. 출력은 시스템의 외적인 행동을 말하고 행동의 결과와 과정에 대해 시스템에게 피드백을 제공한다. 이러한 지속되는 순환은 자기 변화와 자기 유지에 강력히 관여한다.

MOHO에서는 작업치료는 작업 수행에 필요한 정보 입력, 에너지 변형과 사용, 시스템에 긍정적인 피드백을 제공하는 순환적인 과정을 조직화하는 것으로 본다. 작업의 성공적인 참여는 행동 변화를 이끈다(Kaplan & Kielhofner, 1989). MOHO에서 학습은 경험과 새로운 정보를 처리하고 조직화하는 시스템의 능력을 통하여 계속적으로 발생하는 과정이다.

인간은 열린 시스템(open system)으로 세 가지 하위 시스템(subsystem), 즉 의지(volition), 습관화(habituation), 수행(performance)으로 구성되어 있다. 하위시스템은 각각의 구조와 기능을 가지고 있고 하위 시스템들의 상호 작용은 효율적인 시스템을 만든다. 가장 높은 하위시스템은 '의지'로써 작업에서 자연스럽고 의식적인 선택이다. 이것의 기능은 행동을 설정하는 것이다. 가운데 위치한 하위시스템은 '습관화'로 행동을 조직화해서 일상적인 것으로 패턴화 한다. 이것의 기능은 행동을 유지하는 것이다. 가장 낮은 하위 시스템은 '수행'으로 행동의 기초적인 능력인데 이것의 기능은 시스템의 행동을 생산한다.

2) 기능과 기능장애

적응적 순환은 작업 기능의 상태를 이끈다. 부적응 순환은 작업 기능 장애를 초래한다. 인간은 생산적인 일이나 놀이에 참여하기를 바라는 사회의 기대와 자신의 능력이 조화를 이룰 때 기능적이라고 할 수 있다. 역으로 생산적인 일이나 놀이에 참여하기를 원하는 사회 요구와 개인의 능력이 조화를 이루지 못할 때나 기대와 능력의 충동을 이해하지 못 할 때를 기능장애라고 한다(Kielhofner, 1985).

Kielhofner는 작업 기능과 기능장애가 작업 행동 안에서 적응과 부적응이 여섯 단계로 구성되어 있음을 제안하였다. 작업 기능의 세 가지 수준은 탐험, 유능감, 성취로써 Reily의 이론에서 추출하였다. 작업 부적응의 세 가지 상태는 비효율성, 무능함, 무력감으로 환경과의 연관성 부족과 스트레스를 대표한다.

'비효율성'은 작업 기능장애의 최초 수준으로 의미 있는 활동을 수행하는 데 장애가 있는 경우의 결과로 흥미, 가치, 습관화에 대한 부정적 결과를 수반한다. '무능함'은 작업 기능장애의 두 번째 상태이다. '무능함'은 기술의 한계와 상실, 자신감 실패와 혼돈, 일상적인 삶의 과제를 적절하고 평범하게 수행하는 데 무능력한 상태이다. 무능함 역시 흥미, 가치, 역할, 기술에서의 문제를 동반한다. '무력감'은 작업 기능장애의 세 번째 단계로 비효과성, 불안, 우울감 또는 세 가지 모두의 극단적 감정과 함께 작업수행에 전반적으로 나타난다. '무력감' 역시 흥미와 가치의 상실과 동반되고 습관화의 부재, 역할의 부재, 기술 부족으로 인해 나타나기도 한다(Kielhofner, 1985).

3) 기능과 기능장애를 평가하는 방법과 도구

작업 기능은 작업 사례 분석 면접과 등급척도(OCAIRS; Kaplan & Kielhofner, 1989)로 사정한다. OCAIRS는 기능장애에 관한 평가를 형식화하는 것을 가능하게 하는 열 가지 개념적 질문이다.

일차적인 질문은 인간 작업 모델 안에서 영향을 주는 다양한 정보를 끌어내기 위해 설계된 반구조화된 면접을 위한 것이다. 열 가지 질문은 다음과 같다.

- 행동 결과에 관한 성과를 기대하는가?
- 가치 있는 목표는 있는가?

- 삶에서 자신에게 흥미 있는 것이 있는가?
- 작업 역할은 있는가?
- 일상에서 조직화된 패턴은 있는가?
- 가치 있는 활동을 위한 기술은 갖추고 있는가?
- 기술을 유능하고 일관성 있게 수행하는가?
- 주변 물리적 환경은 기술을 지지하는가?
- 사회적 환경(주변 사람들)은 환자의 역할을 필요로 하는가?
- 사회적 환경은 작업을 성공적으로 수행하도록 지지하는가?

열 가지 질문 중 한 개 이상 부정적 대답이 있을 경우 기능장애 가능성이 있다고 할 수 있는데 각의 질문을 5점 척도로 해서 기능장애를 평가한다. 이러한 개념적 질문에 대한 해답은 과거 작업 수행 면접평가, 놀이 사정, 흥미 리스트, 역할 변화 사정, 작업 역할 과거력, 청소년 역할 사정, 작업 선택 기술 목록, 시간과 활동 목록, 삶의 기술에 대한 전반적 평가, 일상생활활동 평가, 환경 앙케트조사, 역할 리스트, 감각 통합 평가, 기능적 수행 평가 등을 포함한 다양한 사정 도구에서 추출한 자료를 해석하고 종합해서 이끌어 낼 수 있다.

4) 변화와 중재에 대한 가정

변화는 작업 행동의 조직화로 나타나고 이로써 적응 순환이 학습되고 회복된다. 또한 변화는 환경이 탐험, 유능함, 성취에 대한 본능적 충동을 드러낼 때 촉진된다. 촉진된 환경에서 이러한 본능적 충동에 적응하여 개인은 자신의 역할을 성취할 수 있다.

시스템의 변화는 의지 하부시스템에서 시작되어야 한다. 의지 하부시스템에 있는 동기의 가장 낮은 수준인 '탐험'은 수행 기술을 할 수 있도록 하는 것이 목표이다. '유능함'은 수행기술을 발전시키는 데 보다 많이 필요하다. 가장 높은 수준인 '성취'는 작업 역할을 준비하는 데 필요하다. 작업치료사는 치료자 때론 상담자 때론 문제 해결자로 환자의 '부적응'을 찾을 수 있는 작업을 환자에게 제공하고, 작업을 통해 인간과 환경의 어울림을 향상시킴으로써 인간이 작업 안에 몰입하도록 촉진하여 작업 기능장애를 치료한다.

의지, 습관화, 수행 하위시스템과 환경은 모두 기능의 부적응에 영향을 줄 것이다. 기능의 부적응이 발생하면 작업치료사는 기능장애에 영향을 미친 요소들과 기능장애와 그 요소들과의 관계를 이해하기 위해서 인간 작업 모델을 사용한다. 평가는 인간의 기능과 기능장애에 관련된 여러 요소들의 특성을 알 수 있도록 한다. 평가에서 치료사는 환자가 질문에 답변하는 내용과 자료를 MOHO의 이론적 관점에서 해석한다. 예를 들면, 치료사는 어떻게 환자의 습관 패턴이 문제에 영향을 주는지를 물을 것이다. 치료사들은 환자의 질문들에 대한 답변을 MOHO 이론에서 판단하고 환자 환경을 설명한다. 이러한 설명은 치료사가 치료 결정 과정에서 그리고 치료 전략을 이행하는 과정 안에 작용한다.

5) 인지재활에 관한 MOHO의 접근

인간작업 모델을 사용하는 치료사들은 이를 임상에서 적용하기 위해 시스템적으로 적용할 수 있는 프로그램을 발전시켰다. MOHO 이론의 틀은 정신사회와 신체 기능장애와 더욱 넓은 범위의 영역 안에 소아에서 노인까지 적용가능하다.

환자의 인지와 지각 문제에 대해 접근할 때 MOHO는 치료사에게 평가와 중재를 체계적으로 할 수 있도록 전체적으로 인간작업의 측면에서 관점을 제공한다(Kielhofner, 1985). 인지장애에 대한 MOHO 관점의 사례로 교통사고로 경미한 뇌손상 때문에 학습과 기억력에 어려움을 겪는 한 여환의 사례를 보자. 이 환자에 문제점에 대해서 정보처리 접근에서는 기억력 장애라고 언급하지만 MOHO에서는 학습의 기억의 장애로 인해 자신의 작업에 대한 의지가 상실했는지, 동기가 낮아졌는지, 보편적인 일상생활 패턴이 얼마나 바뀌었는지, 삶의 역할에 변화가 있는지, 변화가 있다면 어느 정도의 변화인지, 습관적으로 수행하는 일상적인 작업에 어떤 문제가 발생했는지, 평소보다 작업 수행에 에너지를 많이 써야 하는지 등의 관점에서 환자를 봐야 한다. 또한 작업을 익숙하게 수행하던 과거의 작업으로 보는 것이 아니라 재조직화(장애로 인해 다시 구성되어 예전과는 다르게 인식해야 하는 작업)해서 학습하고 개념화해야 하는 작업으로 봐야 한다. DePoy와 Burke(1992)는 환자가 지각과 인지에 문제가 있을 때 이러한 문제들이 작업 전반에 미치는 영향을 평가하고 발생하는 작업에서의 문제를 해결하기 위해 MOHO 이론의 틀을 사용할 것을 지지하였다.

5 재훈련 접근(The retraining approach)

인지 재훈련 접근은 Averbuch & Katz(1992)가 주장하였고 특정한 인지기술 약화에 대한 교정 접근에 초점을 맞추는 상향적 접근법(bottom-up approach)이다. 이 접근법의 이론적 배경은 신경심리학, 인지이론, 신경생물학적 이론, 인간발달학, 정보 처리이론에 바탕을 두고 있다. 이러한 이론들은 대뇌피질의 영역들이 상호의존적이고 서로 균형을 이루고 있으므로 한 영역의 손상은 뇌 전체에 부정적인 영향을 줄 수 있다고 믿는다. 치료 훈련은 인지와 지각 능력을 재조직하는 전략을 만드는 것이다(Averbuch & Katz, 1992). 이 접근법에 내재한 가정은 연습을 통하여 학습되고 향상된 인지 기술이 한 과제에서 다른 과제로 일반화가 일어날 수 있다는 것이다. 일반화는 다른 상황에서 새로운 학습 전략이나 기술을 사용하는 능력이다. 이는 뇌손상 환자가 모든 활동을 직접 연습해야 하고, 일반화가 일어날 수는 없다고 주장하는 신경기능 접근법(neurofunctional approach)과는 대조적이다(Giles & Wilson, 1992). 재훈련 접근에서 환자 평가는 일차적으로 LOTCA(Lowenstein Occupational Therapy Cognitive Assessment)와 RBMT(Rivermead Behavioral Memory Test)를 사용한다. 치료는 두 가지 시기로 구성된다.

첫 번째 시기는 손상된 인지와 지각을 교정하는 것을 강조하고 치료사가 문제 영역을 완화하는 방법을 찾는 것이다. 치료사는 환자에게 남아있는 환자의 능력을 강화시켜야 한다. 두 번째 시기는 '적응'으로 환자가 정보를 받고 축적하는 전략을 만드는 것이다. 두 번째 시기의 초점은 환자가 환경에 적응하도록 돕는 것이다. 재훈련 접근법의 성과는 가급적 환자의 실생활 환경에서 측정한 결과로 판단한다. 그러므로 치료의 주요 쟁점이 일차적으로는 손상된 인지와 지각 기술을 재훈련 시키는 것이지만 이러한 기술들이 성공적으로 일상생활에 전이가 되어야 치료가 성공적이라고 말할 수 있다.

재훈련 접근의 목표를 정리하면 다음과 같다.

① 환자의 정보처리 능력을 강화하기
② 향상된 인지와 지각 능력이 전이되고 일반화 되어 일상적인 활동 수행 능력을 향상시키기
③ 작업수행과 관련된 정보를 체계적으로 찾는 환자의 능력 향상시키기
④ 정보를 등록, 보유, 산출하는 능력을 강화시키는 전략을 훈련시키고 일반화를 이끌어내기
⑤ 환자의 메타인지 능력을 향상시키기

이 이론의 틀의 대표적인 치료 방법으로는 남아있는 능력을 강화시키기, 교정적 인지 훈련전략, 학습전략, 절차적 전략이 있다. 그 중 '학습 전략'의 핵심은 사람이 어떻게 학습하는 것인가를 이해하는 데 있다. 효율적인 학습은 중요하고 의미있는 정보를 인식하고 이해하는 전략을 발달시키는 능력을 필요로 힌다. 여기시 정보처리 전략은 기능적 사용을 위해 인간은 정보를 어떻게 인식하고, 등록하며, 조직화하고 축적하는지를 이해하는 것을 필요로 한다. '절차 전략'은 특별한 과제가 환자의 일상적인 행동패턴(routine behavior pattern)으로 변화될 때까지 환자가 특별한 과제를 수행하는 데 필요한 행위절차(behavior procedures)를 요소별로 반복적으로 훈련하는 것이다. 여기서 사용하는 과제는 환자의 일이나 일상생활활동과 관련된 과제이며 이 과제에 필요한 인지와 지각 요소를 분석하고 여기서 부족한 영역을 집중적으로 훈련시키는 것이다.

6 신경기능 접근(The neurofunctional approach)

신경기능 접근은 Giles와 Wilson(1992)이 최초로 주장한 것으로 학습이론을 기초로 한다. 이 접근법은 신경계 손상을 입은 사람을 위해 발달하였다(Giles, 1992). 인간의 뇌는 잘 구조화된 연습에 반응하여 재조직하므로 치료사는 다양한 인지, 행동, 신체적 영역을 기준으로 환자에게 과제 요구 정도를 점차 증가시킴으로써 환자의 회복을 자극한다. 이 접근법의 초점은 특별한 인지와 지각 처리 자체를 재훈련하기보다는 실제 상황에서 기술을 재훈련하는 것에 맞춰져있다(Giles, 1992). 그래서 재훈련 접근법과는 다르게 하향적 접근(top-down approach)을 강조한다. 이 접근방법에서 Neistadt(1995)는 대개 적응적 접근법을 안내하고 있으나 넓게는 교정적 접근법과의 연합도 한다. 그러나 Giles(1992)는 신경기능 접근법이 교정적 접근인지 적응적 접근인지 면밀히 분석한 결과, 교정적 접근에 대한 증거가 부족하므로 이 접근법이 교정적 접근 측면에서는 회의적이라고 하였다. 그는 환자가 실제 상황에서 특별한 기능적 행동을 수행하도록 치료시간을 환자와 함께 유익하게 보낼 것을 제안하였다.

신경기능 접근법의 목표는 환자에게 특별한 보상(적응) 전략을 훈련시키는 것이고, 환자의 환경과 메타인지를 고려하면서 환자가 특별한 기능적 행동을 수행하는 것을 보조하는 것이다. 치료사는 의사결정 포인트를 찾는 능력을 키워야 하는데 환자의 기능 수행에 성공과 실패를 결정할 주요 요인(key factors)을 결정해야 한다. 이를 위해서는 치료사의 과제 분석(task-analysis) 능력이 필요하다. 또한 치료사는 환자가 최소한의 노력으로 새로운 과제를 학습할 수 있는 방법을 찾아야 하고, 환자가 과제 수행의 핵심 요인에 주의를 기울이는 방법을 개발해야 한다. 그리고 치료사는 작업 수행에 대한 환자의 과거 수행 방법을 수정하거나 새로운 방법으로 대처하고 이를 연습을 통해 더 잘 학습하도록 해야 한다.

이 접근법을 사용하는 치료사는 표준화된 사정 절차와 비표준화 된 사정 절차 중 선택한다. 예를 들어 A-ONE이라는 표준화된 평가를 사용하지만 치료사의 임상적 관찰기술이 환자의 주요 문제점을 밝히는 데 가장 중요하다. 치료사는 구조화된 관찰 안내법을 사용하여 특별한 기능적 활동에서 환자의 수행을 이해하도록 한다.

치료 과정에서 과학적 연습기법 특히, 인지적 과잉학습, 강화를 통한 행동 형성(behavior shaping), 과제 분석(task analysis), 연쇄법(backward chaining, forward chaining, whole-task method), 무오류 학습법(errorless learning), 효과적 단서제시, 행동조절 기법, 연습 유형, 자기 조정 및 자기 보고 기법, 메타인지 조절 전략, 환자와 함께 목표설정하기 등을 사용한다(Giles, 1992). 그리고 목표 행동은 자동적으로 수행되도록 행동 자동화기법(automaticity)을 강조한다. 치료사는 임의로 조성된 재활 환경에서의 치료가 가장 효과가 좋으므로 치료 환경을 최대한 현실 상황에 가깝게 설정해야 한다.

7 재활·보상적 모델(The rehabilitative/compensatory model)

재활 모델의 목표는 환자가 현재 자신이 존재하는 환경에 적응하도록 돕는 것이다. 치료사는 환자에게 적응 장비를 제공하거나 환경을 수정할 때 환경을 환자의 능력에 더 적합하도록 맞출 수 있다(Fisher, 1995).

1) 이론적 배경

재활·보상적 모델은 신체적 장애와 인지 장애 등의 넓은 영역에서 작업치료사가 채택하는 일반적인 치료 모델이다(Trombly, 1995; Allen, 1992). 재활 모델의 정확한 기원은 알 수 없으나 Trombly가 재활·보상적 모델을 작업치료의 한 모델로 발전시키는 데 공헌하였다(Trombly, 1989). 최근에는 Fisher(1995)가 ① 재활모델에서 환자에 대한 가설을 발표하고 ② 신체장애가 있는 사람뿐만 아니라 인지장애, 정신사회 장애, 발달장애를 가진 환자에게 확장하였으며 ③ 변화를 위해 사용하는 전략으로 교육과 적응훈련을 재활모델에 추가하면서 이를 확대시켰다. 재활 모델은 종종 환자의 손상이 더 이상 회복될 가능성이 없다고 예상될 때 선택한다. 이 모델의 중재는 적응과 보상이며 환자의 대처 기술이나 보상 기술을 가르치는 데 초점을 맞추고 있다. 또한 적응 장비를 설계하고 제공하며 물리적·사회적 환경에 환자가 적응하는 것을 강조한다.

재활모델은 중재를 위해 적응적 접근의 사용을 강조한다. Trombly(1995)는 재활모델의 핵심은 적응이나 기능 보상이지 손상 교정을 통한 변화는 아니라고 하였다. 그러므로 재활모델은 세계보건기구(WHO)에서 규정한 활동 제한(activity limitation) 수준과 참여 제한(restricted participation) 수준에서 적용된다. 그러나 Fisher(1995)는 작업 수행에서 '유능감'을 증가시키는 적응 과정은 결과적으로 인지, 지각, 운동, 자존감, 흥미, 가치 영역의 손상에 대한 회복(교정)을 간접적으로 이끈다고 주장하였다. 그럼에도 불구하고 재활모델은 환자가 도구나 장비를 사용하게 하고 기능적인 목표를 성취하기 위한 새로운 방법을 학습하도록 하며, 환자가 환경에 적응하게 해서 가능한 환자 스스로 독립적인 생활을 할 수 있도록 가르치는 것을 강조한다. 재활모델은 신체적 재활에 국한해서는 안 된다. 왜냐하면 많은 작업치료사들이 인지나 지각에 장애가 있는 환자들을 대상으로 일을 하기 때문이다. 사실 인지 장애모델은 초창기에 재활모델을 주요 접근법으로 생각하였다.

Trombly의 작업을 기초하여 Fisher(1995)는 재활 모델을 사용할 때 환자에 대한 다음의 가정들을 주장하였다.

- 작업수행은 인간의 동기화, 잠재 능력(underlying capacities), 물리적·사회적·문화적 환경, 환자가 요구하고 수행하기 원하는 과제 특성을 포함한 다양한 차원에서의 환자중심의 수행 배경 안에서 이루어진다.
- 일상 과제를 수행하는 능력은 인간의 기초적인 잠재능력(underlying capacities)이나 동기에 의존한다.
- 효율적이고 효과적이며 안정된 일상생활 과제 수행을 위해서 최소 수준 동기화, 신경근육, 인체역학, 인지, 정신사회적 능력이 필요하다.
- 인간은 필요에 따라 새로운 적응을 설계할 수 있는 효과적인 문제해결자가 될 수 있는 존재이다.
- 작업 수행에서 환자의 '유능감' 상실은 작업에 대한 잃어버린 동기, 과도한 환경 변화 또는 개인의 특성 변화의 결과이다(Trombly, 1995). 작업수행 장애는 인간이 작업수행에서 '유능감' 발달에 실패할 때 발생한다.
- 교정적 접근(remedial approach)에 반응하지 않는 오래 되고 고정된 장애를 가진 환자는 운동과 인지의 향상보다 직접적인 작업 수행의 '유능감' 회복이 필요하다.
- 인간은 보상이나 적응을 통해 일상생활 과제를 수행하는 능력을 되찾을 수 있다.
- 기본적인 잠재능력이 손상되었을 때에는 작업치료사가 환자의 적응을 돕는 수단과 도구사용, 환경 적응능력을 가르쳐서 일상생활 과제를 수행하는 능력을 가능하게 한다.
- 적응이 환자의 잔존하는 장애를 보상할 수 없을 때에는 일상생활에서 해당 과제를 제거하고 보조할 사람을 고용하거나 다른 방법으로 과제를 관리하도록 한다.
- 중재의 하나인 보호자 교육에서는 보호자가 바로 학습자가 된다.

2) 평가 방법

재활모델은 인지능력 회복이 목표가 아니라 인지장애가 있음에도 일상생활활동이나 수단적 일상생활활동 등 작업영역의 향상이 주요 목표이므로 인지능력을 전문적으로 평가하는 특정 평가는 하지 않고 작업수행능력에 관한 다양한 평가 방법을 사용한다. 선택된 활동에서 환자의 수행을 관찰, 환자 일상생활에 관한 면담, 환자 스스로 자신의 능력에 관한 자가 평가 등이 주로 사용하는 평가방법이다(Dutton, 1995). 객관적 평가 도구로는 기능적 독립성 측정(FIM)과 MBI(Modified Barthel Index)를 주로 사용한다. 환자의 여가생활과 놀이에 대한 평가는 관련내용과 정도를 측정할 수 있는 체크리스트로 평가를 하고 일에 대한 평가는 환자가 수행하기 가능한 일인지, 일의 속성은 무엇인지, 그 일을 수행하기에 필요한 특별한 기술은 무엇인지를 고려해야 하고 직업 평가와 시뮬레이션 작업 환경에서 평가를 실시한다(Jacobs, 1995).

평가를 통하여 작업치료사는 개인의 기능적 상태와 관련된 여러 가지 요소에 관심을 가진다. 첫째는 환자의 작업 수행 환경, 둘째는 환자에게 필요한 보조 장비(도구)와 유지보수에 관한 경제성, 셋째는 환자에게 유용한 감독과 보조 수단, 넷째는 환자 수행에 관한 발달적 기대, 다섯째는 환자의 기능을 제한하는 수행 요소 등이다. 평가 자료에 대한 치료사의 분석은 환자의 능력 정도와 중재가 필요한 영역을 제공한다(Trombly, 1995).

3) 변화와 중재에 대한 가정

재활모델을 사용하는 작업치료사들은 환자의 손상은 고정적이고 치료적 중재로 더 이상 회복이 될 수 없다고 가정한다. 그러나 일상적인 활동에서 환자의 기능적 능력은 보상적 방법과 보조 도구의 사용, 환경변화로 변화될 수 있다고 본다. 그래서 교수학습과정은 작업치료에서 중요한 부분이다. 치료사는 환자가 일상생활활동을 수행하는 데 보상 방법을 가르치고 신변처리와 일 그리고 여가생활이나 놀이에서 새로운 기술을 사용하고 적응하는 방법을 가르친다(Trombly, 1995).

환자는 우선 교수학습, 새로운 보상 방법이나 보조 도구 사용을 배우는 동기가 있어야 한다. 환자의 인지지각적 능력은 새로운 보상 방법을 배우고 적용하는 데 영향을 준다. 치료 환경은 환자의 학습에 필수적이다. 환경은 필요한 장비, 대상 사물, 변화와 학습을 위한 환자 동기에 도움을 주는 지지와 피드백 시스템을 갖추고 있어야 한다(Trombly, 1995). 치료 프로그램은 작업 수행 향상을 위해 최대한 자연스러운 환경에서 실시한다. 실제 상황에서 연습 기회를 주는 것과 새로 학습된 보상적 방법을 적용하는 것은 치료과정에서 중요하다.

치료사와 환자의 협동적 활동은 재활 모델에서 중요하다(Dutton, 1995; Trombly, 1989). 치료사는 환자가 새로운 보상 전략을 연습하고 학습하는 데 협조할 것을 기대한다(Hagedorn, 1992). 문제 해결 과정을 연습함으로써 환자는 치료실 밖에서도 학습한 기술을 사용할 수 있도록 학습한다. 치료사는 환자의 학습을 지지하는 환경을 조성하기 위해 강화와 시범을 사용한다.

FIsher(1995)는 재활·보상 모델을 사용한 평가와 중재를 하향 접근(top-down approach)과 관련시키고 다음 단계들을 강조하였다.

- 작업을 수행하는 환자 중심의 수행 배경을 설정하라.
- 환자와 치료사가 함께 작업하는 시간을 통해 협동적 동맹관계와 치료적 라포를 발달시키고 유지하라.

- 최근에 환자의 역할 행동을 지지하거나 방해하는 과제에 관하여 작업수행의 강점과 문제점을 규명하라.
- 수행 분석을 실시하라. 수행분석은 과제 수행에 필요한 요구사항과 환자 능력 사이에 불일치를 밝히는 것으로 과제 수행에 관한 관찰 평가이다. 환자의 문제와 장점은 잠재한 능력과 손상에 대한 것이 아니라 작업수행을 포함하는 목표 지향적인 질적 행동으로 설명할 수 있다. 치료사는 수행분석을 위해 작업 수행에 관한 비형식적 관찰 또는 AMPS(Assessment of Motor and Processing Skills)를 사용하여 표준화된 수행 분석을 실시한다.
- 환자가 효과적으로 수행할 수 있거나 수행할 수 없는 목표 행동을 정의하라. 이것은 작업 수행에서 환자의 기능적인 문제나 한계를 말한다. 기능에 영향을 주는 손상과 혼돈해서는 안 된다.
- 환자가 비효과적으로 수행하는 근본적인 원인을 분석하고 해석하라. 이러한 원인은 환자의 손상도 될 수 있고 환경적 요인도 될 수 있다. 환자가 목표지향적인 행동과 과제를 수행할 때까지 환자의 손상에 대해서 결정해서는 안 되는 하향적 접근을 강조한다.
- 환자의 작업 수행을 재평가하고 다시 작업 분석을 실시하라.

3.4 기능인지(Functional Cognition)

1 기능인지 개념

기능인지는 모든 작업과 일상적인 활동을 하는 환경 안에서 사용하는 인지처리를 말한다. 전통적으로 인지와 기능을 이론, 개념, 측정기술 등을 발전시키기 위해 따로 분리해서 접근하였다. 작업치료는 인지능력보다 기능에 초점을 두고 개인의 일상생활을 수행하는 데 관심을 두었다. 인지와 기능을 하나의 구조로 생각하고, 인지를 작업수행 배경 안에서 이해해야 하고 그 안에서 촉진할 수 있다고 믿는 사상은 최근 작업치료의 흐름에 맞다(American Occupational Therapy Association; AOTA, 2019). 기능인지는 삶의 역할과 관련성이 있으며, 전인적이고 하향적(top-down) 처리구조이다. 기능인지는 메타인지, 실행기능(executive function), 수행기술, 수행 패턴과 같은 개념을 포함한다. 기능인지 평가는 특정 인지능력보다 개인 능력 전체가 녹아져있는 작업을 수행하는 개인의 능력을 평가하는 것이다. 특별한 인지보다는 기능적 능력에 관심을 더 가지는 기능인지는 인지 요소들의 합보다 더 큰 개념의 인지이다. 기능인지는 인지손상보다 실제 삶의 과제를 수행하는 데 어려움이 있는 사람에게 관심이 있다. 그러므로 이를 적용할 수 있는 대상은 환자를 초월하고 특정 진단명에 한정되지 않는다(Chaytor et al., 2006).

기능인지는 인지처리와 작업수행 사이의 역동적 관계를 강조하고 있고, 사고와 수행 기술을 통합하여 사용하는 능력으로 복잡한 매일의 일상적 활동들을 가능하게 한다(Giles et al., 2017). 기능인지는 운동능력, 활동 요구사항, 과제 환경 사이의 역동적 상호작용의 결과인 일상적인 활동 자체를 가이드 하는 인지능력이다(Wesson et al., 2016). 기능인지를 평가하기 위해서는 작업수행의 다면적 요인(과제 수행동안 복합적 인지처리 능력, 환경 요구사항, 과제 복잡성, 역동적인 환경, 변화에 대한 인간 적응정도 등)을 고려해야 한다. 인간은 이러한 요인들에 반응하고 종합하는 능력이 있다. 기능인지가 한정된 사람은 현장에서 즉시 의사 결정해야 하는 새로운 활동을 성공적으로 수행할 수 없다. 반대로 기능인지가 좋은 사람은 문제해결, 추론, 집행기능이 필요한 복잡한 과제에도 적절하게 반응할 수 있다(Gold, 2012).

기능인지 능력은 자신의 능력을 평가해서 과제를 할 수 있는지 못할지를 결정하는 데 도움을 준다. 이러한 자기평가는 사람이 전략을 선택하고 사용하고, 오류를 인식하고 수정하며, 목표를 성취하게 하고, 과제수행동안 지속적으로 기술을 사용하는 데 영향을 준다. 작업치료에서 작업은 치료의 목적이자 수단이다. 평가의 매개체로 작업을 사용하는 것은 분명한 이로운 점이 있다. 평가에서 이러한 작업을 사용하는 것은 작업수행에 결정적인 문제에 직접 접근하는 것을 가능하게 하고, 작업수행에 필요한 중재유형을 수월하게 찾을 수 있게 하며 임상적인 유용성을 극대화한다. 기능인지 평가에 대해서 자세히 알아보자.

2 기능인지 평가

작업치료는 통상적으로 환자를 평가할 때 환자에게 의미있는 일상활동이나 작업을 하는 것을 '자연주의적 관찰' 개념을 사용하여 평가한다. 쉽게 말해 작업치료사는 개인의 배경 안에서 개인이 하고 있는 것을 관찰하는데 이런 배경에서 행동 샘플을 발췌하여 그것을 통해 개인의 전반적인 능력을 추론한다. 치료사는 개인과 관련된 시나리오를 설정하고 시나리오에 따라 환자가 수행하게 한 후 이를 바로 관찰해서 개인의 특별한 능력을 평가한다. 여기서 개인이 무엇을 한다는 것을 기능으로 이해하면 된다(Allen et al., 1992). 작업치료사들이 신경심리학적 검사의 결과를 사용하여 환자의 일상적인 활동 수행능력을 추론하지만, 이것을 통한 인지와 기능 사이의 연관성은 기껏해야 중간정도이다(Marcotte et al., 2010; McAlister et al., 2016). 많은 신경심리학적 검사는 작업수행과 안면타당도에서 한계가 있고, 개인의 일상생활과 관련성이 없어 보인다. 기능인지에서 사정은 실제 환경에서 특정 과제를 수행하게 해서 직접적으로 관찰하는 것이므로 (Belchior Holmes, et al., 2015), 기능적 기술에 대한 관찰행동 평가이다(Wesson et al., 2016).

이러한 수행 기반 평가는 기능인지를 통해 새롭게 강조하는 것이 아니라 작업치료 역사에서 지속적으로 강조하고 있었다. 몇 가지 예를 든다면 Allen(1982)의 인지장애 이론의 틀에서는 개인의 인지적 능력을 자발적인 운동행동과 물건을 사용하는 것을 관찰하여 추론하였다. 검사 도구도 개인의 배경 안에서 특정 활동을 수행하는 것을 관찰로 평가하는 도구들이 있다. 예를 들면 '다중적 심부름 검사(Multiple Errands Test, MET)'는 집행기능을 평가하는 대표적 검사 도구로써 심부름을 수행하기 위해 계획하고, 수행도중 발생하는 문제를 해결하며, 충동적인 행동이나 생각을 억제하는 것을 관찰한다. 이처럼 기능인지 기반 작업을 검사하기 위해서는 과거의 인지평가의 프레임인 신경심리학적 렌즈로 봤던 특정 인지 손상을 찾으려는 평가에서 작업 기반의 목표 지향적 행동을 보려는 노력을 해야 한다. 이런 개념의 평가도구들을 추가로 소개하면 The Kitchen Task Assessment, The Executive Function Performance Test(EFPT), The Kettle Test, Assessment of Motor and Process Skills(AMPS) 등이 있다. 기능인지 평가의 구조에서 중심은 실제 삶(real-world) 수행을 평가하는 것이다.

1) 기능인지 평가인 수행 기반 평가의 특성

기능인지 평가의 주요 특성을 몇 가지 정리해서 기술하면 다음과 같다.

첫째, 기능인지 평가는 과제수행을 중심으로 평가하므로 관찰을 통해 인지 세부요소(미시적 인지처리)의 문제를 추론하기도 하지만, 과제수행으로 거시적 인지처리(예를 들어, 작업 시작하기, 작업계획 세우기, 과제 완성하기, 순서대로 수행하기, 여러 과제하기 등)와 작업수행을 위한 전략사용하기 같은 능력에서 문제를 찾아내는 것이 중요하다. 특히, 전략 사용하기는 적응기술 사용 수준을 평가하는 척도이다(Giles et al., 2017).

둘째, 기능인지 능력은 습관과 루틴(자기가 조직화한 루틴)에 영향을 받는데 이는 경험을 통해서 발달하기 때문에 평가를 위해 과제 친숙도, 선행 경험, 익숙함과 같은 특성들에 대한 해석이 필요하다. 그래서 합리적인 기능인지 평가를 위해서는 작업프로파일 조사가 반드시 필요하다.

셋째, 기능인지는 자신의 인지능력에 대한 자각(自覺)능력과 조정능력을 필요하기 때문에 메타인지나 지적 자각(intellectual self-awareness)과 진행 자각(on-line self-awareness)에 대한 평가와 깊은 관련이 있다. 자신이 과제를 쉽게 할 수 있다고 인식하지만 막상 과제 수행 시에는 어떤 전략도 사용하지 못하고 실패하는 경우가 종종 있다. 기능인지 평가에선 앞서 기술한 것과 같이 환자의 전략사용능력을 평가하기 때문에 어떤 전략을 사용해야 하는지 알기 위해선 자신의 현재 문제를 정확히 알고 있는 것이 중요하므로 자각과 메타인지에 대한 평가를 진행하는 것이 유용하다.

넷째, 기능인지 평가에서는 평가 과제의 복잡성도 고려해야 한다. 작업수행 기반 평가에서는 모든 환자에게 동일한 작업을 제시할 수도 있는데(치료실 환경, 표준화된 동일 평가도구) 제시하는 작업의 복잡도가 작업수행에 영향을 준다. 작업의 복잡도를 높이는 요인은 여러 가지가 있을 수 있는데 예를 들면 과제를 이루는 하위과제와 과제수행순서의 가지수, 과제 사용방법의 까다로운 정도, 과제 자극의 양, 정보 유형과 양, 작업 기억 요구정도, 동시에 처리해야하는 과제의 수, 친숙도, 재료 종류와 양 등이다. 복잡도는 인지부하를 높이는 요인인데 인지부하가 높은 과제일수록 효과적인 전략을 사용할 수 있어야 한다. 이러한 점들을 환자를 관찰할 때 유심히 살펴 볼 필요가 있다.

다섯째, 기능인지 평가는 닫혀있는 구조가 아니라 열린 구조시스템이다. 덜 구조화되어 있고, 덜 정형화 되어 있어서 실제 삶의 기능을 평가하는 것이 우선이다. 그러나 신뢰성이 높은 평가가 되기 위해서는 개방된 자유 속에 패턴과 같은 규칙이 있어야 한다.

여섯째, 기능인지 평가에서는 과제수행 시간을 평가하는 특성이 있다. 과거에는 작업수행의 독립성과 안정성에 평가의 비중을 높였으나 작업수행의 효율성 측면에서 소요시간에 대한 측정이 필요하다. 특히, 경미한 신경인지 장애가 있는 사람들은 과제수행의 정확도에서는 문제가 없어 보이나 작업수행의 속도에서 느려짐을 확인하였다(Tuokko et al., 2005; Wadley et al., 2008). 작업수행 효율성은 수행 정확도와 과제완성 소요시간을 동시에 고려해야 하므로 기능인지 평가에서는 과제수행에 대한 시간을 평가한다.

일곱째, 작업수행 기반인 기능인지에 영향을 주는 요소에는 단서, 피드백, 조건, 보조의 양 등이 수반된다. 기능인지 평가에서는 이러한 요소들의 양과 정도를 파악할 필요가 있다. 물론 어떤 단서도 제시해서는 안 되는 검사도구가 있으나, 그런 안내가 없이 작업수행을 평가할 때는 검사자가 과제의 완성을 위해 제시하는 단서의 유무, 유형, 정도, 빈도 등을 파악해야 한다. 자연적 단서라는 것은 치료사가 환자에게 단서를 제공하는 것이 아니라 주변 환경에서 제시하는 단서들을 환사가 알아차리고 사용하는 것인데 기능인지 평가에서는 이러한 자연스런 환경에서 제공하는 단서나 촉구에 대한 조사도 필요하다.

기능인지를 위한 중재는 일차적으로 활동요구 사항과 개인의 삶의 배경, 지지의 정도에 영향에 받는다. 지지의 필요성 정도는 자각수준, 학습과 변화의 가능성에 달려있다. 지지는 역시 타인이 제공하는 것이므로 기능인지가 손상된 환자에게는 직접적으로 제공하지 않을 수도 있는데 환자 보호자 등에게 지지종류, 양, 방법 등을 교육할 수 있다(Jensen & Padila, 2017).

2) 기능인지 평가 동안 수행 관찰

기능인지는 사람이면 누구나 가지고 있는 한 가지 속성이다. 루틴한 행동에서 벗어나는 것과 변화를 관리하는 능력에 한계가 있는 사람이 있고, 어떤 사람은 강한 자각, 좋은 자기조직화, 적응능력, 인지부하가 높은 새로운 과제의 요구사항을 성공적으로 관리하는 능력을 가지고 있다. 기능인지에 대한 수행기반 검사는 목표 지향적 행동을 평가한다. 가장 기초적인 수준에서는 한 가지 목표 상태를 점검하고 피검사자에게 목표를 성취하기 위해서 어떤 행동을 할 것을 요구한다. 이것은 성과나 목표를 이해하는 능력을 요구한다. 목표 성취를 요구하는 인지처리는 추상적 개념 능력에서부터 간단한 행동 단위 발달까지 필요하다. 작업치료사는 피검사자가 과제 목표를 포함해서 과제 수행에 필요한 것을 이해하는지 관찰해야 한다. 피검사자가 계획을 세우고 이를 실천하는지 평가해야 하고 계획이 적합한지도 평가해야 한다. 작업치료사는 환자가 과제 수행 중에 오류가 발생하면 이를 알아차리는지 그리고 이를 수정하는 데 필요한 단서에 반응하는지 평가해야 한다. 평가 동안 기능인지를 손상 입은 사람은 [표 3-5]와 같은 특성을 보이기도 한다.

정확한 과제 수행을 위해서는 가끔 새로운 자극이나 정보를 사용할 필요가 있는데 기능인지

표 3-5 **기능인지 손상 주요 특성 예들과 관찰내용**

기능인지 손상 주요특성 예	관찰 내용
목표 이해를 실패	• 원하는 목표를 세울 수가 없어서 목표성취를 위한 과정을 이해할 수 없음 • 목표지향적인 행동을 하지 않으며 활동 전체보다 행위(actions)에 더 집중
계획하기 실패	• 계획을 세우지 않고 충동적으로 행동 • 지시를 따르지 않고 목표 성취를 위한 핵심적인 과제변수를 파악하지 못함
지나치게 단순화하기	• 과제의 주요 요소를 생략하고, 과제를 단순화 • 과제수행에 필수적인 구성요소를 무시
오류 인식 또는 점검에서 실패	• 행동이 목표를 달성하는데 필요한 것인지 점검하지 않음 • 목표에 부적합한 행동에 빠지거나 계획에 벗어남 • 오류를 신경 쓰지 않거나 이를 수정하지 않고 과제를 끝냄
오류를 인식하지만 스스로 수정하는 데 실패	• 과제 오류에 대한 단서를 제공해주어도 오류 수정을 안 함 • 심지어 어떻게 수정해야 하는지 직접적으로 도움을 제공해도 거부
계획하나 실행을 잘 못하고 과거 행동패턴으로 계획에서 벗어남	• 과제의 주요단계를 따라가는 데 실패해서 필수 정보나 과제의 단계를 놓침 • 한 단계를 뛰어넘거나 무계획적으로 되는 대로 행동 • 예측 불가한 순서대로 행동해서 목표를 유지하는 데 실패
과제 복잡정도를 거부함	• 과제요구에 압도당함 • 반응행동이 빠르거나 되는 대로 접근하며 정확성 완성하는 데는 신경 안씀

가 저하된 사람은 적합한 반응이 어렵거나 과거 학습하였거나 몸에 내장된 루틴이 이를 방해해서 새로운 상황에 적응하기 어렵다. 그들은 과잉 학습된 기술과 습관에 의해 일상 활동을 하기 때문에 새로운 환경과 상황에 대응해서 변화에 적응하는 것을 못한다.

기능인지에 문제가 있으면 새로운 과제요구사항과 환경에 적응하는 데 어려움이 있음에도 불구하고 일상적인 활동에 참여한다. 여전히 그들은 어떤 것을 한다. 어떤 사람들은 자신의 한계를 알지 못하기도 한다. 매우 경미한 손상자는 마치 정상적으로 살아가는 것처럼 행동하지만 삶의 장애가 있다는 것을 알지 못한다.

반면에 기능인지가 좋은 사람의 인간행동은 메타인지와 관련 있고 적절한 계획을 세우며 전략을 일관성있게 지속적으로 사용하여 필요한 행동을 이해하고 수행하여 목표를 성취한다 (Toglia, 2018). 기능인지가 좋은 사람은 필요한 정제된 질문을 하기, 반응 시작 전에 계획을 세우는 시간 갖기, 지시사항을 점검하고 다시 점검하기, 과제 수행동안 과제 요구사항과 현재 수행 상태를 비교하기 등과 같은 행동을 보인다. 기능인지는 역할과 관련이 있고 그 사람의 역할 정도에 따라 기능인지의 정도도 달라진다. 그러므로 작업치료사는 기능인지 평가에서 평가의 목적과 배경을 고려하는 것이 중요하다. 평가는 피평가자의 작업수행과 연관지어야 한다. 예를 들어 피평가자가 자신의 식사를 준비할 수 있는지 또는 약은 제대로 시간 맞춰서 복용하고 있는지와 같은 것을 고려해야 한다.

3 기능인지 중재

기능인지의 중재는 지속적으로 발전하고 있다. 특정 중재 기술보다 기능인지의 개념을 중심으로 작업치료사가 환자의 특별한 필요성에 맞추어 중재를 설계하고 옷을 만들 듯 재단하는 기술이 필요하다.

기능인지는 학습이론의 기초원칙과 자각에 대한 치료를 중요하게 생각한다. 기능인지 중재는 크게 직접중재(direct intervention)와 간접중재(indirect intervention)로 나눌 수가 있다. 직접중재는 환자중심 훈련접근으로 과제·습관 훈련(task / habit training)과 전략 훈련이 있다. 과제·습관 훈련의 대표적인 접근은 신경기능 접근법이고 전략 훈련 중재 이론은 CO-OP와 다중 상황적 접근법이다. 과제·습관 훈련과 전략 훈련은 모두 작업수행을 향상시키는 데 효과적이다. 간접중재에서 치료사는 기능인지 평가로부터 발견한 정보를 사용하여 환자에게 필수적인 배경(환경) 설정을 제공해야 한다. 환경수정, 과제 적응, 보호자 훈련, 교육 등이 간접중재에 해당한다. 직접중재이든 간접중재이든 모두 환자의 작업수행 수준에 초점을 맞추어야 하고 환자의 참여와 삶의 질 향상이라는 공통된 목표를 가져야 한다. 이렇게 기능인지 중재는 특정 치료 이론을 일관적으로 적용하기보다 환자의 개별적 목표를 세우고 거기에 맞는 개별적 중재 계획을 제시해야 한다.

4 기능인지의 발전

건강관리는 점차 관리자가 정한 절차 중심의 치료모델에서 환자의 질적 성과를 지지하는 모델로 지속적으로 변화하고 있다. 여러 작업치료 연구에서 기능인지 접근이 환자의 질적 성과를 향상시키는데 성공적임을 증명하고 있다. 기능인지 접근은 환자의 활동 참여를 높이고 보호자의 행복감을 향상시켰다고 한다. 기능인지 접근이 환자의 부적합한 행동발생이 줄였고 일상생활활동이나 수단적 일상생활활동 기능을 더 향상시켰다(Gitlin et al., 2018). 미국작업치료사협회(AOTA)는 2015년 이후 기능인지를 연구의 우선순위로 선정하였다. 미국 대학교에서는 작업치료 표준교육과정에 기능인지를 포함하였다고 한다. 작업치료 국제회의에서도 기능인지에 대한 발표가 증가하고 있으며, 최근 작업치료 연구에서는 기능인지를 측정하는 평가도구들에 대한 연구를 찾아볼 수 있다.

기능인지는 전문적인 작업치료의 깊은 역사에 뿌리를 두고 있는 사상의 종합이다. 사정은 개인이 기능적 과제에 어떻게 접근하는지를 평가하는 것이고, 중재는 일상생활활동과 수단적 일상생활활동을 직접적으로 언급해서 개인의 욕구를 지지하는 것이다. 기능인지는 인지처리 능력을 정신적 근육으로 비유하여 재활시키는 개념이 아니라 환자의 직접적인 작업수행 어려움에 중심을 둔다. 뇌촬영으로 뇌가 변화된 것을 알 수 있고 인지에 대한 직접적인 치료 후에 실험실 측정에서 향상이 보였다 할지라도 이것이 작업수행 향상으로 이동했다는 증거가 미비하다(AOTA, 2019; Toglia, 2018). 이런 이유로 전략을 가르치는 중재, 기술을 훈련시키는 중재, 환경설정을 통한 작업수행 향상훈련은 전문가들 사이에 지속적으로 관심을 받고 있다(AOTA, 2019; Padilla, 2011). 기능인지 관점에서는 인지적 한계를 지닌 환자를 평가 절하하지 않는다. 인지적인 한계가 있어도 기능수행은 회복될 가능성이 있기 때문이다. 기능인지 관점에서는 작업수행 향상을 위한 특별한 전략을 찾고 환경 설정에 대한 지식을 갖추는 것이 중요하다(Wesson & Giles, 2019).

3.5 CO-OP(Cognitive Orientation to daily Occupational Performance)

1 CO-OP 기초 개념

매일의 일상적인 활동을 수행해내는 능력은 자존감, 사회적 기회, 학업적 성과와 삶의 질에 중요한 영향을 준다. 이러한 활동에는 필요한 활동, 원하는 활동, 기대하는 활동 등이 있다. CO-OP 접근법에서 강조하는 것은 클라이언트에게 중요하고 의미 있는 매일의 일상적인 활동(기능적 목표를 성취)을 그들이 학습하도록 돕는 것이다. CO-OP는 인지손상을 완화하는 인지재활 기술이 아니고 기능적 기술을 습득하거나 재습득 하는 것을 촉진하여 기능인지를 이끄는 재활에 가깝다(Gimeno, Dittmann, & Polatajko, 2019).

CO-OP는 학습과 인지 행동 이론에서 추출한 것으로 아동뿐만 아니라 성인도 문제해결 전략을 학습하도록 돕고 목표를 성취하도록 한다. 이러한 문제해결 전략을 전반적 인지전략이라고도 한다. 치료사는 CO-OP 기술 중 하나인 '안내된 발견'을 사용하여 환자 스스로가 활동을 어떻게 수행해야 하는지 충분히 생각하게 하고, 클라이언트가 어떻게 자신들의 특별한 도전을 극복할 것인지 생각하도록 한다. 치료사는 클라이언트의 수행에 대해서 질문을 제공하는데 여기서 질문들이 활동을 더 잘 수행하기 위해서 해야 하는 것을 상기할 수 있도록 도와준다. 이것은 클라이언트에게 직접적인 지침(instruction)를 제공하는 전통적인 접근법보다 클라이언트와 치료사 사이에 토의를 이끄는 것이다(McEwen, Mandich, & Polatajko, 2018).

CO-OP는 인지와 학습을 기초이론으로 하고 인지가 인간의 개별능력(individual ability)과 숙련된 수행(skilled performance) 사이에 매개 역할을 하고 있음을 강조한다. 또한 개별능력과 숙련된 수행 사이의 관계는 전략을 사용하여 수정될 수 있음을 강조한다[그림 3-5].

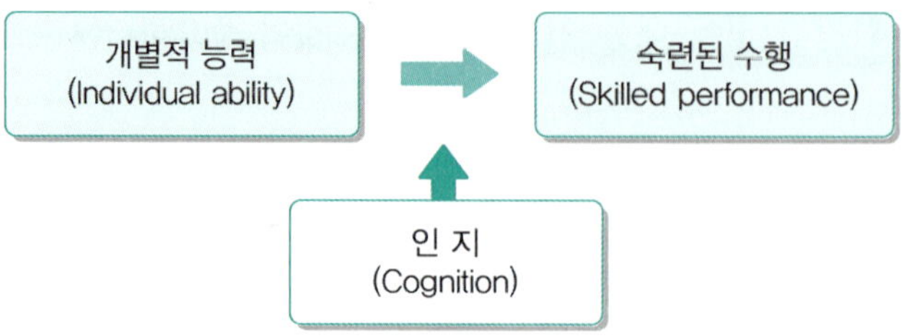

그림 3-5 CO-OP 개념 모델

출처: Gimeno, Dittmann, & Polatajko, 2019

CO-OP와 다른 접근법과의 뚜렷한 차이 중 하나가 CO-OP는 클라이언트가 어떤 활동을 어떻게 하는지에 관해서 많은 시간동안 대화한다는 것이다. 이렇게 하는 이유는 클라이언트가 독립적으로 해결책을 발전시키도록 가이드를 안내해주기 위함이다. 결국 클라이언트가 문제 해결 기술을 발전시켜 다른 활동에 적용하고 전이할 수 있도록 이끈다.

2 CO-OP 출현과 발전

CO-OP는 처음에는 발달성 협응장애(Developmental coordination disorder; DCD)가 새로운 운동 기술을 학습하여 도전에 성공할 수 있도록 하기 위해 개발되었다(Miller et al., 2001). CO-OP는 전통적인 치료접근과 새로운 중재를 비교하는 연구를 10년 넘게 진행하면서 여러 중요한 요소들을 만들었다. 운동중심의 문제를 가진 아이들을 치료하는 전통적인 접근법은 활동을 세분화 분석해서 각각의 수행 요소를 치료하는 데 초점을 두고 있다. 예를 들어, DCD 진단을 받은 아이가 도장찍는 활동을 한다면 치료사는 미세운동기술 발달을 치료 목표로 설정할 것이고 미세운동 기술의 발달이 도장찍기 기술을 가능하게 할 것이라고 믿었다. 어떤 뇌졸중 환자에 대해서도 '균형 향상'이 치료 목표이고 향상된 균형은 걷도록 만들고 쇼핑할 수 있도록 할 것으로 믿었다. 이러한 치료 목표는 손상된 기저부의 요소들이 일단 향상되면 활동들도 전반적으로 향상될 것이라는 사상에 기초를 둔다. 과거 손상 중심의 목표(균형향상, 상지 운동조절 향상, 기억력 향상)가 수행 중심의 목표(컴퓨터 타이핑하기, 칼을 사용하기, 자르기, 바느질하기, 머리 빗기)로 전환된 것이다.

CO-OP 개발자들은 전통적인 접근법이 수행을 향상시키지 않았다는 것을 깨달았다. 그들은 전통적인 접근과 최근 접근을 비교하는 연구에서, 직접 티칭(direct teaching)이 DCD 아이들이 특별한 활동의 수행 향상을 이끌었다는 것을 증명하였다. 또한 그들은 학습 접근법을 사용하는 것은 전통적인 손상 감소 접근보다 더 성공적이라고 주장하였다. 이러한 관점에서 CO-OP 개발자들은 인지행동 수정의 창시자인 도날드 마이캔바움(Donal Meichenbaum)의 목표설정하기－계획하기－실행하기－점검하기(Goal-Plan-Do-Check) 개념을 적용하였다(Miller et al., 2001). 이 새로운 접근법은 처음에는 언어적 자기 안내(verbal self guidance)라고 불렀고 더 깊이 연구되고 여러 가지 요소들이 추가되면서 CO-OP로 발전하게 되었다. CO-OP를 통해 발전한 문제해결 기술이 다른 활동과 다른 환경에서도 사용할 수 있게 되었다는 연구결과가 발표되면서 CO-OP는 더욱 주목받게 되었다. CO-OP의 성공적 등장에 공헌한 연구 개발자는 폴라타이고(Polatajko)와 맨디치(Mandich)이다. 이들은 CO-OP의 핵심특징과 이론적 기초라는 교재를 출간하였고 여기서 CO-OP를 특별히 DCD에게 적용하기 위해 만들었음을 발표하였다. 그 이후 여러 동료 연구자들은 CO-OP접근법이 다른 집단에서 효과적으로 적용할 수 있음을 발표하였고, 지속적인 연구 결과 아스퍼거 증후군, 뇌성마비, 성인 외상성 뇌손상, 뇌졸중 환자 등 아동에서 성인 환자까지 다양하게 이 접근법을 적용할 수 있음을 증명하였다(Gimeno, Dittmann & Polatajko, 2019).

3 CO-OP 3핵심원리

CO-OP의 기초가 되는 기본 철학으로써 3가지 핵심 원리에는 클라이언트 중심, 수행 기반, 문제해결 세 가지가 있다(Polatajko & Mandich, 2004).

1) 클라이언트 중심(Client-centered)

CO-OP는 클라이언트 중심 치료라는 철학에 기초를 두고 있다. 클라이언트 중심은 클라이언트가 치료의 능동적 참여자임을 말하는 것으로 클라이언트가 존중받고 그들의 목표가 우선되어야 한다는 개념이다. CO-OP는 클라이언트가 자신에게 중요한 목표를 규명할 것을 요구함으로써 동기를 강화시킨다.

2) 수행 기반(Performance based)

CO-OP의 주요한 목표는 기술습득 또는 수행강화이고 치료의 주요 초점은 클라이언트에게 중요한 특별한 기술을 학습하는 것이다. 이와 같이 클라이언트는 자신의 특별한 기술을 직접적으로 수행해서 자신들이 원하는 기술을 성취한다.

3) 문제 해결(Problem solving)

치료사는 개별적인 클라이언트, 목표, 상황에 특별한 영역 특수전략을 발견하기 위한 전반적 인지전략(Goal-Plan-Do-Check)을 사용하여 클라이언트가 수행기반 문제를 해결하도록 안내한다. 클라이언트에게 인지전략을 스스로 사용하는 것을 가르치는 것이 이 접근법의 주요한 목표 중 하나이다.

4 CO-OP 적용대상

CO-OP는 위 출현에서도 기술하였듯이 발달적 협응장애(DCD)가 있는 아동을 위해서 처음에 개발되었다. 그 이후로 여러 학자들이 다양한 집단에 적용하여 그 효과를 검증하였는데 그 결과 CO-OP의 효능성이 입증된 대상은 아스퍼거 증후군, 뇌성마비, 외상성 뇌손상, 뇌졸중, 발달장애,

스스로 인지손상이라고 규정한 노인들 등이다(Dawson, et al., 2013, Missiuna et al., EcEwen, et al., 2015). 추가로 CO-OP에 관한 연구는 근육긴장이상과 같은 아이들 집단을 대상 등 다양한 대상에게도 적용하고 있다. CO-OP는 연령과 진단명을 초월하여 다양하게 적용이 가능한 다중 접근법이다. 이러한 다양성에도 불구하고 어떤 선행기술을 습득한 클라이언트에게 추천한다. 선행습득 기술에는 첫째, 최근 수행수준을 향상시키고 싶거나 배우고 싶은 활동이나 작업을 선택할 수 있는 사람, 둘째, 치료사와 함께 자신의 수행에 대해서 토의하기 위해서 충분한 언어 유창성을 가진 사람, 셋째, CO-OP의 문제해결 접근으로부터 이점을 얻을 정도의 충분한 인지능력을 갖춘 사람 등이다. 여기서 충분한 인지능력이라는 것이 정상수준 정도를 말하는 것이 아니라 치료 세션을 진행할 때 학습하고 이를 기억할 수 있는 정도의 인지능력으로 CO-OP로부터 효과를 볼 수 있는 수준이다(Polatajko & Mandich, 2004).

5 CO-OP 임상적 목적

CO-OP의 임상적 목적은 크게 기술습득(skill acquisition), 인지전략사용(cognitive strategy use), 일반화(generalization), 전이(transfer) 네 가지이다(Scammell et al., 2016). 기술습득은 CO-OP의 일차적 목표이다. 클라이언트는 개인적으로 의미있다고 선택한 기술을 습득한다. 인지전략사용은 클라이언트가 수행문제를 해결하기 위해 인지적 전략을 어떻게 사용하는지 배우는 것이다. 클라이언트는 그들이 마주하는 모든 수행 이슈에 대한 문제해결 프레임으로 전반적 인지전략인 Goal-Plan-Do-Check 전략을 사용하는 것을 배운다. 계획 단계에서는 개인과 특별한 기술과 배경에 특화된 영역 특수 전략을 찾는 것을 학습한다. 일반화는 클라이언트가 학습한 작업이나 활동을 치료실 외에 다양한 환경에서 할 수 있는 것이다. 예를 들어 아동이 치료실에서 도장찍기 활동을 하기 위해서 한손으로 종이를 고정하는 것을 배웠다면 이를 집에서나 교실에서도 할 수 있는 것을 말한다. 전이는 작업과 전반적 인지전략을 사용하는 CO-OP에서 학습한 기술이 새로운 기술을 학습하는 것을 촉진하는 것이다. 예를 들어 Goal-Plan-Do-Check을 사용하여 쇼핑센터에서 걷는 것을 배운 클라이언트가 문제해결전략을 사용해서 정원의 잔디 깎는 것을 배우고, 심지어 기타 치는 것 같은 매우 다른 기술을 학습하는 것을 말한다.

6 CO-OP의 7가지 핵심특징

CO-OP는 7가지 핵심기술로 구성되어 있다. 이 핵심특징은 CO-OP의 효과에 공헌한다. [표 3-6]은 CO-OP의 핵심특징과 그 개념을 설명하고 있고, [표 3-7]은 핵심특징의 주요 요인들과 기본 개념을 설명하고 있다(Gimeno, Dittmann, & Polatajko, 2019; McEwen, Mandich, & Polatajko, 2018).

표 3-6 CO-OP 핵심특징과 개념 설명

핵심특징	개념 설명
클라이언트 선택 목표 (Client Chosen Goals)	• 치료사가 클라이언트와 파트너십을 발휘하여 목표를 정함 • 목표가 클라이언트와 관련성이 있으면, 클라이언트는 치료에 참여하고 학습하는 데 더 동기화 됨 • 치료사는 클라이언트 지식과 경험을 존중
역동적 수행 분석 (Dynamic Performance Analysis)	• 치료사가 관찰 기반 전략을 사용 • 수행을 분류하고 우선순위를 결정하는 과정 • DPA는 전통적인 활동 분석과는 차이가 있는 요소기반 분석이 아닌 수행 기반 분석(맥락 안에서 실제 수행을 분석) • 수행 문제를 해결할 가능성 있는 전략
인지전략 사용 (Cognitive Strategy Use)	• 하나의 기술을 학습하는 동안 수행을 지지하는 데 사용하는 의식적 도구 • 기술습득, 일반화, 전이를 지원하는 문제해결 기술로 구성
안내된 발견 (Guided Discovery)	• 클라이언트가 목표 성취를 위해 스스로 문제와 분석 및 해결방법을 찾을 수 있도록 단서, 촉구(prompts), 모델링, 피드백, 코칭 제공 • 솔루션의 자기 발견은 더 좋은 기술 전이와 일반화에 영향
실행원칙 (Enabling Principles)	• 목표 달성을 위해 촉진, 안내, 코칭, 교육, 촉구, 듣기, 권유하기 등과 관련된 원칙들 • 학습을 촉구하는 방법과 원리
중재형태 (Intervention Format)	• CO-OP는 중재 체제와 구조를 갖추고 있음 • 중재시기(중재 전, 중재-숙제, 중재 후)에 따라 진행 - 중재 전: 목표 확립, 기초수행선 설정 - 중재: 여러 핵심특징 사용 및 전통적 10세션(45~60분) 숙제: 거의 모든 세션에서 할당 - 중재 후: 목표에 대해 재평가
부모나 의미있는 사람 참여 (Parent-Significant Other Involvement)	• 클라이언트에게 의미있는 보호자는 기술습득, 전이, 일반화에 중요한 요소 • CO-OP에 대해서 보호자에게 교육 • 보호자가 목표 설정과 CO-OP가 어떻게 진행되는지 참여 권유

표 3-7 CO-OP 핵심특징과 요인들

핵심특징	요인들(factors)	설명
클라이언트 선택 목표 (Client Chosen Goals)	일일활동 일지 (Daily Activity Log)	• 하루 동안의 활동을 기록 • 30분 간격으로 듣고 기록 • 클라이언트 전형적인 하루 파악
	활동분류카드 (Activity Card Sort)	• 활동이 그려져 있는 카드 • 성인용(ACS: 89장), 아동용(PACS: 77장)
	캐나다 작업수행 측정 (Canadian Occupational Performance Measure; COPM)	• 클라이언트중심, 자가 보고식 • 치료목표 설정(3개 작업영역) • 최상의 목표 설정, 수행도, 만족도 측정
	수행의 질 척도 (Performance Quality Rating Scale; PQRS)	• 수행과 수행변화를 측정하는 관찰척도 • 자기보고식 측정
역동적 수행 분석 (Dynamic Performance Analysis; DPA)	동기화(Motivation)	• 치료사가 중재 전에 고려해야 할 환자의 세 가지 요소로 환자 문제와 수행 분석에 필요함
	과제지식(Task Knowledge)	
	수행 유능감 (Performance Competence)	
인지전략 사용 (Cognitive Strategy Use)	전반적 문제해결 전략 (Global Problem-Solving Strategy)	• 메타인지적 전략 • 구조화된 문제해결 프레임 • 목표(goal)-계획(plan)-실행(do)-점검(check)
	영역 특수 전략 (Domain-Specific Strategies ; DSS)	• 개인, 기술, 환경에 필요한 특수 전략 • 예) Body position, Attending to doing, Task specification/modification, Verbal mnemonic, Verbal rote script 등
안내된 발견 (Guided Discovery)	한 번에 하나씩 (One Thing at a Time!)	• 한 가지 기술 수행이 어려울 경우 • CO-OP는 학습패러다임을 따름
	말해주지 말고 질문하기 (Ask, Don't tell!)	• 환자가 스스로 해결방안을 찾을 수 있는 좋은 질문하기 • 생각을 자극하는 질문하기 • 질문으로 전략 촉진하고 수행 이끎
	고쳐주지 말고 코칭하기 (Coach, Don't Adjust!)	• 클라이언트 스스로 자신, 과제, 환경을 변화시키도록 안내
	명료화하기 (Make it obvious!)	• 클라이언트가 집중해야 하는 기술 명확히 하기 • 기술의 주요특징에 주의 이끌도록 함
실행원칙 (Enabling Principles)	즐겁게 하기 (Make it Fun!)	• 치료사가 클라이언트와 협력하는 것을 즐거운 경험으로 만드는 것이 전략 사용을 성공적으로 하게 함
	학습을 증진하기 (Promote Learning!)	• 가르치는 기술 • 보상, 직접 가르치기, 모델링, 행동형성하기, 촉구하기, 페이딩하기, 연쇄하기
	자립을 추구하기 (Work Toward Independence!)	• 치료사는 촉구 등의 지지를 점차 줄임 • 지지를 줄이는 것이 학습을 향상시킴
	일반화와 전이를 증진하기 (Promote Generalization and Transfer!)	• 치료사는 일반화와 전이를 직접적으로 촉구하는 기회를 찾음

참|고|문|헌

R·E·F·E·R·E·N·C·E

- Abreu, G. C. & Toglia, J. P. (1987). Cognitive rehabilitation: A model for occupational therapy. *American Journal of Occupational Therapy, 41*, 439-448.
- Adamovich, B., Henderson, J. & Averbach, S. (1985). *Rehabilitation of closed head injured patients*. California: College Hill Press.
- Affolter F. D. (1987). *Perception, interaction and language; Interaction of daily living: The root of development*. Berlin: Springer-Verlag.
- Affolter, F. D. & Stricker, E. (1980). *Perceptual process as prerequisities for complex human behavior: A theoretical model and its application to therapy*. Bern: Hans Huber Publisher.
- Alexander, L., French, G., Graaham, J., King, L. & Timewell, E. (1985). who needs a theory of occupational Therapy? Do you? *Australian Occupational Therapy Journal, 32*(3), 104-108.
- Allen, C. A. (1987). Activity: Occupational therapy's treatment method. *American Journal of Occupational Therapy, 41*, 563-575.
- Allen, C. K. (1982). Independence through activity: The practice of occupational therapy (psychiatry). *American Journal of Occupational Therapy, 36*, 731-739.
- Allen, C. K. (1985). *Occupational therapy for psychiatric diseases: Measurements and management of cognitive disabilities*. Boston: Little, Brown.
- Allen, C. K. (1992). Cognitive disabilities. In N. Katz(Ed.), *Cognitive rehabilitation: Models for intervention in occupational therapy* (pp.1-21). Boston: Andover Medical.
- Allen, C. K., Earhart, C. A. & Blue, T. (1993). *Allen diagnostic manual*. colchester, CT: S & S/Worldwide.
- Allen, C. K., Earhart, C. A., & Blue, T. (1992). *Occupational therapy treatment goals for the physically and cognitively disabled*. Rockville, MD: AOTA Press.
- American Occupational Therapy Association. (2019). Cognition, cognitive rehabilitation, and occupational performance. *American Journal of Occupational Therapy*.
- Averbuch, S. & Katz, N. (1992). Cognitive rehabilitation: A retraining approach for brain injured adults. In N. Katz (Ed), *Cognitive rehabilitation: Models for intervention in occupational therapy* (pp.219-239). Boston: andover Medical.
- Ayres, A. J. (1972). Types of sensory integrative dysfunction among disabled learns. *American Journal of Occupational Therapy, 26*, 13-18.

- Ayres, A. J. (1989). *Sensory Integration and Praxis Tests*. Los Angeles: Wester Psychological Services.
- Barth, J. & Boll, F. (1981). Rehabilitation and treatment of central nervous system dysfunction: A behavioral medicine perspective. In C. Prokop & L. Bradley (Eds.), *Medical psychology: Contributions to behaviotal medicine* (pp.241-265). New York: Academic press.
- Belchior, P., Korner-Bitensky, N., Holmes, M., & Robert, A. (2015). Identification and assessment of functional performance in mild cognitive impairment: A survey of occupational therapy practices. *Australian Occupational Therapy Journal, 62*, 187-196.
- Benedict, R. H. B. & Wechsler, F. S. (1992). Evaluation of memory retraining in patients with traumatic brain injury: Two single-case experimental designs. *Journal of Head Trauma Rehabilitation, 7*, 84-93.
- Ben-Yishay, Y. & Diller, L. (1983). Cognitive remediation In M. Rosenthal, E. Griffith, M. R. Bond, & J. D. Miller (Eds.), *Rehabilitation of the bead injured adult* (pp.167-183). Philadelphia, PA: Davis.
- Ben-Yishay, Y. & Diller, L. (1993). Cognitive remediation in traumatic brain injury: Update and issues. *Archives of Physical Medicine and Rehabilitation, 74*, 2004-213.
- Bolger, J. P. (1982). Cognitive retraining: A developmental approach. *Clinical Neuropsychology, 4*, 66-70.
- Bonfils, K. (1995). Affolter approach. In Pedretti L. (ed.). *Practice skills for physical dysfunction*. St Louis: Mosby.
- Brown, A. L. & Rechan, L. A. (1979). The zone of potential development: Implications for inteligence testing in the year 2000. In R. J. Sternberg & D.K. Detterman (Eds.), *Human Intelligence* (pp.217-235). New York: Ablex.
- Bruce, M. A. & Borg, M. (1987). *Frames of reference in psychosocial occupational therapy*. New Jersy: Slack.
- Bruce, M. A. G. & Borg, B. (2002). *Psychosocial frames of reference: core for occupation-based practice* (3rd ed.). Slack: Thorafare.
- Carter, L. T., Caruso, J. L., Languirand, M. A. & Berard, M. A. (1980). Cognitive skill remediationi stroke and non-stroke elderly. *Clinical Neuropsychology, 2*, 109-113.
- Carter, L. T., Howard, B. E. & O'Neil, W. A. (1983). Effectiveness of cognitive skill remediation in acute stroke parients. *American Journal of Occupational Therapy, 37*, 320-326.
- Chaytor, N., Schmitter-Edgecombe, M., & Burr, R. (2006). Improving the ecological validity of executive functioning assessment. *Archives of Clinical Neuropsychology, 21*, 217-227.
- Cohen, R. F. & Mapou, R. L. (1998). Neuropsychological assessment for treatment planing: A hypoth-

esis-testing approach. *Journal of head Trauma Rehabilitation, 3*, 12-23.

- Cracknell, E. (1984). Humanisitic psychology. In Wilson, M. (ed.). *Occupational therapy in short-term psychiatry*. Churchil Livingstone, Edinbrugh.
- Craine, J. & Gudeman, H. (1981). *The rehabilitation in brain functions: Principles, Procedures and techniques of neurotraining*. Sprinfield, IL: Charles C Thomas.
- Craine, J. (1985). The retraining of frontal lobe dysfunction. In L. Trexler (Ed.), *Cognitive rehabilitation conceptualizationand intervention* (pp.239-261). New York: Plenum Press.
- Crosson, C., Barco, P. P., Velozo, C., Bolesta, M., Cooper, P. V., Werts, D. & Brobeck, T. C. (1989). Awareness and compensation in postacute head injury rehabilitation. *The Journal of head trauma rehabilitation, 4*, 46-54.
- Davis, E. S. & Radomski, M. V. (1989). Domain-specific training to reinstate habit sequences. *Occupational therapy practice, 1*(1), 79-88
- Dawson, D. R., Anderson, N. D., Binns, M. A., Bottari, C., Damianakis, T., Hunt, A., . . . Zwarenstein, M. (2013). Managing executive dysfunction following acquired brain injury and stroke using an ecologically valid rehabilitation approach: A study protocol for a randomized, controlled trial. *Trials, 14*, 306.
- Diller, L. & Gordon, W. (1981a). Interventions for cognitive deficits in brain injured adults. *Journal of consulting and Clinical Psychology, 49*, 822-834.
- Diller, L. & Gordon, W. (1981b). Rehabilitation and clinical neuropsychology. In S. Filksov & T. Boll (Eds.), *Handbook of clinical neuropsychology*. New York: Wiley & Sons.
- Diller, L. & Johnston, C. (1983). Error evaluation ability of reght hemisphere brainlesioned patients. *Journal of Consulting and Clinical Psychology, 5*, 401-402.
- Diller, L. (1985, March). *Results of cognitive rehabilitation*. Physical Disabilities Special Interest Section Newsletter [AOTA], 1, 4-5.
- Dutton, R. (1995). *Clinical reasoning in physical disabilities*. Baltimore: Williams & Wilkins.
- Fisher, A. G. & Murray, E. A. (1991). *Sensory integration theory and practice*. Philadelphia: F. A. Davis. 3-26.
- Fisher, A. G. (1995). *Assessment of motor and Process Skills* (2nd ed.). Fort Collins, CO: Three Star Press.
- Gagne, R. & Briggs, L. (1974). *Principles of instructional design*. New York: Rinehart & Winston.
- Giles, G. M. & Wilson, J. C. (1992). *Occupational therapy for the brain injured adult: A neurofunctional approach*. London: Chapman and Hall.

- Giles, G. M. (1992). A neurofunctional approach to rehabilitation following severe brain injury. In N. Katz (Ed.), *Cognitive rehabilitation: Models for intervention in occupational therapy* (pp.195-218). Boston: Andover Medical.
- Giles, G. M., Edwards, D. F., Morrison, M. T., Baum, C., & Wolf, T. J. (2017). Screening for functional cognition in postacute care and the Improving Medicare Post-Acute Care Transformation (IMPACT) Act of 2014. *American Journal of Occupational Therapy, 71*, 7105090010.
- Gimeno, H., Dittmann, K., & Polatajko, H. (2019). Cognitive orientation to daily occupational performance. In T. J. Wolf, D. F. Edwards, & G. M. Giles (Eds.), *Functional Cognition and Occupational Therapy* (pp.7-20). Bethesda, MD: AOTA Press.
- Gitlin, L. N., Arthur, P., Piersol, C., Hessels, V., Wu, S. S., Dai, Y., & Mann, W. C. (2018). Targeting behavioral symptoms and functional decline in dementia: A randomized clinical trial. *Journal of the American Geriatrics Society, 66*, 339-345.
- Glanutsos, R. (1991). Cognitive rehabilitation: A neuropsychological specialty comes of age. *Brain Injury, 5*, 353-368.
- Gold, D. A. (2012). An examination of instrumental activities of daily living assessment in older adults and mild cognitive impairment. *Journal of Clinical and Experimental Neuropsychology, 34*, 11-34.
- Hagen, C. (1982). Language cognitive disorientation following closed head injury: Aconceptualization. In L. Trexler (Ed.), *Cognitive Rehabilitation Conceptualization and Intervention* (pp.131-151). New York: Plenum Press.
- Jacobs, K. (1995). Preparing for return to work. In C. Trombly (Ed.), *Occupational therapy for physical dysfunction* (4th ed., pp.329-349). Baltimore: Williams & Wilkins.
- Kaplan, K. & Kielhofner, G. (1989). *Occupational case analysis interview and rating scale*. Thorofare, NJ: Slack.
- Katz, N. (2005). *Cognition & Occupation across the life span: Models for intervention in occupational therapy* (2nd ed.). AOTA: Bethesda.
- Kielhofner, G. & Burke, J. P. (1977). Occupational therapy after 60 years: an account of changing identity and knowledge. *American Journal of Occupational Therapy, 31*(10), 675-689.
- Kielhofner, G. & Burke, J. P. (1980). A model of human occupation. Part Ⅰ: Conceptional framework and content. *American Journal of Occupational therapy, 34*, 572-581.
- Kielhofner, G. (1985). *A model of human occupation: Theory and application*. Baltimore: Williams & Wildins.

- Lezak, M. D. (1983). *Neuropsychological assessment* (2nd ed.). New York: Oxford University Press.
- Lorenze, E. & Cancro. R. (1962). Dysfunction in visual perception with hemiplegia: Its relation to activities of daily living. *Archives of Physical Medicine and Rehabilitatio, 43*, 514-517.
- Lundgren, C. C. & Persechino, E. L. (1986). Cognitive group: A treatment for head-injured adults. *American Journal of Occupational Therapy, 40*, 397-401.
- Luria, A. R. (1970). The functional organization of the brain. *Scientific American, 222*(3), 66-78.
- Luria, A. R. (1973). *The working brain.* New York: Basic Books.
- Luria, A. R. (1980). *Higher cortical functions in man.* New York: Basic Books.
- Lyons, B. G. (1984). Defining a child's zone of proximal development: Evaluation precess for treatment planning. *American Journal of Occupational Therapy, 38*, 446-451.
- Marcotte, T. D., Scott, J. C., Kamat, R., & Heaton, R. K. (2010). Neuropsychology and the prediction of everyday functioning. In T. D. Marcotte & I. Grant (Eds.), *Neuropsychology of everyday functioning* (pp.5-38). New York: Guilford.
- McAlister, C., Schmitter-Edgecombe, M., & Lamb, R. (2016). Examination of variables that may affect the relationship between cognition and functional status in individuals with mild cognitive impairment: A meta-analysis. *Archives of Clinical Neuropsychology, 31*, 123-147.
- McEwen, S. E., Donald, M., Dawson, D., Egan, M. Y., Hunt, A., Quant,S., . . . Linkewich, E. (2015). A multi-faceted knowledge translation approach to support persons with stroke and cognitive impairment: Evaluation protocol. *Implementation Science, 10*, 157.
- McEwen, S. E., Mandich, A., & Polatajko, H. J. (2018). CO-OP Approach: A cognitive-based intervention for children and adults. In N. Katz, & J. Togllia,(Eds) *Cognition, occupation, and participation across the lifespan: Neuroscience, neurorehabilitation, and models of intervention in occupational therapy* (4th ed., pp.143-163). Bethesda, MD: AOTA Press.
- Meichenbaum, D. H. & Asarnow, J. (1979). Cognitive-behavioral modification and metacognitive development: Implications for the classroom. In P. C. Kendall & S. D. Hollon (Eds), *Cognitive-behavioral interventions: Theory, research & procedures.* New York: Academic Press.
- Meyer, A. (1992). Thc philosophy of occupational therapy. *Archives of Occupational Therapy, 1*, 1-10.56.
- Mosey, A. C. (1986). Recapitularion of ontogenesis: A theory or practice of occupational therapy. *American Journal of Occupational Therapy, 40*, 432-436.
- Miller, L. T., Polatajko, H. J., Missiuna, C., Mandich, A. D., & Macnab, J. J. (2001). A pilot trial of

a cognitive treatment for children with developmental coordination disorder. *Human Movement Science, 20*, 183-210.

- Mosey, A. (1981). *Occupational therapy-configuration of a profession.* New York: Raven Press.
- Mosey, A. C. (1986). *Psychosocial components of occupational therapy.* New York: Ravon Press.
- Neistadt, M. E. (1995). Assessing learning capabilities during cognitive and perceptual evaluations for adults with traumatic brain injury. *Occupational Therapy in Health Care. 9*(1), 3-16.
- Norman, D. A. (1969). *Memory and attention: An introduction to human information processing.* New York: John Wiley & Sons.
- Norman, D. A. (1979). Perception, memory and mental processes. In L. Nilsson (Ed.), *Perceptives on memory research* (pp.121-144). NJ: Lawrence Erbaum.
- Padilla, R. (2011). Effectiveness of interventions designed to modify the activity demands of the occupations of self-care and leisure for people with Alzheimer's disease and related dementias. *American Journal of Occupational Therapy, 65*, 523-531.
- Parham, D. L. & Mailoux, Z. (1995). Sensory integration. In Case-Smith, J., Allen, A. S., Pratt, P. N. (Eds.). *Occupational therapy for children* (pp 307-356), St. Louis: C. V. Mosby.
- Pepin, M., Loranger, M. & Benoit, G. (1995). Efficiency of cognitive training: Review and prospects. *The Journal of cognitive Rehabilitation, 13*, 8-14.
- Polatajko, H., & Mandich, A. (2004). *Enabling occupation in children: The Cognitive Orientation to daily Occupational Performance(CO-OP) Approach.* Ottawa: CAOT Publications.
- Radomski, M. V. (1994). Cognitive rehabilitation: advancing the stature of occupational therapy. *American Journal of Occupational Therapy, 48*(3), 271-273.
- Radomski, M. V., Dougherty, P. M., Fine S. B. & Baum C. (1994). Case studies in cognitive rehabilitation. In: Royeen CB(ed.). *AOTA Self Study Series: Cognitive Rehabilitation.* American Occupational Therapy Association, Inc.
- Rahmani, L. (1982). The intellectual rehabilitation of brain damaged patients. *Clinical Neuropsychology, 4*, 44-45.
- Reily, M. (1958). An occupational therapy curriculum for 1965. *American Journal of occupational therapy.*
- Reily, M. (1962). Occupational therapy can be one of the great ideas of 20th centry medicine. The Eleanor Clarke Slagle Iecture. *American Journal of Occupational therapy. 31*(4), 1-9.
- Resolution 532-79. (1979). Occupation as the common core of occupational therapy: Representative

Assembly minutes. April 1979, Detroit, Michigan. *American Journal of Occupational Therapy, 33*, 785.

- Ryerson, S. J. (1984). Hemiplegia resulting from vascular insult or disease. In D. A. Umphred (Ed.), *Neurological rehabilitation* (pp. 474-514). St. Louis, MO: Mosby.
- Scammell, E. M., Bates, S. V., Houldin, A., & Polatajko, H. J. (2016). The Cognitive Orientation to daily Occupational Performance (CO-OP): A scoping review. *Canadian Journal of Occupational Therapy, 83*, 216-225.
- Schwartz, R., Shipkin, E. & Cermak, L. S. (1979). Verbal and non-verbal memory abilities of adult brain-damaged patients. *American Journal of Occupational Therapy, 33*, 79-83.
- Shannon, P. D. (1986). Philosophical considerations for the practice of occupational therapy. In Ryan, S. E. (Eds.), *The occupational therapy assistant: Roles and responsibilities*. Thorofare, NJ: Slack, 37.
- Slagle, E. C. (1922). Training aides for mental patients. *Archives of Occupational Therapy, 1*, 11-20.
- Smith, A. G. (1983). Holistic philosophy and general systems theroy: an overview for occupational therapy. *Journal of the New Zealand Association of Occupational Therapist. 34*(1), 356.
- Toglia, J. (1992). A dynamic interactional approach to cognitive rehabilitation. In N. Katz (ED.), *Cognitive rehabilitation: Models for intervention in occupational therapy*. Boston, MA: Andover Medical Publishers.
- Toglia, J. (2018). Self-awareness and metacognition: Effect on occupational performance and outcome across the lifespan. In N. Katz & J. Toglia (Eds.), *Cognition, occupation, and participation across the lifespan: Neuroscience, neurorehabilitation, and models of intervention in occupational therapy* (4th ed., pp. 143-163). Bethesda, MD: AOTA Press.
- Toglia, J. P. (1985). *Use of games in cognitive retraining*. Physical Disabilities Special Interest Newsletter [AOTA], 3-8.
- Toglia, J. P. (1991). Generalization of treatment: A multicontext approach to cognitive perceptual impairment in adults with brain injury. *American Journal of Occupational Therapy, 45*, 505-516.
- Toglia, J. P. (1998). The dynamic interactional model to cognitive rehabilitation. In N. Katz (ED.), *Cognition and occupation in rebabilitation*. Bethesda, MD: American Occupational Therapy Association.
- Trexler, L. (1982). Cognitive and neuropsychological aspects of affective change following traumatic brain injury. In L. Trexler (Ed.), *Cognitive rehabilitation conceptualization and intervention* (pp.173-197). New York: Plenum Press.
- Trombly, C. A. (1995). Theoretical Foundations for practice. In C. A. Trombly (Ed), *Occupational therapy for physical dysfunction* (4th ed, pp. 15-27). Baltimore: Williams & Wilkins.

- Trombly, C. A. (1995b). Planning, guiding and documenting therapy. in C. A. Trombly (Ed.), *Occupational therapy for physical dysfunction* (4th ed., pp. 29-40). Baltimore: Williams & Wilkins.
- Trombly, C. A. (Ed.) (1989). *Occupational therapy for physical dysfunction* (3rd ed.). Baltimore: Williams & Wilkins.
- Tuokko, H., Morris, C., & Ebert, P. (2005). Mild cognitive impairment and everyday functioning in older adults. *Neurocase, 11*, 40-47.
- Uomoto, J. M. (1992). Neuropsychological assessment and cognitive rehabilitation after brain injury. *Physical Medicine and Rehabilitation Clinics of North America, 3*, 291-318.
- Van Zomeren, A. H. (1981). *Reaction time and attention after closed injury.* Service-Lisse: Swete and Zeitlinger Publishing Company.
- Wadley, V. G., Okonkwo, O., Crowe, M., & Ross-Meadows, L. A. (2008). Mild cognitive impairment and everyday function: Evidence of reduced speed in performing instrumental activities of daily living. *American Journal of Geriatric Psychiatry, 16*, 416-424.
- Wells, K. F. & Luttgens, K. (1976). *Kinesiology scientific basis of human motion* (2nd ed.). Philadelphia: Saunders.
- Wesson, J., & Giles, G. M. (2019). Understanding Functional Cognition: A Practical Approach to Treating Individuals With Cognitive Loss. In T. J. Wolf, D. F. Edwards, & G. M. Giles (Eds.), *Functional Cognition and Occupational Therapy* (pp.7-20). Bethesda, MD: AOTA Press.
- Wesson, J., Clemson, L., Brodaty, H., & Reppermund, S. (2016). Estimating functional cognition in older adults using observational assessments of task performance in complex everyday activities: A systematic review and evaluation of measurement properties. *Neuroscience and Biobehavioral Reviews, 68*, 335-360.
- West, W. L. (1984). A reaffirment philosophy and practice of occupational therapy for the 1980s. *American Journal of Occupational Therapy, 38*(1), 15-23.
- White, R. W. (1959). Motivation Reconsidered: the Concept of Competence. *Psychological Review, 66*. 297-175.

Cognitive
Rehabilitation

제4장
CHAPTER

인지재활 임상적 추론

오 윤 택

학·습·목·표

- 임상추론의 필요성을 이해한다.
- 임상추론의 종류와 방법을 이해한다.
- 임상추론의 기술과 증진 방법을 이해한다.

주·요·용·어

- 임상추론
- 메타인지
- 과학적 추론
- 절차 추론
- 실용적 추론
- 상황에 따른 추론
- 서술적 추론
- 윤리적 추론

04 C/H/A/P/T/E/R 인지재활 임상적 추론

4.1 어떤 치료를 할 것인가? : 인지재활에서 임상추론

일반적으로 환자를 치료하기 위해 환자의 문제를 인식하고 정의하는 것을 가장 먼저 하게 된다. 이 후 이 문제를 해결하기 위한 치료방법을 결정하게 된다. 작업치료사는 작업을 이용하여 평가, 분석, 계획, 치료, 중재하는 전문가이다. 따라서 환자의 작업수행(occupational performance)을 이해하는 것은 중요하다. 사람은 작업을 외적 요소들(물리적이고 사회적인 맥락)과 특정한 환자의 본질과 요소들(신체, 사회, 인지적 기술)과 상호 연관되면서 과제를 진행하고 작업치료사는 이런 접들에 대해 관심을 갖게 된다(Schell 등, 2003). 이런 것들에 관한 전문가로서 직무를 수행하기 위해 필요한 것이 임상추론(clinical reasoning)이다. 임상에서 일하면서 각 개인의 추론방법은 더 많은 경험을 가진 치료사들의 멘토링과 다른 보건 전문가들의 영향으로 변하게 된다. 그러나 임상에서 작업치료가 사용하는 추론 방법은 다른 보건 전문가와는 차별화 되어야 한다(Mattingly, 1991).

작업치료사의 추론과 의사결정 과정은 다른 전문가들과는 다른가? 이런 의문은 오랫동안 논쟁이 되어 왔다. 치료사는 임상추론을 통해 임상에서 추진해야 할 방향을 결정한다. 작업치료사에게 임상추론은 새로운 것은 아니며 작업치료 분야에서 지난 수년간 해왔고 이전에는 암묵적으로 통용되면서 발전해왔다. 작업치료사는 전문가답게 정보를 임상추론의 방식으로 정리할 수 있으며, 이런 사고 과정을 통해 학생이나 초보 치료사들이 임상에 임했을 때 쉽게 배우고 적용할 수 있게 된다. 비록 학생과 초보 또는 경험 없는 치료사들은 기본적인 이론을 단순하게 사례에 적용하기도 하며, 비판적인 입장으로 임상에 적용하기도 한다. 그러나 창의적인 반응을 보이지는 못한다(Unsworth, 1999).

환자의 치료 결정을 어떻게 하느냐의 문제는 작업치료의 전문성을 보여주는 데 중요하다. Mattingly와 Fleming(1994)은 이론적인 추론과 임상 추론의 차이를 설명했다. 이론적 추론은 일반적인 것에 초점을 맞추는 것으로 사실들에 기반하여 일관성 있는 예측 가능성을 이용한다. 예를 들어 관절가동범위에 제한이 있다는 사실은 움직임의 제한이나 활동에 제약을 주는 결과를 예측할 수 있는 것과 같은 것이다. 따라서 이론적 추론은 교과 과정에서 배운 지식들을 활용한다. 반면에 임상추론은 다음과 같이 정의한다.

- 이론적 지식을 임상에 포함시키는 임상적인 노하우
- 신중하게 적절한 행동을 적용하는 것
- 각각의 환자에게 가장 좋은 것을 결정하는 복잡하고 임상적인 과정

즉, 앞서 말한 관절가동범위에 제한이 있는 환자가 해야 할 과제에 이 제한이 영향을 주지 않는 정도라면, 우선으로 해결할 문제가 관절가동범위의 증가는 아니다. 즉 환자에게 우선시 해야 하는 치료의 결정은 환자의 작업수행에 기반하여 임상 추론하게 된다.

사람들은 자신들만의 사고 체계를 가지고 있다. 여러 가지 사실에서 공통점을 찾아내는 사람이나 여러 가지 명제에서 인과 관계를 찾는 방식은 문제의 조건에 따라 사람 고유한 양식에 해당한다. 작업치료에서 임상추론에 대한 경험적 연구는 Rogers와 Masagatani의 1982년 연구가 가장 오래되었다. 이 연구에서 치료사는 환자를 평가할 때 치료사 자신의 자신의 사고 과정에 초점을 맞추어 진행한다고 했다. Roger의 Eleanor Clarke Slagle 강의에서 치료사는 임상추론에 대해 알고 있느냐에 따라 임상에서 실제 적용하게 된다고 했다(Unsworth, 1999).

Mattingly(1991)는 임상추론이란 치료사가 환자와 함께 어떻게 생각하고 결정을 내리는지 과정이라고 주장한다. 그는 환자와 함께 일하면서 치료를 결정할 때 사용하는 직관, 판단, 공감, 상식을 임상추론이라고 했다. Mattingly(1991)가 말한 임상추론은 다음의 것들이다.

- 환자가 나에게 말하는 것과 내가 관찰하면서 생각하는 방법
- 내가 집중하거나 무시하는 것
- 미래를 위해 참고해야 하거나 즉각적으로 반응하고 알아야 하는 것
- 환자를 인간으로서 이해하기 위해 노력하는 방법
- 이전의 환자들, 그들의 어려움 그리고 성공했거나 실패한 해결책에 대한 경험
- 치료사의 이론적 지식을 보여주고 임상에 적용하는 것
- 환자, 제공한 치료, 그것에 대해 우리가 알게 된 방법에 대해 다른 치료사들과 나누는 이야기들
- 치료시간은 얼마나 필요한지와 재정적인 조건 그리고 환자의 가족으로부터 가능한 자원을 고려한 전반적인 묘사
- 환자와 진행하는 행동을 결정하는 과정과 시간이 경과함에 따라 수정하거나 변경하는 방법

표 4-1 메타인지 또는 초인지의 구조와 치료사의 관련 항목의 예

구 성	내 용	치료사 관련 항목
인지를 아는 것 (knowledge)	선언적 지식 과정의 지식 상태에 대한 지식	• 증상과 질병에 대해 아는 것 • 평가와 해석에 대해 아는 것 • 문제 해결을 위한 전략에 대해 아는 것 • 시행 과정의 오류에 대해 아는 것 • 지식 사용의 적절한 시기에 대해 아는 것 • 지식 사용의 조건을 아는 것
인지를 조정하는 것 (regulation)	계획 모니터링 평가	• 전략의 선택 • 전략의 변경 • 과정의 목표를 인식 • 수행의 적절성을 인식 • 결과물의 적절성 판단

임상추론이란 치료사가 환자에게 중재를 제공하기 위해 계획, 방향 설정, 수행, 반영할 때 나타나는 일련의 과정이다. 이런 임상추론을 위해서 치료사는 메타인지(metacognitive)[1] 분석을 사용하게 된다(Schell, 2003) [표 4-1].

1 추론의 종류

추론의 종류에는 과학적(scientific) 추론, 절차를 통한(procedural) 추론, 실용적 추론(pragmatic) 추론, 상황에 따른(conditional) 추론, 서술적(narrative) 추론, 윤리적(ethic) 추론 등이 있다(Mattingly & Fleming, 1999; Schell, 2003).

의학 교육자들은 많은 연구를 통해 의학 분야에서 사용하는 전문가적인 판단에 대해 광범위하고 많은 저술을 하고 있다. 이런 지식들은 작업치료의 추론에 대한 이해에 많은 영향을 주었

1) 메타인지의 구성 요소는 크게 인지에 대한 아는 것(knowledge)과 인지를 조정하는 것(regulation)으로 나눌 수 있다. 인지에 대해 아는 것은 자신에 대해서와 수행에 영향을 주는 것을 아는 선언적 지식(declarative knowledge), 일어나고 있는 현 상황에 대해 아는 과정의 지식(procedural knowledge), 선언적 지식과 과정의 지식을 언제, 왜 사용하는지 아는 상태에 대한 지식(conditional knowledge)을 의미한다. 지식의 조정에는 수행을 위한 전략의 선택과 적당한 배치를 말하는 계획(planning), 이해와 과제 수행을 확인하는 모니터링(monitoring), 수행된 결과의 최종 산물과 과제를 평가하는 평가(evaluating)로 이루어진다. 치료사가 메타 인지를 사용하기 위해서는 자신이 알고 있는 지식의 내용과 범위를 알아야 하며 현재 환자에 대해 알고 있는 것들과 전략이 무엇인지 알아야 하며 언제 어떤 전략을 사용할지를 알아야 한다. 이런 지식의 근거 내에서 현재 환자를 평가하는 과정의 계획을 세우고 그 과정이 적절하게 이루어지고 있는지 모니터링 해야 한다. 또한 그 결과가 타당성과 신뢰성을 갖추고 있는지 평가해야 한다. 조정의 과정이 지식에 근거하기 때문에 지식을 지속적으로 갱신하고 확충하기 위해 서적, 교육, 선임자와의 토의 등을 거치는 것이 초보 치료사에게는 필요하다. 여기서 흥미로운 것은 선언적 지식에 치료사 자신의 자기 효능감이 포함된다는 것이며, 이 효능감에는 치료사의 개별적인 해석, 믿음, 주관적인 지각, 경험 등이 영향을 준다는 것이다.

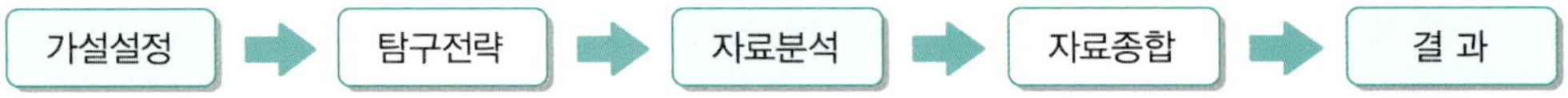

그림 4-1 **가설 연역적 추론 과정(hypothetico-deductive reasoning process)**

다. 의학적인 의사결정은 대체로 과학적 추론에 기반한다. 과학적 추론은 가설 생성과 소위 가설 연역적 추론이라고 불리는 검증의 과정을 통해 이루어진다[그림 4-1]. 이 형태의 추론은 환자의 의학적인 상태라는 진단을 만들 때 가장 많이 사용한다. 과학적 추론은 임상가들에게 환자 상태의 의학적인 측면과 비록 실제적으로 환자 개인에 대해 알려진 사실이 거의 없는 상황에서 생각하는 방법이다. 작업치료사들은 과학적 추론으로부터 과학적 모델을 보다 효과적으로 따르면서 임상을 발전시켜 왔다고 한다. 그 과정은 다음과 같다(Unsworth, 1999).

- 준거의 틀(frame of reference)의 선택
- 자료를 수집하고 합성하는 데 체계적인 접근 방식을 발전시키는 것
- 가설 생성
- 가설 검증

과학적 추론은 진단과 관련된 사실에 충실한 추론으로 (현재 보이는) 증상과 관련되어 일반적으로 원인이라고 생각되는 손상에 초점을 맞추는 것과 개인의 기능적인 수행의 문제(즉, 결과로서의 기능적 상태)를 중재하기 위한 치료적 결정에 관여하는 추론이 포함된다. 전자를 진단적(diagnostic) 추론, 후자를 절차를 통한(procedural) 추론이라고도 한다(Schell, 2003). 과학적 추론은 전반적으로 순차적인 특징을 가지며 평가와 검증이 동시에 일어나는 순환적인 특성을 가진다(Unsworth, 1999). 과학적 추론으로 의학적 모델의 의사결정 과정에 적당한 추론으로 환자와 치료사의 상호작용을 고려하지 않기 때문에 작업치료 영역에서는 제한적인 단점을 가진다. 또한 환자와 치료사의 상호작용을 고려하지 않는다(Unsworth, 1999).

작업치료 저자들이나 연구자들 중에는 과학적 추론으로 임상을 발전시킨 경우도 있다. 그러나 의사결정과 추론에 대한 과학적 접근의 의학적 모델은 작업치료 추론을 완전히 설명하지는 못하는 것으로 보인다. 예를 들어 의학적 의사결정은 다음과 같은 특징이 있다.

- 진단을 결정하는 것을 중심으로 이루어지기 때문에 작업치료에 일반적으로 유용하지 않다.
- 치료사와 함께한 환자의 상호작용에 거의 집중하지 않는다.
- 의학적인 의사결정이 전반적으로 순서적이기 때문에 임상추론은 몇 개의 검증과 평가가 동시에 이루어지는 단계를 순환하는 구조를 가진다.

Mattingly(1991)는 작업치료의 임상추론은 의학적 모델과 과학적 추론형태보다는 대체로 암묵적이고 고도의 이미지적이며 심도 있는 현상학적 사고 형태라고 하였다. 서술적 추론이 작업치료의 임상추론에 더 기본적이어야 한다고 주장하다. 서술적 추론은 이야기 형태로 만들어지고 이야기를 말하는 것(스토리텔링)과 같은 형태로 표현되며 치료사가 장애나 질병이 환자에게 주는 의미를 이해하도록 한다. 작업치료의 임상추론은 과학적 추론과는 거리가 멀고 현상학적인 틀을 사용하기를 선호한다(Mattingly, 1991).

절차를 통한 추론은 환자의 기능적 문제, 목표의 설정 그리고 중재의 계획을 정하기 위해 사용한다. 문제의 인식이나 목표의 설정이라는 말은 작업치료 영역에서도 많이 사용하지만 진단, 예후와 처방, 단서(cue)의 파악, 가설의 생성, 단서의 해석, 가설의 검증은 의학적인 의사결정 문헌에서 많이 사용되는 용어이다. 의학과 작업치료에서 모두 사용하는 문제 해결이라는 단어의 의미는 서로 다르게 사용된다. 작업치료에서 문제 해결은 복잡한 문제와 환자가 접하는 이슈들에 대한 단일한 해결의 생성을 말한다. 이와는 대조적으로 의학적 문헌에서 문제해결이란 일반적으로 문제의 파악이나 진단이라는 의미로 사용한다. 어떤 작업치료 연구가들은 진단을 위한(diagnostic) 추론을 작업치료의 관점에서 환자의 문제를 평가하고 결정하는 과정에서 절차를 통한 추론의 요소로 사용하기도 한다(Unsworth, 1999). 치료사들은 다음의 네 가지 단계를 통해 문제를 파악할 수 있다.

① 단서의 획득: 치료사는 환자와 환자의 어려움에 관련된 단서나 정보들을 수집한다.
② 가설의 생성: 관찰로 알게 된 단서에 대해 몇 가지 가능성 있는 설명을 생성한다.
③ 단서의 해석: 각 가설은 단서들의 합과 비교하고 단서들을 가장 논리적이며 가장 좋게 설명한 가설을 선택한다.
④ 가설의 검증: 최종적으로 각 가설을 선택하기 위해 필요하다고 생각하는 것을 선택한다.

서술적 추론은 질병의 진행이나 조직계통의 이해를 넘어서서 질병이나 장애가 개인에게 주는 의미를 이해하는 방법이다. 이 추론은 환자의 입장에서 환자의 경험을 이해하는 방법으로 이야기 같은 형태를 취한다. 예를 들어 환자가 주거지로 선택한 곳에서 누구와 살아왔으며, 그 환경에서 자신의 역할과 앞으로 해야 할 일들을 찾아가는 것이다. 환자들은 질병이나 장애로 인해 자신의 미래에 대한 이야기를 상상할 수 없는 경우가 많다. 이때 숙련된 치료사는 환자가 새로운 삶의 이야기를 만들어가도록 도울 수 있으며, 이를 통해 치료 목표를 설정하게 된다(Schell, 2003).

Schell과 Cervero(1993)은 실용적 추론이라는 다른 형태의 추론을 제안하였다. 이 저자들은 실용적 추론을 임상가의 임상 환경과 맥락과 관련된 추론이라고 정의한다. 예를 들어 Schell과

Cervero(1993)는 개인적인 동기부여, 가치, 믿음과 같은 작업치료사가 제공할 수 있는 능력에 영향을 주는 모든 조직적이고 정치적이고 경제적인 상황이 주는 제한과 기회가 이 추론에 포함된다고 제안한다. 임상가의 사고와 치료 과정에서 관련된 모든 방식에 영향을 주는 모든 요소들이 여기에 포함된다. 작업치료에서 임상 추론은 서술적이고 과학적이고 실용적 추론의 형태가 모든 복합적인 관계를 이루어 나타난다.

실용적 추론은 치료에 필요한 자원, 조직의 문화, 팀 구성원간의 권력, 배상과 관련된 이슈, 전문 영역 내에서의 경향 등의 임상 환경을 고려하는 방법이다. 이런 조건들에서 치료사는 환자의 치료 목표를 달성하기 위해 대안을 찾거나 환자의 관심을 임상 환경 안에서 조정하도록 중재하기도 한다. 치료사의 가치나 세계관도 임상추론에 영향을 주며 이는 윤리적 추론과 관련이 있다. 앞서 말한 추론의 방법들이 "환자의 현재 상태가 무엇"이며 "무엇이 이 상태를 증진시킬 수 있는지"에 대한 의문이라면, 윤리적 추론은 "치료사가 무엇을 해야 하는가"에 대한 질문이다. 치료사는 개인, 전문영역, 그리고 사회의 가치 체계 안에서 무엇이 옳은지 결정하며 이것이 윤리적 추론[2])의 기초가 된다.

임상추론이 생각을 하는 과정이라고 할 때, 임상가가 무엇을 생각하고 있는지 아는 것은 어려운 일이다. 이것을 알기 위한 한 가지 방법은 치료사에게 환자와 일하는 것에 대한 어떤 이야기라도 말할 것을 요청하는 것이다. 서술 또는 이야기는 다른 전문가들에게 치료사가 가지고 있는 추론을 설명하므로서 학생과 초보 치료사들에게 임상에서 어떤 과정이 진행되는지 알려주어 소통하게한다. 이런 관점에서 보면 서술적 추론은 순서를 가지고 있으며, 상호 관계에 따라 바뀌게 되기 때문에 다른 추론에서도 사용할 수 있는 대화 같은 의사 소통의 방법으로 사용할 수 있다. 서술적 추론은 현재의 상태를 어떻게 보고 있는지에 대한 이해의 한 가지 형태이다. 서술은 치료사가 환자를 어떻게 치료하고 상호작용하는지를 알려줄 뿐만 아니라 환자가 장애를 대하는 방식을 이해하도록 한다. 반면에 이야기를 만들어내면 환자의 미래 모습에 대해 그릴 수 있게 된다. 여기에 치료에서 앞으로 성취해야 할 것에 대한 아이디어를 정하는 것도 포함된다.

---

2) 윤리적 딜레마는 어떤 것이 옳고 그른지가 명확하지 않을 때 발생한다. 여러 가지의 해답 중에 하나를 선택하려면 몇몇의 다른 선택들은 상대적으로 덜 선호되기 때문이다. 다른 사람의 가치와 나의 가치가 서로 상충될 때 윤리적 충돌이 일어나게 된다. 윤리적 이슈에서는 이로운 것과 덜 해로운 것 모두를 이해할 필요가 있다. 이로운 것은 개인이나 집단에게 가장 좋은 것이지만 덜 해로운 것은 신체적, 재정적, 심리적, 사회적인 본질에서 해로운 행위를 피하는 것을 말한다. 예를 들어 중증의 화상환자를 치료하는 것은 가능한 움직임을 최대한 확보한다는 목표로 진행하고 이로운 것이지만, 다른 측면에서 보면 단기적으로 심각한 해로움(통증과 심리적 불안정)을 주게 되는 것이다. 후자의 관점에서 치료를 중단하는 것은 장기적으로 해로움을 피하는 것이다. 그러나 이 환자는 심각한 구축과 제한을 가지게 될 것이고 기동성에 문제를 보이게 될 것이다. 이와 같이 이 환자와 관련된 사람들(치료사, 개인, 가족)은 각자의 관점에서 치료를 바라보게 된다(Hansen, 2003).

치료사들은 의학적인 상태가 환자에게 어떤 의미인지 설명하기 위해 이야기로 말하는 방법(서술)을 사용한다(Mattinly와 Fleming, 1994). 반면에 환자의 신체적 상태와 평가나 사정 그리고 중재를 연결시켜 설명할 때는 "차트형태로 말하기(chart talk)"와 과학적 추론의 형태를 사용하기를 더 선호한다. 연구가들은 이 두 가지의 다른 형태의 언어인 "이야기 말하기"와 "차트 말하기"가 환자를 알게 하는 치료사의 방법이라고 말한다. Mattingly는 치료사들의 1 / 3에서 1 / 2이 동료와 미팅을 갖거나 환자의 의무기록을 작성하는 데 "차트 말하기"를 사용한다고 말한다(Unsowrth, 1999). 이 시간동안 치료사들은 환자의 임상적인 문제, 치료, 치료에 대한 당위성 그리고 공유하고 싶은 치료 목표에 대해 토의한다. 게다가 치료사들은 환자에게 치료의 진행이 어떻게 될지 설명한다. 이 토의 과정에서 치료사들은 환자의 문제를 이해하는 생체역학적인 문제로 설명하려고 하며, 따라서 "차트말하기"를 사용한다. 이것은 전형적으로 치료사가 환자의 문제를 나열하고 각 문제와 관련된 치료를 관련지어 설명하게 된다는 의미이며 환자의 경험에는 거의 주의를 기울이지 않는다는 뜻이기도 하다.

앞서 말했듯이 치료사들은 환자의 삶에 장애가 미치는 의미를 고려할 때는 환자에 대한 이야기를 시작하게 되며, 이때부터 서술적인 형태를 사용하게 된다. Mattingly는 "차트 말하기"에서 나온 임상적인 문제와 치료적인 활동들이 환자를 포함한 관련된 사람들(환자, 환자에게 중요한 사람들 그리고 치료사)에게 각각 역할을 주는 드라마로 변하게 된다고 설명한다(Unsowrth, 1999). 동기, 감정, 느낌, 열망은 이야기의 형태에 모두 묘사되지만, 의무기록의 사실과 과학적 설명과는 다른 내용이 된다. 치료사들은 현재에 만나고 있는 환자의 이야기와 과거의 다른 사람의 이야기들 간에 유사성을 찾아서 그들의 경험으로부터 아이디어를 생성한다.

그러나 Mattingly는 치료사들 스스로가 말하면서 편집하고 이야기를 창출할 수 있어야 하고 더불어 예상치 못하게 일어나는 더 많은 사실들에 대한 반응으로 이야기를 변경시킬 수도 있어야 한다고 주장한다(Unsowrth, 1999). 이야기를 바꿀 수 있다는 말은 치료사가 유연성을 가져야 한다는 의미이기도 하고 적응력이 있다는 의미이기도 하다. 치료사가 설명하고 계획된 치료는 더 이상 효과가 없거나 예상보다 빠르게 작용할 수도 있으며, 환자는 특정한 치료에 대해 예상하지 못한 좋거나 나쁜 반응을 보일 수도 있다. 치료사는 환자가 더 이상 이전의 이야기를 하지 않고 새로운 스토리를 만들고 있다는 것을 알게 된다. 아무리 잘 계획된 치료이더라도 필연적으로 수정은 필요하다. 치료사는 상태를 빠르게 평가할 수 있어야 하고 이야기의 방향을 바꾸어야 한다.

요약컨대 치료사는 환자의 질병을 더 잘 이해하기 원할 때와 장애나 질병이 삶에 영향을 주는 방식을 알기 위해 이야기를 사용한다. 이야기 말하기에서 나타나는 가장 두드러진 특징은 치료사가 매일 평가하고 치료하면서 발생하는 여러 가지가 상황들이 반영된다는 것이다. 또한 이런 상황들은 환자를 사람으로서 이해하기 위해 가장 우선시 해야 한다. 이야기의 생성은 치료사가 환자의 미래를 그리거나 "상황에 따른 추론"을 적용할 때 나타난다. 치료를 위해 생성되는 이야기는 수정을 필요로 가지면서 진행되는 것이 일반적이며, 경험 있는 치료사들은 치료적인 이야기 흐름을 변경해 가면서 적응하게 된다.

4.2 추론의 과정

추론을 위해 우선 정보의 수집이 필요하고 이를 근거로 치료를 계획하며, 수시 평가를 통한 방향의 설정하고 수행하게 된다.

1 정보의 수집

치료사는 환자를 치료하기 위해서 우선 환자를 이해할 필요가 있다. 환자는 치료사가 알지 못하는 사회, 환경, 문화적 맥락 안에서, 자신의 신체적, 인지적, 심리적인 특성을 가지고 살아왔다. 따라서 이 환자만의 특성들이 장애라는 새로운 조건에 어떻게 반응하는지는 사람마다 다를 수밖에 없다.

환자를 이해하기 위해 치료사는 환자에 대해서 알아야 한다. 그래서 평가와 면담을 시행하고 다른 전문가들의 기록들을 확인하게 되며 이런 정보를 통해 환자의 작업 수행에 영향을 주는 것들이 어떤 것들인지를 탐색하게 된다. 그러나 한 명의 환자가 하나의 문제만을 가지고 있는 경우는 흔하지 않다. 치료사는 여러 가지 문제들 중에 이 환자의 작업 수행에 가장 영향을 주는 요소를 찾아야 우선순위를 정할 수 있다.

2 가설 설정과 우선순위 결정

환자나 보호자들은 손상(impairment), 활동(activity) 또는 참여(participation)의 제한을 주소(chief complaints)로 치료실에 오게 된다. "팔에 힘이 없이요.", "혼자 앉아 밥을 먹을 수 없어요.", "걸을 수 없어요.", "했던 이야기를 돌아서면 잊어 버려요.", "욕을 해요." 등이 이런 예이다. 활동과 참여와 같은 작업들의 수행에 영향을 주는 것들을 알아보기 위해 치료사는 평가, 면담, 기록 등의 여러 가지 정보를 사용하게 된다. 이런 과정에서 작업치료사가 중재할 만한 많은 문제들이 도출된다. 치료사는 이런 모든 문제를 치료할 수는 없다. 왜냐하면 치료시간의 제한으로 비용 대비 효과를 극대화하기 위해 치료사는 가장 영향이 많은 문제부터 우선순위를 결정해야 한다.

치료적인 목표를 결정할 때는 COPM(Canadian Occupational Performance Measure)을 사용하여 우선순위를 정할 수 있으며, 요소나 기술들에 대한 분석은 전문가로서 작업치료사들이 시행할 수 있다.

치료사가 환자 문제의 우선순위를 정하는 것은 쉽지 않다. 왜냐하면 환자가 가지고 있는 문제들이 비구조화된 문제의 특성을 갖고 있기 때문이다. 비구조화된 문제들은 정보가 부족하거나 추가로 정보를 획득할 수 있는 방법이 다양하며, 추가되는 정보에 따라 문제의 내용이 바뀌기도 하며, 최종적인 단계에서도 해결책이 최선인지는 불확실하다는 특성을 갖는다. 따라서 이런 비구조화 된 문제를 해결하기 위해서 여러 가지 상호 경쟁적인 가설을 세운 후에 최선의 가설을 채택하는 추론 과정의 하나인 가설 연역적 추론 과정(hypothetico-deductive reasoning process)을 사용한다(Unsworth, 1999). 이 과정에는 환자의 가능한 문제들에 대한 가설 설정, 이 가설들의 검증을 위한 탐색 전략을 결정하고, 이 전략을 통해 밝혀진 자료들을 분석, 종합하여 결과를 만드는 단계 등이 해당한다. 이 추론 방법은 절차를 통한 추론에 해당한다.

치료사들은 다음의 접근들의 일부 또는 전부를 사용하여 환자에 대한 정보와 평가를 실시하게 된다(Unsworth, 1999).

① 환자의 의무 기록
② 환자 또는 가족의 초기 면담
③ 표준화된 검사의 실시
④ 비표준화된 평가를 실시하고 행동관찰을 하며 기능적 활동을 사용하여 가설검증을 실시
⑤ 환자의 가정, 직장의 방문

많은 학자와 임상가들은 학생들이 자신만의 추론기술을 발전시키고 전문가적 추론을 설명하

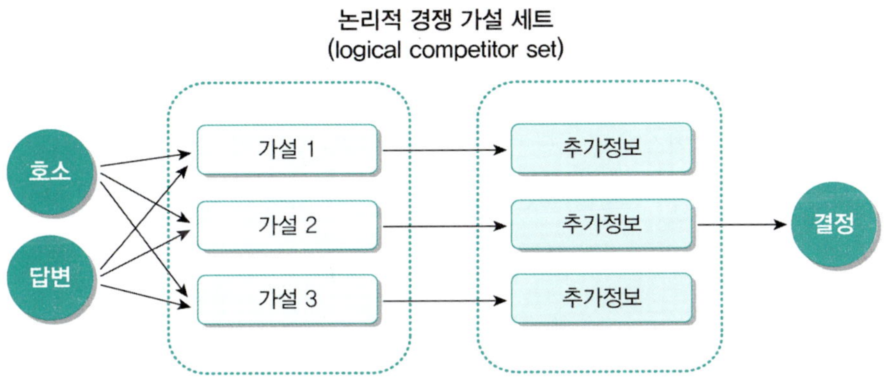

그림 4-2 임상 추론 과정(Clinical reasoning process)

기 위해 사례 연구들을 사용해왔다. 사례 연구는 학생들과 초보 임상가들에게 인지지각 장애분야에서 치료하는 방법과 임상 기술에 반영하여 이를 증진시킬 수 있을 것이다(Unsworth, 1999).

다음 A라는 환자의 예를 들어본다.

"A는 간병인이 밀어주는 휠체어를 타고 치료실에 들어왔다. 그는 왼손을 무릎 위에 올려놓고 오른손으로 휠체어를 팔걸이를 꽉 잡고 있었다. 몸은 구부정한 채로 우측으로 기울어져 있었다. 시선은 우측을 향해 있었다. '안녕하세요?'라는 인사에 그는 나를 보지도 않고 '네'라고 짧게 답했다. 그의 왼쪽에서 '저는 작업치료사입니다. 저를 봐 주세요'라는 말에 고개를 돌리려는 시도를 했을 뿐 이내 다시 오른쪽을 보고 있었다. '제 얼굴을 보세요'라는 말에 어렵게 중심선까지 왔으나 아무 말도 없이 그 이상의 왼쪽으로 고개를 돌리지 못했다."

상기 환자의 설명을 보고 치료사는 다음과 같은 가설들을 설정할 수 있다.

① 왼쪽 근력 저하

② 왼쪽 감각 저하

③ 척추측만증

④ 좌측 무시

⑤ 이해력 제한

⑥ 균형 능력 저하

이 가설들에 대해 근력검사, 감각검사, 인지검사, 진단명 확인, 심리검사 결과 확인 등을 탐색전략으로 설정하고 각 검사와 내용 확인을 진행하여 자료를 수집하게 된다. 만약 근력 검사를 통해 좌측 상지의 근력 저하가 없다면 우리는 ①의 가설을 제거할 수 있다. 이런 식으로 치료사가 세운 가설들은 탐색전략과 조사된 자료를 통해 정리해 나갈 수 있다. 이런 과정을 메타인지 분석이라고 한다.

자료 수집과 정리 중에 가설이 줄어들기도 하지만 새로운 가설이 추가되기도 한다. 이렇게 여러 가지의 가설을 세워 최종 결정을 하는 과정을 "논리적 경쟁 가설 세트"라고 한다.

- 이름: B
- 진단명: 우측 중간대뇌동맥 경색으로 인한 좌측 편마비

위의 사례 B의 정보를 통해서도 치료사는 다음의 가설을 세울 수 있다. 치료사는 학교나 책에서 배웠던 지식을 근거로 다음과 같은 증상의 가설을 세울 수 있다.

① 좌측 상하지의 편마비

② 좌측 무시

③ 시공간 지각의 제한

④ 좌측 상하지의 감각 저하

따라서 가장 먼저 찾아야 하는 것은 환자의 문제이다. 치료사가 접하는 환자는 여러 가지 문제를 가지고 있다. 또한 인간은 여러 시스템, 즉 여러 조직과 계통이 결합되어 이루어져 있다. 따라서 평가나 관찰을 통해 나타나는 문제들은 하나 또는 두 개 이상의 시스템이 결합되어 나타나게 된다.

환자가 가지고 있는 문제의 우선순위가 결정되면, 이 문제에 대한 치료적 접근을 결정하게 된다. 치료적 방법은 치료사의 메타 인지 중에서 기존에 알고 있었던 지식에 근거한 것과 추가적인 탐색을 통해 얻어지는 지식에 의해 결정한다. 이 때 가장 많이 활용되는 것이 근거 기반의(evidence-based) 작업치료이다.

아래의 사례 C부터 J까지의 증상이나 기록을 가진 환자들을 우리들은 자주 보게된다. 이런 내용들로 우리는 환자의 주요 문제를 결정하고 치료를 결정하게 된다. 실제로 임상에서 만나는 환자들은 이들 중 하나만 갖고 있지는 않다.

사례 C

- 이름: C
- 진단명: Lt. hemiparesis d/t Rt. MCA infarction

사례 D

- 검사명: MMSE
- 단어 3개를 기억하지 못하며 시간과 장소에 지남력 저하가 나타남

사례 E

- 검사명: MBI
- 식사: 왼쪽 공간에 있는 음식을 먹지 못하는 경우가 있어서, 보호자가 오른쪽으로 반찬을 셋업해주면 혼자 숟가락, 젓가락 사용하여 식사 가능함

사례 F

- 검사명: Jebsen Taylor Hand Function Test
- Simulated feeding: 숟가락을 거꾸로 잡아서 손잡이로 음식을 뜨려고 함

사례 G

- 검사명: box and block test
- 오른손 검사시 오른쪽에 있는 블록을 2~3개씩 잡으려고 해서 즉시 큐를 주어 하나씩 옮기라고 지시함. 과제 시간 1분 중 3회 이상 다른 곳을 보며 과제가 중단됨

사례 H

- 검사명: Manual Function Test
- "왼쪽 팔로 뒤통수를 만져 보세요"라는 말에 치료사와 보호자의 얼굴을 번갈아 보더니, 아무 행동도 시작하지 않았다. 치료사가 뒤통수를 만지는 동작을 보이고 환자의 팔을 같이 들며 데모를 보여 주고 나서, 환자는 왼쪽 팔로 머리 뒤로 손을 뻗는다.

사례 I

- 검사명: Functional Independence Measure
- 치료사: 오늘 아침에 일어나 뭐하셨어요?
- 입원 환자: 아침에 일어나서 너 밥 해 주려고 오징어 다듬었지
- 치료사: 제가 누군데요?
- 환자: 누구긴 누구야 내 아들이지

사례 J

- 검사명: MBI
- 치료사가 "마비된 왼팔을 옷의 왼쪽 팔에 넣으세요"라고 하자, 환자는 왼쪽 팔이 어디 있는지 찾지 못하고 치료사의 팔을 본인의 팔이라고 말한다. 왼팔 넣기에 도움이 필요하다.

사례 K

- 치료사: 'bye bye'를 할 때 손을 어떻게 하나요?
- 환자: 머리를 긁적인다.
- 치료사: 책상 위에 빵이 있다고 상상하고 어떻게 자르면 되는지 흉내내 보세요
- 환자: 머리를 긁적인다.

사례 B라는 진단에서 우리는 우측 대뇌반구 즉, 비우세반구의 기능적 우위를 보이는 기능들을 기억해 낼 수 있다. 추가적인 검사에서 사례 E, 사례 J의 검사 결과를 함께 보인다면 우측 대뇌반구 손상으로 주로 나타나는 증상, 시공간 지각 손상, 무시증상, 질병부인증 등을 예상할 수도 있으며, 이런 경우 치료 목표는 무시 증상의 완화나 보상을 위한 교육으로 치료 방법을 선택하게 된다.

그러나 B 진단의 환자가 사례 D, 사례 I의 상황을 보이면서, 무시 증상을 보이지 않는다면 치료의 목표는 단기기억이나 작업기억의 향상으로 방향을 정할 수 있다.

진단명을 모르는 상황에서 사례 F나 사례 K의 상황을 같이 보이는 사람은 실행증(apraxia)를 의심할 수 있게 된다.

이런 과정처럼 치료사는 처음의 정보로부터 여러 가지 사실을 조합해서 가설을 세우고 추가적인 정보에 의해 가장 최선의 가설을 선택하여 치료 목표를 설정하게 된다.

3 치료 계획

문제 영역, 목표가 정해지면 치료를 위한 척도와 지침을 만들 수 있다. 중재는 환자가 즐겁게, 적정하게 효과적으로 일상생활의 작업을 성취하도록 보조하는 과정이다. 이 때 치료사가 고려해야 할 사항이 치료적 활동의 난이도를 적절히 조정해야 한다는 것이다. 난이도를 최적의 상태로 만드는 목적은 환자가 최소한의 도움으로 작업을 성취하도록 하는 데 있다[표 4-2]. 비록 치료라는 말을 인지지각 장애를 가진 환자들과 일할 때는 더 많이 사용하지만 많은 작업치료사들이 더 포괄적인 단어인 중재라는 말을 사용하는 것에 더 익숙하다. 일반적으로 인지지각의 문제를 가진 환자의 중재 원칙은 다음과 같다.

- 이론적 틀 안에서 중재를 실행한다.

표 4-2 **활동의 난이도 조절을 위한 방법**(Unsworth, 1999)

변 수	난이도의 조절 방법	
치료사	• 언어 단서 제공 • 시각 단서 제공	• 피드백 • 신체적인 보조나 가이드
과 제	• 소요시간/기간 • 복잡 정도 • 단계나 아이템의 개수	• 속도 • 친숙한 정도
환 경	• 산만한 요소의 양	• 맥락의 적절성

- 치료사가 회복적인 접근, 적응적인 접근, 또는 복합적인 접근을 치료에 사용할 때는 이를 명확하게 명시할 수 있어야 한다.
- 작업이나 활동들이 중재로 활용되어야 한다.
- 만약 회복적인 접근을 사용한다면 하나의 활동이나 다른 환경에서 이 기술들이 일반화할 수 있는 기회를 주어야 한다.
- 기회는 개별적인 치료나 그룹 치료 모두에서 주어져야 한다.
- 가능하다면 환자의 가족과 친구들이 중재 과정에 참여해야 한다.
- 중재의 평가는 중재가 시작되기 전에 있어야 한다.

4.3 전문가의 조건과 추론 기술 발전 단계

치료사가 임상추론의 기술의 숙련도가 발전하는데 초보자(novice) 수준, 발전된 초보자 수준(advanced beginner), 만족할만한(competent) 수준, 능숙한(profoicent) 수준, 전문가(expert) 수준의 5가지 단계를 거치게 된다(Schell, 2003).

1 초보자 수준

임상경험이 없는 사람으로 이론에 근거해서 임상에 임하게 된다. 원칙에 기반한 절차를 통한 추론을 사용하고 맥락이 주는 의미를 인식하지는 못하며 원칙을 상황에 맞추어 진행하는 데 어려움이 있다. 서술적인 추론을 사회적 관계에서는 사용하지만 임상적인 부분까지 확대하지는 못한다. 직업을 유지하기 위해 실용적 추론을 강조하고 알려진 윤리적 이슈에 대해서 알고 있다.

2 발전된 초보자 수준

1년 미만의 임상경험을 가진 임상가이다. 맥락에서 알 수 있는 정보를 원칙에 기반한 사고에 적용하기 시작한다. 이론적인 상황과 문제가 발생되는 상황 사이에 나타나는 차이를 인식한다. 약간의 임상 경험을 통해 패턴을 인식하는데 사용하고 중대한 정보는 인식하지만 우선순위를 정하지는 못한다. 실용적이고 서술적인 추론에 관해 숙련도가 생기며 미묘한 윤리적 이슈를 인식하기 시작한다.

3 만족할 만한 수준

3년 정도의 임상경험을 가진 사람이다. 자동적으로 치료적인 기술을 사용하고 더 많은 이슈에 집중한다. 서비스를 받는 사람이 거주하는 공동체로 시야를 확장시킬 수 있으며 관련된 자료를 배열하고 원하는 결과와 관련된 중재 목표의 우선순위를 정할 수 있다. 치료 계획을 맥락에서 찾은 이슈에 관련하여 고민하면서, 이에 효율적인 계획을 세운다. 중재를 수정하기 위해 상황에 따른 추론을 사용하지만 더 진보된 임상가의 유연성은 부족하다. 임상 현장의 윤리적 딜레마를 인식하지만 다른 윤리적 대응을 위해 공정성을 발휘하기 위한 민감도가 부족하다.

4 능숙한 수준

5년 정도의 임상경험을 가진 사람이다. 상황을 전체적으로 지각한다. 경험의 범위를 확장할 수 있으며 더 집중적인 평가와 중재에서 보다 나은 유연성을 가진다. 다른 진단과 절차적인 접근의 결합을 창의적으로 만들어 낸다. 작업적인 이야기에 더 관심을 가지고 중재에 연관시킨다. 환자의 욕구 맞는 자원의 협상에 더 나은 숙련도를 보이며 윤리적 추론의 상황에 따른 본질을 인식한다.

5 전문가

10년 정도의 임상경험을 가진 사람이다. 임상추론을 많은 임상경험을 통해 깊이 있게 내적화하고 다져진 상태에서 직관적으로 수행하고, 치료 접근이 효용성을 가지지 않는 경우를 제외하고는 기본적인 분석을 줄이면서 임상을 실천한다. 장기간의 작업 수행의 만족도를 증진시키기 위해 중재 과정에 작업적인 이야기를 고차원인 숙련도로 사용한다.

4.4 임상추론의 기술을 향상시키는 방법

임상추론은 문제에 대한 이해와 이를 해결하기 위한 활동의 과정이다. 문제를 이해하거나 해결하려는 노력은 새로운 학습을 유발하여 이는 메타인지 기술의 지식적 기반을 확장시키는 역할을 한다.

Collins와 Affeldt(1996)는 초보 치료사의 임상추론 기술을 발전시키기 위한 두 가지 방법을 제안하고 있다.

- 환자간의 공통점과 차이점을 찾아내고 그 차이들이 치료에는 어떻게 영향을 주었는지 알아본다.
- 치료를 적용하기 전에 치료의 가능한 결과가 무엇인지 알아본다.

Robertson은 임상가들은 학생들보다 통합적인 문제에 대한 표상(예, 잘 조직화된 지식체계)을 가지고 있으며, 보다 환자 중심의 접근을 사용한다고 보고한다(Unsworth, 1999). 그리고 다음과 같은 것이 학생들에게 필요하다고 말한다.

- 문제의 상태에 대한 이해를 통해 치료를 계획할 수 있도록 자료들 사이에서 관련성을 찾아내라.
- 상황에 관련된 원인 요소들, 환경과 맥락 그리고 문제들의 설명, 각 환자의 개별적인 요소 그리고 치료 목표를 목록화하라.
- 전문적인 임상추론을 하기 위해 전문가들의 사례 시나리오를 사용하고 이론을 더 명확하게 만들어라. 이런 방법으로 학생들은 전문가의 임상 모델을 배우게 된다.

임상추론 기술을 향상시킬 수 있는 방법 중에 하나가 "문제중심학습"이다. 문제중심학습은 정보수집 및 처리능력, 학습에의 동기 지속, 문제 해결력 및 의사결정력, 자기주도 학습능력, 비판적 사고능력, 협동 학습 능력, 지식습득, 보유, 사용 능력, 사회 환경에의 적응력, 실생활에의 전이력, 긍정적 학습태도, 메타인지 등의 향상을 목적으로 한다(채수진, 2005).

참|고|문|헌

R·E·F·E·R·E·N·C·E

- 채수진. (2005). **문제중심학습과 평가**. 서울, 한국: 한국학술정보.
- Collins L. F., & Affeldt J. (1996). Bridging the clinical reasoning gap. *OT practice, 1*, 33-35.
- Hansen R. A. (2003). Ethics in occupational therapy. In E.B. Creapeau, E.S. Cohn, & B.A.B. Schell (Eds.), *Willard and spackman's occupational therapy* (pp.953-961). Philadelphia, PA: Lippincott Williams & Wilkins.
- Mattingly C. (1991). What is clinical reasoning? *American Journal of Occupational Therapy, 45*, 979-986.
- Mattingly C., & Fleming M. H. (1994). *Clinical reasoning: Forms of inquiry in a therapeutic practice.* Philadelphia: F.A. Davis.
- Schell, B. A., & Cervero R. M. (1993). clinical reasoning in occupational thepray: an integrative review. *American Journal of Occupation Therapy, 47*, 605-610.
- Schell, B. A. B. (2003). Clinical reasoning: The basis of practice. In E.B. Creapeau, E. S. Cohn, & B. A. B. Schell (Eds.), *Willard and spackman's occupational therapy* (pp.131-139). Philadelphia, PA: Lippincott Williams & Wilkins.
- Schell, B. A. B., Creapeau E. B., & Cohn E. S. (2003). Professional development. In E. B. Creapeau, E. S. Cohn, & B. A. B. Schell. (Eds.), *Willard and spackman's occupational therapy* (pp.141-146). Philadelphia, PA: Lippincott Williams & Wilkins.
- Unsworth C. (1999). Clinical reasoning in occupational therapy. In C. Unsworth. (Ed.), *Cognitive and perceptual dysfunction: A clinical reasoning approach to evaluation and intervention* (pp.43-73). Philadelphia, PA: F.A. Davis.

Cognitive
Rehabilitation

제 5 장
CHAPTER

인지평가

홍 승 표

COGNITIVE REHABILITATION

학·습·목·표

- 클라이언트에 대한 수준을 고려하여 인지평가 도구를 적절히 선정한다.
- 표준화된 평가의 특징을 이해하고, 장·단점을 제시한다.
- 평가도구의 타당도 및 신뢰도 개념을 이해하고 평가도구 선정 시 참고한다.
- 기능인지 평가 과정을 설명한다.
- 기능인지 평가 과정에 따라 적절한 평가도구를 선정한다.
- 평가과정에서 수집한 정보를 종합하여 기록한다.

주·요·용·어

- 기능인지 평가(cognitive functional evaluation; CFE)
- 삶의 질 평가
- 수행 중심의 기능인지 평가
- 인지선별검사
- 초기 인터뷰
- 타당도와 신뢰도
- 평가과정
- 표준화된 평가도구
- 환경평가

05
C/H/A/P/T/E/R

인지평가

인지기능이 손상된 클라이언트는 작업수행을 할 때 크고 작은 어려움을 갖게 된다. 작업치료사는 클라이언트의 손상된 인지기능이 작업을 수행할 때 어떤 영향을 미치는지, 남아있는 능력으로 가능한 작업은 무엇이 있는지 등을 객관적으로 평가한다. 평가를 통해 드러난 클라이언트의 문제점에 대한 치료와 남아있는 클라이언트의 능력을 활용하여 효율적인 작업을 수행할 수 있도록 치료계획을 수립한다. 그러므로 작업치료에서 시행하는 인지평가는 클라이언트의 인지기능 수준을 확인하는 것보다 손상된 인지기능이 그 클라이언트의 작업수행에 어떤 영향을 미치고 있는지를 결정하는 것이 더 중요하다. 인지평가는 각 클라이언트의 맥락(contexts)에서 수행하기 때문에 클라이언트중심(client-centered)의 평가를 시행해야 하고, 작업 수행 내에서의 인지기능을 평가하기 때문에 작업기반(occupation-based) 혹은 수행중심(performance centered)의 평가가 중요하다. 이번 장에서는 클라이언트 중심, 작업중심의 인지평가를 포함하고 있는 Hartman-Maeir, Katz와 Baum(2009), Katz와 Toglia(2018)의 기능인지 평가(Cognitive functional evaluation)를 중심으로 인지평가의 전반적인 과정과 평가도구를 정리하고 설명하였다.

5.1 인지평가 시 고려할 사항

인지평가 과정은 평가자의 주어진 임상적 상황, 환경에 따라 다르다. 우선 인지평가를 위해서는 치료 및 평가가 이루어지는 공간, 기관에서 보유하고 있는 평가도구 종류, 그리고 클라이언트와 평가자에게 주어진 시간 등 다양한 요소를 고려해야 한다. 급성기 클라이언트를 치료하는 기관에서는 시간적 제약이 있기 때문에 일반적으로 평가도구 또는 절차가 평가자 중심으로 이루어진다. 즉, 평가자가 짧은 시간동안 재활의 가능성을 예측하고, 퇴원 시 안전을 고려하는 중재방법을 선택한다. 반면에 지역사회 재활은 클라이언트가 집에서 생활을 하며, 장기간 병원이나 기타 시설에서 외래 치료를 받는 형태가 대부분이다. 따라서 평가의 초점은 클라이언트에게 맞추어지게 되고 작업수행의 변화를 분석한다. 인지평가를 수행하는 데 있어 중요한 자원은 표준화된 평가도구와 숙련된 평가자이다. 일부 표준화된 인지평가도구를 사용하기 위하여 훈련과정이 필요한 경우도 있다. 소속기관에서 다양한 영역의 전문가들이 함께 팀 접근을 하고 있다면 클라이언트의 인지 수준을 파악하기 위해서 임상심리사와 의견을 나누는 것도 큰 도움이 된다. 일부 인지평가도구는 침상에서 실시할 수 있어 비교적 간단히 인지 손상여부를 파악할 수 있다. 작업치료사의 임상적 환경은 시·공간적인 제한이 있어서 단기간에 클라이언트의 작업수행 수준을 향상시키기 위해서는 기능 중심의 평가를 선택하는 것이 효율적이다. 왜냐하면 작업치료사는 클라이언트에게 필요한 일상생활활동을 직접 관찰하면서 인지문제를 파악할 수 있고, 그에 대한 해결방법으로 장시간 치료가 아닌 즉각적인 보상 및 적응 방법을 제시할 수 있기 때문이다. 국내에서 뇌졸중 혹은 뇌손상 클라이언트를 치료하고 있는 대부분의 작업치료사는 초기 평가 시 표준화된 평가도구와 비표준화된 평가를 병행하여 인지평가를 시행하고 있다(유은영 등, 2006).

인지평가를 시행하기 이전에 평가도구의 목적, 대상자, 타당도 및 신뢰도 구축 여부, 제한점(limitation)은 무엇인지 확인하는 과정이 필요하다. 다음은 인지평가를 진행하기 이전에 클라이언트에 대하여 고려해야 할 사항이다.

- 우세손 확인
- 운동능력에 대한 점검(예, 지필검사를 위한 손조작, 연필사용 능력)
- 시각기능 점검(예, 시력, 안경 또는 렌즈착용 여부)
- 표현성 혹은 수용성 언어장애 확인을 위한 선별검사 실시
- 병전의 지적능력을 확인
  - 학력 및 경험에 대한 정보
  - 성인 읽기 능력 검사
- 문맹 여부(글을 읽고 이해하는지 확인)
- 주의집중 및 산만한 정도(언어 또는 청각)
- 클라이언트의 태도 및 불안 정도를 관찰
- 가능하면 CT 검사 결과 확인
- 조용한 환경과 편안한 평가 장소

5.2 표준화된 평가도구의 시행

일반적으로 작업치료 분야에서는 클라이언트의 작업수행능력을 평가하기 위하여 관찰, 면접, 표준화된 평가도구 및 비표준화된 평가도구를 사용한다. 이 중 표준화된 평가도구의 사용은 작업치료 평가과정에 있어서 많은 부분을 차지하고 중요하다. 표준화된 평가도구는 시행과정 및 절차와 점수체계에 대한 지침이 있고, 타당도와 신뢰도를 통계학적으로 검증되어 있으며, 표준집단에 대한 규준(norm)이 제시되어 있어 검사결과를 표준집단과 비교하여 해석이 가능한 도구를 의미한다. 즉 표준화된 평가도구는 정량화된 자료의 제시가 가능한 방법이다. 인지재활을 위한 평가도구들은 그 제작 목적에 따라 크게 판별을 위한 것과 평가를 위한 것으로 구분할 수 있다. 판별을 목적으로 한 도구들은 정상인과 비교하여 장애 여부를 가려내는 것이다. 반면에 평가를 위한 도구들은 시간 경과에 따른 치료 전·후 기능수행의 변화를 측정하는데 사용된다. 또한 평가도구를 시행방법에 따라 자기보고식 평가도구, 기능수행 관찰을 기초로 한 평가도구, 각 인지요소의 능력을 파악하기 위한 평가도구 등으로 구분할 수 있다. 자기보고식 평가는 인터뷰와 설문지를 이용하여 수행영역에 대한 능력을 클라이언트 스스로 점검하고 평가하게 된다. 특히 자기보고식 평가는 자신의 상태를 객관적으로 인식하는 자기자각(self-awareness)의 수준을 평가할 때 유용하고, 대표적인 평가도구로는 Self-Awareness of Deficits Interview(SADI) (Fleming, Strong & Ashton, 1996)가 있다. 기능수행 관찰을 기초로 한 인지평가는 표준화된 상황에서 클라이언트가 수행하는 모의과제(일상생활활동 중 일부)를 평가자가 관찰하며 인지와 관련된 기능수준을 정량화한다. 이를 기반으로 하여 일상생활활동에서 클라이언트의 수행 가능할 것과 불가능한 것에 대한 정보를 제공할 수 있다. 평가자가 클라이언트의 과제수행을 객관적으로 일관성 있게 관찰하기 위해서는 교육, 훈련 과정이 필요한 경우가 많다. 대표적인 평가도구로는 ADL-focused Occupation-based Neurobehavioral Evaluation(A-ONE) (Arnadottir, 1990), Executive Function Performance Test(EFPT) (이유나 등, 2017) 등이 있다. 각 인지요소의 능력을 파악하기 위한 평가는 주의력, 기억력 등 특정 인지요소를 평가하거나, 다수의 인지 요소를 평가하는 방식으로 구성된다. Test of Everyday Attention(TEA) (Robertson et al., 1996)은 주의력, Rivermead Behavioral Memory Test(RBMT)은 기억력을 평가하는 도구이고, Loewenstein Occupational Therapy Cognitive Assessment(LOTCA)와 Neurobehavioral Cognitive Status Examination(NCSE)은 여러 인지요소들을 하위항목으로 구성한 평가도구이다.

1) 타당도와 신뢰도

평가자는 평가도구를 시행하여 획득한 결과와 정보를 신뢰하고 타당하다는 전제하에 인지치료 전반적인 과정에 대한 계획과 의사결정을 할 수 있다. 즉 클라이언트를 파악하기 위한 평가도구의 신뢰도와 타당도가 높아야 그 결과를 믿을 수가 있다. 예를 들어 노인에게 인지기능을 측정하기 위한 평가도구가 개발되었는데 평가항목을 살펴보니 장악력, 키, 머리둘레, 몸무게 등을 반영했다면 이는 본래 목적과 논리적으로 일치하지 않고, 실제 관찰, 측정하고자 하는 바를 충실히 측정하지 못할 것이다. 다른 관점에서 이번에는 노인의 인지기능을 측정하기 위한 평가도구를 구입하여 여러 명의 평가자가 동시에 한 클라이언트를 측정했는데 평가치가 각각 30점, 50점, 70점으로 달랐다면 과연 그 평가도구를 신뢰할 수 있을까? 앞에서 언급한 바와 같이 이 평가도구의 항목이 모두 인지 능력과 관련된 요인으로 구성되어 있는가 하는 문제가 타당도에 해당하는 것이고, 평가도구가 제대로 구성되어 있다 하더라도 점수가 30점, 50점 70점으로 일관적이지 못한 것이 신뢰도에 해당하는 문제이다. 좋은 평가도구는 신뢰도와 타당도를 갖추고 있어야 한다.

(1) 신뢰도

신뢰도(reliability)란 측정결과를 얼마나 믿을 수 있는지를 의미한다. 따라서 평가도구를 통하여 측정하고자 하는 것을 얼마나 안정적이고 일관성 있게 오차 없이 정확하게 측정하는지를 파악하는 것이 신뢰도 검사로 보면 될 것이다. 예를 들어 주의집중력을 평가하는 전산화 인지평가 프로그램을 이용하였으나 동일한 대상자 측정할 때마다 측정치의 변동이 심하다면 그것은 신뢰도가 없는 평가도구인 것이다. 이와 같은 신뢰도를 측정하는 방법은 다음과 같다.

- 검사-재 검사 신뢰도(test-retest reliability): 평가를 동일한 집단(피험자)에게 일정 시간 간격을 두고 실시한 후 두 평가점수의 상관관계를 통해 신뢰도 계수 산출
- 평가자간 신뢰도(inter-rater reliability): 동일한 평가를 서로 다른 평가자들이 각각 수행하여 그 점수들의 일치 정도를 산출
- 평가자내 신뢰도(intra-rater reliability): 동일한 평가자가 여러 대상자를 평가할 때에의 일관성을 산출
- 내적일관성 신뢰도(internal consistency reliability): 평가를 구성하고 있는 문항간의 일관성을 측정
- 반분평가 신뢰도(split-half reliability): 시행된 평가를 두 부분으로 나누어 두 점수의 상관계수를 산출

일반적으로 표준화된 평가도구에서 내적일치도와 반분평가 신뢰도는 0.80 이상이면 상당히 신뢰성이 높은 수준이고, 0.70~0.79는 적당한 수준으로 해석한다. 검사-재검사 및 평가자간 신뢰도는 0.75 이상이면 신뢰성이 높은 수준이고, 0.40~0.74까지는 대체로 받아드릴 수 있는 정도로 해석할 수 있다. 하지만 내적일치도와 반분평가 신뢰도가 0.70 미만 또는 검사-재검사 및 평가자간 신뢰도가 0.4 미만의 경우 신뢰도가 낮은 것을 의미하기 때문에 검사의 해석에 신중성을 기해야 할 것이다(Andresen, 2000). 일부 심리검사 관련 문헌에서는 평가도구의 신뢰도 계수가 0.8 미만의 경우에는 결과 해석에 주의해야 한다고 제안하고 있다. 아무리 신뢰도가 높은 평가도구라도 지침서에 따르지 않고 평가를 진행한다면 평가결과의 신뢰성에 큰 영향을 미치기 때문에 평가자는 지침서에 있는 그대로 일관성있게 평가를 수행해야 한다.

(2) 타당도

타당도(validity)란 평가하고자 하는 바를 얼마나 충실하게 측정하였느냐를 의미한다. 따라서 평가를 통하여 획득한 점수가 사용목적에 얼마나 부합하는지를 파악하는 것이 타당도 검사이다. 예를 들어 전산화 인지평가프로그램을 구성하는데 관절가동범위, 근력, 근긴장도와 같은 운동기능이 포함된다면 그것은 인지평가도구로서 타당도가 없는 평가도구인 것이다. 이와 같은 타당도를 측정하는 방법은 다음과 같다.

- 내용타당도(content validity): 평가도구가 측정하고자 하는 대상의 여러 가지 대표적인 측면을 모두 다 측정하고 있는가의 정도
- 구성 또는 개념 타당도(construct validity): 평가도구가 실제로 측정하고자 하는 추상적인 개념이 평가도구에 의하여 적절하게 설명되는지에 대한 정도
- 준거 타당도(criterion-related validity): 평가도구 점수와 준거점수(예, 기존의 평가도구)와의 관련성을 통해 새로운 검사도구의 타당성을 검증. 공인타당도(기존의 타당도가 확립된 평가도구와의 상관관계) 예측타당도(평가점수가 미래의 어떤 특성을 예측)를 포함

평가도구의 타당도를 확립하기 위해서는 가능한 모든 타당도를 검증하는 것이 바람직하다. 아무리 효율적으로 신속하게 검사를 실시할 수 있다고 하더라도 검사내용이 정확하지 않다면 소용이 없는 것이다. 일반적으로 구성타당도와 공인타당도는 0.60 이상이면 상당이 높은 타당도, 0.3 이하면 매우 낮은 타당도를 갖고 있음을 의미한다.

2) 표준화된 평가도구 활용 시 주의사항

표준화된 도구를 사용하면 객관적인 자료를 얻는 데 효과적일 수 있지만, 제한점도 있기 때문에 적절하게 사용하기 위해서는 장·단점을 잘 파악하고 있어야 한다 [표 5-1]. 대상자에게 적합한 표준화된 평가도구를 선정하기 위해서는 여러 가지 요인들을 고려해야 한다. 평가자는 클라이언트가 치료를 통해 얻고자 하는 능력이 무엇인지 혹은 갖고 있는 잠재능력은 어느 정도인지를 파악하기 위하여 평가도구를 선정해야 한다. 일반적으로 하나의 평가도구만으로는 치료계획에 필요한 모든 정보를 획득할 수 없기 때문에 다양한 평가도구를 사용하는 경우가 많다. 여러 종류의 평가도구를 시행할 때 신뢰도와 타당도를 높이기 위하여 각 평가는 반드시 지침서에 의하여 정확하게 시행하는 것을 유념해야 한다. 인지 수준을 측정하기 위하여 제작된 평가도구들은 고유한 목적이 있고, 점수화되어 있는 부분에서 제한적으로 설명할 수 있다. 각각의 평가도구를 사용하여 임상적인 해석을 위해서는 숙련된 기술이 필요하다. 평가도구를 정확하게 사용하기 위해서는 반드시 평가도구가 어떻게 구성되었는지 이해하고, 현재의 평가 환경의 제한점을 정확하게 알고 있어야 한다. 다음의 [표 5-2, 3]에서는 평가자가 표준화된 평가도구를 선정하고, 수행할 때 고려해야 하는 부분을 자세하게 설명하고 있다.

표 5-1 **표준화된 평가도구의 장·단점**

장 점	• 객관적(objective)이다. • 각각의 평가시행에 대한 절차가 명시되어 있어, 일관성 있는 평가를 실시할 수 있다. • 경과를 확인하기 위해 시간차를 두고 같은 클라이언트에게 평가를 반복하여 측정할 수 있다. • 검사자간 신뢰도가 높은 경우 다른 평가자가 같은 대상자를 평가해도 검사결과를 신뢰할 수 있다. • 평가결과는 기능적인 평가를 어느 정도 지지하고 일반화하여 해석할 수 있다.
단 점	• 대상자의 협조가 필요하기 때문에 비협조적인 대상자는 평가 자체가 불가능한 경우도 있다. • 피로로 인하여 대상자를 한 회기에 검사를 완료하지 못할 경우 평가지침 그대로 수행지 못할 수 있다. • 평가는 특정한 환경에서 표준화가 되어 있기 때문에 제한된 시간과 공간에서 수행할 수밖에 없는 제한점이 있다. • 일반적으로 표준화된 인지평가 도구들은 수용성 언어장애를 갖고 있는 대상자에게 시행하기 어려울 수 있다.

표 5-2 **표준화된 평가도구 선정 시 고려할 사항**

[클라이언트 관련 사항]

- 표준화된 평가 수행가능성 확인
  - 평가에 참여할 수 있을 정도의 감각(시·청각) 및 운동능력 수준
  - 치료기간
- 연령
  - 클라이언트 연령군에 적용 가능한 평가도구 선정
- 향후 평가가 필요한 영역 확인
  - 클라이언트의 배경정보를 참고하여 더 깊게 파악할 영역에 대한 평가도구 선정

[평가도구 관련 사항]

- 평가도구의 표준화 대상자
  - 클라이언트의 연령 및 진단에 사용 가능한지 여부 확인
- 평가자의 능력
  - 평가도구의 타당도와 신뢰도를 얻을 수 있는지 평가자 수준 점검
- 평가도구의 신뢰도와 타당도
- 평가결과의 해석 가능 여부
  - 표준자료 혹은 준거기준에 따른 결과해석 가능 여부 확인
- 인지기능 변화의 민감성
  - 클라이언트의 상태 및 치료 전·후의 변화를 충분히 반영하는 점수체계를 갖고 있는지 확인
- 평가도구의 반복측정 가능 여부

표 5-3 **표준화된 평가 수행 시 고려할 사항**

- 언어사용 능력
  - 표현성 또는 수용성 언어장애 여부 확인
- 감각이상(sensory disturbance) 정도
- 클라이언트의 상태(예, 좋은 컨디션)
- 감정 기복 여부
- 복용 약물의 기능상태에 미치는 영향(부작용 등) 확인
- 운동능력(도구 선정 시에도 고려할 사항)

5.3 기능인지 평가(Cognitive functional evaluation; CFE)

미국작업치료사협회(AOTA)는 인지에 관한 작업치료는 "작업치료사는 작업수행과 참여와 관련된 인지에 초점을 맞추어 평가하고 중재를 시행하는 전문가"로 명시하였다. 여기에서 '참여(participation)'는 실제 삶에 관여하는 것으로 정의한다(WHO, 2001). 이런 관점에서 작업치료사가 시행하는 인지평가의 가장 중요한 목표는 클라이언트의 작업수행에 미치는 인지의 영향력을 이해하고 분석하는 것이다. 각각의 클라이언트 요소, 수행기술과 패턴, 배경 등 작업수행의 영역들(domains)에 인지가 어떤 영향을 미치고 있는지, 안전하고 만족스런 작업수행을 획득할 수 있도록 중재계획을 수립하려면 복합적이고, 다양한 방법을 적용해야 한다. 이와 같이 클라이언트의 작업과 인지의 관련성을 파악하기 위해서는 인터뷰, 실제상황에서 클라이언트의 수행 정도를 평가하는 수행-중심의 평가, 인지선별검사, 특정인지평가(specific cognitive measures), 환경평가 결과를 확인해야 한다.

기능인지 평가 과정을 이해하기 위해서는 '기능인지(functional cognition)'에 대한 개념을 정의해야 한다. 기능인지란 '인지능력과 활동요구(activity demands), 운동기능, 과제환경의 역동적인 상호작용의 결과로 나타나는 일상적인 활동에서 관찰할 수 있는 수행'으로 정의한다(Wesson, Clemson, Brodaty & Reppermund, 2016). 따라서 기능인지를 평가하기 위해서는 인지능력을 세세하게 구분하여 평가하는 것보다는 수행중심 또는 작업기반의 평가를 사용하여 인지능력을 파악하는 것이 중요하다.

작업치료사는 클라이언트의 사람-환경-작업의 세 가지 측면을 항상 고려하고 그 관련성을 평가한다. 인지손상정도와 강점의 영역, 학습잠재력, 자기자각, 심리사회적 요인, 진단 등은 '사람'에 대한 측면이다. 클라이언트의 과거와 현재의 작업프로파일과 원하는 작업수행이 무엇인지는 '작업', 사회물리적 환경, 접근성, 가정환경, 경제력 등이 재활 잠재력에 장애 혹은 자원으로 작용하는지는 '환경'적인 측면에 해당한다. 기능인지 평가에서는 이러한 측면을 가이드라인에 포함하여 단계별로 제시하였다. 가장 최근에 제시된 기능인지 평가-확장판(Cognitive functional evaluation-Extended; CFE-E)에서는 전체적인 과정을 다시 조정하였고, 삶의 질과 웰빙에 대한 평가를 포함시켰으며 단계별 평가도구를 추가하여 제안하였다(Katz & Toglia, 2018). 처음 제시된 내용과 확장판에서의 변화된 항목은 [표 5-4]와 같다.

표 5-4 기능인지 평가와 확장판의 단계 비교

기능인지 평가(CFE)	기능인지 평가 – 확장판(CFE–E)
• 1단계: 인터뷰 • 2단계: 인지선별검사 및 기초선 평가 • 3단계: 작업수행 시 전반적인 인지평가 • 4단계: 특정영역의 인지평가 • 5단계: 환경평가	• 1단계: 초기 인터뷰 • 2단계: 기능인지 평가, 인지선별검사 및 기초선 평가 – A: 기능인지 평가 – B: 인지선별검사와 기초선 평가 • 3단계: 특정영역의 인지평가 • 4단계: 환경 및 안전성 평가 • 5단계: 삶의 질 및 웰빙 평가

이 장에서는 기능인지 평가–확장판(CFE-E)를 참고하여 작업치료를 위한 인지평가 과정[그림 5-1]을 일부 수정하여 설명하고, 주요 과정에서 사용할 수 있는 평가를 제시하였다(Katz & Toglia, 2018). 평가도구는 국내 연구에서 사용된 것을 우선 제안하였고, 나머지 아직 국내에 아직 번안되지 않았거나 연구에 사용되지 않은 평가도구도 일부 소개하여 다양한 평가도구를 확인할 수 있도록 하였다. 평가자는 대상 클라이언트의 나이, 성별 등 인구학적인 특성, 진단, 인지장애 영역, 배경을 고려하여 각 단계마다 가장 적절한 평가도구를 선정해야 한다. 즉 평가자는 '인지선

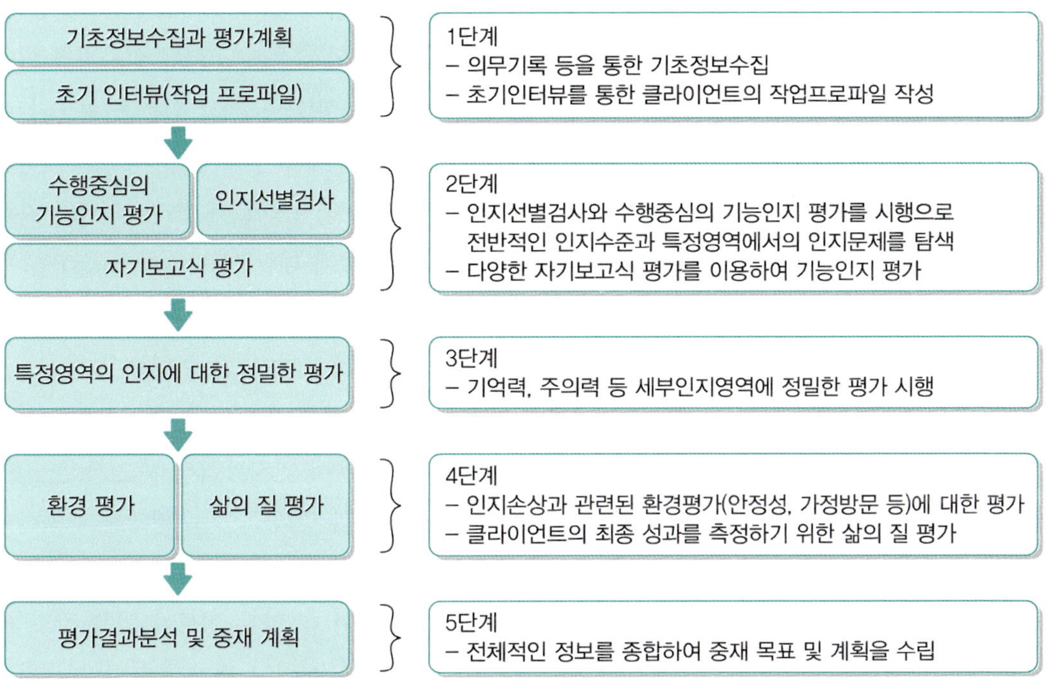

그림 5-1 기능인지 평가 과정(※ Katz & Toglia(2018)에서 인용. 일부수정.)

별검사를 반드시 해야하는가?', '기능인지 평가를 할 때 전반적인 인지수준을 알려주는 평가도구를 선정할지, 특정 영역에 대해서 정밀하게 알려주는 평가도구를 선정할 것인가?', '실제 수행하는 평가도구를 선정할 것인가?, 자기보고식 평가를 통한 평가도구를 선정할 것이가?', '특정 영역에 대한 평가가 필요한가?' 등의 추론을 통하여 적절한 평가도구를 선정해야 한다.

1단계: 의무기록 검토 및 초기 인터뷰를 통한 작업 프로파일 작성

인지평가는 일반적으로 의무기록을 검토하면서 시작한다. 진단검사결과, 병력, 동반된 의료적 문제, 약물복용 여부, 의료적인 주의사항 등을 우선 파악한다. 의무기록이 자세하게 기록되어 있다면 받고 있는 치료 서비스의 종류, 교육수준, 직업 및 여가활동 상태 등도 확인할 수 있다. 진단 및 의료 정보를 통해 일반적인 예후와 기능상태 수준을 예측할 수 있고, 약물과 관련된 정보는 약물 부작용 등을 미리 파악할 수 있는 정보를 제공한다. 평가자는 의무기록 검토 과정을 통해 초기 인터뷰 및 평가에 대한 전략 그리고 향후 평가에 대한 계획을 수립한다.

기능인지수준을 평가하기 위하여 의무기록을 검토한 이후 초기 인터뷰를 시행한다. 초기 인터뷰를 통하여 클라이언트의 작업수행에 참여하는 정도와 치료목표, 작업 프로파일에 대한 전반적인 정보를 획득한다. OTPF의 작업치료 과정에서도 작업평가를 시작할 때 클라이언트의 작업 프로파일에 대한 정보를 획득한다. 클라이언트의 일과(routine), 습관, 역할, 시간사용, 사회성 등 일상의 다양한 영역에 인지장애가 어떻게 영향을 미치고 있는지 면담 혹은 구조화된 설문지를 이용하여 조사한다. 인터뷰 목록에는 대상자가 원하는 재활의 목표와 현재 느끼고 있는 만족도와 기능수준 등을 포함한다. 클라이언트의 인지수준이 인터뷰를 정확히 수행할 수 없을 정도로 저하된 경우 보호자에게 이와 같은 정보를 획득할 수 있다. 초기 인터뷰를 시행할 때 클라이언트가 자신의 인지장애와 그로 인한 일상의 문제를 적절히 인식하고 있는지에 대한 '자각(awareness)'을 평가하는 것도 중요하다. 클라이언트의 자각 정도에 따라 인터뷰 내용에 대하여 정확성 여부와 자기보고식 평가, 표준화된 평가도구 선정 등 전반적인 평가과정에 영향을 받기 때문이다.

초기 인터뷰를 시행할 때는 표준화되거나 구조화된 인터뷰 양식을 사용할 수 있다. 예를 들어 Self-Awareness Deficit Interview 등을 통해 클라이언트의 일상에서 인지장애가 무슨 영향을 미치고 있는지 인터뷰를 통해 조사하고, COPM을 통해 주요 작업과 만족도 및 수행도를 확인하여 이후 평가와 치료의 방향을 정할 수 있다. 1단계에서 사용할 수 있는 평가도구는 [표 5-5]에서 제시하였다. 일부 평가자는 직접 관찰과 비공식적인 평가를 통하여 더 많은 정보를 얻을 수도 있다. 초기 인터뷰는 클라이언트의 정보획득에만 목적이 있는 것은 아니고 평가자와 다양한 정보

표 5-5 **초기 인터뷰 시 제안하는 평가도구**

대상자	방법	주요특징	국내참고문헌
1. 캐나다 작업수행측정(Canadian Occupational Performance Measure; COPM) (McColl et al., 2000)			
7세 이상 (모든 질환)	반구조화된 인터뷰를 통한 점수화	• 작업치료 중재에 대한 최종성과와 목표를 측정하기 위해 개발됨. 클라이언트가 자신의 다양한 작업(신변처리, 일, 여가)수행에 대한 만족도를 평가하고, 이를 통해 주요 작업 혹은 문제점 등의 우선순위에 대한 정보 제공 – 소요시간: 10~45분	강대혁 등(2005)
2. 한국형 활동카드분류(Korean Activity Card Sort; K-ACS)			
55세 이상	인터뷰를 통한 자기보고식 평가	• 수단적 활동, 여가활동, 사회활동의 세 개 영역에 대한 총 67개 항목의 활동분류카드를 자신의 활동 수준에 따라 분류하는 방식으로 평가함. 사진은 클라이언트 자신의 참여 수준에 대한 평가를 촉진하고, 작업 프로파일 정보제공 • 미국에서 제작된 활동분류카드(ADL/IADL, 고강도 여가, 저강도 여가활동, 사회활동의 네 개 영역에 대한 총 89개의 사진)를 기초로 국내 노인(55세 이상)에게 적용할 수 있게 개발 – 소요시간: 60분	이상헌(2009)
3. Perceived Efficacy and Goal Setting System(PEGS) (Missiuna et al., 2004)			
만6~9세 아동 (모든 질환)	인터뷰를 통한 자기보고식 평가(아동, 부모, 선생님)	• 어린 장애아동들이 스스로 목표를 쉽게 설정할 수 있도록 개발됨. 만6~9세 아동의 대표적인 일상생활활동에 대한 27개 항목의 삽화 카드(쌍으로 된 카드)를 이용하여 아동 스스로 수행 정도를 보고하는 방식으로 평가 • 집, 학교 지역사회에서 아동의 주요활동과 치료목표에 대한 정보제공 – 소요시간: 40~60분	한대성 등(2011)
4. 자기작업평가(Occupational Self Assessment; OSA) (Baron et al., 2006)			
18세 이상 (모든 질환)	인터뷰를 통한 자기보고식 평가	• MOHO 이론에 기초한 평가도구로 클라이언트에게 의미있고 중요한 일상의 작업의 우선순위를 파악하여 그에 대한 작업유능성을 파악하기 위해 21개의 항목으로 개발됨. 이를 통해 클라이언트 중심의 치료목표와 전략 수립을 결정하는데 기여하는 정보제공 • 국내에서는 사람중심 작업치료(MOHO) 책에 소개되어 있음 – 소요시간: 15~30분	이선욱 등(2015)
5. 한국판 세계보건기구 장애평가조사표(Korean version of the World Health Organization Disability Assessment Schedule 2.0; WHODAS 2.0)			
성인 (모든 질환)	자기보고식 평가인터뷰, 보호자 보고서	• ICF의 개념에 기초하여 이해와 의사소통, 돌아다니기, 자기 관리, 다른 사람과 어울리기, 일상생활활동, 사회활동참여의 6개 영역에서 기능제약에 대한 건강상태를 평가하는데 적용방법과 문항수에 따라 다양한 버전이 있고 국내에서도 12문항, 36문항판이 있음 – 소요시간: 5~20분	윤진상 등(2004), 이해정과 이다정(2011)

표 5-5 초기 인터뷰 시 제안하는 평가도구 (계속)

대상자	방법	주요특징	국내참고문헌
6. Self-Awareness of Deficit Interview(SADI) (Fleming et al., 1996)			
성인 뇌손상	반구조화된 인터뷰; 보호자 평가가능	• 자신의 문제(deficits)에 대한 자기자각(self-awareness), 그러한 문제가 기능 미치는 영향에 대한 자각, 현실적인 목표를 수립할 수 있는 능력의 세 개 영역을 인터뷰를 통하여 평가함 - 소요시간: 20~30분	
7. Awareness Questionnaire(AQ) (Sherer et al., 1998)			
성인 뇌손상	자기보고식 평가;(보호자, 임상가 평가포함)	• 인지, 행동, 감각운동 기능에 대한 자각을 확인하는 평가도구로 클라이언트와 보호자 버전은 17개 항목, 임상가 버전은 18개 항목으로 구성되어 있음. 각각의 자기보고식 평가를 통해 클라이언트와 보호자, 임상가의 점수 차이를 확인하여 손상에 대한 자각 수준을 평가함 - 소요시간: 10분	

를 교환하는 시간이다. 예를 들어 클라이언트에게 작업치료에서 인지평가와 치료는 어떠한 과정으로 이루어지는지, 어떤 서비스를 제공할 수 있는지에 대한 정보도 나눌 수 있다. 1단계에서 획득하게 되는 클라이언트마다 고유하고 핵심적인 작업에 대한 정보는 작업기반의 평가와 치료과정에서 닻과 같이 중재의 방향이 흔들리지 않게 하는 중요한 역할을 한다.

2단계: 수행중심의 기능인지 평가 및 인지선별검사

기능인지 평가의 두 번째 단계는 작업수행을 하는 모습을 관찰하거나 자기보고식 평가를 통해서 인지능력을 평가하는 단계이다. 이를 위한 다양한 방법이 사용될 수 있는데 우선 수행중심의 표준화된 평가도구 사용하기, 비구조화된 상황에서 클라이언트의 작업수행을 직접 관찰하기 혹은 자기보고식 평가 등을 이용할 수 있다. 특히 수행중심의 평가는 작업치료사들이 많이 개발하였는데 실제 상황에서 짧은 시간 동안 다양한 인지능력을 확인할 수 있도록 조직화된 과제를 이용한다. 이러한 과제는 다양한 클라이언트에게 이용될 수 있도록 난이도와 수행방법을 변경할 수 있다. 무엇보다 실제 일상생활을 수행하는데 인지가 어떤 영향을 미치는지, 도움의 양은 얼마나 필요한지, 어려운 과제를 어떻게 수정해야 할지, 환경을 어떻게 조성해야 할지 등에 대한 결정적인 정보를 제공한다. 따라서 인지치료를 시행하는 작업치료사는 다른 어떤 평가보다도 기능인지 평가를 적절히 활용할 때 작업치료의 전문성을 극대화 할 수 있다.

집중력이 매우 낮거나 심각한 인지손상으로 인하여 표준화된 평가도구를 사용할 수 없는 경우에는 비표준화된 방법으로 작업 수행하는 모습을 직접 관찰하여 평가할 수 있다. 일반적으로 클라이언트에게 일상생활에서의 과제를 단순화하고 친숙하게 변형하여 제시한다. 비록 비표준화된 방식의 평가 결과는 타당도와 신뢰도를 확보할 수는 없지만, 인지기능이 일상에 영향을 미치는 정도에 대한 다양한 정보를 신속하게 제공한다. 다만 평가자는 비표준화된 평가의 정보를 해석할 때 객관적인 데이터보다 전문가적 주관적 판단에 치우칠 수 있기 때문에 주의해야 한다.

수행중심의 기능인지수준 평가도구들은 인지의 전반적인 수준을 평가하는 도구들과 특정 인지영역을 평가하는 도구로 구분할 수 있다[표 5-6]. 전반적 인지수준을 평가하는 도구는 실행기능 수행검사(Executive Function Performance Test; EFPT)와 같이 높은 수준의 인지능력이 필요한 '약 복용하기', '복잡한 식사 준비하기' 등의 수단적 일상생활을 수행하는 모습을 관찰하며 다양한 인지결손의 영향을 확인할 수 있도록 개발된다. 반면에 특정 인지영역을 평가하는 도구들은 편측무시, 주의력 결핍 등 인지의 특정영역의 문제를 작업수행에서 관찰하는 방식을 취한다. 예를 들면 편측무시를 평가할 수 있는 캐서린 버지고 척도(Catherine Bergego Scale; CBS), Baking Tray 등이 있다. 평가자는 대상자에 대한 선행 정보를 참고하여 전반적 인지수준을 평가할지 특정영역에 대한 인지수준을 평가할지를 결정하고, 직접 수행하는 모습을 관찰할지 자기보고식 평가를 이용하는게 효과적인지를 판단하여 적절한 평가도구를 선정한다.

2단계에서는 수행중심의 인지평가와 함께 인지선별검사를 시행한다[표 5-7]. 이와 같은 목적으로 사용될 수 있는 평가도구는 한국판 간이 정신상태 판별검사(Mini Mental State Examination-Korean version; MMSE-K), 몬트리올 인지평가척도(Montreal Cognitive Assessment; MoCA-K) 등이 있다. 선별검사는 특정영역 및 전반적인 인지에 대한 기초적인 정보를 비교적 신속하게 파악할 수 있기 때문에 처음 만나는 클라이언트를 빠르게 이해할 수 있고, 전반적인 평가과정에 대한 의사결정을 할 때 이용한다. 따라서 인지선별검사는 기능인지 평가 직전 혹은 직후 시행하는 것이 대상자를 통합적으로 이해하는데 유용할 것이다. 한편 대부분의 선별검사는 대상자의 언어 능력에 대한 의존도가 높고, 특정인지영역의 손상에 대한 민감도는 낮을 수 있기 때문에 결과해석에 주의해야 한다.

자기보고식 평가는 평가자가 실제 수행하는 모습을 직접 관찰하진 않지만, 인지장애가 삶의 다양한 영역에서 얼마나 영향을 미치는지에 대해서 광범위하게 파악하는데 도움을 준다[표 5-8]. 일부 평가도구는 클라이언트, 보호자 또는 치료사에 의해 조사되고, 일정시간 동안 관찰한 내용을 조사하는 경우도 있다. 하지만 자기보고식 평가도구는 인지수준이 낮은 노인, awareness가 부족한 클라이언트의 경우에는 정확하게 조사하기 어려울 수 있는 제한점이 있다. 이 외에도 보호자의 경우 점수를 너무 낮게 혹은 너무 높게 응답할 수 있어 신뢰도에 문제가 발생할 수도 있다. 평가자는 자기보고식 평가의 제한점을 인식하고 평가결과를 해석하고 중재에 적용해야 한다.

표 5-6 수행중심의 기능인지 평가

대상자	방법	주요특징	국내적용 참고문헌
[전반적 인지영역]			
운동처리기술평가(Assessment of Motor and Process Skills; AMPS) (Fisher, 2003)			
3세 이상 (모든 진단)	수행중심의 관찰평가	• 일상생활활동을 할 때 클라이언트가 수행하는 질적인 측면을 평가하고, 특히 처리기술은 인지기능과 상관관계가 높기 때문에 평가 결과는 일상생활의 문제에 대한 원인으로 인지손상을 추론하는데 활용됨 • 표준화된 과제(토스트만들기, 청소하기, 라면끓이기 등) 중 2~3과제의 수행모습을 관찰한 후 운동기술과 처리기술 각 16개, 총 36개 항목에 대하여 노력, 안전성, 효율성, 독립성을 고려하여 평가함 – 소요시간: 30~40분	강대혁 등(2005)
ADL-focused Occupation-based Neurobehavioral Evaluation(A-ONE) (Árnadóttir, 1990)			
뇌손상	수행중심의 관찰평가	• 5가지 일상생활과제를 관찰하여 클라이언트의 신경행동 장애를 평가함. 기능적 독립성 척도와 구체적 신경행동손상 하위척도는 3개 영역, 22개 항목, 전반적 신경행동손상 하위척도는 31개 항목으로 구성됨 – 소요시간: 25분	신재용 등(2019)
한국형 실행기능 수행검사(Executive Function Performance Test for Koreans; EFPT-K)			
치매, 경도인지장애, 뇌졸중, 뇌손상	수행중심의 평가	• 실행기능 손상의 정도를 평가하기 위해 4개의 과제(인스턴트 죽만들기, 전화사용, 약복용, 고지서 납부)수행을 관찰하여 평가함. 실행기능의 요소에 대한 항목은 과제의 시작, 과제의 실행(준비하기, 순서정하기, 판단과 안전), 과제의 종결로 구성됨 – 소요시간: 30~45분	이유나 등(2017)
알렌 인지수준 선별검사(Allen Cognitive Levels Screening; ACLS) (Earhart et al., 2000)			
성인(뇌손상, 치매 등)	수행중심의 평가	• 클라이언트의 인지기능과 학습 잠재력에 대한 평가하기 위한 선별검사도구임. 표준화된 바느질 활동을 제시하여 과제의 정확성, 실수를 교정하는 능력에 따라 점수를 부여함	김수정(2007)
인지수행검사(Cognitive Performance Test; CPT) (Burns, 2006)			
노인 (치매, 경도인지장애)	수행중심의 평가	• 알렌인지장애이론에 기초하여 정보처리의 특정 손상이 일상활동을 위협하는지 그 정도에 초점을 두고 있음. 실행기능과 작업기억을 요구하는 옷입기, 토스트만들기, 쇼핑하기, 전화하기, 씻기, 길찾기 등의 일상생활 과제를 관찰하여 평가함. 과제마다 6단계 인지능력수준으로 점수화하여 해석함. 국내에서는 '작업치료를 위한 알렌인지모델'에서 확인할 수 있음 – 소요시간: 30분	한국알렌인지 연구회(2016)

표 5-6 수행중심의 기능인지 평가 (계속)

대상자	방법	주요특징	국내적용 참고문헌
일상과제척도(Routine Task Inventory; RTI) (Katz, 2006)			
성인 (인지능력 저하)	관찰중심의 질문지, 자기보고식 평가, 보호자 평가	• ADL, IADL, 의사소통, 직업과 관련된 행동에 인지장애가 미치는 영향과 관련된 4개 영역으로 구성되어 있음. 각각의 활동은 질문지에 설명되어 있고, 각 항목에 대하여 직접 관찰이나 자기보고식 평가로 점수화함	한국알렌인지 연구회(2016)
[특정 인지 영역]			
캐서린 버지고 척도(Catherine Bergego Scale; CBS) (Azouvi et al., 2003)			
뇌졸중 성인 (편측무시)	관찰중심의 기록지	• 일상생활활동에서 편측무시가 나타나는지의 여부와 정도를 평가하기 위해 개발됨. 개인위생, 옷입기, 음식먹기, 휠체어 이동하기 등 일상생활 및 움직임과 관련된 10가지 항목들로 구성되고, 직접 관찰을 통하여 총 4점 척도로 평가함 – 소요시간: 15~45분	이복은 등(2015)
케슬러 파운데이션 무시평가(Kessler Foundation Neglect Assessment Process; KF-NAP) (Chen et al., 2015)			
뇌졸중 성인 (편측무시)	관찰중심의 기록지	• 캐서린버지고척도의 제한점을 수정보완하여 개발함. 일상생활 동안 자발적으로 자신의 눈 또는 머리를 움직여 공간을 탐색하고 수행하는 것을 직접 관찰하여 편측공간무시를 평가. 시선방향, 사지 인식, 청각 주의, 개인소지품, 옷입기, 몸단장하기, 길 찾기, 충돌, 식사, 식사 후 청결의 10항목으로 구성됨	정은화(2018)
Baking Tray Task(Tham & Tegner, 1996)			
뇌졸중 성인 (편측무시)	수행중심의 평가	• 편측무시의 정도를 간단하게 측정하기 위해 개발됨. 검사도구는 50×75cm의 판과 나무로 만든 16개의 적목을 대상자의 정중앙에 놓은 후 양쪽으로 똑같이 나누도록 하는 방법으로 시행함	송창순 등(2006)
Multiple Errands Test(MET)			
성인 뇌손상	수행중심의 평가	• 실제 쇼핑하는 하는 모습을 통해 실행기능의 결손의 영향을 평가하는 방법으로 개발됨. MET는 병원용, 간단검사 버전이 각각 있고, 대상자는 제한된 시간내에 일정한 규칙과 요구사항에 따라 실제상황에서 쇼핑을 완료해야 함 – 소요시간: 60분	

표 5-7 **인지선별검사**

대상자	방법	주요특징	국내참고문헌
간이 정신상태 선별검사(Mini-Mental State Examination; MMSE) (Folstein, 1975)			
성인	언어와 지필검사	• 주요 인지기능과 관련된 항목을 검사하여 인지 손상 여부를 판별하기 위해 개발됨. 국내에는 K-MMSE, MMSE-KE, MMSE-DS 등 다양한 버전으로 사용되고 있음 – 소요시간: 10분 이내	민경철 등(2005)
Montreal Cognitive Assessment(MoCA) (Nasreddine et al., 2005)			
노인	언어와 지필검사	• 경도인지장애 및 인지저하를 선별하기 위해 주의력, 실행기능, 기억력 등 8개 인지 영역으로 구성됨 – 소요시간: 10~15분	강연욱 등(2009)
Neurobehavioural Cognitive State Exam(Cognistat) (Kieman et al., 1987)			
12세 이상 성인	언어와 지필검사	• 전반적 기능인 의식수준, 지남력, 주의집중력의 3개 일반적 항목과 언어, 그림의 구성능력, 기억력, 계산능력, 사고력의 5개 주 기능 항목을 검사하여 인지수행능력을 평가함. 선별항목을 정상으로 답하면 정상으로 간주하고 실패할 경우 측정항목 검사함 – 소요시간: 15~20분	최민국 등(2016)
Lowenstein Occupational Therapy Cognitive Assessment(LOTCA) (Averbuch & Katz, 1988)			
전연령	표준화된 인지평가	• 일상생활을 수행하는데 기초가되는 기초적인 인지기능을 측정하기 위해 개발됨. 지남력, 시공간지각, 시각운동조직화, 사고력의 4개 영역에서 20개 소항목으로 구성. 노인을 대상으로 하는 LOTCA-G 등 다양한 버전이 있음 – 소요시간: 40분	김수정 등(2009)
간이 Blessed 검사(Short Blessed Test; SBT) (Katzman et al., 1983)			
노인 (치매)	언어적 과제	• 치매평가척도인 Blessed Dementia Scale에 포함된 인지기능 평가 부분인 27문항 중 시간지남력, 지연 기억력, 집중력을 평가하는 6개 문항으로 축약하여 구성	이동영(1999)

표 5-8 **자기보고식 평가**

대상자	방법	주요특징	국내참고문헌
일상기억검사(Everyday Memory Questionnaire; EMQ) (Sunderland et al., 1983)			
성인 (신경학적 진단)	자기보고식 평가	• 기억결함에 대한 직접적인 측정치로 최근 일주일 동안 일상생활에서 나타난 기억 실패에 대한 회고적 평가도구로 일상생활에서의 활용하는 기억을 평가하기 위하여 개발됨. 언어, 읽기와 쓰기, 얼굴과 장소, 행동, 새로운 학습능력의 5개영역 35개 문항으로 구성됨	곽은희(2012)

표 5-8 **자기보고식 평가** (계속)

대상자	방법	주요특징	국내참고문헌
전망적 및 회고적 기억 질문지(Prospective and Retrospective Memory Questionnaire; PRMQ) (Smith et al., 2000)			
성인 (17~94세)	자기보고식 평가; 보호자 평가	• 건강하거나 손상된 기억에 대한 자체보고 및 연구를 목적으로 개발됨. 일상생활에서 흔히 호소하는 기억실패를 16개의 항목으로 구성된 자기보고식 질문지로 평가함. 과거 자신의 경험과 관련된 회고적 기억영역 및 앞으로 해야할 전망적 기억영역에 대해 각각8개 문항으로 구성됨(Edinburgh 대학 홈페이지에 한국어 번역본이 있음)	김서안(2019)
Behavioural Rating Inventory of Executive Function(BRIEF) (Gioia et al., 2003)			
뇌손상, ADHD	자기보고식 평가	• 일상생활에서의 실행기능과 관련된 75개 항목에 대하여 점수화함. 나이에 따라 3가지 버전으로 개발되어 있음 • 국내에서는 BRIEF의 유아용 버전과 일부 항목을 변경하여 사용한 연구들이 있음	이가연(2018)
Attention Questionnaire(APT-II) (Sohlberg & Mateer, 2001)			
청소년 및 성인 (뇌손상)	자기보고식 평가; 보호자 평가	• 일상생활에서 집중력 결핍에 대한 영향을 질문하여 평가함. 클라이언트가 일상생활활동 중 집중력의 다양한 측면에서 갖고 있는 어려움을 직접 평가함. 집중력 문제에 대한 클라이언트의 반응과 집중력 손상 정도를 설명하는 것을 포함하고 있음	
Dysexecutive Questionnaire(DEX) (Wilson et al., 1996)			
성인 뇌손상, 파킨슨, 뇌졸중	자기보고식 평가; 보호자 평가	• 실행기능의 문제와 관련된 일상생활에서의 어려점과 관련된 20개 질문으로 구성되어 있음	

3단계: 특정영역의 인지에 대한 정밀한 평가

평가자는 이전 단계에서 기능인지수준 평가와 인지선별검사를 시행하는 중에 특정인지 영역에서의 문제점을 지속적으로 추론하게 되고, 인지손상 정도를 명확하게 찾아내야 한다. 이런 경우 평가자는 대상자의 인지수준이 정상범주와 비교했을 때 어느 정도인지 객관적으로 명시할 수 있는 표준화된 평가도구를 사용한다. 표준화된 평가도구의 사용은 작업치료 평가과정에서 많은 부분을 차지하고 중요하다. 표준화된 평가도구는 시행과정 및 절차와 점수체계에 대한 지침이 있고, 타당도와 신뢰도를 제시하고 있으며, 표준집단에 대한 규준이 제시되어 있어 검사결과를 표준집단과 비교하여 해석할 수 있는 도구를 의미한다. 예를 들어 어느 뇌졸중 환자의 작업수행을 어렵게 하는 주요 문제가 시지각 손상이었다면 3단계에서는 Motor-free Visual Perception

Test-4(MVPT-4)를 사용하여 시지각 손상의 정도를 객관적인 수치로 명시한다. 특정인지 영역에 대한 평가를 할 때는 표준화된 지침을 따르고, 단서(cue) 또는 다른 요인을 제거한 상태에서 시행해야 정확한 평가결과를 얻을 수 있다. 다만 표준화된 평가도구의 경우 대상자의 협조가 필요하기 때문에 비협조적인 경우 평가가 어려울 수 있다. 특정 환경에서 시행하기 때문에 일반화가 어렵고, 언어장애를 동반한 경우 시행하는데 제약이 발생할 수도 있기 때문에 평가도구 선정 시와 결과해석 시 주의해야 한다.

국내의 일부 작업치료 환경에서는 전산화 신경인지기능검사(Seoul Computerized Neuro Cognitive Function Test; SCNT) 등 컴퓨터 프로그램기반의 평가를 시행하기도 한다. 대부분 국소적 인지영역에 대한 진단 능력이 검증된 신경 인지기능검사를 컴퓨터 프로그램으로 구현해서 평가를 시행한다. 또한 국내에서 표준화 과정을 거쳐 개발하기 때문에 국내에서 활용하기 좋고, 평가종료 후 결과를 신속하게 확인할 수 있으며 결과자료를 쉽게 전산화하여 모을 수 있는 장점이 있다 [표 5-9].

표 5-9 **특정영역의 인지에 대한 정밀한 평가**

대상자	방법	주요특징	국내참고문헌
Behavioural Inattention Test(BIT) (Wilson et al., 1987)			
뇌손상 (편측무시)	표준화된 인지평가	• 일상생활에서 편측무시가 어떻게 영향을 미치는지를 평가하기 위해 개발됨. 그림 훑어보기, 메뉴판 읽기, 지도보기, 문장 받아쓰기 등 9개의 활동적 검사와 선 가운데 나누기, 별지우기, 글씨 지우기 등 6개의 지필검사로 구성됨. 결과를 통하여 편측무시의 여부와 중증도를 제시함 – 소요시간: 40분	한기완(2010)
시지각 인지능력 평가도구(Test of Visual Perceptual Skills; TVPS-3) (Martin, 2006)			
아동 청소년 (4~18세)	표준화된 인지평가	• 운동기능을 사용하지 않고 아동의 지각능력을 평가하기 위해 개발되었음. 시각식별, 시각기억, 공간관계, 형태항상성, 순차적 기억, 형태배경, 시각폐쇄의 7개 항목으로 구성됨. 총 126문항이 있고, 나이에 따라 평가기준이 나누어지고, 하위영역을 개별적으로 평가한 뒤 전체 통합점수로 제시함	이승덕(2020)
상황기억검사(Contextual Memory Test; CMT) (Toglia, 1993)			
성인 (18세 이상)	표준화된 인터뷰 및 인지평가	• 기억력에 대한 자각정도와 기억전략, 지연유무에 따른 회상 등을 평가하기 위하여 개발됨. 표준화된 질문과 지시문, 식당 및 아침 일상과 관련된 주제의 사진세트로 구성되어 있음. 치료계획에 평가결과를 반영함	차수민(2015)

표 5-9 **특정영역의 인지에 대한 정밀한 평가** (계속)

대상자	방법	주요특징	국내참고문헌
Rivermead Behavioral Memory Test-3(RBMT-3) (Wilson et al., 2008)			
성인(16~89세) 소아(5~11세)	표준화된 인지평가	• 일상의 활동을 통해서 다양하게 손상된 기억력을 확인하기 위해서 개발됨. 시각기억, 청각기억, 지연유무에 따른 회상을 이야기 회상, 얼굴회상 또는 방 주변의 길회상 등 10개 과제로 구성됨 - 소요시간: 25~30분	
Test of Everyday Attention(TEA) (Manly et al., 2001)			
성인 (18세 이상 뇌손상)	표준화된 인지평가	• 시각과 청각적 과제를 이용하여 선택집중력, 지속집중력, 변환집중력을 평가를 위해 개발되었음. 과제는 지도 탐색하기, 청각적 과제에 반응하기 등과 같이 다양한 현실과제를 수행하며 평가함. 아동용 버전도 있음	
Motor-free Visual Perception Test(MVPT-4) (Colarusso & Hammill, 1996)			
4~95세	표준화된 인지평가	• 운동기능을 사용하지 않고 아동과 성인의 시지각 능력을 평가하기 위해 개발됨. 시각적구별, 형태항상성, 시각적 단기기억, 시각적 연속성, 공간지남력, 전경배 등과 같은 영역에 대하여 주어진 그림을 보고 정답을 말하거나 지시하며 평가함 - 소요시간: 10~15분	
전산화 신경인지기능검사(Seoul Computerized NeuroCognitive Function Test; SCNT)			
성인	전산화된 인지평가	• 성인의 신경인지기능을 검사하기 위하여 일련의 신경심리 검사를 전산화함. 기억력 검사, 주의력검사, 고위인지기능검사, 시각 운동협응, 지능검사로 구분됨.	김선옥(2008)
노인용 전산화 인지평가도구(Computer Cognitive Senior Assessment System; COSAS)			
노인	전산화된 인지평가	• 노인의 인지평가를 위해 총 6개 영역(지남력, 기억력, 주의집중, 시지각, 언어능력, 상위인지), 55문항, 총점수 64점으로 구성함 - 소요시간: 45~20분(정상노인)	김영근 등(2013)

4단계: 환경 평가와 삶의 질 평가

인지손상이 있는 대상자의 환경과 배경을 이해하고 평가하는 것은 매우 중요한 단계이다. 환경 요소는 클라이언트의 작업수행을 촉진하기도 하고 반대로 제한할 수도 있기 때문에 작업치료 분야에서는 환경과 배경을 중요하게 여긴다. 특히 가정에서 인지손상이 있음에도 혼자서 생활이 어느 정도 가능한지 결정하고, 물리적인 환경과 안전성을 평가하기 위해서는 클라이언트의 가정을 방문하여 평가하는 과정도 필요하다.

The Analysis of Cognitive Environmental Support(ACSE)와 같은 평가도구는 기능인지를 지지하거나 제한하는 환경요인을 가려내어 명시할 수 있도록 돕는다. 만약 대상자를 지속적으로 도와주는 보호자가 있거나 작업수행을 도울 수 있는 보조기기들을 많이 보유하고 있다면 작업수행에 큰 도움을 받을 수 있다. 반면에 실내조명이 어둡거나 정리정돈이 되어지있지 않은 거실, 여러 문턱 등이 있다면 인지에 어려움이 있는 대상자들에게 큰 방해물이 된다. 국내에서도 노인 혹은 뇌졸중 환자의 안전 및 가정환경개선 평가도구에 대한 연구들이 게재되고 있어 대상자의 상황에 따라 적절한 도구를 선정하여 사용한다. 특히 이러한 환경과 안전정에 대한 평가는 이후 클라이언트의 인지손상에 대한 보상적 접근을 선정하고, 탐색할 때 유익하다. 예를 들면 클라이언트의 수행을 도울 수 있는 작업환경을 단순화하기, 표시 등을 통해 단서 제공하기, 보호자 교육하기, 보조기기 제공하기 등에 대한 계획을 수립하는데 평가 결과를 반영할 수 있다. 비표준화된 방법으로는 '집에서 전열기구를 안전하게 사용할 수 있는가?, 부엌에서 안전하게 요리할 수 있는가?, 목욕탕에서 안전하게 활동할 수 있는가?, 직장에서 전체 업무의 일정과 시간을 관리할 수 있는가?'등의 질문리스트를 이용하여 관찰을 통해 평가를 시행할 수 있다.

작업치료의 궁극적인 목표는 한 개인이 신체적 정신적인 문제를 극복하여 그들에게 가치있는 활동에 다시 참여하게 함으로써 더 나은 삶의 질과 웰빙을 누리게 하는 것이다. 다만 이와 같은 삶의 질과 웰빙에 대한 평가는 대상자의 주관성과 언어능력에 기반한 평가가 많기 때문에 집중력, 기억력, 자각 등에 손상있거나 우울, 산만한 정서적인 문제에 영향을 받아 결과를 정확하게 측정하기 어려울 수 있다. 그럼에도 불구하고 각 대상자 혹은 보호자 혹은 제3자에게 인지 중재를 통하여 변화된 최종성과를 제시하기 위해서는 삶의 질과 웰빙을 측정하는 것은 매우 중요하다.

일반적으로 삶의 질 평가로는 자기보고식 평가를 이용한 SF-36, WHOQOL-BREF 등을 사용한다. '한국판 삶의 질－알쯔하이머병 척도(Korean Version of Quality of Life-Alzheimer's Disease; QOL-AD)', '뇌졸중 삶의 질(Stroke Specific Quality of Life; SS-QOL)' 등 일부 평가도구는 인지손상을 갖고 있는 대상자의 삶의 질을 측정할 수 있도록 개발된 평가도구도 있다. 대상자의 특성과 목표를 고려하여 각 평가도구의 장단점에 따라 적절한 평가도구를 선정하여 사용한다[표 5-10].

표 5-10 **환경평가와 삶의 질 평가**

대상자	방법	주요특징	국내참고문헌
[환경평가]			
Analysis of Cognitive Environmental Support(ACES) (Ryan et al., 2011)			
지역사회 성인	관찰평가 및 인터뷰	• 가정환경에서 인지기능이 활용되거나 제한될 가능성이 있는 기능에 대한 정보를 얻기 위해 개발됨. 현재 자신이 보유하고 있는 인지기능의 장단점을 자각하고 있는지도 평가함	
Home Environmental Assessment Protocol(HEAP) (Gitlian et al., 2002)			
치매환자의 보호자	관찰과 보호자 인터뷰	• 치매환자의 가정환경을 평가하기 위해 개발됨. 클라이언트가 가정에서 이용하는 8개 영역의 192개 항목에 대하여 안전성, 기능적인 적응, 시각적 단서, 편안함을 평가함	
Safety Assessment of Function and the Environment for Rehabilitation(SAFER-HOME) (Chui et al., 2006)			
성인과 노인 (인지손상)	관찰과 인터뷰	• 가정에서 안전하게 생활할 수 있는지를 평가하기 위해 개발됨. 환경, 의사소통을 포함하는 일상생활의 12개 영역, 75개 항목으로 구성되어 있음. 집으로의 접근성도 평가에 포함됨. 최종 성과 및 중재 계획을 수립할 때 사용가능함	
한국어판 가정안전 자가 평가도구(K-HSSAT)			
노인	체크리스트	• 가정에서의 낙상 위험인자를 식별하고 해결책을 제시하기 위해 개발된 HSSAT를 번안하여 신뢰도와 타당도를 검증함. 출입구 및 복도 등의 외부위험요인 20문항과 거실, 주방, 침실, 욕실 등의 내부위험요인 47개 문항 총 67개 문항으로 구성되어 있고, 그림과 그림에 대한 설명으로 제시함	박상기 등(2017)
한국형 노인 안전 및 낙상예방 가정환경개선 평가항목			
노인	체크리스트	• 한국의 주거문화의 특성을 반영한 가정환경개선 평가항목으로 공동주택형과 단독주택형 2가지 버전으로 각각 다른 항목을 개발함. 공동주택형은 9개 영역의 56문항, 단독주택형은 10개 영역의 62문항으로 선정됨. 현재 클라이언트의 가정환경에 대한 부분을 전반적으로 파악할 수 있음	주유미 등(2020)
[삶의 질 평가]			
SF-36			
성인	자기보고식 평가	• 8개 영역(신체적기능, 사회적기능, 신체적역할제한, 감정적 역할 제한, 정신건강, 활력, 통증, 일반건강), 36개 문항으로 기능수행에 건강의 문제가 어느 정도 영향을 미치는 평가하여 삶의 질을 측정함.	남봉현과 이승욱(2003)
한국판 세계보건기구 삶의 질 척도-단축형(WHOQOL-BREF) (WHO, 1997)			
성인	자기보고식 평가	• WHO에서 삶의 질을 평가하기 위해 개발함. 신체적 영역, 심리적 영역, 사회적 영역, 생활환경 영역의 4개 영역, 26개 항목으로 구성됨. 인지중재의 최종성과 측정 도구로 사용가능함	민성길 등(2000)

표 5-10 환경평가와 삶의 질 평가 (계속)

대상자	방법	주요특징	국내참고문헌
[삶의 질 평가]			
한국판 삶의 질-알쯔하이머병 척도(Korean Version of Quality of Life-Alzheimer's Disease; QOL-AD)			
치매	자기보고식 평가	• 신체건강, 원기/기운, 기분, 생활환경, 기억력, 가족관계, 결혼생활, 친구관계, 전체적인 자기 자신, 일상적인 집안일을 처리하는 능력, 재미삼아 무슨 일을 할 수 있는 능력, 금전상태, 전체적인 생활 등 총 13문항으로 구성	Shin(2006)
뇌졸중 삶의 질(Stroke Specific Quality of Life; SS-QOL) (Williams, 1999)			
뇌졸중	인터뷰	• 뇌졸중 환자의 삶의 질 평가를 위하여 개발됨. 평가도구는 12개 항목 48개 문항으로 구성되어 있음. 국내 타당도 평가에서는 11개 항목 34개 문항으로 판별 집합 타당도가 평가됨	전병진과 이재신(2005)

5단계: 평가결과분석 및 중재계획 수립

기능인지 평가의 마지막 단계는 지금까지의 표준화된 평가자료, 비표준화된 임상적 관찰 자료, 자기보고식 평가자료와 환경 및 삶의 질 평가 결과를 종합적으로 반영하고 해석하는 과정이다. 클라이언트의 사용할 수 있는 기능과 문제점을 가려내고, 클라이언트의 치료목표, 치료의 긴급성 및 기간 등을 반영하여 우선 해결하고 중재해야 문제점 혹은 이슈들의 우선순위를 결정한다. 즉 클라이언트의 상황에서 그가 갖고 있는 역할, 문제점, 강점, 목표, 가치 등을 전반적으로 고려하여 최우선 준위의 문제를 결정하고 중재를 진행하는 것이 가장 이상적인 과정이라 할 수 있다.

클라이언트에 대한 중재 계획을 수립할 때 현실적인 장기목표와 단기목표를 결정하는 것은 평가자에겐 가장 큰 도전이다. 왜냐하면 이 과정은 평가과정에서 얻은 모든 정보를 통합할 수 있는 능력이 필요하기 때문이다. 장단기 목표에는 반드시 클라이언트의 문제점과 강점, 질병의 진행과정 및 예후가 반영되어 있어야 한다. 동시에 최선의 장단기 목표를 설정하기 위해서는 클라이언트, 평가자, 가족의 가치와 기대를 반영하는 것이 필요하다. 만약 이들의 치료목표가 일치하지 않을 경우에는 조정과정을 위한 상담 과정이 필요하다.

장기목표(goal)는 클라이언트가 장기간 치료에 참여함으로 달성할 수 있는 목표를 의미하는데 일반적으로 삶에서 최적의 삶의 질을 유지하고, 장애의 영향력을 최소화 하는 것을 의미한다. 따라서 장기목표는 작업수행영역 수준에서 달성할 수 있는 활동 혹은 참여로 설정하는 것이 바람직하고, 장기목표에 도달하는데는 1개월, 또는 수개월이 걸릴 수 있다. 반면에 단기목표는 중재

1회기 또는 수회기 이내에 달성하게 될 목표로 선정한다. 단기목표는 장기목표와 비교했을 때 더 객관적이고 명료하게 측정할 수 있도록 설정한다. 중재계획을 기록하는 방법을 평가자 혹은 기관마다 차이가 있다. 예를 들어 장단기 목표가 보험청구의 근거가 된다면 클라이언트가 원하는 목표보다는 치료에 따른 문제점의 경과를 객관적으로 측정하여 기록하는 방법이 필요하다.

5.4 요 약

이번 장에서는 기능인지 평가의 과정을 총 다섯 단계로 설명하였다. 작업치료사가 클라이언트의 작업수행에 미치는 인지의 영향력을 객관적으로 분석할 수 있도록 각 단계마다 이용할 수 있는 평가도구를 제시하였다. 임상에서 클라이언트의 유형과 환경에 따라 평가도구를 선정하고, 클라이언트의 작업에 기초하여 인지수준을 파악해야 한다. 제시된 평가도구 중 국내에서 표준화된 평가도구는 각 해당 연구에 기초하여 임상에서 적용 가능하지만, 아직 도입되지 않은 평가도구는 표준화 혹은 타당도 신뢰도를 구축이 필요하다. 국내에서도 작업기반의 인지평가 도구가 많이 활용되고 있기 때문에 이를 적극 활용하여 기능인지 평가와 치료를 확장해 나아갈 수 있으리라 기대한다.

참|고|문|헌

R·E·F·E·R·E·N·C·E

- 강대혁, 노종수, 지석연, 김진경, 이택영, 박소현. (2005). 캐나다작업치료측정(COPM)과 운동처리기술평가(AMPS)의 상관관계: 준비연구. **대한작업치료학회지, 13**(1), 25-35.
- 강연욱, 박재설, 유경호, 이병철. (2009). 혈관성 인지장애 선별검사로서 Korean-Montreal Cognitive Assessment(K-MoCA)의 신뢰도, 타당도 및 규준 연구. *Korean Journal of Clinical Psychology, 28*(2), 549-562.
- 곽은희. (2012). **뇌손상의 심각도와 병변부위가 외상성 뇌손상 환자의 실행기능, 일상기억 및 정서에 미치는 영향**. 국내박사학위논문 연세대학교 대학원. 서울
- 김서안. (2019). **기억과 강박적 확인행동의 관계에서 의심의 매개 효과: 회고적 기억 대 전망적 기억**. 국내석사학위논문 강원대학교 대학원. 강원도
- 김선옥. (2008). 정신분열병환자의 알렌인지수준과 인지기능 및 심리사회적 특성과의 상관관계. **대한작업치료학회지, 16**(1), 11-22.
- 김수경, 염희영, 황금선, 이희령, 백영수, 정민예. (2007). 뇌졸중 환자를 대상으로 실시한 알렌 인지 수준 판별검사(Allen Cognitive Level Screen; ACLS)와 한국판 간이 정신상태 판별검사(Mini Mental State Examination- Korean Version; MMSE-K), 로웬스타인 작업치료 인지 평가(Loewenstein Occupational Therapy Cognitive Assessment; LOTCA)의 상관관계. **대한작업치료학회지, 15**(1), 35-46.
- 김영근, 조영남, 김동희, 백수진. (2013). 노인용 전산화 인지평가도구(코사스) 표준화 연구: 대구광역시를 중심으로. **대한작업치료학회지, 21**(3), 87-102.
- 남봉현, 이승욱. (2003). 건강수준 측정도구 SF-36의 타당성 평가에 대한 연구. **한국보건정보통계학회지, 28**(2), 3-24.
- 박상기, 김희, 유두한, 차태현. (2017). 한국어판 가정안전 자가 평가도구(K-HSSAT)의 타당도 및 신뢰도 연구. **대한작업치료학회지, 25**(3), 117-130.
- 민경철, 김정란, 정민예. (2005). 알렌 인지 수준 판별검사(Allen Cognitive Level Screen; ACLS)와 한국판 간이 정신상태 판별검사(Mini Mental State Examination-Korean Version; MMSE-K)의 상관관계. **대한작업치료학회지, 13**(3), 15-22.
- 민성길, 이창일, 김광일, 서신영, 김동기. (2000). 한국판 세계보건기구 삶의 질 간편형 척도(WHOQOL-BREF)의 개발. **신경정신의학, 39**(3), 571-579.
- 송창순. (2005). **Visual Cue를 이용한 조건화된 학습이 편측 무시 감소에 미치는 영향**. 국내석사학위논문 연세대학교 대학원. 서울
- 신재용, 김정란, 한아름, 박지혁. (2019). 완곡추적 안구운동과 경부신전근 진동자극법의 결합중재가 만

성 뇌졸중환자의 편측무시와 일상생활활동 수행에 미치는 영향: 단일대상 연구. **대한작업치료학회지, 27**(1), 71-83.

- 신희영, (2006). 지역사회 거주 치매환자에서 한국판 삶의 질-알쯔하이머병 척도 개발을 위한 예비연구. *Journal of Preventive Medicine and Public Health, 39*(3), 243-248.
- 유은영, 정민애, 박소연, 최은희. (2006). 한국 작업치료사의 영역별 평가도구 사용 동향. **대한작업치료학회지, 14**(3), 27-37.
- 윤진상, 김재민, 신일선, 양수진, 정태길, 이형영. (2004). "지역사회거주 노인에서 한국어판 세계보건기구 장애평가조사표의 개발." **신경정신의학, 43**(1), 86-92.
- 이가연. (2018). **학령기 마음이론과 실행기능 간의 관계**. 국내석사학위논문 이화여자대학교 대학원. 서울
- 이동영, 윤종철, 이강욱, 주진형, 김기웅, 이정희, 우종인. (1999). 치매 선별을 위한 한국어판 간이 Blessed 검사의 신뢰도 및 타당도. **신경정신의학, 38**(6), 1365-1375.
- 이복은, 최혜숙, 한수정. (2015). 뇌졸중 환자의 편측무시 평가를 위한 한국형 캐서린 버지고 척도(K-CBS)의 신뢰도와 타당도 연구. **대한작업치료학회지, 23**(2), 45-56.
- 이승덕. (2020). **시기능훈련을 통한 시각정보처리기술 향상과 학습기초능력과의 관계**. 국내석사학위논문 대구가톨릭대학교 대학원. 경상북도
- 이상헌. (2010). **한국형 활동분류카드(Korean activity card sort) 개발 및 신뢰도·타당도 연구**. 국내박사학위논문 연세대학교 대학원. 서울
- 이선욱. (2015). **사람중심 작업치료**(제4판). 서울: 한미의학
- 이유나, 김희, 조은미, 이은영. (2017). 한글 번역판 실행기능 수행검사의 내용타당도 및 임상적 유용성 연구. **대한작업치료학회지, 25**(2), 143-153.
- 이해정, 김다정. (2011) Internal Consistency and Concurrent Validity of Korean Language Version of WHODAS 2.0: 12 Item-Self Administered. **대한물리치료학회지, 23**(6), 23-29.
- 전병진, 이재신. (2005). 뇌졸중 삶의 질(Stroke Specific Quality of Life; SS-QOL) 평가 도구 타당도 검증. **대한작업치료학회지, 13**(3), 23-32.
- 정은화. (2016). **편측 공간무시 뇌졸중 환자에서 인지기능 손상과 기능적 예후의 관계**. 국내석사학위논문 건국대학교 대학원. 서울
- 최민국, 이소연, 전소연, 김소연, 김정기, 박수정. (2016). 경도인지장애 노인을 통한 신경행동학적 인지상태검사(NCSE)의 타당도 연구. **고령자치매작업치료학회지, 10**(2), 47-53.
- 주유미, 정은화, 김세연, 한대성, 최유임. (2020). 한국형 노인 안전 및 낙상예방 가정환경개선 평가항목 개발: 델파이 연구. **대한작업치료학회지, 28**(3), 53-69.
- 차수민. (2015). *Study of the Validity and Reliability of the Korean Version of Contextual Memory Test.*

국내박사학위논문 인제대학교 일반대학원. 경상남도

- 한기완. (2010) **편측무시환자에서 우측으로 편향된 공간탐색의 모델링 및 후두정엽피질의 역할**. 국내박사학위논문 한양대학교 대학원. 서울
- 한국알렌인지연구회. (2016). **작업치료를 위한 알렌인지모델**. 서울: 대한나래출판사.
- 한 대성, 신민주, 유영미, 유연환, 홍승표, 박수현. (2011). Perceived Efficacy and Goal Setting System과 자기효능감 검사의 상관관계 연구. **대한작업치료학회지, 19**(2), 111-120.
- Andersen, E. M. (2000). Criteria for assessing the tools of disability outcomes research. *Archives of Physical Medicine and Rehabilitation. 81*(12), S15-20.
- Ărnadŏttir, G. (1990). *The brain and behavior: Assessing cortical dysfunction through activities of daily living(ADL)*. St. Louis, MO: Mosby.
- Azouvi, P., Olivier, S., de Montety, G., Samuel, C., Louis-Dreyfus,A.,& Tesio, L. (2003). Behavioral assessment of unilateral neglect:Study of the psychometric properties of the Catherine Bergego Scale. *Archives of Physical Medicine and Rehabilitation, 84*, 51-57. https://doi.org/10.1053/apmr.2003.50062
- Baron, K., Kielhofner, G., Iyenger, A., Goldhammer, V., & Wolenski, J. (2006). *Occupational Self-Assessment (OSA) version 2.2*. Chicago: University of Illinois at Chicago.
- Burns, T. (2006). *Cognitive Performance Test* (CPT). Pequannock, NJ: Maddak.
- Chen, P., Chen, C. C., Hreha, K., Goedert, K. M., & Barrett, A. M. (2015). Kessler Foundation Neglect Assessment Process uniquely measures spatial neglect during activities of daily living. *Archives of Physical Medicine and Rehabilitation, 96*, 869-876. https://doi.org/10.1016/j.apmr.2014.10.023
- Chiu, T., & Oliver, R. (2006). Factor analysis and construct validity of the SAFER-HOME. *OTJR: Occupation, Participation, and Health, 26*, 132-142. https://doi.org/10.1177/153944920602600403
- Colarusso, R. P., & Hammil, D. D. (2015). *Motor-Free Visual Perception Test-4*. Torrance, CA: WPS.
- Earhart, C, Pollard D, Allen C K, David S. (2000). *Allen Cognitive Level Screen 2000 Test Manual*. Colchester, CT: S&S/Worldwide.
- Fisher, A. G. (2003). *Assessment of Motor and Process Skills* (5th ed.). Fort Collins, CO: Three Star Press.
- Fleming J. M., Strong J., & Ashton R. (1996). Self-awareness of deficits in adults with traumatic brain injury: how best to measure? *Brain Injury, 10*(1), 1-15. doi: 10.1080/026990596124674. PMID: 8680388.
- Gioia, G. A., Espy, K. A., & Isquith, P. K. (2003). *Behavior Rating Inventory of Executive Function-Preschool Version (BRIEF-P)*. Lutz, FL: Psychological Assessment Resources.
- Gitlin, L. N., Schinfeld, S., Winter, L., Corcoran, M., Boyce, A. A., & Hauck, W. (2002). Evaluating

home environments of persons with dementia: Interrater reliability and validity of the Home Environmental Assessment Protocol (HEAP). *Disability and Rehabilitation, 24*, 59-71. https://doi.org/10.1080/09638280110066325

- Hartman-Maeir, A., Katz, N., & Baum, C. (2009). Cognitive Functional Evaluation (CFE) process for individuals with suspected cognitive disabilities. *Occupational Therapy in Health Care, 23*, 1-23.
- Katz, N. (2006). Routine Task Inventory-RTI-E manual. (Prepared and elaborated on the basis of C. K. Allen [1989 unpublished].) Retrieved from https://www.allen-cognitive-network.org/index.php/allen-cognitive-model/routine-task-inventory-expanded-rti-e
- Katz, N., & Toglia, J. (2018). *Cognition, Occupation, and Participation Across the Lifespan: Neuroscience, Neurorehabilitation, and Models of Intervention in Occupational Therapy* (4th ed.). AOTA Press.
- Katzman, R., Brown, T., Fuld, P., Peck, A., Schechter, R., & Schimmel, H. (1983). Validation of a short orientation memory-concentration test of cognitive impairment. *American Journal of Psychiatry, 140*, 734-739. https://doi.org/10.1176/ajp.140.6.734
- Kiernan, R. J., Mueller, J., Langston, J. W., & Van Dyke, C. (1987). The Neurobehavioral Cognitive Status Examination: a brief but quantitative approach to cognitive assessment. *Annals of internal medicine, 107*(4), 481-485. https://doi.org/10.7326/0003-4819-107-4-481
- Manly, T., Anderson, V., Nimmo-Smith, I., Turner, A., Watson, P., & Robertson, I. H. (2001). The differential assessment of children's attention: The Test of Everyday Attention for Children (TEA-Ch), normative sample and ADHD performance. *Journal of Child Psychology and Psychiatry, and Allied Disciplines, 42*, 1065-1081.
- Martin, N. A. (2006). *Test of Visual Perceptual Skills* (3rd ed.). Novato, CA: Academic Therapy Publications.
- McColl, M. A., Paterson, M., Davies, D., Doubt, L., & Law, M. (2000). Validity and community utility of the Canadian Occupational Performance Measure. *Canadian Journal of Occupational Therapy, 67*(1), 22-30.
- Missiuna, C., Pollock, N., & Law, M. (2004). *Perceived Efficacy and Goal Setting System (PEGS)*. San Antonio, TX: Psychological Corporation.
- Mueller, J., Kierman, R., & Langston, J. W. (2007). *Cognistat Manual*. Fairfax, CA: Northern California Neurobehavioral Group. Available from http://www.cognistat.com
- Nasreddine, Z. S. (2016). *The Montreal Cognitive Assessment (MoCA)*. Available from

http://www.mocatest.org

- Robertson, I. H., Ward, T., Ridgeway, V., & Nimmo-Smith, I. A. N. (1996). The structure of normal human attention: The Test of Everyday Attention. *Journal of the International Neuropsychological Society, 2*(6), 525-534.
- Ryan, J. D., Polatajko, H. J., McEwen, S., Peressotti, M., Young, A., Rummel, K., . . . Baum, C. M. (2011). Analysis of Cognitive Environmental Support (ACES): Preliminary testing. *Neuropsychological Rehabilitation, 21*, 401-427. https://doi.org/10.1080/09602011.2011.572692
- Sherer M, Bergloff P, Boake C, High W Jr, Levin E. The Awareness Questionnaire: factor structure and internal consistency. Brain Inj. 1998 Jan;12(1):63-8. doi: 10.1080/026990598122863. PMID: 9483338.
- Smith, G., Della Sala, S., Logie, R. H., & Maylor, E. A. (2000). Prospective and retrospective memory in normal ageing and dementia: A questionnaire study. *Memory, 8*, 311-321. https://doi.org/10.1080/09658210050117735
- Sohlberg, M. M., & Mateer, C. A. (2001). Management of attention disorders. In M. M. Sohlberg & C. A. Mateer (Ed.). *Cognitive rehabilitation* (pp. 125-161). New York: Guilford Press.
- Sunderland, A., Harris, J. E. & Baddeley, A. D. (1983). Do laboratory tests predict everyday memory: a neuropsychological study. *Journal of Verbal Learning and Verbal Behavior, 22*(3), 341-357.
- Tham, K., & Tegner, R. (1996). The Baking Tray Task: A test of spatial neglect. *American Journal of Occupational Therapy, 55*, 46-54. https://doi.org/10.5014/ajot.55.1.46
- Toglia, J. P. (1993). *Contextual Memory Test*. San Antonio, TX:Psychological Corporation.
- Wesson, J., Clemson, L., Brodaty, H., & Reppermund, S. (2016). Estimating functional cognition in older adults using observational assessments of task performance in complex everyday activities: A systematic review and evaluation of measurement properties. *Neuroscience & Biobehavioral Reviews, 68*, 335-360.
- Wilson, B. A., Alderman, N., Burgess, P. W., Emslie, H., & Evans, J. J. (1996). *Behavioral Assessment of Dysexecutive Syndrome*. St. Edmunds, UK: Thames Valley Test.
- Wilson, B. A., Cockburn, J., & Halligan, P. W. (1987). *Behavioral Inattention Test Manual*. Fareham, JK: Thames Valley Test.
- Wilson, B. A., Greenfield, E., Clare, L. Baddeley, A., Cockburn, J., Watson, P., . . . Nannery, R. (2008). *Rivermead Behavioural Memory Test, 3rd Edition (RBMT-3)*. Oxford, UK: Pearson Assessment.
- World Health Organization. (2001). *Internal Classification of Functioning, Disability, and Health(ICF)*. Geneva, Switzerland.

COGNITIVE REHABILITATION

제 2 부

인지재활의 영역 및 치료적 접근

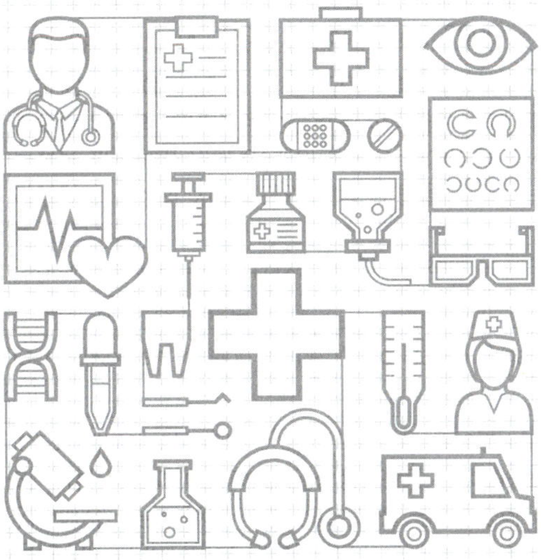

Cognitive
Rehabilitation

COGNITIVE REHABILITATION

제 6 장

CHAPTER

인지재활의 신경행동학적 접근

오 윤 택

COGNITIVE REHABILITATION

학·습·목·표

- 신경행동과 신경행동학적 손상을 이해한다.
- 일상생활을 관찰하여 신경행동학적 문제를 찾아낸다.
- 신경행동학적 문제의 중재 방법을 이해한다.

주·요·용·어

- 신경행동
- 일상생활의 분석
- 신경행동학적 손상
- 학습

06 C/H/A/P/T/E/R 인지재활의 신경행동학적 접근

6.1 신경행동

신경행동은 중추신경계의 처리의 결과로 나타나는 반응으로 해석할 수 있는 행동으로 정의된다. 신경행동은 일상생활에서 수행의 기본적인 부분이다(Arnadottir, 1990). 신경행동은 결과로 나타나는 산물이며, 이 산물은 과제라는 자극에 의해 유발되고 감각 자극을 처리한 이후의 결과물이다. 신경행동은 사람이 작업에 관여하면서 나타나고 이 작업은 행동들로 구성되어 있다. 그리고 이 작업은 사람, 맥락, 활동 들이 상호 역동적으로 작용하면서 완성되는데 이것을 작업수행이라고 하며, 이 작업수행이 신경행동의 요소가 된다(Crepeau, 1998). 자극들은 중추신경계의 여러 상호 관계에 의해 처리되고 여러 형태의 행동 반응으로 나타난다. 이 행동 반응을 스스로 인식하면서 이것은 피드백의 역할을 하게 되고, 이 피드백은 새로운 감각 자극의 역할을 하게 되며, 그 다음 신경행동의 시작에 영향을 준다 [그림 6-1]. 그러므로 신경행동은 여러 신경학적 신체 기

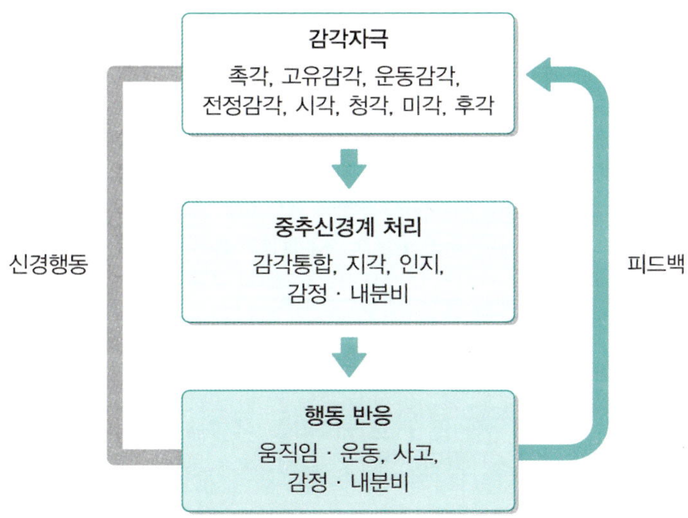

그림 6-1 신경행동의 과정에 관련 있는 요소들(Glen & Rubio, 2011)

능(body function)으로부터 영향을 받는다. 모든 과제들은 여러 감각 자극을 포함하고 있다. 어떤 기능들은 감각의 수용과 관련이 있고, 또 다른 것들은 지각, 인지, 감정 그리고 운동 계획 등의 여러 기능을 처리하는 중추신경계가 관련이 있다. 또한 감정이나 다른 필요한 움직임과 연계가 일어난다. 작업 수행을 만들어내는 신경계 처리와 신경행동들의 역학적인 구조를 보면 과제에 따라 관련된 요소들이 여러 종류의 조합으로 복잡한 상호작용을 가지게 된다.

작업 수행 1

- A는 커피를 타려고 한다.
  (① 커피를 타기 위한 과거의 과제 수행 순서를 기억하고 작업기억에 필요한 과제의 순서를 형성한다.)
- 커피포트를 가져와 물을 받아서 스위치를 켠다.
  (② 지난 번에 커피를 놔둔 기억을 회상한다.)
- 오른쪽 끝에 찬장을 열어 커피믹스를 찾는다.
  (③ 커피 스틱이 없다는 것을 알게 된다.)
  (④ 다른 재료를 찾기로 한다.)
  (⑤ 커피와 설탕을 병에 담아 두었다는 것을 기억해 낸다.)
- 왼쪽 끝에 찬장을 열어 커피와 설탕이 든 병을 꺼내 컵에 담는다.
- 물이 끓으면서 포트는 자동으로 꺼진다.
- 커피와 설탕이 컵에 물을 따라 커피를 완성한다.

위의 과제 수행에서 자극으로 작용하는 과제는 '커피를 타는 것'이다. 커피가 없다는 것을 알게 되는 것(③)은 피드백으로 주어지고 다른 대안(④)을 찾게 되고 이 대안은 새로운 과제로서 자극원이 된다.

뇌손상으로 인해 기억 손상을 받은 사람은 ②, ⑤를 수행하는데 어려움을 겪을 것이고, 결국 커피가 어디 있는지 알지 못해서 찾지 못하게 된다. 이 작업 오류(occupational error)가 신경행동이다. 치료사는 A가 커피 포트를 켜고 나서 다음 단계를 진행하지 못하고 과제가 중단되는 것을 관찰할 수 있다. 이 관찰결과는 치료사가 세우는 여러 가지 가설을 세우는 근거가 된다.

위에 서술한 내용 중에 괄호 안에 들어가 있는 내용들은 중추신경계의 처리 과정으로 관찰을 통해서 알 수는 없다. 과제가 진행 중에 중단되는 경우 치료사는 환자가 무엇을 하고 있는지 물어보고, 문제를 해결하도록 도울 수 있다. 이 중재 과정은 평가 결과로서 기록된다.

6.2 활동분석(Activity analysis)과 작업수행

활동분석은 작업치료사들이 활동, 그것을 수행하는 데 필요한 수행 요소 그리고 활동을 하게 되는 동기의 관점에서 보편적으로 받아들여지는 문화적 의미를 이해하는 것까지를 포함하는 작업치료사가 환자의 작업수행을 이해하는 도구이다. 활동분석을 통해 작업치료사는 임상 추론에 필요한 정보를 알게 되고 작업치료 중에서 어떤 활동을 선택하고 그 활동을 바꾸거나 난이도를 조절하는데 기초 정보로 활용한다. 작업치료사는 활동을 분석할 때, 일반적으로 과제나 활동에 초점을 맞추게 된다. 활동은 개인이 필요에 의해서 하거나 사회적으로 요구하기 때문에 하게 되는 목표지향적인 과제로, 이 과제를 수행하기 위해서 적정한 기술과 자원이 필요하다. 그러므로 활동은 신발 끈을 묶는다거나 이를 닦는 등의 간단한 것에서부터 여러 가지 활동들이 필요한 식사를 준비하는 것과 같은 복잡한 활동까지 그 범위가 넓다. 예를 들어 고기를 굽고 샐러드를 만들고 반찬을 만드는 등의 활동들은 가족 구성원이라는 작업 역할(occupational role)중에 하나인 식사를 준비하는 활동들 중에 일부이다. 어떤 사람들은 과제와 활동을 구분하려고도 하지만 이것이 작업치료사 모두가 동의하는 개념은 아니다(Crepeau, 1998).

활동 분석은 활동을 하기 위해 일반적으로 필요한 사항, 그 수행을 위해 필요한 개인의 기술 범위, 그리고 그 활동이 갖고 있는 문화적 의미를 확인하면서 실시한다. 활동 분석의 목표는 '사회에 참여하는 것과 관련이 있느냐'부터 세부적으로 '필요한 기술들을 유능하게 사용할 수 있느냐'라는 물음까지 광범위하게 활동을 이해하는 것이다. 활동 분석은 활동에 필요한 조건과 수행 기술을 파악하는 데 초점을 맞춘다. 활동에 필요한 요구사항에는 일반적으로 사용하는 물건, 활동에 필요한 공간과 사회적 요구조건, 수행을 위한 기술들이 포함된다. 수행 기술에는 운동 기술, 처리 기술, 의사소통·상호작용 기술 등이 포함된다.

표 6-1 증상과 일상생활에서 나타날 수 있는 상황(Arnadottir, 2011)

증 상	신경행동학적 증상
질병자각증결여 (anosognosia)	• 마비된 신체를 자신의 것으로 알지 못함
무관심(apathy)	• 활동수행하고 대화를 하는 중에 감성이나 느낌이 거의 없음
집중력 손상 (impared attention)	• 활동을 지속하지 못함, 지시나 활동에 집중하지 못함, 실수를 알아채지 못함, 관련이 없는 것에 집중
작 화 (confabulation)	• 주말에 있었던 일을 기억하지 못하고 실제로는 없었던 일을 한 것처럼 설명
혼란(confusion)	• 현재를 과거처럼 말함, 상황에 맞지 않는 이야기, 시간과 장소를 잘못 앎
우울(depression)	• 활동을 수행하는 동안 슬픈 감정을 갖거나 표현함
산 만 (distractability)	• 옆방의 소리나 다른 사람이 지난 가는 것 등의 환경적 자극에 산만해짐
환경 의존 (field dependency)	• 특정한 자극에 의한 특정한 수행으로 산만해짐 • 산만과 보속증이 결합되어 나타남
좌 절 (frustration)	• 수행하려고 하거나 할 수 없을 때 흥분하거나 참지 못함
편측시야결손 (homonymous hemianopsia)	• 뇌손상 반대 부분으로 시야가 좁음 • 일반적으로 장애를 인식하고 보상적으로 머리를 돌림
관념실행증 (ideational apraxia)	• 칫솔이나 치약, 면도기를 무엇을 할 수 있는지 모름 • 도구를 잘못 사용함 • 활동의 순서가 틀림
시작의 손상 (impaired initiative)	• 아무런 활동 없이 앉아 있음 • 시작하거나 보여주기 전에 활동의 수행을 묘사할 수는 있음
병식의 저하 (decreased insight)	• 질병이나 장애에 대한 병식이 없음 • 미래의 계획에 대한 현실적인 내용을 만들지 못함 • 장애가 있음에도 비현실적인 표현을 함
과민성 (irritability)	• 짜증을 냄 • 행동을 유발하는 어떤 자극에 대해 언어적으로 싫다고 표현할 수도 있게 신체적으로 초조함을 표현함
판단의 손상 (impaired Judgment)	• 씻은 후에 물을 잠그지 않음 • 휠체어를 잠그지 않거나 안전하지 않을 상태에서 휠체어 이동을 시도함 • 옷을 제대로 입지 않고 식당에 감
불안정한 감정 (lability)	• 기분의 변화가 심함 • 부적절하게 웃거나 울음
동기 저하 (impaired motivation)	• 신체적으로 가능한 일이라는 것을 알지만 필요성을 실제적으로 받아들이지 못해서 시작하거나 지속하지 않는 경우

표 6-1 **증상과 일상생활에서 나타날 수 있는 상황**(Arnadottir, 2011) (계속)

증 상	신경행동학적 증상
운동실행증 (motor apraxia)	• 운동 계획을 하는 데 어려움을 보임
운동 기능의 손상 (impaired motor function)	• 열어야 될 병의 지지를 하지 못함 • 씻으려고 할 때 겨드랑이에 손이 닿지 않음
조직화와 순서대로 하기의 손상 (impaired organization and sequencing)	• 활동의 순서를 맞추지 못하거나 적절한 타이밍에 하지 못함 • 다른 단계를 시작하기 전에 한 가지 단계를 완수하지 못함
말이상증 (paraphasia)	• 맞지 않은 유사하거나 유사하지 않은 단어로 교체해서 표현
보속증 (perseveration)	• 움직임이나 행동을 반복하고 일단 시작하면 중단하지 못함
안절부절증 (restlessness)	• 참지 못함
단기기억 손상 (short-term memory loss)	• 평가 중에 지시를 기억하지 못함 • 빗질을 여러번 함
자기신체부위실인증 (somatoagnosia)	• 팔을 바지의 다리에 넣거나 다리를 셔츠의 팔에 넣음 • 치료사의 팔에 옷을 입히려고 함
체감각 손상 (somesthetic sensory loss)	• 감각의 결여로 물건을 조작하기 어려움 • 감각 손상을 알고 이를 보상하려고 함
지형지남력 (topographic disorientation)	• 화장실로 가는 길을 모름
편측 신체 무시 (unilateral body neglect)	• 마비측에 옷을 입히지 못함 • 마비측의 옷을 아래로 내리지 못함
편측 공간 무시 (unilateral spatial neglect)	• 손상된 쪽의 시야의 물건을 알지 못함

1 환자의 일상생활의 관찰

일상생활을 신경행동학적으로 분석하는 방법에는 두 가지 방법이 있다. 첫 번째는 여러 가지 작업 기술들의 정의에 의해 행동의 과정을 행동(action), 단계(step), 과제(task)로 나누어 분석하여 그 수행의 질을 평가하는 방법이 있다. 두 번째는 조작적 정의로 내려진 증상을 일상생활의 수행을 관찰하면서 발견하고 이것이 일상생활의 과제에 미치는 영향을 평가하는 방법이다.

전자의 경우의 대표적인 방법이 AMPS(Assessment of Motor and Process Skills)이고 후자의 경우에는 A-ONE(ADL-focused Occupation-based Neurobehavioral Evaluation)이 있다. 전자의 경우에는 일상생활의 수행 기술을 평가하는 것으로 신경행동학적 증상만을 평가하는 방법은 아니고 일상생활의 수행의 질을 평가하는 방법이다. 후자의 경우에는 기본적인 일상생활을 관찰하여 신경행동학적 문제를 찾아내는 부분과 전반적인 일상생활에 영향을 주는 신경행동학적 증상을 찾아내는 부분으로 이루어져 있다(Arnadottir, 1990; Fisher, 2003).

과제로서의 일상생활은 일련의 행동의 모여서 이루어진 단계로 이루어진다(Fisher, 2003). 예를 들어 우리가 "커피를 탄다."라는 과제를 들어보자. 이 과제를 과제, 단계, 행동별로 나누어 보면 [표 6-2]와 같다. 이런 분석의 특징을 보면 내재적인 신경학적인 증상, 과정을 과제, 단계, 행동에 넣지는 않는다는 것이다. 예를 들어 행동에서 "컵, 커피, 스푼을 찾는다."는 단계는 찬장을 열고 물건들에 손을 뻗기 위해 장기기억, 운동 계획 및 실행, 시각 탐색 등의 인지지각 기능을 사용하지만 그 부분은 행동으로 나타나는 부분이 아니므로 신경행동학적 분석에서 사용할 수 없다. 즉, 찬장을 여는 동작을 하지 않는다고 해서 인지지각의 어떤 부분에 문제가 있는지 알 수 없다는 것이다.

따라서 행동을 관찰할 때는 문제를 보이는 부분을 발견하는 것과 이를 기록하는 것이 중요하다. 세부적인 원인은 관찰이 끝나고 난 이후에 문제행동들을 종합하여 분석한다. 또한 일생생활을 수행할 때 행동에 문제가 있는 경우에 도움을 준다고 한다면 어떤 도움을 주는 것이 효과적

표 6-2 **커피를 타는 과제의 단계 / 행동별로 나누기**

과 제	단 계	행 동
커피를 탄다.	컵, 커피, 스푼을 찾는다.	• 찬장을 연다. • 커피병, 컵, 스푼에 손을 뻗는다.
	컵에 커피를 떠서 담는다.	• 커피병의 뚜껑을 연다. • 스푼을 잡는다. • 커피를 뜬다. • 컵에 붓는다.
	물을 끓인다.	• 포트에 물을 담는다. • 포트에 전원을 켠다.
	컵에 있는 커피에 끓은 물을 담아 완성한다.	• 포트를 든다. • 컵에 물을 붓는다. • 스푼을 커피와 물이 섞이도록 젓는다.
	커피병을 제자리에 넣어 둔다.	• 커피병에 손을 뻗는다. • 찬장에 올려놓고 문을 닫는다.

인지 알아야 한다. 도움을 줄 수 있는 방법에는 언어적 지시, 손가락질, 단서, 신체적인 가이드와 같은 것들이 있다. 이 중에서 환자는 어떤 도움을 받아 수행이 지속되었고, 얼마만큼의 도움이 필요한지를 기록해야 한다. 처음부터 너무 많은 도움(신체적 가이드)을 주거나 도움을 전혀 주지 않아서 진행을 하지 못한다면, 대상자가 자신의 문제를 인식하기 어려울 수도 있고 다음 단계로 진행하지 못해서 수행을 관찰하지 못할 수도 있다. 따라서 적절한 시점에 그리고 적절한 양의 도움을 주는 것이 관찰을 통한 신경행동학적 평가에서 중요한 부분이다.

[표 6-2]와 같은 과제에서 문제를 보이는 경우가 여러 행동에서 나타나며, 그것이 공통적인 문제라는 것이 확인된다면, 이 문제는 치료사가 중재해야 할 우선순위로 생각할 수 있다. 만약 컵을 선택하지 못하고 스푼 대신 포크를 사용한다거나 포트의 용도를 모른다면 치료사는 추가적으로 실행증에 대한 평가를 통해 실행증 여부를 확정지을 수 있다. 만약 실행증이 있다면 일상생활의 수행의 질을 높이기 위해 치료사는 실행증에 대한 치료적 접근 중에서 환자에게 적당한 치료 방법을 선택해서 적용해야 할 것이다.

2 뇌졸중 환자들의 신경행동학적 손상들

뇌졸중 환자에게서 손상의 결과로 나타나는 진행상의 문제는 환자 자신, 하고 있는 활동, 과제가 수행되는 배경 사이에서 상호작용이 일어나는 과정에서 나타나게 된다. 인지와 지각은 내부

표 6-3 일상생활과정의 문제와 예상가능한 원인, 그리고 관련 운동과 처리 기술

과정의 문제	예상 가능한 원인	Motor & process skills
반 복	경험이나 기술(skill) 부족 실패 발생이나 세부 목표 미달 정확성 저하	Paces, Continues Heeds Calibrates, Navigates
속도 지연·정확성 저하	정보(feedback)의 오류	Manipulates, Calibrates
중단 또는 시작의 지연	무관한 정보 집중 단계 진행 제한 정보 부족	Attends Terminates Initiates
부적합한 단계·방법 추가	작업기억 제한 도구 사용 제한	Continues Chooses, Sequences, Uses
비효율적인 환경·도구 배치	문제인식 제한	Organizes, Gathers, Navigates
문제의 반복	문제해결 제한	Benefits
필요한 단계의 탈락	경험이나 기술 부족	Restores, Heeds

의 신경학적 처리 과정이 외부의 자극에 대해 지속적으로 변화하고 반응을 보이는 역동적인 처리 과정이다. 치료사들은 사람의 욕구와 목표에 따라 환경과 상황에 적절한 신경행동학적 손상을 발견할 수 있어야 하다. 이런 개인 간의 차이 때문에 포괄적이고 일반적인 접근이 뇌졸중 환자들을 포함한 환자들에게 효과적이지 않은 경우가 있다.

신경행동학적 손상은 뇌졸중 생존자들에게 자주 나타난다. 뇌졸중으로 인해 발생된 손상은 언어 손상으로 인해 의사소통에 제한이 오는 것과 같이 부분적인 기능상실의 원인이 되기도 한다. 뇌졸중은 경색의 범위와 부위에 따라 다양한 신경행동학적 손상이 나타난다.

Arnadottir(1990)는 신경행동학적 장애를 감정, 신체도식, 인지, 감정, 인식(gnosis), 언어, 기억, 운동, 지각, 성격, 운동계획, 감각 자각(sensory awareness), 공간 관계 지각, 시공간 기술 등의 신체 기능에 영향을 주는 신경학적 처리 기능 장애로 인해 과제 수행이 손상을 받게 되고 이것이 기능적 손상으로 나타난다고 말한다. 이렇게 작업을 수행할 때 잘못이 없는 상태와 비교하여 치우쳐진 상태를 작업 오류(occupational error)라고 Arnadottir는 정의한다. 신경행동학적 손상은 일상생활을 수행하는 것을 관찰하면서 과제 분석을 통해 작업 오류를 찾아내는 것이다 [표 6-3]. 만약 오류가 관찰된다면 최종적으로 분류하고 A-ONE 검사의 매뉴얼에 있는 신경행동학적 손상의 조작적 정의를 사용하여 채점한다(Glen & Rubio, 2011).

6.3 뇌졸중 환자의 치료접근

뇌졸중 재활에 대한 접근은 손상(impairment), 활동의 제한(activity limitation)이나 참여의 제한(participation restriction) 수준에서 방향이 정해진다. 손상은 신체 기능(body function)에 대한 손상을 말한다. 활동의 제한은 과제 수행(task performance) 기능장애에 해당하고 참여의 제한(participation restriction)은 사람의 여러 상황에서 나타나는 문제에 대한 것이다. 참여의 제한 수준에 맞추어진 치료 목표는 뇌졸중 생존자의 삶의 질에 가장 큰 영향을 주게 된다. 불행히도 현대의 임상에서 많은 순간에 참여의 제한은 덜 강조되고 반면에 손상이나 활동의 제한이 강조되고 있다. 치료사들은 환자의 삶의 질과 관련이 있는 쟁점들을 증진시키는 동안 세 가지 영역을 모든 서비스의 목표로 제공하려고 한다(Arnadottir, 2011).

지각 또는 인지 손상에 대한 치료접근은 둘 중에 하나의 분류에 속하게 된다. 하나는 기능 또는 적응(function / adaptation)에 중심을 둔 접근이고 다른 것은 회복 또는 복원(remediation / restoration)에 중심을 둔 접근이다. 전자는 환자가 장애에 적응하는 것을 중요시 여기고 기능을 향상시키기 위해 과제의 환경적 변수를 변경하고 잃어버린 기능을 보상하기 위해 환자의 강한 점을 사용한다. 후자는 뇌졸중으로 인해 손상된 인지나 지각 기술의 실제적인 기술을 향상되도록 촉진하는 방법들을 중요시한다. 각 접근은 장단점이 있으며 치료사는 자주 뇌졸중 재활 중에 두 가지를 모두 사용한다(Arnadottir, 2011).

1 적절한 접근의 선택

중추신경계의 처리 과정에 손상을 입은 뇌졸중 환자에게 어떤 치료 접근이 적당한지 결정하기 위해서는 평가의 결과를 보아야 한다. 여기서 가져야 할 중요한 의문은 "환자가 학습할 수 있는 잠재력을 가졌는가?"와 "과제 수행 중에 실수를 환자가 인식하는가?" 그리고 만약 그렇다면 "환자는 이런 실수를 해결할 방법을 탐색할 수 있는 잠재력이 있는가?"이다.

만약 환자가 학습 잠재력이 저하되어 있거나 자각(awareness)이 어려운 경우일 때는 단서(cue)를 주거나 과제를 수정하고, 특정영역으로 한정된(domain-specific) 훈련을 사용하는 기능적 접근이 더 효과적이다. 특정 영역으로 한정된 훈련은 학습의 전이(일반화할 수 있는 능력)가 거의 필요 없고 체계적으로 단서를 제거[3])하면서 특정한 기능적 과제를 반복하는 방법이다. 이런 형태의 훈련은 지정된 방법과 도구, 장소를 사용하기 때문에, 학습된 수행은 과제와 환경의 조건이 바뀌지 않는 경우에만 유지될 수 있다.

전통적으로 치료사는 회복 또는 기능적 접근을 사용해왔다. 그러나 Abreu 등은 두 접근의 원리를 동시에 적용하는 통합된 기능적 접근을 제안했다. 이 접근에서 작업과 맥락의 영역은 처리 기술에 도전적인 조건이 된다. 사람은 통합되어 형성된 하나의 개체로(분리된 주의력 기계, 분류기, 기억 입력 장치 등이 아니다) 기능하는 대상으로 실제적인 삶에 관련이 없는 부분에 초점을 맞추지는 않는다. 이 통합된 기능적 접근으로 치료하는 경우에는 주의력 유지와 같은 하부 요소 기술에 초점을 맞출 수 있고 매일의 작업은 치료적 수단으로 사용한다. 예를 들어 스스로 식사하는 과제는 과제에 주의력을 유지하는 기술을 증진시키기 위해 사용될 수 있다. 식사시간 중에는 산만하도록 만드는 여러 가지 환경적인 원인이 있다. 주의력 유지가 어려운 경우에 식사라는 과제는 어렵다. 체계적인 단서 제거와 점진적으로 환경의 산만한 원인을 증가시키는 것은 과제와 활동의 참여에 주의력을 유지하지 못하는 경우에 사용할 수 있는 방법이다.

기능적인 접근은 보건 산업 분야에서도 오늘날 지지 받고 있으며, 일상생활에서 환자가 실제

---

3) 체계적인 단서 제거의 방법(vanishing cues)은 과제 수행 중 모든 단계에 단서를 제공하다가 점진적으로 제거하는 것을 말한다. 이 방법의 목적은 단서를 최소한으로 해서 과제를 성공적으로 완수할 수 있게 하기 위한 것이다.

적으로 기능적 유용성을 얻는 것은 중요하게 여겨지고 있다. 비용－효과의 측면에서 직접적인 기능의 향상은 오늘날 보건 관리 환경에서도 인정되고 있는 부분이다.

모든 기능적 과제를 수행하는 상황에서 다양한 신경행동학적 손상을 설명할 수 있다. 어떤 인지 또는 지각 장애를 설명하는데 어떤 활동에 효과적으로 사용되는지 평가하는 활동분석이라는 기술은 작업치료사들에게 반드시 필요한 일이다.

2 치료 시 고려사항

치료사들은 치료계획을 준비할 때 많은 요소들을 고민해야 한다. 뇌졸중 환자들은 폐쇄성 뇌손상, 뇌염 또는 뇌의 총상으로 인한 경우와는 다른 것들이 필요할 수 있다. 이런 질환들은 모두 뇌손상이 있지만 나타나는 행동이나 회복의 패턴은 다른 양상을 보인다. 같은 부위의 뇌졸중 환자들도 같은 증상을 보이게 되는 경우는 없다. 뇌졸중 환자 각자는 특별한 필요, 목표, 문제들이 유일무이하게 나타난다.

1) 환 경

치료가 이루어지는 환경이나 세팅은 간과할 수 없는 고려사항이다. 환자들은 치료실과는 다른 형태로 일상생활을 집에서 계획하고 수행한다. 여러 환경과 배경에 있다는 것은 환자가 다양한 상황에서 더 많은 독립성을 만드는 전략이나 문제 해결 방법의 변경이 필요하다는 뜻이다. 성공적으로 목적 있는 활동을 적응시키는 것은 작업치료에 있어 중요하다. 치료의 성공 여부는 환자의 장단점을 분석하여 가장 관련성이 높고 도전적인 활동이 필요한 경우에 치료사의 능력에 따라 달라진다.

2) 일반화

이런 환자들에게 중재를 제공하는 가장 큰 도전 중의 하나가 치료시간에 배웠던 것을 실제적인 환경에 일반화 또는 전이할 수 있느냐의 문제이다. 예를 들어 입원 환자가 퇴원할 때 집에서 식사를 준비하는 활동으로 치료실에서 학습된 기술을 일반화한다는 것은 신문을 읽거나 옷을 옷장에서 찾을 때 탐색기술이 일반화한다는 것이고, 식탁에서 음식을 찾거나 마트에서 세면도구를 찾을 때 촉각피드백의 기술을 일반화한다는 것을 말한다. 일반화는 자발적으로 일어나지 않으며 중재계획에 명확하게 언급되어야 한다.

인지지각 기술의 일반화를 위해서는 다음과 같은 사항들을 이해할 필요가 있다.

- 동일한 환경에서 같은 활동을 반복적으로 훈련시키지 말라. 병실에서 침대 또는 휠체어에서의 기동성 훈련을 반복하는 것은 쇼핑몰에서 화장실에 옮겨 앉는 능력으로 일반화할 것이라고 장담할 수 없다.
- 다양한 과제에서 같은 전략을 연습하라. 예를 들어 "등대 전략"을 잘 사용하게 하려면 공간무시를 가진 환자에게 정확히 8.5인치×11인치 메뉴판을 읽은 후에는 같은 전략을 신문 읽기와 같은 활동에 일관성 있고 점진적으로 적용해야 하고 이후에는 길에 있는 표지판을 읽는 것으로 이어져야 한다.
- 다양한 일반적인 환경에서 같은 과제와 전략을 연습하라. 입원 중에 조직적인 시각 탐색을 했다면 이것을 치료실뿐만 아니라 병실, 로비, 편의점에서도 사용해야 한다.
- 인식(awareness)의 증진을 위해 중재에 초인지 훈련을 포함시켜야 한다.

Toglia(1993)는 여러 가지 난이도를 가지면서 유사하지만 다른 조건의 과제를 훈련함으로써 일반화가 촉진될 수 있다. 수행한 과제들의 유사성이 멀어질수록 일반화의 가능성은 높아질 것이다. 과제 사이의 유사성에 따라 과제 간의 학습 전이의 정도를 다음과 같이 분류한다.

- **근접 전이**(near transfer): 원래 연습했던 과제와 한 가지 또는 두 가지의 조건의 변화가 있는 과제를 말한다. 커피를 끓이는 것과 핫초코를 만드는 것과 같이 과제가 매우 유사하다.
- **중등도의 전이**(intermediate transfer): 3~6가지 정도의 조건들이 원래 과제에서 바뀌는 경우를 말한다. 커피를 끓이는 것과 쌀가루로 죽을 끓이는 것과 같은 경우이며 어느 정도 유사점이 있다.
- **많이 다른 과제로의 전이**(far transfer): 과제 간에 단지 한 가지 정도의 공통점이 있고 개념적으로만 유사한 경우를 말한다. 커피를 끓이는 것과 샌드위치를 만드는 것과 같은 경우이다.
- **매우 많이 다른 과제로의 전이**(very far transfer): 과제간의 차이가 큰 것으로 커피를 끓이는 것과 테이블을 세팅하는 경우와 같은 것이다.

Neistadt(1994)는 학습한 것을 많이 다른 과제로 전이하여 적응하거나 매우 많이 다른 과제로 전이할 수 있는 경우에만 인지지각 재활에서 교정적 접근을 사용할 수 있다고 제안했다. 반면에 근접 전이 또는 중등도의 전이만이 가능한 경우에는 적응적 접근을 사용해야 한다고 주장한다. 다른 측면에서 이를 해석하면, 근접 전이는 뇌손상의 정도와 상관없이 모두 나타날 수 있다는 것이고 반면에 중등도, 멀리, 매우 멀리 전이할 수 있는 경우에는 부분적인 뇌손상을 가진 경우이고 추상적 사고가 가능하고 일반화의 훈련이 가능하다는 의미이기도 하다.

참|고|문|헌

R·E·F·E·R·E·N·C·E

- Arnadottir G. (1990). *The brain and behavior: Assessing cortical dysfunction through activities of daily living*. St Louis, MO: Mosby.
- Arnadottir G. (2011). Impact of neurobehavioral deficits on activities of daily living. In G Gillen(Ed.), *Stroke rehabilitation: A function based approach* (pp.456-500). St. Louis, MO: Mosby.
- Crepeau E. B. (1998). Activity analysis: A way of thinking about occupational performance. In M. E. Neistadt, & E. B. Crepeau (Ed.), *Willard and spackman's occupational therapy* (pp.189-202). Philadelphia, PA: Lippincott Williams & Wilkins.
- Fisher A.G. (2003). *Assessment of motor and process skills. volume1: development, standardization, and administration manual*. Forth Collins, CO: Three Star Press Inc.
- Glen G. & Rubio K. B. (2011). Treatment of cognitive-perceptual deficits: A function-based approach. In G. Gillen(Ed.), *Stroke rehabilitation: A function based approach* (pp.501-533). St Louis, MO: Mosby.
- Neistadt M. E. (1994). The neurobiology of learning: Implications for treatment adults with brain injury. *American Journal of Occupational Therapy, 48(5),* 421-430.
- Toglia J. P. (1993). Attention and memory. In CB Royeen(Ed.), *AOTA self-study series: Cognitive rehabilitation*. Rockville, MD: American Occupational Therapy Association.

제 7 장
CHAPTER

지각 손상과 치료적 접근

권 재 성

학·습·목·표

- 이론적인 지각의 개념과 신경학적인 지각처리 과정을 이해할 수 있다.
- 지각기능과 일상생활활동의 밀접한 연관성을 학습하고 지각 손상이 일상생활에 미치는 영향을 이해할 수 있다.
- 지각 손상을 평가할 때 심리측정과 일상생활활동 관찰을 병행하여 사용할 수 있다.
- 임상적인 지각기능장애를 이해하고 근거 기반의 중재를 학습한다.

주·요·용·어

- 상향식 지각처리
- 하향식 지각처리
- 등쪽 경로
- 배쪽 경로
- 시력
- 대비 민감도
- 시야
- 편측시야결손
- 사시
- 눈모음과 눈벌림
- 따라보기
- 신속눈운동
- 시공간지각
- 깊이지각
- 공간관계
- 형태항상성
- 오른쪽－왼쪽 구별
- 전경－배경 구별
- 운동지각
- 입체지각
- 편측무시
- 실인증
- 실행증

07 C/H/A/P/T/E/R 지각 손상과 치료적 접근

7.1 개 요

1 지각의 정의

지각은 인간의 뇌가 감각 입력 정보를 해석하는 과정이다. 인간의 뇌를 의인화해 본다면 뇌는 캄캄한 밀실(밀폐된 머리뼈에 뇌척수액으로 가득 차 있는 공간)에서 오로지 신경으로부터 전달되는 전기적 신호를 해석하는 것이 주기능이다. 감각수용체들은 외부환경으로부터 전달되는 물리적 자극(예, 가시광선, 물체의 질감 등)을 전기적 신호로 바꾸어 신경(nerve)으로 전달한다. 신경의 전기적 신호는 신경로(tract)를 따라 최종 대뇌피질까지 전달된다. 뇌의 입장에서 감각은 단지 전기적 신호이다. 뇌는 전기적 신호를 해석하여 표상(representation)을 만들어내고 표상의 다양한 패턴들은 장기기억의 다양한 도식과 연합되어 최종적인 대상의 인식이 가능해진다. 감각과 지각은 서로 분리된 것이 아니라 함께 작동하여 우리가 세상을 받아들이고 해석할 수 있도록 기능한다. 지각의 과정은 보이지 않는 정신적인 과정이므로 지각기능을 조망하는 다양한 측면이 존재한다. 이번 장에서는 지각을 작업치료 임상에서 많이 다루는 시지각과 기타 지각(운동지각, 입체지각)을 중심으로 설명하고 클라이언트의 작업참여에 장애를 일으키는 지각 손상에 대한 작업치료 중재를 설명할 것이다.

2 대표적인 지각 이론

다음에 소개하는 지각 이론은 인지 심리 분야에서 널리 인정되는 이론으로 일상에서 흔히 접할 수 있는 상황으로 설명된다. Grieve와 Gnanasekaran(2008)은 다음과 같이 2가지의 대표적인 지각 이론을 소개하였다.

1) 상향식/자극주도형 처리 이론(Bottom-up/Data driven theory)

주로 새로운 환경을 파악할 때 많이 진행되는 과정이다. 인간은 환경을 탐색하고 분석하는 해석의 과정을 통해 낯선 환경에 적응할 수 있다. 다양한 감각정보들을 받아들여 이를 분석하고 해석하는 지각 과정을 거쳐 인식된 정보를 사전 지식 또는 경험과 비교하여 결론적인 판단을 하게 된다. 이 과정을 위해서는 많은 에너지가 소모되며 비교적 많은 시간이 요구된다. 예를 들어 첫 직장에 출근했을 때 여러 곳을 둘러보게 되고 이곳이 과연 어떤 곳인지를 파악하기 위하여 부단히 노력할 것이다. 그리고 하루의 일과를 마쳤을 때 많이 피곤해지는 현상을 경험할 것이다. 즉 다양한 정보를 해석하고 비교 분석하기 위해서 많은 에너지를 소모했다고 볼 수 있다.

2) 하향식/개념주도형 처리 이론(Top-down/Concept driven theory)

이 이론은 지각의 과정이 장기기억에 저장된 개념이나 도식과 연합되며 처리되는 과정을 설명한다. 주로 익숙한 환경에서 진행될 수 있는 과정이다. 매일 접하는 익숙한 환경을 그때마다 분석하고 해석하는 것은 효율적이지 못하다. 즉 집안 환경이나 매일 출근하는 직장 환경일 경우 기존에 가지고 있던 개념과 도식으로 환경을 인식하고 처리할 수 있다. 당연히 개념적으로 인식해도 착오가 생기지 않으며 고민할 필요도 없는 것이다. 이러한 지각 과정을 통하여 익숙한 환경에서는 에너지를 효율적으로 사용할 수 있고 피곤함을 덜 경험하게 된다.

사물을 인식할 때 상향식 처리와 하향식 처리는 동시에 진행된다. 예를 들어 연필을 보았을 때 상향식 처리는 연필의 재질, 색깔, 길이, 모양 등을 분석하고 해석하게 될 것이다. 이때 하향식 처리는 장기기억의 기존에 알고 있던 연필에 대한 개념과 도식을 회상하여 정보를 제공할 준비를 하게 된다. 즉 상향식 처리를 통한 사실적인 형태와 패턴의 해석과정은 하향식 처리의 개념 도식과 만나 최종적인 사물의 인식이 가능해진다(김정오 등, 2007).

7.2 시지각(Visual perception)

한 개인이 일상생활에서 기능적인 활동에 참여할 때 시지각의 역할은 매우 중요하다. 시지각을 통해 환경을 탐색하고 사물을 구분하며 도구를 사용하기 때문이다. 예를 들어 뇌손상 환자가 시지각 손상으로 주전자의 손잡이 모양을 지각해내지 못한다면 손잡이를 어떻게 쥐어야 할지 행동할 수 없고 결국 주전자를 사용할 수 없게 될 것이다. 시지각은 한 개인이 환경을 받아들이고 환경과 상호작용하는데 필수적인 인지 요소이다. 이번 장에서는 시지각을 이해하기 위한 뇌의 기능적 측면을 알아보고, 기능적인 활동에 참여하기 위한 시지각 기능을 시각 처리 과정과 시지각 과정으로 나누어 설명할 것이다.

1 시각기능(Visual function)

시각은 인간이 가지고 있는 감각기능 중 일상생활에 가장 많은 영향을 준다. 시각을 통해 가장 광범위한 자극을 받아들이고 가장 빠르게 그리고 안전하게 자극을 받아들일 수 있다. 그러므로 시각의 손상은 독립적인 일상생활 및 작업참여에 막대한 손상을 가져온다. 시각 처리 과정에서는 시력과 대비 민감도를 같이 다루고 시야, 눈의 정렬 및 움직임을 각각 설명할 것이다.

1) 신경해부학적 시각 경로

실제 환경에서 양쪽 눈이 확보한 시야의 자극은 좌우가 바뀌어 망막에 도달한다. 눈의 수정체가 볼록렌즈이기 때문에 좌우가 바뀌는 것이다. 오른쪽 눈을 예로 들면 오른쪽 눈의 오른쪽 시야 범위 자극은 교차 되어 안쪽 망막에 상이 맺히고 왼쪽 시야 범위 자극은 교차 되어 바깥 망막에 상이 맺힌다. 이때 바깥 망막 상은 시신경(optic nerve)을 경유하여 오른쪽(동측) 시각로(optic tract)와 시각부챗살(optic radiation)로 진행되고, 안쪽 망막 상은 시각교차(optic chiasm)를 지나 왼쪽(반대쪽) 시각로와 시각부챗살로 진행된다. 이와 같은 이해를 바탕으로 시야 경로를 양쪽 눈으로 정리해 보면 각 눈의 오른쪽 시야는 최종 왼쪽 대뇌의 일차 시각영역에서 인식되고, 왼쪽 시야는 오른쪽 대뇌의 일차 시각영역에서 인식된다 [그림 7-1]. 시각 처리 경로를 잘 이해한다면 이후 시야의 손상을 이해하는 것에 도움이 될 것이다.

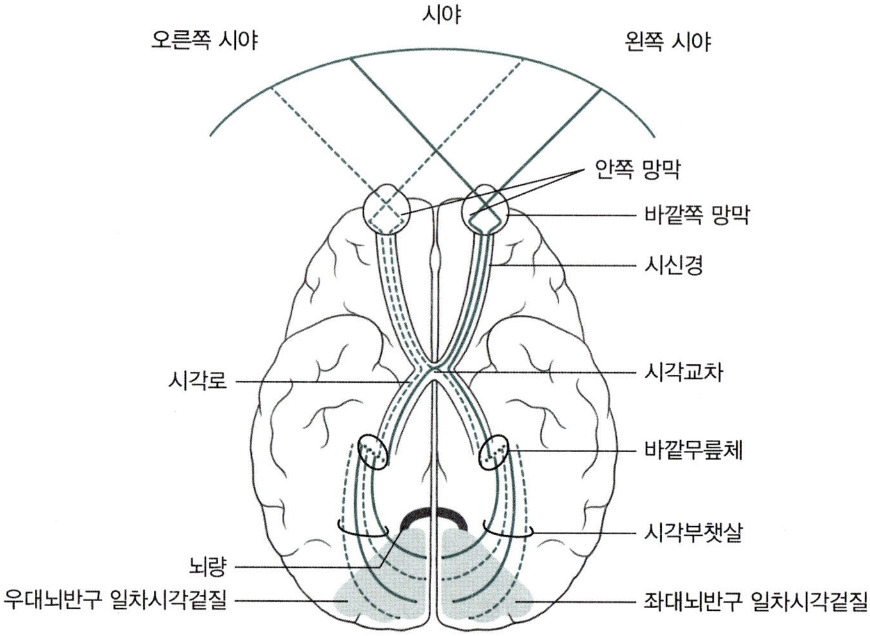

그림 7-1 **시각의 경로**

2) 시력(Visual acuity)과 대비 민감도(Contrast sensitivity)

시력은 시각적 자극을 받아들이는 첫 단계로 세부적인 것을 볼 수 있는 기능이다. 시력은 정상적인 시지각 과정에 매우 중요한 부분을 차지한다. 눈의 망막에 정확한 상이 형성되어야 뇌에서 정확한 해석이 가능하다. 노인에게 노안이 있을 때 지각적으로는 문제가 없으나 글을 읽지 못하는 예가 대표적이다. 노인의 저시력은 균형장애와 낙상의 원인이 되어 생활의 안전에 큰 위협이 된다. 그러므로 시지각 기능을 평가하기 전에 반듯이 클라이언트의 시력을 확인하여야 한다. 시력은 근거리 시력과 원거리 시력으로 분류된다. 시력 손상은 물체의 상이 망막 앞쪽에 맺히는 근시(myopia, nearsightedness)와 물체의 상이 망막 위에 맺히는 원시(hyperopia, farsightedness), 물체의 상이나 빛이 흐릿하게 퍼져 보이는 난시(astigmatism)가 있다. 병원 환경에서는 환자의 의무 기록을 통해 시력을 확인할 수 있고 의무 기록에서 확인할 수 없다면 직접 안과에 의뢰하여 시력을 측정하도록 해야 한다. 환자가 스스로 자신의 시력 수준을 파악하고 있다면 환자의 보고도 도움이 될 것이다. 여러 가지 측면에서 환자의 시력을 확인할 수 없다면 치료사가 직접 환자의 시력 수준을 평가해야 한다.

대비 민감도는 비슷한 색이나 색조의 배경으로부터 물건의 경계선을 구별하는 기능이다. 대비 민감도의 손상은 특히 노안으로 인한 시각장애와 연관될 가능성이 있다. 대비 민감도에 손상이 있다면 어두운 저녁 시간에 자신의 회색 차를 찾지 못하는 당혹스러운 경험을 할 수 있고 비가 오는 날 밤에 도로의 차선을 구분하는 것이 어려워질 수 있다.

(1) 평가 및 일상생활 관찰

시력을 평가하는 대표적인 방법은 원거리 시력표와 근거리 시력표를 사용하는 것이다. 원거리 시력표는 병원의 안과나 안경점에서 관찰할 수 있는 시력표로 스넬렌 시력표(Snellen chart)와 한천석 시력표가 대표적이다. 스넬렌 시력표는 6m의 거리를 두고 검사하고 한천석 시력표는 4m의 거리를 두고 검사를 진행한다. 이와 같은 시력 측정은 작업치료실보다는 안과나 연관 기관에서 진행하므로 의뢰를 통하여 검사를 받도록 하는 것이 좋다. 치료실에서 검사를 진행하기 위해서는 근거리 시력표를 사용할 수 있는데 대표적인 도구는 진용한 근거리 시력표이다. 진용한 근거리 시력표는 책상에 앉아 40cm 거리를 두고 검사를 진행한다. 시력에 문제가 있다고 판단되는 클라이언트는 안과로 의뢰하거나 안과로 의뢰할 수 없는 상황이라면 한천석 시력표와 진용한 근거리 시력표를 구입하여 사용해야 한다. 시력표를 활용할 수 없다면 근거리(40cm 정도)에서 책을 읽거나 구체적인 그림을 구분하는 활동을 통해 시력 수준을 판단하여야 한다. 일상생활에서 점검하고 관찰해야 하는 것은 환자가 시력 교정을 위한 안경을 착용하고 있는지 확인하고 40cm 거리에서 다양한 크기의 글씨를 읽을 수 있는지 확인해야 한다.

대비 민감도를 평가하는 안과에서 전문적인 대비 민감도 검사기를 사용한다. 작업치료실에서는 대비 민감도 차트를 구입하여 사용할 수 있다. 이러한 검사 도구를 사용할 수 없다면 회색 또는 흰색 바탕에 점진적으로 흐려지는 원이나 글씨를 제작하여 클라이언트의 대비 민감도 수준을 알아볼 수 있다 [그림 7-2]. 일상생활에서도 대비 민감도의 정도를 확인할 수 있는데, 집 안 실내

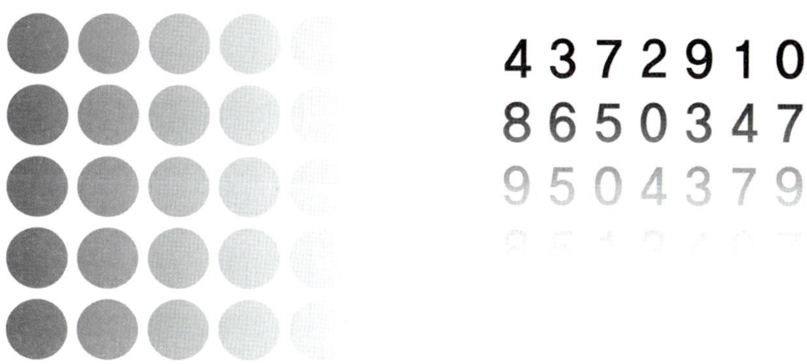

그림 7-2 대비 민감도 검사

에서 관찰할 수 있는 사례는 흰색 세면대에서 유사한 색깔의 비누를 잘 찾을 수 있는지를 확인하고, 흰색 침대 보에서 흰색 와이셔츠를 잘 찾을 수 있는지를 관찰한다. 실외에서는 어두운 저녁에 차선의 구분에 어려움이 없는지 확인하고 비 오는 날 저녁에 차선의 구분이 원활한지 확인해 볼 수 있다. 이때 주의해야 할 것은 시지각의 전경－배경 손상(figure-ground impairment)과 구분할 수 있어야 한다.

(2) 근거 기반 중재

기능적인 활동 참여 시 시력과 대비 민감도의 손상으로 인한 기능장애를 줄일 수 있는 중재로는 먼저 안과에 의뢰하여 시력을 교정해야 한다. 이미 제작된 안경이 있다면 효과적으로 착용할 수 있도록 격려한다. 또한 작업에 참여할 때 조명의 조도를 높여준다. 특히 세밀함이 요구되는 활동(요리, 바느질 등)에 참여할 때는 밝은 조명이 필요하다. 대비 민감도를 높이기 위해서는 사용하는 물건과 배경의 색깔을 구분이 잘되는 색깔로 구성한다. 흰 세면대에는 빨강 색깔의 비누를 놓거나 흰색 옷이 많을 때는 침대보를 갈색과 같이 흰색과 구분되는 색깔로 구성하여 대비를 높이고 TV 리모콘은 검은색이므로 테이블을 밝은색으로 배치하여 대비를 높인다 [그림 7-3]. 또한 배경의 패턴을 단순화하고 주변 환경을 정리하여 물건이 놓인 위치를 일관적으로 유지하는 것도 도움이 될 것이다. 근거리 시력의 손상이 있을 때는 글씨와 패턴을 크게 해주거나 확대경을 사용할 수도 있다(Warren, 2018).

3) 시야(Visual fields)

정상인의 시야의 범위는 정면의 시선 중심 지점을 0°로 보았을 때 각각의 눈의 바깥쪽 시야가 95°, 안쪽 시야 60°, 위쪽 시야 65°, 아래쪽 시야는 75°이다(Gutman, 2003). 양쪽 시야는 독립적

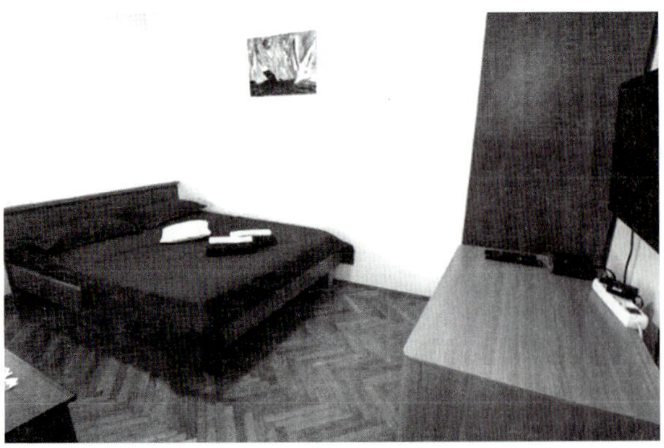

그림 7-3 대비 민감도를 높인 사례

으로 각각 구획화되지 않고 서로 중첩되어 있다[그림 7-1]. 그러므로 시야의 손상은 단순하게 한 쪽 눈이 보이지 않아 일정한 측면이 캄캄해지는 것이 아니라 손상된 시야가 나머지 보이는 시야를 간섭하여 선명함이 떨어지고 일상생활 환경의 일부분을 자신도 인식하지 못하는 사이에 발견하지 못하거나 환경 탐색의 어눌함을 보인다. 시야를 이해하기 위해서는 환경의 시각 정보가 어떻게 대뇌의 일차시각영역에 도달하는지 경로를 이해하여야 한다. 시각 처리 과정은 서두에 자세히 설명해 두었다[그림 7-1]. 다양한 시야의 손상은 시각의 신경학적 경로에서 손상의 위치에 따라 다양하게 나타날 수 있다[그림 7-4]. 제시된 그림의 어두운 색깔 영역은 각 눈의 시야에서 시각 경로의 손상 부위에 따른 손상 영역이다.

(1) 평가 및 일상생활 관찰

시야를 평가하는 대표적인 방법은 대면검사(controntation test)이다. 대면검사는 클라이언트와 치료사가 마주 보고 평가를 진행하는 방식이다. 이때 피검자와 검사자는 60cm 정도 떨어져 마주 본다. 피검자의 손으로 한쪽 눈(검사하지 않는 눈)을 눈가리개로 가린다. 되도록 눈을 뜬 상태에서 눈의 시야를 가리도록 해야 한다. 치료사는 클라이언트가 이해하기 쉽게 거울을 보는 것처럼 반대쪽(거울을 보듯이 클라이언트는 같은 쪽이라고 느끼도록) 눈을 가리고 피검자의 검사할 눈

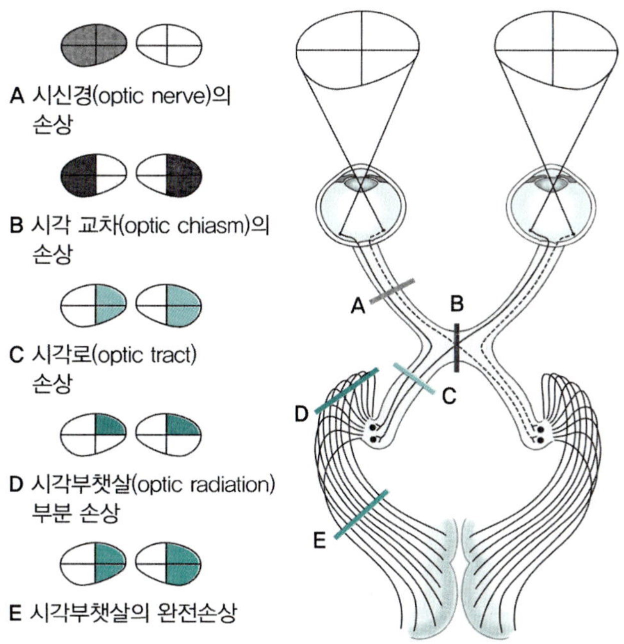

그림 7-4 **시각 경로 손상에 따른 시야의 손상**

을 주시한다. 피검자에게 검사자의 코나 미간을 주시하도록 요청하고, 검사자는 피검자의 눈이 움직이지 않는지 주의하여 관찰한다. 검사자는 시야 밖 범위에서 시야 안 범위로 손가락을 천천히 움직이고 피검자는 자신의 시야에서 검사자의 손가락이 처음으로 보이는 시점에 “지금” 등과 같이 짧게 대답하도록 지시한다. 이와 같은 방법으로 바깥쪽, 안쪽, 위쪽, 아래쪽 시야를 검사한다. 검사자는 검사 전 자신의 정상적 시야에서 손가락의 발견 위치를 숙지하여 피검자의 시각 손상 범위를 대략 측정한다 [그림 7-5].

일상생활에서 나타날 수 있는 문제는 시야 손상의 영역에 따라 다양하게 관찰된다. 부분적 시야 손상은 보행이 위태롭고 움직이는 물체를 피하여 자신을 보호하는 것에 취약해질 수 있다. 편측시야결손(hemianopsia 또는 hemianopia)일 경우 부정확한 신속눈운동(saccades)이 나타나고 환경 탐색이 비구조화되어 있으며, 물건 찾는 것의 실패가 잦다. 책을 읽는 활동은 부분적으로 읽지 못한다. 위쪽 시야 손상의 경우, 도로의 신호등과 이정표를 놓치거나 읽기와 쓰기 속도가 느려질 수 있고 글씨를 읽을 때 오류가 발생할 수 있다. 아래쪽 시야가 손상되었을 때는 전반적인 균형이 불안해지고 보폭이 좁아진다. 또한 계단이나 턱에 걸릴 때가 많아 위험해 보이고 바닥의 이정표를 놓치는 경우가 많다(Aloisio, 2004; Zihl, 1995).

(2) 근거 기반 중재

시야 손상의 중재에서 환자에게 중요한 요인은 자신의 시야 손상에 대한 자각(awareness)이 있어야 한다. 자신의 손상에 대한 자각이 있어야 효과적인 중재와 보상이 가능해진다. Pambakian 등(2004)은 편측시야결손(hemianopsia) 환자에게 모니터 화면을 이용하여 무작위 타겟(target) 훈련을 시행하였다. 이때 머리는 고정하고 화면에서 산만한 자극들 사이에서 무작위로 나타나는 타겟을 지적하도록 하였다. 하루에 20분씩 1개월 동안 진행한 결과 일상생활활동 과제

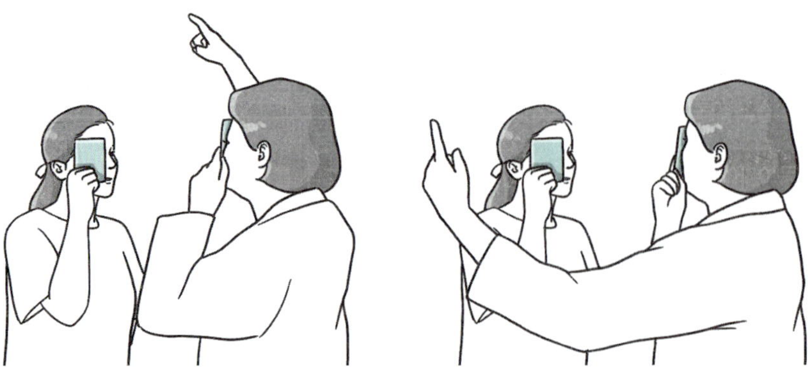

그림 7-5 시야 대면검사

의 수행 속도가 유의미하게 빨라지는 결과를 얻었다. 눈을 움직이는 보상적인 전략으로는 신속눈운동(saccadic movement) 강화를 통한 탐색기능을 강화하여 시야 손상 쪽에 대한 집중 수준을 높였다(Bolognini et al., 2005). 손상 시야의 보상을 위한 신속눈운동의 범위는 주변 환경 탐색의 넓은 범위에서 읽기 활동 등의 좁은 범위로 단계적으로 시행한다.

Warren(2018)은 시야 손상 환자의 효과적인 보상탐색전략을 다음과 같이 제시하였다.

- 시야가 손상된 쪽으로 광범위하게 머리를 회전하여 움직인다.
- 시야가 손상된 쪽으로 머리와 눈을 빠르게 움직이고 횟수를 늘린다.
- 시야가 손상된 쪽부터 탐색을 시작하는 체계적이고 효율적인 패턴을 사용한다.
- 시야가 손상된 쪽에서 시각적인 세부 사항을 발견하는 것에 집중한다.
- 중심시야에서 시야가 손상된 주변 시야 범위를 빠르게 이동하며 집중한다.

치료 장비를 사용하는 중재로는 다이나비전(dynavision)을 활용할 수 있고, 도구적인 보상으로는 프리즘 안경을 사용한다. 환경 변경 전략으로는 중요한 도구나 가구를 시야가 손상되지 않은 쪽으로 배치한다(Below & Lewis, 2021).

4) 눈의 정렬(alignment) 및 움직임(oculomotor)

눈의 움직임을 관찰하기 전에 먼저 눈의 정렬 상태를 확인해야 한다. 눈의 정렬 손상은 정확한 망막상을 유지하는데 어려움이 생겨 겹보임(diplopia)과 같은 시각장애가 생긴다. 대표적인 눈 정렬의 손상은 사시(strabismus)이다. 사시는 눈의 정렬이 벗어나는 양상에 따라 내사시(esotropia), 외사시(exotropia), 하사시(hypotropia), 상사시(hypertropia)로 분류된다 [그림 7-6].

일상생활활동의 참여를 위해 필요한 기능적인 눈의 움직임으로는 눈모음(수렴, convergence)과 눈벌림(분산, divergence), 따라보기 / 추적(pursuit / tracking), 신속눈운동(saccadic eye movement)을 관찰해야 한다. 눈모음과 눈벌림은 다양한 거리와 방향에 대하여 두 눈이 초점을 맞추어 하나의 상을 유지하는 능력이다. 따라보기와 추적은 물체의 상을 망막 중앙에 유지하며 물체의 상을 따라 천천히 움직이는 능력이다. 신속눈운동은 한 자극에서 다른 자극으로 눈을 빠르게 움직이는 능력으로 빠른 움직임을 수행한 후 다시 초점을 맞추는 것에 문제가 없어야 한다.

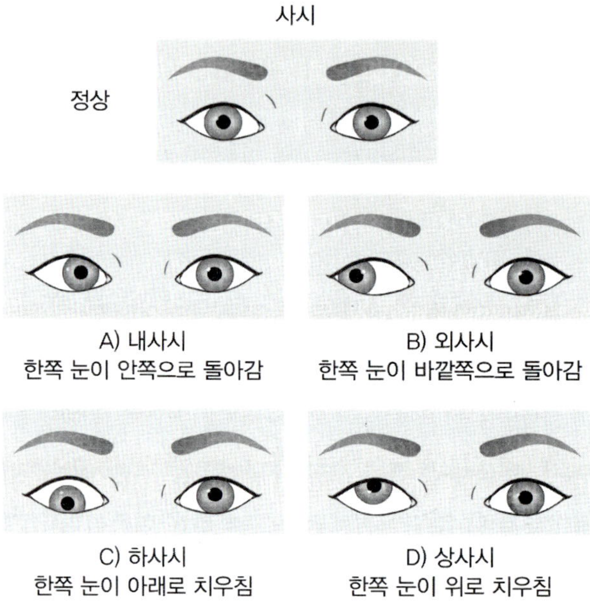

그림 7-6 **눈 정렬의 손상**

(1) 눈의 움직임 평가 및 일상생활 관찰

눈모음(convergence)과 눈벌림(divergence)을 평가하기 위해서는 밝은 펜을 이용하여 피검자의 얼굴 앞쪽 70cm에서 15cm까지 천천히 접근한 후 다시 70cm로 복귀한다. 이때 눈의 움직임과 물체의 상이 하나인지를 확인한다. 정상적인 수렴은 70cm∼15cm 사이에서 물체의 상은 하나로 보여야 하고 15cm 이하의 거리에서는 상이 2개로 보여야 한다 [그림 7-7].

따라보기 / 추적(pursuit / tracking)을 평가하기 위해서는 피검자의 눈높이 30cm 앞에서 밝은색

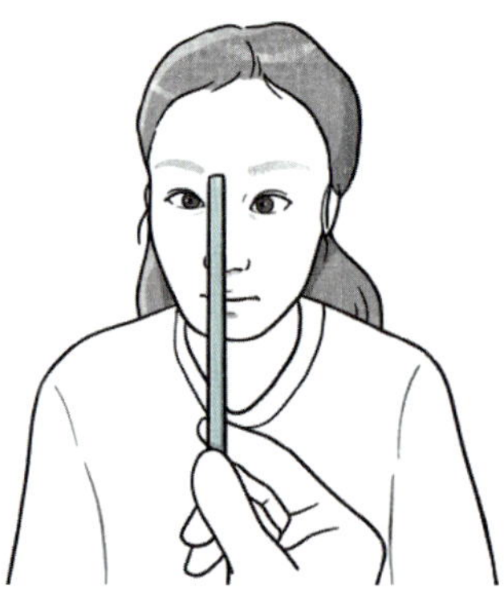

그림 7-7 **눈모음 검사**

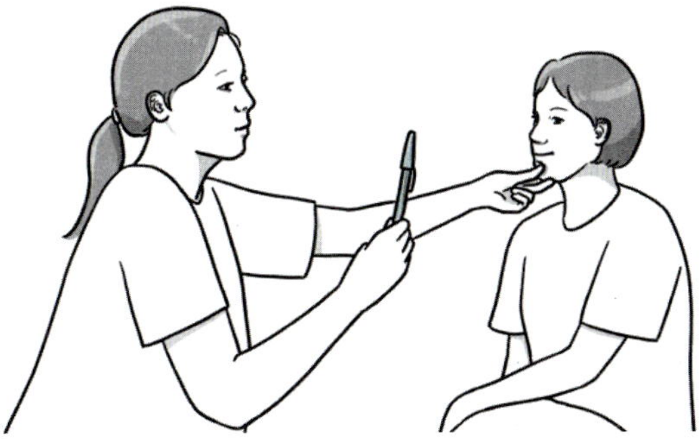

그림 7-8 **따라보기 검사**

펜을 사용하여 검사를 진행한다. 검사자는 손으로 피검자의 머리를 고정하고 "H"자를 얼굴의 윤곽처럼 항아리 모양으로 그리며 눈의 추적을 관찰한다[그림 7-8].

신속눈운동(saccadic eye movement)을 평가하기 위해서는 피검자의 눈높이 45cm 앞에서 서로 반대되는 색깔의 펜을 양옆으로 70cm 벌려 검사를 진행한다. 머리를 고정하고 눈으로만 최대한 빨리 교대로 주시할 것을 요청한다. 수평 방향의 검사가 끝나면 수직 방향으로 검사를 동일하게 진행한다. 이때 얼마나 빨리 움직이는지를 관찰한다[그림 7-9].

눈의 움직임은 클라이언트가 일상생활활동에 독립적으로 참여할 때 중요한 역할을 담당한다. 그러므로 주의 깊게 눈 움직임 관련 활동들을 관찰해야 한다. 일상생활활동에서 관찰해야 할 내용은 다양한 상황에서 많이 있지만 몇 가지 사례만 제시하였다.

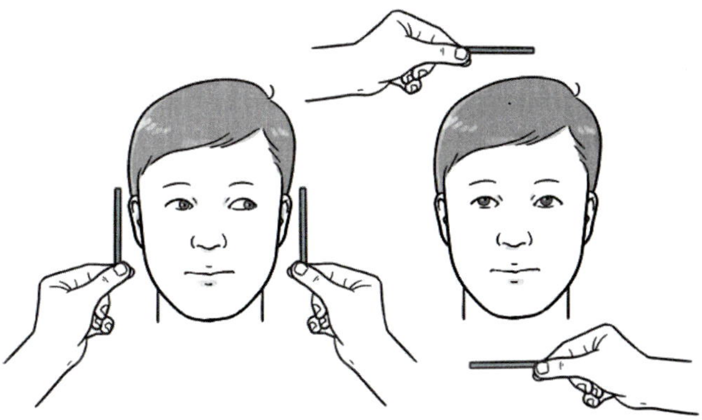

그림 7-9 **신속눈운동 검사**

- 주변의 물체가 2개로 보이는가?
- 던지는 공을 잘 받을 수 있는가?
- 활동 안에서 깊이와 거리에 대한 오류가 지속되는가?
- 걸어가면서 한 물체를 지속적으로 응시 할 수 있는가?
- 움직이는 차 안에서 밖의 이정표 확인이 가능한가?
- 도로에서 움직이는 사람이나 자동차를 따라 추적할 수 있는가?
- 책을 읽을 때 줄과 줄 사이의 신속한 가로지르기가 가능한가?
- 사용하는 도구와 읽고 있는 책의 글자가 머리와의 거리가 달라져도 하나의 상으로 유지할 수 있는가?

(2) 근거 기반 중재

눈의 움직임 손상은 눈돌림신경(oculomotor nerve)의 손상으로 인한 눈돌림근육(oculomotor muscles) 불균형의 결과이므로 눈의 정렬 손상과 밀접한 관계가 있다. 즉 정적인 주시 상황에서는 눈의 정렬 손상인 사시(strabismus)로 인해 상이 2개로 보일 것이고 움직이는 물체를 주시할 때는 눈 움직임의 손상으로 인해 하나의 상을 유지하기 어려울 것이다. 눈돌림근육의 구축을 예방하기 위한 중재로는 눈을 오른쪽과 왼쪽, 위와 아래 위치에서 몇 초 동안 유지하는 활동은 하루에 2~3회 정도 실시한다. 안과적으로 전문적인 치료로는 컴퓨터 프로그램과 가상현실을 이용한 눈 움직임 훈련이 있다. 눈모음장애의 중재를 위해서는 브록스트링(Brock string)운동을 실시할 수 있고 전반적인 눈 움직임 향상을 위한 목적으로 다이나비전(dynavision) 도구를 사용할 수 있다(Below & Lewis, 2021).

눈의 정렬과 움직임 손상으로 발현되는 시각장애의 대표적 증상은 겹보임(diplopia 또는 double vision)이다. 겹보임에 대한 가장 대표적인 보상적 중재는 한쪽 눈을 가리는 것이다. 임상에서 쉽게 구할 수 있는 것은 안과용 eye patch나 eye shield를 사용하여 한쪽 눈을 가리고 활동한다 [그림 7-10]. 한쪽 눈을 가리지 않으면 어지러움증이나 두통을 호소할 수 있으므로 회복이 있을 때까지 지속적으로 사용한다. 증상에 따라서는 부분시각가림기술(partial visual occlusion techniques)을 사용하여 부분 가림 또는 반투명으로 눈을 가려줌으로써 겹보임를 극복할 수도 있다(Politzer, 2000; Scheiman, 2011) [그림 7-11].

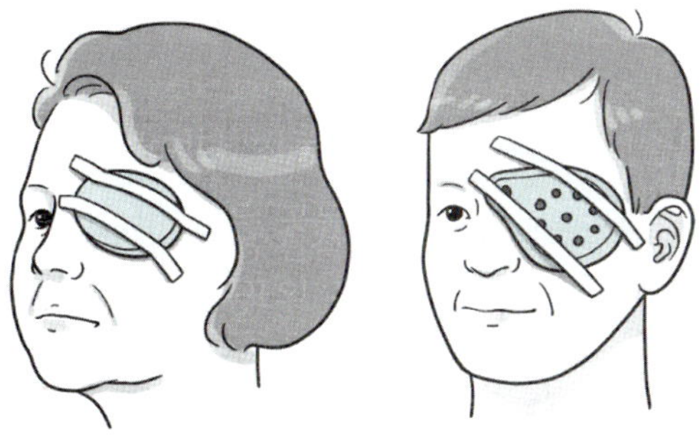

그림 7-10 **안과용 눈가리개 사용**

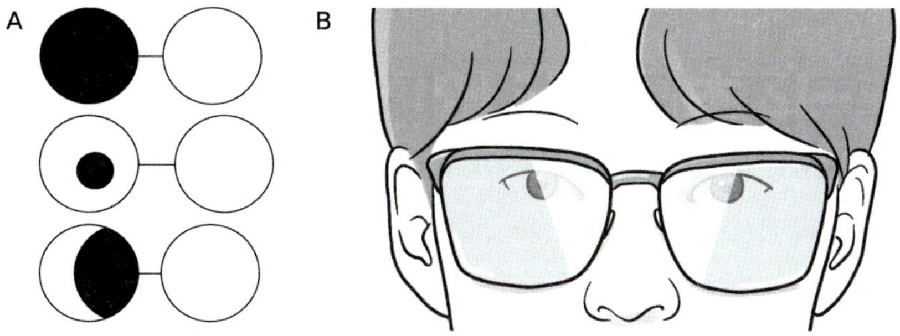

그림 7-11 **시각가림기술**

2 시지각 과정

1) 뇌의 시지각 경로(pathway)

시지각을 신경과학적으로 이해하기 위해서는 뇌가 시각 자극을 어떻게 받아들이고 어떤 과정을 통해 해석하는지 알아볼 필요가 있다. 시지각 즉 시각적 정보를 해석하는 경로는 대뇌반구의 등쪽(dosal) 경로와 배쪽(ventral) 경로가 있다. 등쪽 경로는 뇌의 뒤통수엽(후두엽; occipital lobe)에서 마루엽(두정엽; parietal lobe) 방향으로 진행되는 경로로 "어디(where) 또는 어떻게(how)"경로라고도 한다. 등쪽 경로는 시각정보들 중 공간 안에서 위치, 움직임, 공간적인 변화, 공간 관계 등에 관여하는 공간의 해석 경로로 알려져 있다. 배쪽 경로는 뒤통수엽에서 관자엽(측두엽; temporal) 방향으로 진행되는 경로로 "무엇(what)"경로라고 한다. 배쪽 경로는 대상의 색깔, 재질, 모양, 크기, 방향 등에 관여하는 물체의 해석 경로이다(Grieve & Gnanasekaran, 2008) [그림 7-12].

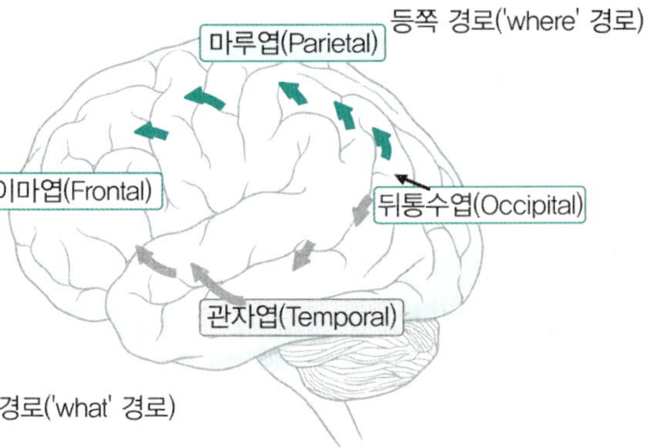

그림 7-12 **등쪽 경로와 배쪽 경로**

2) 시공간지각(Visual-spatial perception)

(1) 깊이지각(Stereopsis 또는 Depth perception)

깊이지각은 눈앞 장면의 깊이에 대한 정보를 해석하고 3차원적으로 구성하는 능력이다. 깊이를 지각하는 과정으로는 양안단서와 단안단서가 있다. 양안단서는 두 눈이 미간 거리만큼 떨어져 있어 망막에 맺히는 상의 차이로 거리를 지각해내는 과정이다. 단안단서는 한쪽 눈으로 보기 때문에 망막 상의 차이가 아닌 경험적 노식을 활용한다. 상대적으로 높은 곳이 멀리 있는 곳이

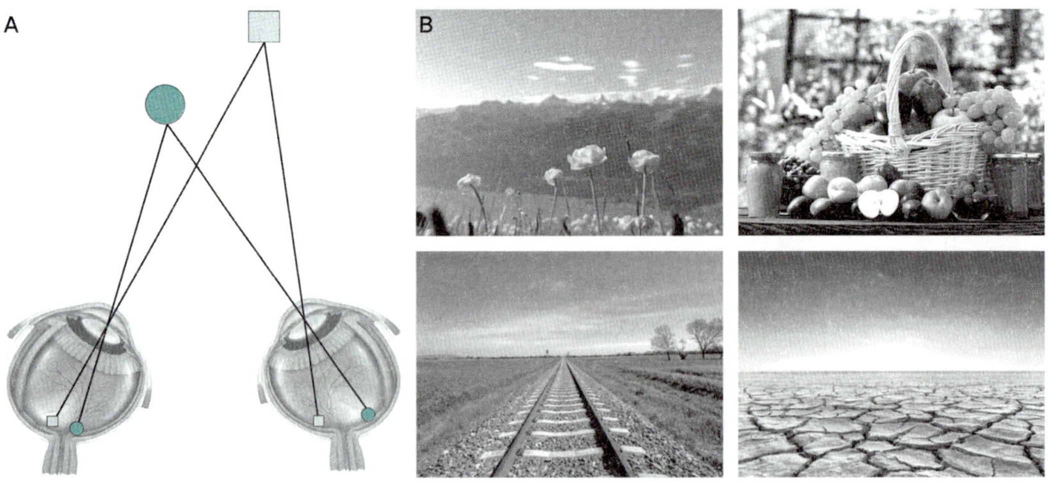

A) 양안단서

B) 단안단서-상대적 높이, 상대적 크기, 중첩, 선형조망, 상대적 움직임, 상대적 선명함

그림 7-13 **깊이지각**

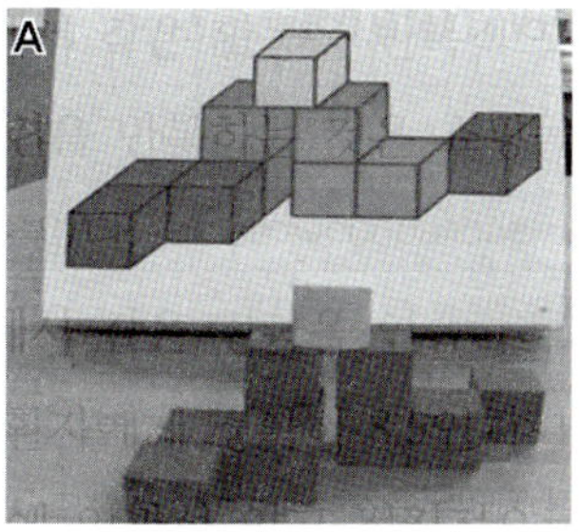

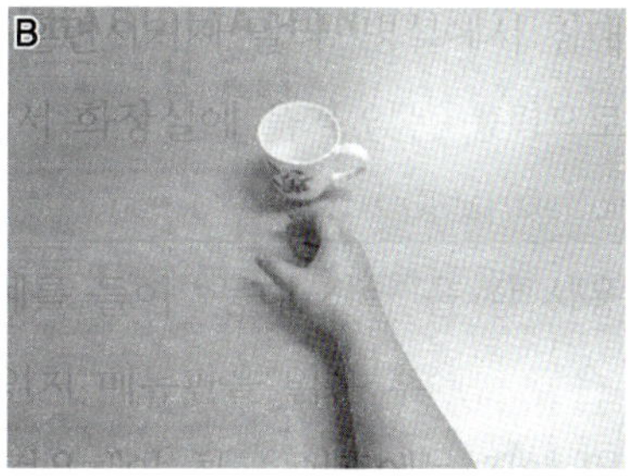

A) 심리측정 사례　　　　B) 일상생활 관찰 사례

그림 7-14 **깊이지각의 평가**

고 상대적으로 큰 것이 가까이 있는 것이 된다. 중첩되었을 때는 가려져 보이지 않는 곳이 멀리 있는 곳이고 두 선이 좁아지면 멀어지는 것으로 지각한다. 또한 상대적으로 천천히 움직이면 멀리 있는 곳이고 상대적으로 선명한 곳 또는 상대적으로 밝은 곳은 가까운 곳으로 지각해 낼 수 있다[그림 7-13].

평가는 심리측정(psychometric measure) 결과와 일상생활 관찰 정보를 통합적으로 활용하여 해석해야 한다. 깊이지각의 심리측정으로는 임상에서 많이 사용하는 Lowenstein Occupational Therapy Cognitive Assessment(LOTCA)의 하위 검사인 block design subtest를 활용하여 공간 안에서 입체적인 거리 또는 깊이지각을 검사할 수 있다. 일상생활 관찰로는 컵에 물을 잘 따를 수 있는지, 공을 잘 주고받을 수 있는지, 계단 및 턱을 수월하게 올라가고 내려갈 수 있는지, 요리하는 동안 앞에 있는 도구들을 정확하게 잡을 수 있는지 등을 관찰해야 한다[그림 7-14].

(2) 공간관계(Spatial relations)

공간 관계는 공간 안에서의 물건의 위치, 물건과 물건과의 관계, 물건과 자신과의 관계를 해석하는 광범위한 능력을 말한다. 공간 내 위치(position in space)와 유사한 개념으로 혼용하여 사용하기도 한다(Phipps, 2018). 공간관계를 평가하기 위해서는 클라이언트가 언어적으로 방향 용어를 이해하고 있어야 한다. 높은 곳과 바닥, 위와 아래, 안과 밖, 앞과 뒤 같은 방향 용어를 사용하여 자신과 물건과의 관계를 설명하거나 배치할 수 있어야 한다.

심리측정으로는 LOTCA의 spatial perception subtest와 Motor-Free Visual Perception Test (MVPT)의 spatial relationship subtest를 활용하여 공간 관계에 대한 지각 수준을 객관적으로 검사할 수 있다. 일상생활 관찰로는 다양한 물건들의 위치를 정확하게 설명하거나 배열할 수 있는지 관찰하고 옷을 입을 때 옷의 위, 아래, 안과 밖을 잘 구분하는지 확인한다. 옷을 입는 과정에서는 팔과 발을 넣는 구멍을 잘 찾는지, 머리를 넣는 구멍에 팔을 넣지는 않는지 확인한다. 몸을

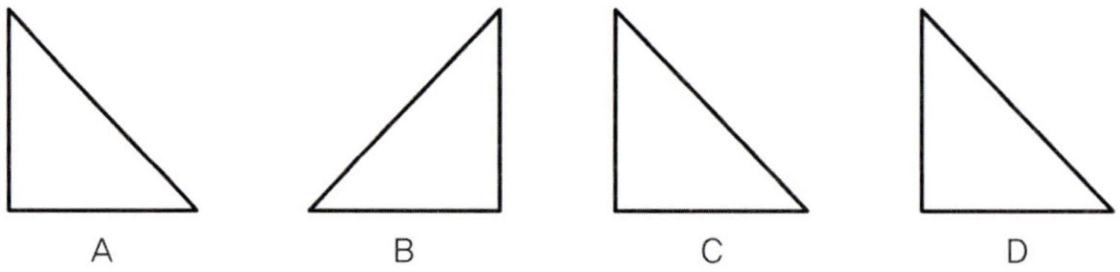

A) 심리측정 사례

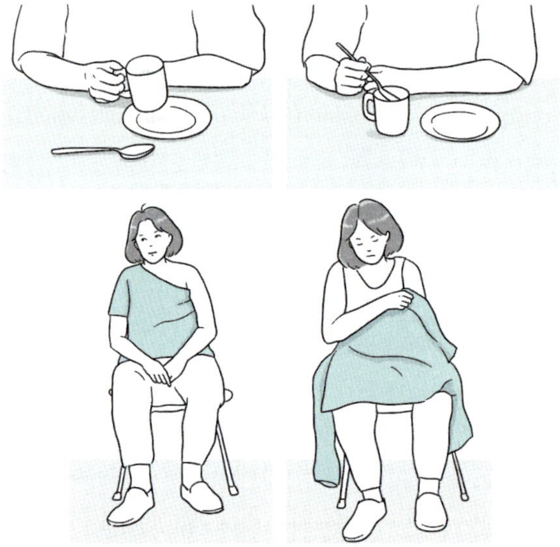

B) 일상생활 관찰 사례(물건 배치 오류 및 옷입기 오류)

그림 7-15 **공간관계**

옮기는 이동(transfer) 시에는 방향과 거리에 오류가 나타나지는 않는지 계단과 턱을 올라가고 내려갈 때 발을 헛디디지는 않는지 관찰한다. 또는 칫솔 위에 치약을 잘 짜서 올리는지, 안경을 실수 없이 잘 쓰는지, 실내 복도에서 길을 잘 찾는지, 복도의 출입문들을 잘 찾아내는지 등을 관찰해야 한다 [그림 7-15].

(3) 형태항상성(Form constancy)

형태항상성은 형태와 모양의 미묘한 차이(크기, 방향, 색깔 등)를 지각하고 집중하는 능력으로 다양한 상황과 방향에서도 같은 물건임을 인식하는 능력을 말한다. 예를 들어 집안의 출입문이 열려있는 정도가 달라 모양이 다르더라도 같은 문으로 인식하고 같은 크기의 물건이 거리가 달라 가까이 있는 것은 크게 보이더라도 같은 크기로 인식하는 능력이다 [그림 7-16]. 평가는 표준화된 검사로 LOTCA의 object constancy subtest를 사용할 수 있고 일상 환경에서도 크기, 방향, 색깔이 틀려도 같은 모양과 형태로 인식하는지 관찰하여 형태항상성의 손상 여부를 판단한다.

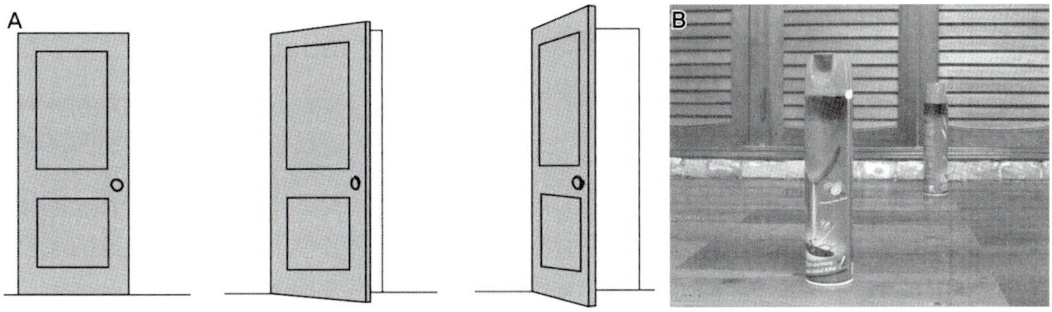

A) 모양(shape)항상성

B) 크기(size)항상성

그림 7-16 **형태항상성**

(4) 오른쪽 – 왼쪽 구별(Rt.–Lt. discrimination)

오른쪽–왼쪽 구별은 자신의 오른쪽과 왼쪽의 개념을 알고 사용할 수 있는 능력이고 동시에 자신의 오른쪽–왼쪽과 바라보는 타인의 오른쪽–왼쪽이 다르다는 것을 인지하는 것을 포함한다. 오른쪽–왼쪽 구별은 언어적인 표현이 가능해야 하고 머리의 위치가 정중앙을 유지하여 오른쪽–왼쪽 구별의 중심 기준을 설정할 수 있어야 한다.

평가는 자신의 신체의 오른쪽과 왼쪽을 구분할 때 손과 발 등의 신체 구성요소를 사용하여 신체도식(body scheme)을 동시에 평가할 수 있다. 표준화되지 않았더라도 신체의 다양한 부위를

표 7-1 **오른쪽–왼쪽 구별 검사지**

	2	1	0
1) 당신의 오른손을 보세요			
2) 당신의 왼쪽 귀를 만져보세요			
3) 오른손으로 연필을 잡아보세요			
4) 나의 오른손에 그것을 올려보세요			
5) 이 연필이 당신의 오른쪽에 있습니까? 왼쪽에 있습니까?			
6) 당신의 오른쪽 귀를 만져보세요			
7) 당신의 왼쪽 발을 보여주세요			
8) 왼손으로 연필을 잡아보세요			
9) 나의 왼손에 그것을 올려보세요			
10) 이 연필이 당신의 오른쪽에 있습니까? 왼쪽에 있습니까?			

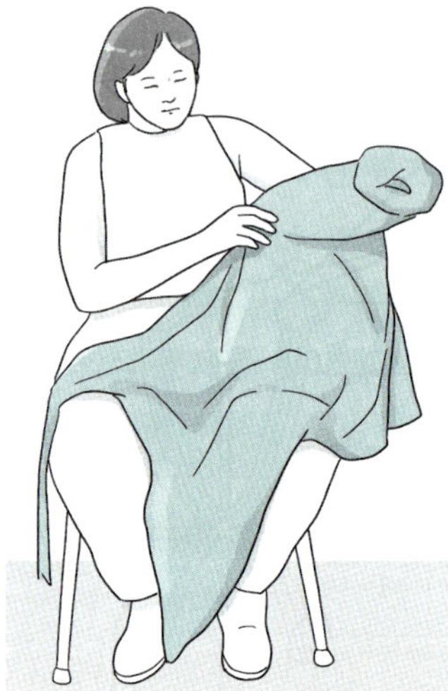

그림 7-17 옷 입기 과정에서 오른쪽-왼쪽 구별의 손상

사용하여 자신과 사물의 좌우를 구별할 수 있는지 확인한다 [표 7-1]. 일상생활 관찰은 옷을 입을 때 옷의 오른쪽과 왼쪽을 구별할 수 있는지 복도 나 길의 오른쪽과 왼쪽을 잘 구별하여 찾아갈 수 있는지 등을 관찰한다 [그림 7-17].

(5) 지형지남력(Topographical orientation)

지형지남력은 단편적인 시 공간 지각 능력으로 볼 수 없다. 지형적 지남력은 대규모 공간적 환경에서 길을 찾기 위하여 자신의 시 공간지각 기술과 장기 기억력, 작업기억을 사용할 수 있는 능력이다. 지형지남력의 수준은 일상생활 과제에서 관찰을 통해 확인할 수 있다. 지형지남력이 손상되면 약도를 보고 길을 찾지 못하거나 새로운 길을 익히지 못할 것이다. 자신이 이동 기능(보행, 휠체어 이동, 자동차 운전 등)으로 익숙했던 길을 찾지 못하여 다양한 사회적 상호작용이 감소할 수 있다.

(6) 전경-배경 구별(Figure-ground discrimination)

전경-배경 구별은 실제적인 공간 안에서 발현되는 기능이 아닌 정신적인 시각적 표상에서 이루어지는 기능이다. 전경-배경 구별은 시각적 표상의 배경이 되는 다양한 사물과 환경들로부터 인식하려는 물건을 표상의 전경으로 끌어내어 인식하는 능력이다. 그림 [그림 7-18]에서 경험할 수 있듯이 자신의 시각적 표상에서 흰색 면을 배경으로 밀어내면 두 얼굴이 인식되고, 반대로 검은색 면을 배경으로 밀어내면 촛대나 잔과 같은 모양을 인식하게 될 것이다. 일상생활 환경에서 물건을 찾고 사람들을 구별하여 인식하는 데 아주 중요한 시지각 기능이다.

평가를 위한 심리측정 검사로는 LOTCA의 overlapping figures subtest나 MVPT의 figure-

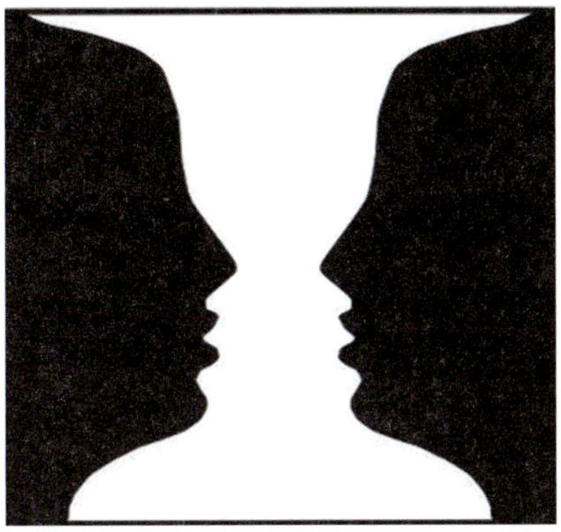

그림 7-18 **전경-배경 변환에 따른 지각의 차이**

ground subtest를 사용하여 확인한다. 일상생활 과제에서 관찰할 수 있는 것은, 옷의 등판에서 소매를 찾아낼 수 있는지, 흰색 테이블보에서 흰색 냅킨을 찾을 수 있는지, 복잡한 서랍에서 볼펜을 찾을 수 있는지, 복잡한 방에서 찾으려는 사람을 발견할 수 있는지, 계단을 어려움 없이 올라갈 수 있는지 등을 확인한다 [그림 7-19]. 이때 클라이언트의 시력과 대비 민감도의 손상이 없는지 먼저 확인하여 시각적인 문제와 구별하여 평가하여야 한다.

3) 시공간지각 손상에 대한 근거 기반 중재

시공간지각의 손상은 일상생활활동에 광범위한 제한을 초래하므로 다양한 측면의 기능적 접근이 필요하다(Arnadottir, 2004; Walker, 2004). 특정한 과제를 수행할 때 전략(strategy)을 사용하거

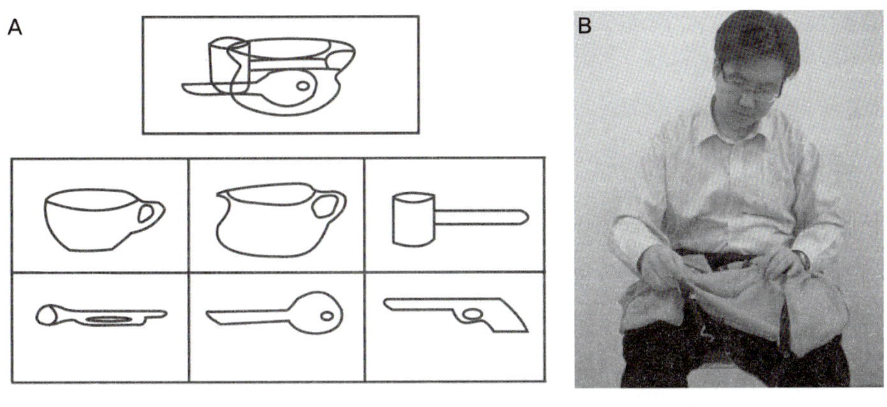

A) 심리측정 사례 B) 일상생활 옷 입기 관찰 사례

그림 7-19 **전경-배경 구별**

나 환경을 수정해주는 접근으로 시공간지각 손상이 있음에도 불구하고 활동에 참여할 수 있도록 중재하는 것이 중요하다. 적용할 수 있는 과제들은 일상생활활동 영역에 다양하게 존재하지만, 이번 장에서는 옷 입고 벗기에 대한 기능적 접근 중재를 부분적으로 제시해 볼 것이다. 치료사는 옷 입고 벗는 훈련을 하는 동안 시범을 보이는 것을 줄이고 과제에 대한 설명의 비중을 늘릴 필요가 있다. 이때 공간을 설명하는 용어(위, 아래, 오른쪽, 왼쪽, 뒤 등)는 줄이고 클라이언트 스스로 잘못된 곳을 찾을 수 있도록 유도하는 것이 중요하다. 예를 들어, "왼팔이 오른쪽 소매로 들어갔어요." 보다는 "소매가 잘못되었어요."라는 언급으로 교정을 유도할 수 있다. 공간적인 용어보다는 자신의 상태에 대한 통찰을 촉진할 수 있는 암시들이 혼동을 줄이는 것에 도움이 된다. 전략적인 측면으로는 단색 옷보다 옷감의 방향을 암시해 주는 줄무늬가 있는 옷이 도움이 될 것이다. 위-아래로 줄무늬가 있다면 그 줄무늬를 따라 옷을 정렬할 수 있다. 또한 옷의 방향을 알 수 있는 라벨이나 전사 등을 활용하여 옷의 위쪽, 앞쪽을 구분할 수 있는 전략을 사용한다. 치료사는 옷 입는 순서를 시각적 시범이나 단서보다는 언어적으로 안내하고, 마주 보고 중재하기보다는 환자와 나란히 옆에 앉아서 설명하는 것이 도움이 될 것이다. Abreu 등(1994)은 시공간지각을 촉진할 수 있는 활동들을 제시하였는데 활동 분석을 통해 치료실에서 활용해 볼 수 있을 것이다(옷 입고 벗기, 옷 개기, 빨래 분류하기, 책상 정리하기, 테이블 세팅하기, 장기·오목 두기, 선물 포장하기, 퍼즐 맞추기, 공 주고 받기, 마우스로 컴퓨터 사용하기, 컴퓨터 게임 하기, 침대 꾸미기, 화분에 물 주기, 계단 오르고 내리기, 익숙하거나 새로운 길 찾기, 다양한 위치의 진열대 식료품 고르기 등).

7.3 기타 지각

시지각 이외의 지각적 요소는 기타 지각으로 분류하였다. 기타 지각기능은 다양한 감각의 통합적인 해석이 필요하기 때문이다. 본 장에서는 신체의 움직임과 관련된 운동지각과 입체지각을 중심으로 설명할 것이다.

1 운동지각(motor perception)

운동지각은 움직임과 관련된 다양한 감각 정보들을 해석하여 운동기술의 기초가 된다. 운동지각을 구성하는 감각으로는 고유감각(proprioception)과 촉각, 전정감각이 있다. 고유감각은 근육과 힘줄, 관절의 고유감각 수용기로부터 전달된 움직임에 대한 정보이다. 고유감각은 움직임을 지각하는데 기초적인 감각이 된다. 촉각 또한 움직임을 지각하는데 중요한 단서를 제공한다. 예를 들어 옷을 입을 때 옷감이 팔의 피부를 스칠 때 느끼는 촉각이 팔을 어느 정도 움직였는지 해석하는 빠른 정보가 된다. 그러므로 움직임에 대한 재학습은 각 관절의 고유감각을 촉진함과 동시에 촉각적인 정보를 적극적으로 활용하도록 재교육해야 한다. 전정감각은 머리의 움직임을 느끼는 감각으로 몸이 상하좌우로 움직이는 정보를 제공하여 역동적인 움직임을 지각할 수 있는 정보를 제공한다. 종종 감각 검사에서 소개되는 운동감각(kinesthesia)은 움직임과 관련된 근육과 관절, 피부 수용기에 입력된 감각을 해석하여 움직임의 방향과 속도, 관절의 각도 등을 인식하는 것이므로, 감각이 아닌 운동지각으로 분류해야 할 것이다. 운동감각(지각)을 평가하기 위해서는 치료사가 취해주는 자세를 구체적으로 설명하게 하거나 움직이는 방향과 속도 등을 설명하도록 한다. 그러므로 언어장애가 있는 경우 운동감각을 평가하기가 어렵다.

2 입체지각(Stereognosis)

입체지각은 물체나 기하학적 모양을 시각적 단서 없이 촉각과 기타 감각에 의존하여 인식할 수 있는 지각기능이다. 다른 말로는 '촉각인식' 또는 '손으로 보는 능력'이라고 표현할 수 있다. 입체지각 또한 다양한 감각 입력 정보를 통합적으로 해석해야 한다. 구성 감각으로는 촉각과 온도감각, 손의 압력과 손가락의 관절 움직임에 대한 정보를 제공하는 고유감각을 들 수 있다. 즉 손에서 느껴지는 사물의 재질과 무게, 손의 움직임 범위와 압력으로 사물의 크기 등을 해석하여 사물에 대한 표상을 형성하고 최종 인식할 수 있게 된다. 입체지각의 평가를 위해서는 자마입체지각키트(Jamar stereognosis kit)를 사용하여 시각을 차단한 후 사물을 손으로 만져 인식할 수 있는지 검사한다[그림 7-20]. 이 검사는 표준화되지 않은 검사이다(Zoltan, 2007).

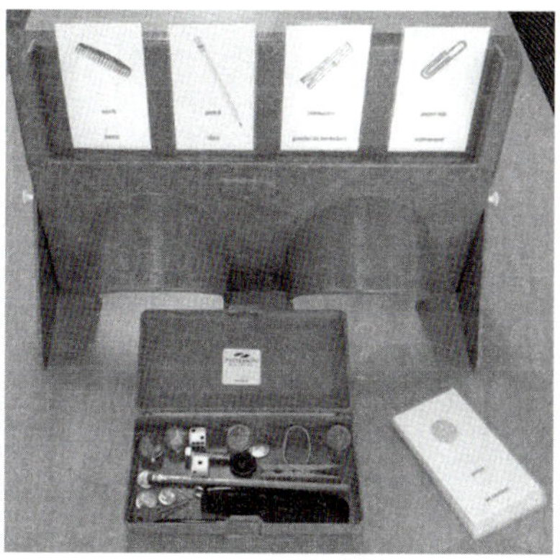

그림 7-20 입체지각 키트

7.4 지각의 손상

지각 손상은 클라이언트의 일상생활활동의 참여와 독립성에 큰 장애가 된다. 자신이 처한 환경을 온전히 받아들이지 못하므로 친숙했던 장소가 낯설게 되고 쉽게 다녔던 길을 잃어버리거나 잘 사용했던 도구들을 사용할 수 없게 된다. 지각 손상 중에는 편측무시와 같이 스스로 통찰이 어려워 교정이 어려운 증상이 있고 실행증과 같이 통찰이 된다고 하더라도 회복이 어려운 증상도 있다. 이와 같이 지각의 손상은 재활 현장에서 클라이언트의 독립적인 일상생활활동에 큰 장애물이다. 이번 장에서는 뇌병변 환자들에게서 관찰되는 지각 손상 증상인 편측무시와 실인증, 실행증을 중심으로 설명할 것이다.

1 편측무시(Unilateral neglect)

편측무시는 임상에서 편측무주의(inattention)라는 용어로 사용되기도 한다. 편측무시를 시지각 장애로만 보지 않고 오른쪽 대뇌반구의 손상으로 인한 우세 집중의 손상으로 보는 견해도 있다. 그러나 편측무시를 지각적인 표상(representation)의 손상으로 보는 견해도 있으므로, 이번 장에서는 지각적인 장애로 분류하여 다루도록 하겠다. 뇌병변 시 편측무시는 주로 신체의 왼쪽에서 나타난다. 즉 오른쪽 대뇌반구의 손상일 때 나타나는 증상이다. 그러나 임상에서는 오른쪽 편측무시 즉 왼쪽 대뇌반구의 손상에서도 일시적인 무시 증상이 나타난다고 보고하고 있다(Ringman et al., 2004).

무시 또는 무주의 현상은 뇌병변이 없는 정상인에게서도 경험된다. 넓은 광장의 어느 한 지점에서–여기서는 분수대로 가정하였다–누군가를 만나기로 약속했다고 가정해 보자. 나(약속한 사람)는 넓은 광장에서 약속장소인 분수대를 바라보며 열심히 걷고 있었다. 그런데 갑자기 약속했던 친구가 내 등을 치면서 왜 그렇게 쳐다보지 않냐고 불평하였다. 친구는 나를 몇 번이고 큰 소리로 불렀고 내가 볼 수 있는 시야에서 큰 동작으로 손을 흔들기까지 했다. 그러나 나는 친구를 전혀 보지 못했고 나를 부르는 소리도 듣지 못하였다. 단지 분수대를 향해 가고 있었을 뿐이다. 이와 같은 경험이 무시 현상을 경험하는 것이다. 나는 시야에 문제도 없고 지각적으로는 정상이라고 생각한다. 그러나 무시를 경험하였다. 그리고 무시했다는 것을 쉽게 인정하지도 못한다. 단지 친구에게 등을 얻어맞은 것이 억울할 뿐이다. 이와 같이 무시 현상은 통찰해 내기가 어렵다. 친구의 설명에 그럴 수도 있을 것이라 수긍하는 것이 전부이다. 우리가 일상에서 무시 현상을 경험하나 자각이 쉽지 않듯이 편측무시 환자 또한 자신의 무시 증상을 쉽게 자각하지 못한다. 그래서 편측무시 증상은 회복과 극복이 쉽지 않고 뇌병변 재활에 큰 도전이 된다. 자각(awareness)은 무시 증상 극복에 매우 중요한 요인이다. 만약 다음 날 같은 장소에서 친구를 다시 만난다면 어제의 경험(등을 맞았던 기억)이 나의 자각 수준을 높여 주변의 작은 몸짓이나 작은 소리에도 반응하게 될 것이다. 자각이 무시 증상을 극복하는 순간이다.

1) 편측무시의 분류

편측무시를 분류하는 이유는 다양한 측면으로 증상을 관찰(평가)하고 중재하기 위함이다. 먼저 편측무시를 지각적인 손상과 운동적인 손상으로 분류할 수 있다. 임상에서 익숙한 것은 지각적 손상으로 외부의 자극을 온전히 받아들이는 것에 실패하는 것이다. 시각적, 청각적, 촉각적 자극에 정상적으로 반응할 수 없다. 그러나 운동 반응에도 무시 증상은 나타난다. 만약 마비가 없다면 같은 운동 반응 수준에서 무시 측 움직임이 서서히 느려지거나 단절되는 것을 관찰할 수 있을 것이다. 두 번째는 공간 기반(space-based) 무시와 사물 기반(object-based) 무시로 분류하는 것이다. 공간 기반 무시는 자신을 중심으로(egocentric) 왼쪽 공간을 무시하는 증상이고 사물 기반 무시는 바라보는 사물(대상)을 중심으로(allocentric) 사물의 왼쪽을 무시하는 증상이다. 소거 검사를 할 때 공간 기반 무시와 사물 기반 무시는 아래 그림과 같이 반응 양상의 차이를 보일 것이다 [그림 7-21]. 세 번째 분류는 편측무시의 정도를 섹터(sector)-sector를 부문이라 번역하는데

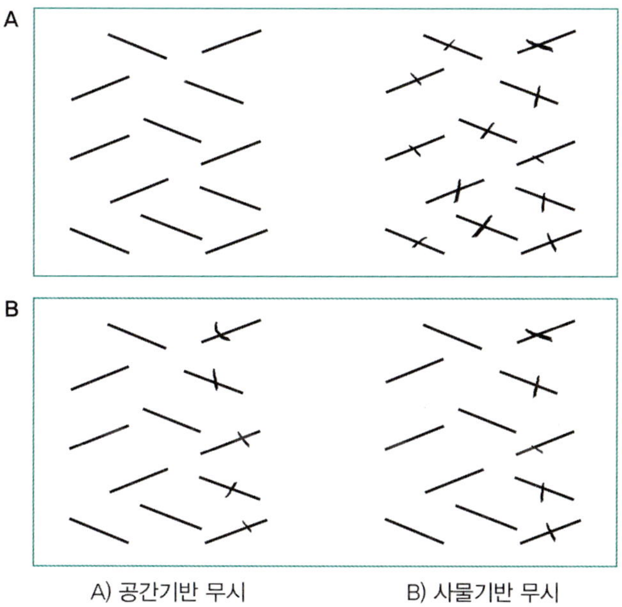

그림 7-21 소거 검사에서의 차이

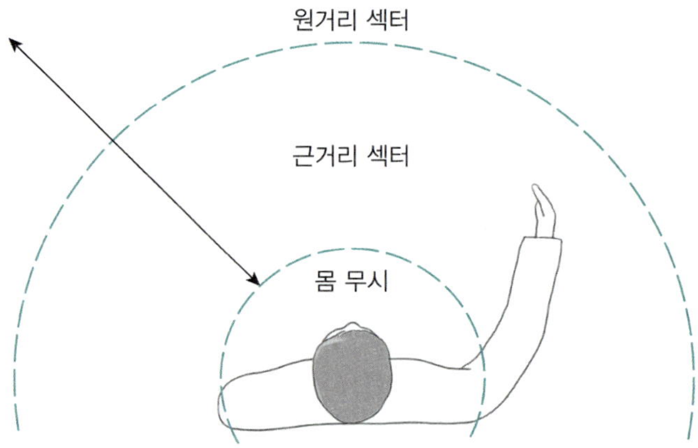

그림 7-22 **섹터에 의한 분류**

의미전달을 위해 섹터로 표기할 것이다—를 기준으로 분류하는 것이다. 섹터에 의한 분류는 편측무시 환자를 중심으로 원을 그려 반지름을 넓혀가며 범위를 설정하는 방식이다 [그림 7-22]. 편측무시를 평가할 때 먼저 몸 무시(body neglect)를 관찰하고 다음으로는 근거리 섹터(peri-personal)의 무시 수준을 검사한다. 근거리 섹터는 환자의 팔이 닿는 위치의 섹터로 책상에서 연필–종이 검사(pencil-paper test)를 통해 검사할 수 있다. 마지막으로는 원거리 섹터(extra-personal)의 무시 수준을 관찰해야 한다. 이때는 환자 근처의 책상 거리를 벗어나 치료실 공간의 사람 수를 세도록 하거나 복도에서 길 찾기 등의 먼 거리의 섹터를 탐색하는 과제를 통해 평가해야 한다. 책상에서 이루어지는 과제나 평가에서 편측무시가 극복되었다 하더라도 원거리 섹터 범위에서는 여전히 편측무시가 나타날 수 있으므로 주의 깊게 관찰해야 한다. 마지막으로는 시각적 표상

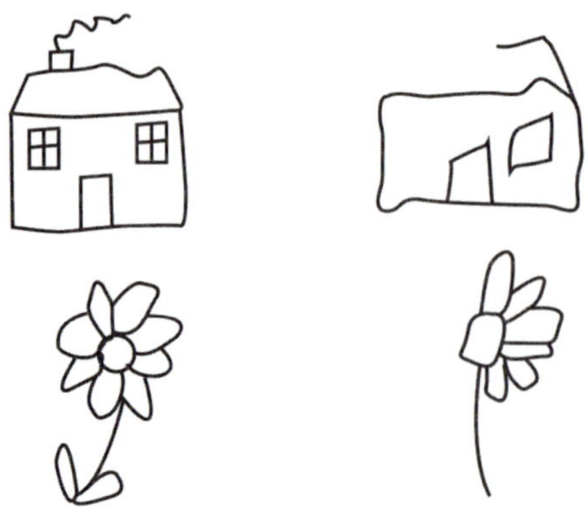

그림 7-23 **시각적 표상의 손상**

(representation)에서 무시 증상을 발견하는 것이다. 특별히 그림을 보고 손으로 따라 그리게 함으로써 시각적 이미지의 표상이 어느 정도 손상되었는지 알 수 있다. 편측무시 환자의 뇌에서 어떤 시각적 표상이 일어나는지 우리는 직접적으로 알 수가 없으므로 집을 보고 그리게 하거나 꽃을 보고 그리게 하였을 때 왼쪽을 그리지 못할 경우, 시각적 표상에 손상이 있다고 추론할 수 있다 [그림 7-23].

2) 평가 및 일상생활 관찰

편측무시의 평가를 위해서는 정량화되었으나 표준화되지 않은 검사와 표준화된 검사, 과제중심 평가들을 사용할 수 있다. 정량화되었으니 표준화되지 않은 검사는 연필–종이 검사(pencil-paper test)형태로 간단히 책상에서 시행할 수 있는 알버트검사(Albert's Test; Albert, 1973), 선나누기검사(Line Bisection Test; Shenkenberg et al., 1980), 별소거검사(Star Cancellation Test; Friedman, 1992), 시계그리기검사(Clock Drawing Test; 최진영, 2007; Nair et al., 2010; Shulman, 2000) 등이 있다. 표준화된 검사로는 MVPT, Behavioral Inattention Test(BIT)가 있다. 과제중심 평가로는 정량화되었으나 표준화되지 않은 Korean version of the Catherine Bergego Scale(K-CBS)(Lee, Choi, & Han, 2015)과 표준화된 ADL-focused Occupation-based Neurobehavioral Evaluation(A-ONE)을 사용할 수 있다.

일상생활에서 관찰해야 할 것은, 앉거나 누워있을 때 머리가 항상 오른쪽으로 돌아가 있는지, 식사할 때 왼쪽 반찬을 전혀 먹지 않는지, 옷을 입을 때 오른쪽만 입고 더이상 진행하지 못하는지, 보행이 가능하다면 출입문에 왼쪽 몸이 자주 부딪히는지, 왼쪽 복도를 찾지 못하고 지나치는지 등의 행동장애를 관찰해야 한다 [그림 7-24].

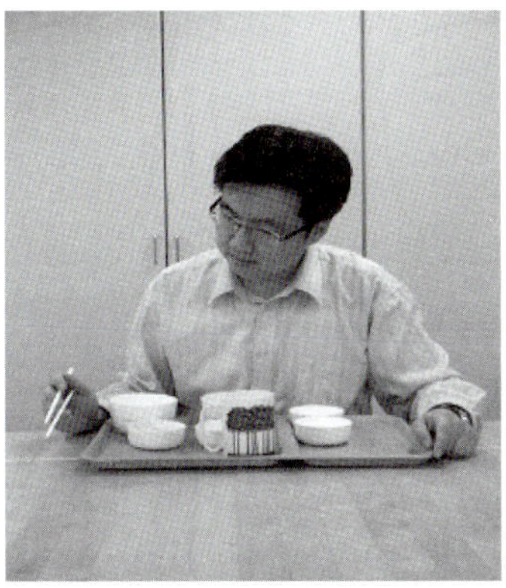

그림 7-24 **편측무시 환자의 식사하기**

3) 근거 기반 중재

지금까지 편측무시를 극복하기 위한 많은 치료와 중재들이 시도되었다. 선행되었던 연구들은 개별적인 행동 훈련(behavioral training)과 보조도구(assistive device)의 사용, 감각자극, 뇌자극, 가상현실, 거울치료 등을 중재로 사용하였다. 개별적인 행동 훈련으로는 무시 측의 자각(awareness)과 집중력(attention)을 향상시키는 중재와 시각적 탐색 훈련(visual scanning training), 몸통 돌리기(trunk rotation)와 사지 활성화(limb activation) 중재, 눈 움직임 및 응시 훈련(pursuit eye movement training) 등이 사용되었다. 무시 증상의 개선을 위한 보조도구 적용 중재는 단측 시각가림(ipsilateral eye patching)과 프리즘 적응훈련(prism adaptation training)이 시행되었다. 신체적인 감각자극을 통한 중재로는 목 근육 진동 자극(neck muscle vibration stimulation)과 갈바닉-전정자극(galvanic-vestibular stimulation)이 사용되었다(Kerkhoff et al., 2010; Schindler et al., 2002). 비침습적인(noninvasive) 뇌 자극 치료로는 transcranial direct current stimulation(t-DCS)과 repetitive transcranial magnetic simulation(rTMS), theta-burst stimulation(TBS) 등이 사용되었다(Utz et al., 2010; Cazzoli et al., 2010; Koch et al., 2012). 마지막으로는 거울 뉴런(mirror neuron)과 같은 신경학적 근거를 기반으로 한 가상현실(virtual reality) 중재와 거울치료(mirror therapy)가 시행되었다(Kim et al., 2011; Pandian et al., 2014). 편측무시에 대한 중재는 치료실에서 빈번하게 시행되므로 기능적으로 적용할 수 있는 중재들을 [표 7-2]에 정리하였다.

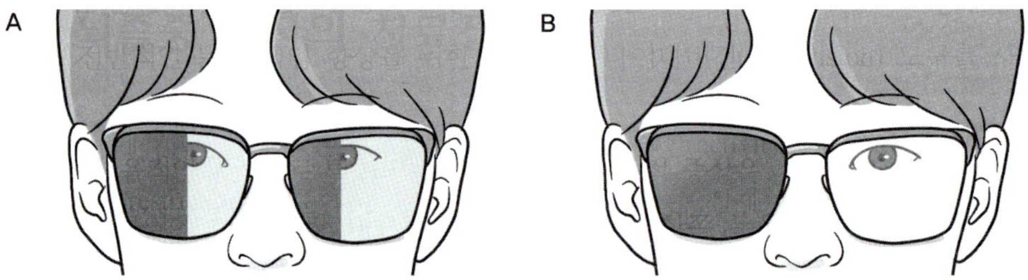

A) 양쪽 눈의 오른쪽 부분 가림   B) 오른쪽 눈 가림

그림 7-25 부분 시각 가림

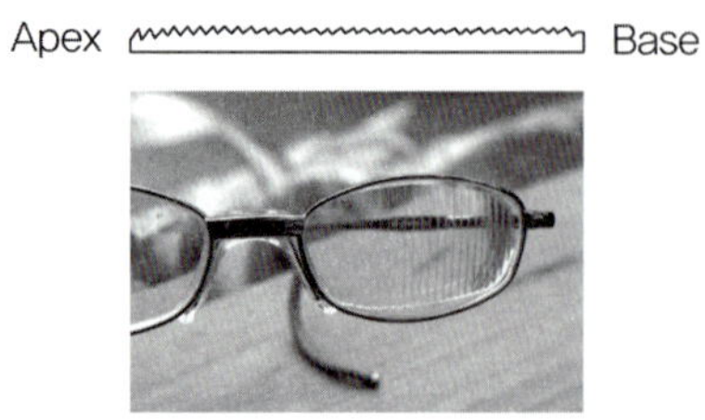

그림 7-26 프레넬 프리즘(Fresnel prism)

표 7-2 **편측무시에 대한 근거 기반 중재**

중재	중재의 내용	연구
자각훈련 (awareness training)	• 의미 있는 활동 선택 후 언어적 피드백 지속적 제공(예상되는 어려움, 적응 계획 등) • 과제 수행을 위한 보상기술 설명 및 학습 • 동영상 촬영 후 직접적 피드백 제공	Tham 등, 2001
시각 탐색 훈련 (visual scanning training)	• 읽기, 쓰기 등의 다양한 시각 탐색 훈련 실시 • 탐색 범위 기준표시(anchor)등 시각적 암시 • 시각 탐색과 몸통 돌리기를 병합하여 실시	Pizzamiglio 등, 1992 Weinberg 등, 1977 Wiart 등, 1997
시운동 자극 (optokinetic stimulation)	• 화면에서 일정한 활동을 주시하는 동안 배경에서 점이나 모양들이 오른쪽에서 왼쪽으로 이동 • 시각 탐색 훈련과 병행 • 눈 따라보기 운동(eye pursuit movement)과 병행	Pizzamiglio 등, 2004 Kerkhoff & Schenk, 2012
지속적 집중 훈련 (sustained attention training)	• 무시 측에 대한 각성도를 높이려는 시도 • 치료사의 큰 목소리(집중하세요!), 책상 두드리기, 강한 시각적 자극 등의 지속적인 제공	Robertson 등, 1995
몸통 회전 (trunk rotation)	• 무시 공간의 탐색 기회를 높이기 위한 중재 • 몸통을 어깨끈을 이용하여 15° 정도 회전 후 유지 • 서 있는 장치에서 몸통 코르셋을 이용하여 몸통 회전 후 시각탐색훈련 진행	Karnath 등, 1993 Wiart 등, 1997
사지 활성화 (limb activation)	• 마비 측 사지를 의도적으로 움직이는 자극 • 무시 측 사지를 찾는 활동 후 벨소리 등을 동원한 사지 움직임 지속 • 사지 움직임 지속 시 지속적인 두드리기 자극 • 사지 움직임 지속 시 손목시계 진동 감각 암시 • 강제유도운동치료(CIMT)	Wilson 등, 2000 Fong 등, 2013 Taub 등, 1999
목근육 진동 (neck muscle vibration)	• 지속적인 왼쪽 목 근육 자극은 머리가 오른쪽으로 돌아가고 몸통은 왼쪽으로 돌아간 것처럼 착각을 일으키므로 이것을 바로잡기 위해 머리를 왼쪽으로 맞추려고 하는 속성을 활용	Schindler 등, 2002
부분 시각 가림 (partial visual occlusion)	• 안경을 활용한 부분 눈가리개 활용 • 오른쪽 눈의 부분 폐쇄 또는 양쪽 눈의 오른쪽 부분 폐쇄 적용 [그림 7-25]	Butter & Kirsch, 1992 Beis 등, 1999
프리즘 보상 (prisms adaptation)	• 편측무시 환자의 시야를 물리적으로 이동시킴 • 플라스틱 압착 방식의 프레넬 프리즘(Fresnel prisma) 안경을 하루 종일 착용함 [그림 7-26]	Rossi 등, 1990 Rossetti 등, 1998 Misuno 등, 2011
거울치료 (mirror therapy)	• 거울 상자에 마비 측 상지를 넣고 거울에 비치는 비마비측 움직임을 보며 과제를 수행함	Pandian 등, 2014
가상현실 (virtual reality)	• 모니터 기반의 치료용 가상현실 장비나 상업용 가상현실 게임을 활용하여 적용함	Kim 등, 2011

Kwon(2018)은 2008년부터 2017년까지의 무작위대조연구를 대상으로 시공간무시(visuo-spatial neglect)의 중재 효과에 대한 체계적 문헌연구와 메타분석을 실시하였다. 연구 결과 총 8개의 연구가 선정되었다. 추출된 중재 정보로는 rTMS와 감각암시(sensory cueing)를 병합한 중재와 오른쪽 시각가림(right hemi-field eye patching)과 전산화 인지훈련을 병행한 중재, 사지활성화(limb activation)와 감각암시를 병행한 중재, theta-burst stimulation, galvanic-vestibular stimulation, 프리즘 보상훈련(prism adaptation training)이 있었고 새로운 중재로는 시각운동되먹임훈련(visuo-motor feedback training)이 조사되었다. 8개 연구의 중재에 대한 효과크기를 합성한 결과, 심리측정(psychometric measure) 검사 결과에서 큰 효과크기를 보였고 일상생활활동 평가에서는 중간 효과크기를 보였다. 저자는 편측무시를 위한 다양한 중재들이 편측무시 개선을 위한 단기적인 효과가 있었음을 고찰하였다.

2 실인증(Agnosia)

실인증은 감각의 손상이 전혀 없음에도 불구하고 지각 과정의 손상으로 감각에 대한 인식이 어려운 증상을 말한다. 이때 손상되지 않은 감각으로는 즉각적으로 인식할 수 있어야 한다. 시각적으로 실인증이 있을 때, 눈으로 보아서는 그 물건이 무엇인지 모르나 촉각에 대한 인식이 온전하다면 그것을 만져보았을 때 무엇인지 알 수 있다. 물건이나 모양을 인식할 수 없는 손상은 일상생활활동에 독립적으로 참여하는 것에 큰 방해가 된다. 물건의 모양을 인식할 수 없다면 그 모양에 대응하는 행동을 결정할 수 없고, 행동을 결정할 수 없다면 그 물건을 사용할 수 없다. 실인증으로 인해 모든 익숙했던 환경이 낯설어지고 수월했던 경험이 어렵게 느껴진다. 뇌병변으로 인한 지각 손상의 경우 합병이 많으므로 순수하게 실인증만을 가지고 있는 경우는 드물다.

1) 실인증의 분류

실인증은 손상 영역에 따라 두 가지 형태(type)로 분류되는데 지각실인증(apperceptive agnosia)과 연합실인증(associative agnosia)으로 분류된다(Grieve & Gnanasekaran, 2008). 지각 실인증은 시지각의 명백한 손상으로 인식이 어려운 증상을 말하고 연합실인증은 기본적인 형태의 지각기능이 온전하여도 저장된 표상의 손상이나 의미기억과 연합의 실패로 인식이 어려운 증상을 말한다. [그림 7-27]과 같이 지각실인증은 다양한 모양을 지각적으로 인식하지 못하여 따라 그릴 수 없다. 그러나 연합실인증은 즉각적으로 모양을 따라 그릴 수는 있으나 보고 그린 것이 무엇인지 모르기 때문에 다시 그리라고 할 때 전혀 그릴 수 없다. 일상생활에서도 기본적인 지각기능이

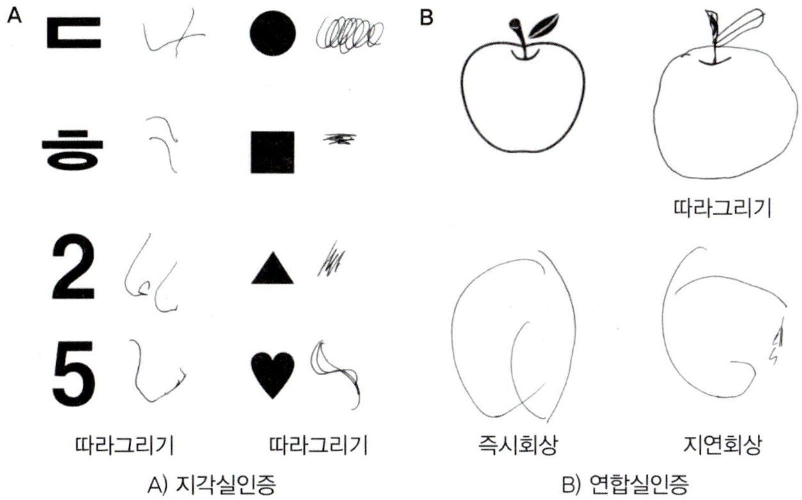

그림 7-27 **실인증의 따라그리기(coping) 반응**

온전하다 하더라고 사용하려는 물건이 무엇인지 모르기 때문에 사용할 수 없게 된다.

실인증은 손상된 감각인식 영역에 따라 시각실인증(visual agnosia)과 체감각실인증(somatosensory agnosia)로 분류된다. 시각 실인증은 다시 물건의 모양을 인식할 수 없는 사물실인증(object agnosia)과 얼굴의 생김새와 표정을 인식할 수 없는 얼굴실인증(prosopagnosia), 한 장면에서 한 부분 이상을 동시에 인식하지 못하여 통합하지 못하는 동시실인증(simultanagnosia), 색깔의 구분과 인식이 어려운 색깔실인증(color agnosia), 공간에 대한 인식이 어려운 시공간실인증(visuospatial agnosia), 글씨를 읽을 수 없는 실독증(alexia)으로 분류될 수 있다. 대표적인 체감각실인증은 촉각실인증(tactile agnosia 또는 astereognosis)이다(Gillen, 2009).

2) 평가 및 일상생활 관찰

실인증을 평가하기 위해서는 전제되어야 할 조건이 있다. 첫 번째는 감각 손실과 무주의(inattention), 실어증, 기억력 손상, 치매로 인한 인식장애 등의 문제가 없어야 한다. 두 번째로는 다양한 과제들을 통하여 시각실인증, 얼굴실인증, 촉각실인증 등과 같은 실인증의 분류를 결정할 수 있어야 한다(Bauer & Demery, 2003). 또한 보고 듣고 만지는 감각기능 중 한 가지라도 실인증이 있으면 나머지 두 가지 감각기능을 동시에 사용하여 인식 수준을 확인하여야 한다. 특히 지각실인증과 연합실인증을 구분하기 위하여 따라그리기(coping)와 그림맞추기(matching) 등을 이용해 검사하여야 한다(Burns, 2004).

임상에서 활용할 수 있는 실인증 검사는 감각인식 손상 영역을 알아보기 위하여 다차원적으로 진행해야 한다. 표준화된 검사로는 시각적인 모양이나 사물의 인식 수준을 알아보기 위해 LOTCA의 하위 검사인 visual identification subtest를 활용할 수 있고, 과제기반 검사로는 A-ONE을 시행할 수 있다. 표준화되지 않은 간단한 검사 활동으로는 기하학적 모양 따라 그리기, 사진으로 인물 변별하기, 사진이나 그림에 제목 붙이기, 색깔 구별하기, 짧은 글 읽기 등을 실시할 수 있다. 촉각실인증을 검사하기 위해서는 입체지각 평가에서 소개된 Jamar stereognosis kit을 활용할 수 있을 것이다(Zoltan, 2007). 일상생활활동에서는 익숙하게 사용하던 물건을 알아보지 못하거나 사용할 수 없고, 친숙한 가족이나 친구의 얼굴을 알아보지 못하며 사람들의 얼굴을 구별하지 못할 수도 있다. 친숙한 물건을 찾지 못하거나 잘 읽던 글을 읽지 못할 수 있다. 서두에 언급하였듯이 환자들은 친숙하고 익숙했던 환경이 낯설어진다고 보고할 것이다.

3) 근거 기반 중재

실인증의 중재는 전문적인 접근이 필요하다. 실인증은 교정적 중재를 통한 회복이 어려워 연구가 잘 이루어지지 못한다는 견해도 있다(Gillen, 2009). 저자의 경험을 보더라도 시각실인증의 경우, 훈련을 통하여 인식이 가능했던 기하학적 모양이 크기가 달라졌을 때 인식에 실패하는 사례가 있었고 숫자 인식의 경우 글씨체가 달라지면 인식에 실패하였다. 얼굴실인증의 경우 얼굴을 바라보는 각도가 조금만 변하여도 알아보던 얼굴을 알아보지 못하였다. Burns(2004)는 실인증 극복이 어려운 측면을 고려하여 중재의 다양한 측면을 제언하였다. 먼저 자신의 손상에 대한 자각 수준을 높여야 한다. 자신에게 실인증이 나타나는 감각이 무엇인지 명확하게 알고 있어야 한다. 그리고 손상되지 않은 감각을 이용하여 사물이나 모양을 인식할 수 있게 보상하도록 중재해야 한다. 이때 치료사는 인식하지 못하는 패턴을 말로 설명해주는 전략도 사용할 수 있다. 상황에 따라 보상할 수 있는 전략을 정리하는 것도 필요하고 무엇보다 안전에 대한 충분한 고려가 있어야 한다. 보상적 접근으로는 온전한 감각을 이용하여 인식한다. 사물실인증의 경우, 색깔 인식이 온전하다면 색깔을 이용하여 라벨(label)을 붙여 물건을 구분할 수 있다. 또한 물건을 사용할 때 먼저 온전한 촉각을 사용하여 만져보고 인식한 후 사용한다. 이때 위험하거나 뜨거운 물건을 먼저 만지지 않도록 주의해야 한다. 얼굴실인증의 경우 사람을 구분하기 위하여 목소리로 구분하거나 걷는 형태, 머리카락 스타일 등을 활용하는 전략을 사용할 수 있다(Schiavetto et al., 1997; Tanemura, 1999).

3 실행증(Apraxia)

실행증은 의도적이고 계획된 움직임을 만들어내지 못하는 행동장애이다. 이때 근력의 마비, 감각 소실, 협응 손상 등의 운동성 장애와 구별되어야 하고 물건을 인식하지 못하여 사용하지 못하는 실인증과도 구별되어야 한다. 실행증을 이해하기 위해서는 먼저 행동(praxis)을 이해하여야 하는데, 앞으로 명확한 의사전달을 위하여 '행동'이라는 용어 대신 'praxis'라는 용어를 사용할 것이다. Praxis는 단순한 행동이 아니다. Praxis는 목적이 있고 의도적으로 운동계획을 세워 생산하는 행동을 의미한다. 즉 자동적인 행동, 습관적으로 나오는 행동을 의미하지 않는다. 과일이 앞에 있을 때 생각 없이 손으로 집어 먹거나 자신도 모르게 머리에 손이 올라가 머리카락을 쓸어내리는 행동은 praxis가 아니다. 그러므로 실행증이란 이 praxis가 발현되지 않는 증상이다. 실행증은 목적을 가지고 의도적으로 계획된 움직임이 나타나지 않는 증상이지 모든 행동을 시작할 수 없다는 개념이 아니다. 실행증 환자라 하더라도 자동적인 움직임이 부분적으로 나타날 수 있다. 그러므로 실행증을 평가하려면 환자가 목적이 있고 의도적인 행동을 만들어내는 상황을 만들어야 한다. 이를 위해 치료사는 의도적인 지시를 한다. 실행증을 잘 발견할 수 있는 상황은 치료사의 지시에 따라 도구 없이 판토마임(pantomime)을 하거나 동작을 모방(imitation)하는 상황이다(Roy & Square, 1994).

1) 실행증의 분류

실행증에 대한 대표적인 분류는 관념실행증(ideational apraxia)과 관념운동실행증(ideomotor apraxia)으로 분류하는 것이다. 작업치료 영역에서는 착의실행증(dressing apraxia)과 구성실행증(constructional apraxia)의 개념으로 분류하는 시도가 있으나 뇌손상으로 인한 다른 지각 손상의 합병과 구별하는 것이 어렵다. 또한 관념실행증의 연장선상에서 이해해야 한다는 견해도 존재한다. 그러므로 이번 장에서는 관념실행증과 관념운동실행증 중심으로 설명하도록 하겠다.

(1) 관념실행증(Ideational apraxia)

관념실행증은 움직임을 만들어내고 물건의 기능과 사용에 대한 개념체계가 손상되어 나타나는 증상이다. 관념실행증을 개념실행증(conceptual apraxia)이라고 명명해야 한다는 주장도 있다. 관념실행증 환자는 자신의 목적적인 움직임을 어떻게 생산하는지 개념이 형성되지 않으므로 단순한 과제를 시작할 수 없거나 과제의 적절한 순서대로 행동하기가 어려울 수 있다. 또한 물건을 인식할 수는 있으나 물건의 기능과 사용에 대한 개념이 손상되어 물건을 사용할 수 없거나

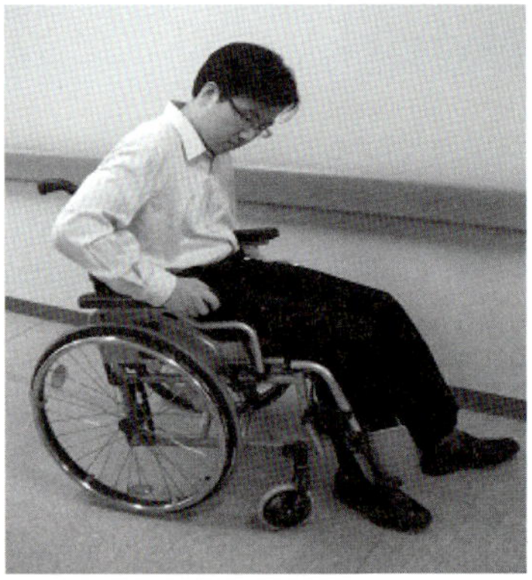

환자에게 의자차의 바퀴 손잡이를 잡고 밀고 갈 것을 지시하였다. 그러나 환자는 바퀴의 손잡이를 잡지 않고 팔지지대를 잡고 몸의 반동을 이용하여 앞으로 전진하려고 시도하고 있다. 전반적인 움직임의 순서적 개념이 동원되지 않고 즉흥적 반응이 관찰된다.

그림 7-28 **관념실행증 환자의 의자차 밀기**

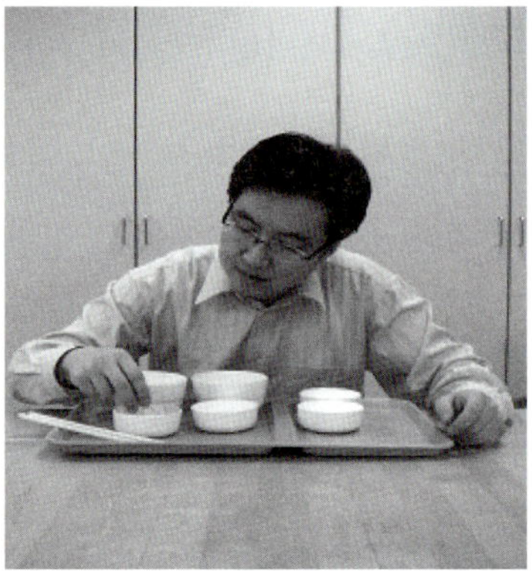

환자에게 젓가락을 사용하여 김치를 집어 먹으라고 지시하였다. 그러나 환자는 한참을 머뭇거리다가 손으로 김치를 집어 먹으려고 하였다. 젓가락을 사용해야 하는 계획된 움직임 대신에 자동적으로 손을 사용한 것이다.

그림 7-29 **관념실행증 환자의 식사하기**

물건을 부적절하게(엉뚱하게) 사용하는 반응을 보일 수 있다. 항상 그러는 것은 아니지만 관념실행증 환자에게 칫솔을 쥐어 주었을 때 그 칫솔로 머리를 빗으려는 행동이 나올 수 있다. 이와 같이 엉뚱한 행동을 하는 것은 동작을 만드는 개념과 칫솔을 사용하는 개념이 형성되지 않은 상태에서 자동적인 행동이 어떤 행동으로 연합될지 알 수 없기 때문이다. [그림 7-28]과 [그림 7-29]에서는 관념실행증 환자에게서 관찰될 수 있는 상황을 재현하였다. 휠체어를 밀라고 지시하였을 때 휠체어를 밀지 못하고 말을 타듯이 반동으로 추진하는 반응을 보이거나 젓가락으로 김치를 먹으라고 지시하였을 때 갑자기 손으로 김치를 먹는 반응을 보였을 때는 관념실행증으로 의심할 수 있다. 그림 사례의 엉뚱한 행동은 관념실행증으로 인해 의도적이고 목적적인 행동이 일어나지 않고 자동적이고 부적절한 행동 반응을 보이는 것으로 판단할 수 있어야 한다.

(2) 관념운동실행증(Ideomotor apraxia)

관념운동실행증은 움직임을 만들어내는 생산체계가 손상되어 나타나는 증상이다. 움직임의 목적 및 개념을 이해하고 물건의 사용 개념도 이해하나 움직임 생산을 위한 기억 및 계획의 손상으로 인해 행동이 진행되지 않는 증상이다. 임상적으로 관찰하였을 때, 치료사가 행동을 지시한 후 행동을 이어가지 못해 답답하게 보일 수 있고 동작을 생략할 수 있으며 같은 과정을 반복할 수도 있다. 익숙한 동작이라면 행동의 개시가 가능할 수 있으나 연속적인 동작은 어렵다. 관념운동실행증 환자는 자동적인 행동의 발현이 관찰되나 지시에 따른 의도적인 행동은 불가능하다. 거울에서 머리가 헝클어져 있는 모습을 보았을 때 앞에 빗이 있다면 자동으로 머리를 빗는 행동을 할 수 있다. 그러나 치료사가 앞에 있는 빗으로 머리를 빗으라고 지시하면 그 행동을 만들어 낼 수 없다. 관념운동실행증 환자에게 물건을 쥐어 주면 그동안 반복적으로 사용했던 패턴이 있으므로 쉽게 사용하는 행동이 나타날 수 있다. 그러나 익숙하지 않은 동작을 따라하도록 요구하였을 때는 물건을 사용할 때보다 훨씬 더 어려워할 것이다. 관념실행증에서 제시하였던 [그림 7-28]과 [그림 7-29]의 상황에서 관념운동실행증 환자라고 가정해 본다면, 관념운동실행증 환자는 휠체어의 기능과 휠체어를 미는 움직임의 개념이 명확하므로 스스로 설명할 수도 있을 것이다. 그러나 휠체어의 바퀴 손잡이를 잡을 수 있다고 하더라도 다음 단계로 진행할 수가 없다. 밀지 못하고 꾸물대는 모습을 보일 것이다. 젓가락으로 김치를 먹으라는 지시에 대해서도 젓가락을 집는 것이 가능할 수 있으나 꾸물대고 진행이 어려울 수 있다. 이와 같이 관념운동실행증은 관념실행증과 반응의 양상에서 차이가 있으므로 주의 깊게 환자의 행동을 관찰해야 한다.

2) 실행증의 평가

실행증을 평가하기 위해서는 실행증 검사가 어떻게 구성되어 있는지 알아야 한다. 실행증 검사는 반듯이 의도된 행동을 지시하도록 설계되어 있다. 빈번하게 사용되는 행동은 판토마임(pantomime)과 동작의 모방(imitation)이다. 판토마임의 경우 실제 물건이 없는 상황에서 그 물건을 사용하는 것과 같이 행동하도록 요구한다. 이때 물건이 없으므로 자동적인 행동이 절대 나올 수 없다. 그래서 실행증을 검사하기에 적합하다. 두 번째는 동작의 모방인데, 이때 동작은 낯설고 친숙하지 않은 동작을 모방하도록 요구해야 한다. 익숙한 패턴의 동작은 자동으로 나올 수 있기 때문이다. 또 다른 구성요소는 동작을 타동적(transitive) 동작과 자발작(intransitive) 동작으로 분류하고 상징적(symbolic) 동작과 비상징적(nonsymbolic) 동작으로 분류하는 것이다. 타동적 동작이란 '~을 사용한다'는 개념이다. 즉 물건의 기능과 사용 개념에 따라 동작이 결정되는 것을 의미한다. 물건을 사용할 때 타동적 동작이 되는 것이다. 비타동적, 즉 자발적 동작은 환자가 스스로 동작을 만들어내는 개념이다. 자신의 기억 속에 있는 움직임의 도식을 떠올리며 동작을 만들어 내거나 새로운 동작을 만들어 낼 수도 있다. 상징적 동작은 사람들이 같은 의미로 사용하는(의미기억을 동원하는) 도식화된 동작들이다. 예를 들어 밥을 먹는 장면을 동작으로 표현하라고 한다면 대부분 비슷한 형태의 동작이 나올 것이다. 기도하는 손을 표현하라고 해도 비슷한 동작을 취할 것이다. 비상징적 동작은 상징적 동작 이외의 의미 없는 동작이다.

국내 임상에서 실행증을 검사하기 위해서는 표준화된 검사로 LOTCA의 motor praxis subtest를 사용할 수 있고 ADL-focused Occupation-based Neurobehavioral Evaluation(A-ONE)을 선택

할 수도 있다. 최근에는 Test of Upper Limb Apraxia(TULIA)(Vanbellingen et al., 2010)를 국내에서 표준화한 Korean Version of Apraxia Screen of TULIA(K-AST)(Kim et al., 2016)도 유용하게 사용할 수 있다.

3) 근거 기반 중재

실행증의 중재는 2가지 방향성으로 진행된다. 하나는 실행증으로 발현되는 손상들을 줄이는 것이고 다른 하나는 실행증이 나타남에도 불구하고 일상생활에서 수행도를 높이는 것이다(Gillen, 2009). 그러나 비정상적인 자동행동이 지속적으로 활동을 방해하는 실행증의 특성으로 인하여 재활치료의 효과성은 아직 충분하지 못한 실정이다(Pazzaglia & Galli, 2019). 이제부터는 선행연구에서 시도되었던 실행증의 중재들을 살펴보도록 하겠다.

Donkervoort 등(2001)은 일상생활활동을 수행하는 동안 전략을 동원하는 전략훈련(strategy training)을 시행하였다. 활동의 단계를 시작(initiation)과 실행(execution), 조절(control)의 수준으로 나누었다. 이때 환자의 행동 반응이 다양하므로 주의 깊게 관찰하여 시작에 문제가 있는지, 실행 과정에 문제가 있는지, 오류가 있을 때 행동을 수정할 수 있는지 판단한다. 만약 시작에 문제가 있다면 말이나 신체적 접촉, 사진 등으로 지속적인 안내(instruction)에 중점을 두고, 실행하는 과정에 문제가 있다면 단계에 대한 언어적 도움이나 신체적 암시 등을 제공한다. 행동의 오류를 교정할 수 없다면 언어적이거나 신체적인 되먹임(feedback)을 제공하여 자신의 행동을 수정할 수 있도록 하였다.

Smania 등(2000, 2006)은 단계적인 동작훈련(gesture training)을 실시하였다. 동작은 3단계로 분류하였다. 첫 번째 단계는 타동적(transitive) 동작 단계이다. 타동적 동작 단계에서는 먼저 물건을 직접 사용하게 하고 다음으로 물건 사용하는 동작이 묘사된 그림을 보고 판토마임을 하도록 하는 것이다. 첫 번째 단계에서 20가지의 다양한 사례를 제시하여 훈련한다. 두 번째 단계는 자발적(intransitive)이며 상징적(symbolic)인 동작을 유도하는 시기이다. 예를 들어 상징적인 동작 중 먹는 동작을 적용할 때는 먹는 상황을 그림으로 제시해 주고 적절한 동작을 판토마임을 통하여 만들어내도록 한다. 이 과정 또한 20가지의 사례를 제시하며 훈련한다. 마지막은 자발적이며 비상징적(symbolic)인 동작을 따라 하는 단계이다. 이 과정은 의미 없는 동작 6가지를 오류 없이 따라 하도록 훈련하는 것이다. 이와 같이 단계적인 과정을 적용하여 다양한 상황에서 동작을 만들어 낼 수 있도록 훈련한다.

7.5 요 약

지각은 감각입력 정보를 해석하여 인식하는 일련의 과정이다. 지각은 우리가 세상을 받아들이는 인지적(정신적) 과정의 첫 단계이기도 하다. 작업치료사는 클라이언트의 독립적인 일상생활활동 참여를 위해 지각기능에 대한 깊은 이해가 필요하다. 지각의 인지적인 구성요소들을 개념적으로 이해하는 것도 필요하지만 클라이언트가 실제적인 활동에 참여하는 동안 관찰되는 행동에서 지각기능장애를 발견할 수 있어야 한다. 즉 기능인지 개념으로 클라이언트를 중재하는 것이 필요하다. 특히 시지각 기능은 독립적인 일상생활에 중요한 역할을 한다. 시지각은 시각기능을 포함한다. 그러므로 치료사는 시지각을 평가하기 전에 시각적 요소에 대한 평가를 먼저 실시하고 중재 또한 시각과 시지각을 통합하여 시행해야 한다. 시지각 외에 일상생활활동과 깊이 연관되는 운동지각과 입체지각을 이해하고 손상에 대한 중재를 할 수 있어야 한다. 지각 손상은 다양한 증상으로 나타날 수 있다. 지각 손상은 일상생활활동에서 행동장애를 유발한다. 특히 임상에서 빈번하게 관찰되고 클라이언트의 독립적 작업수행을 방해하는 편측무시와 실인증, 실행증 등의 행동 양상을 깊게 이해하고 중재해야 한다. 또한 작업치료의 역사 속에서 축적된 과학적 지식을 기반으로 근거 기반 중재를 시행해야 할 것이다.

실행증 환자의 인지재활 사례

1. 환자 정보

M씨는 70세 남성으로 좌측 대뇌반구 M1 분절 폐색(Lt. M1 occlusion)으로 인하여 전두엽, 두정엽, 측두엽, 도엽, 렌즈핵 영역에 손상을 받았다. 이후 인지 및 일상생활의 어려움을 호소하였다. 초기에 신체기능에서는 비마비측인 좌측 상하지 근력이 Normal 등급이었고, 마비측인 우측 상지의 근력은 Fair 등급이었다. 체간의 균형능력은 동적인 앉기에서 부분적인 도움이 필요하였고, 정적인 서기에서 최대한의 도움이 필요하였다. 전반적인 인지수준은 한국판 간이정신상태검사(K-MMSE) 8점으로 언어적인 부분, 장소 지남력에 대한 부분에서 점수를 얻었으나 그 외 항목에서는 오류가 관찰되었다. ADL에서는 한국판 수정된 바델지수(K-MBI) 48점으로 중등도 이상의 보조가 필요하였다. 2주의 입원 기간에는 작업치료를 주 5일 동안 매일 30분씩 받았고 물리치료는 60분씩 받았다. 이후 3주의 외래 치료에서는 매일 30분씩 작업치료와 물리치료를 각각 받았다. 환경적 요인(Environment factor)은 병실이 5인실에서 생활하였고, 가족은 밤에만 병실에 방문하였으며 그 외 시간에는 요양보호사가 도움을 주었다. 개인적 요인(Personal factor)으로 성격은 활달하였고, 대인관계가 좋았으며, 사는 곳에서 교회가 위치한 곳까지 약 2시간 걸리는 거리를 5년 동안 대중교통을 이용하여 이동할 정도로 교회 생활에 시간을 많이 투자하였다. 초기 발병 후 보호자의 주호소는 환자가 자발적으로 활동에 참여하는 것이 어려우므로 스스로 활동을 시작하거나 수행하기를 바라는 것이었다. 구체적으로 원하는 활동은 손 씻기와 전기면도기 사용을 독립적으로 수행하는 것이었다.

2. 평 가

평가는 행동 관찰과 정량화된 검사를 진행하였다. 행동 관찰 결과, 첫 번째로 손 씻기 활동에서는 세면대에 독립적으로 이동할 수 있었고, 손을 씻는 과정에서 수도꼭지를 반복적으로 만지며 꾸물거리는 동작이 관찰되었다. 5~6번의 반복적인 동작 이후 수도꼭지를 틀 수 있었고, 손을 씻는 과정에서는 오른손의 움직임이 왼손보다 느렸다. 이후 손을 모두 씻지 않은 채 과제수행을 종결하는 모습을 보였고, 치료사의 언어적 암시 후에 다음 단계로 넘어갈 수 있었다. 손 씻기 모든 단계에서 다음 단계로 진행하기 위해서는 치료사의 지속적인 언어적 암시가 필요하였다. 두 번째는 면도하기 활동을 관찰하였다. M씨는 발병 전에 전기면도기를 자주 사용하였다고 한다. 활동 장소는 거울이 있는 세면대 앞에서 진행하였다. 활동을 시작할 때 전기면도기의 전원을 켰다 껐다 반복하며 조작하는 모습이 매우 서툴렀다. 치료사가 M씨에게 '지금 무엇을 하고 있나요?'라는 질문을 하였을 때 적절한 답변을 하지 못하였다. 치료사의 신체적인 안내를 통해 전기면도기를 얼굴에 가져갈 수 있었고, 면도를 시작한 후에는 같은 자리를 반복해서 면도하는 모습이 관찰되었다. 이러한 행동은 5분 이상 지속되었다. M씨의 얼굴을 확인했을 때 면도가 제대로 되지 않은 부분이 많았으나 스스로 그 부분을 알아차리지 못하였다.

심리측정(Psychometric measure) 도구로는 언어능력, 집중력, 작업기억, 실행증을 평가하였다. 언어적인 능력을 평가하기 위해 Paradise Korean-Western Aphasia Battery-Revised(PK-WAB-R) 검사를 시행하였고, 그 결과 AQ 39.1점으로 초피질성혼합실어증(Transcortical mixed aphasia: TMA)로 분류되어 원활한 의사소통이 어려웠다. 집중력은 Korean-Trail Making Test-Elderly's version(K-TMT-E)(Part A, B)로 평가하였고, 모두 300초 이상으로 실패하였다. 작업기억은 Digit span test로 평가하였고 정방향은 4점, 역방향은 0점이었다. 실행증을 검사하기 위해 Test of Upper Limb Apraxia(TULIA) 평가하였고, 240점 만점에 181점으로 cutoff 점수 194점 미만으로 경도 실행증이 있었다. 행동의 양상은 모방하기(118 / 120)보다 흉내내기(63 / 120)의 비상징적 항목에서 오류가 많았다. M씨는 최종적으로 신체적인 마비보다 언어장애, 인지장애, 경도 실행증의 문제로 일상생활활동 참여에 어려움을 가지고 있었다.

3. 중 재

중재 기간은 입원 및 외래기간을 포함하여 5주였다. 1회기마다 30분간 총 15회기를 진행하였다. 중재는 제스처 훈련과 실제 일상생활활동을 병행하는 전략훈련을 시행하였다(Donkervoort, Dekker, & Deelman, 2006). 먼저 개념화 단계에서는 10분 동안 손 씻기와 전기면도기 사용하기를 개념화하는 활동을 수행하였다. 활동의 단계를 사진으로 순서화하고 그 과정을 설명하게 한 이후 실제로 수행하였다[그림 7-30]. 이러한 방법은 손 씻기 과제에서 지시의 양을 줄이면서 오류를 줄이는 목표로 진행되었다. 두 번째 중재활동 단계는 20분 동안 진행되었다. 이 단계에서 사용된 동작(제스처) 훈련은 [그림 7-31]과 같은 비상징적 동작 모방훈련을 실시하였다(Etcharry-Bouyx, Le Gall, Jarry, & Osiurak, 2017). 또한 화면을 보고 체조하는 영상을 따라 하는 행동관찰 훈련과 전산화인지재활훈련을 통해 집중력 및 기억력 훈련을 진행하였다. 마지막으로 조절 단계에서는 가정환경에서 수행할 수 있도록 과제 수행표를 만들어 확인받도록 하였다. [표 7-3]에 1회기 30분 동안의 중재의 진행순서를 제시하였다.

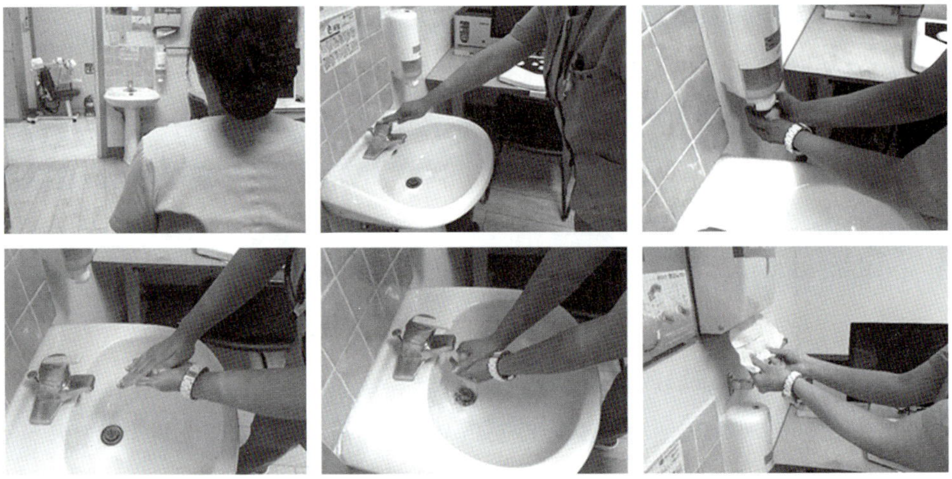

그림 7-30 손 씻기 활동의 순서화 사진

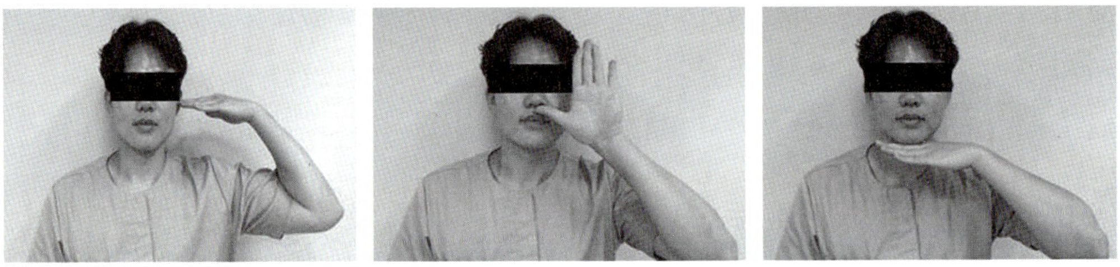

그림 7-31 비상징적 동작 모방훈련

표 7-3 인지장애와 경도 실행증을 가진 대상자의 중재 진행순서

활동 전 개념화 단계(10분)
손 씻기, 전기면도기 사용하기: 활동의 단계를 순서화 하는 훈련
중재활동 단계(20분)
1) 동작(제스쳐)훈련: 비상징적 모방훈련 2) 행동관찰 훈련 3) 전산화인지재활훈련을 통한 집중력, 기억력 훈련
조절 단계(Feedback)
과제 수행표를 통해 손 씻기와 전기면도 활동을 확인받기

4. 결 과

실행증 중재 전과 후의 평가 결과는 [표 7-4]에 제시하였다.

표 7-4 M씨의 중재 전, 후 평가결과비교

평가	효과비교		중재방법
	중재전	중재후	
TULIA	181	209	* 손 씻기, 전기면도(과정의 순서를 확인) * 제스처 훈련(비상징적 모방과제) * 행동관찰 훈련 * 집중력, 기억력(전산화인지재활)
TULIA_Imitation	118	118	
TULIA_Pantomime	63	91	
TMT_Part A(s)	0	140	
TMT_Part B(s)	0	0	
DST_Forward	4	7	
DST_Backward	0	4	
K-MBI	48	87	
K-MMSE	8	18	
PK-WAB-R_AQ score	39.1	52.4	

본 사례는 "지은규, 권재성, 홍승표. (2020). 뇌졸중 환자의 실행증 심각도에 따른 작업치료 접근법; 사례연구. 대한인지재활학회지, 9(1), 41-59."에서 요약 인용되었음

참 | 고 | 문 | 헌

R·E·F·E·R·E·N·C·E

- 김정오, 곽호완, 남종호, 도경수, 박권생, 박창호, 정상철(역). (2007). **감각과 지각**. 서울: 시그마프레스.
- 최진영. (2007). **노인 기억장애 검사 실시 요강**. 서울: 도서출판 학지사.
- Abreu, B., Duval, M., Gerber, D., & Wood, W. (1994). *Occupational performance and the functional approach*. CB Royeen. AOTA self-study series: cognitive rehabilitation, 61-102.
- Albert, M. L. (1973). A simple test of visual neglect. *Neurology, 23*, 658-664.
- Aloisio, L. (2004). *Visual dysfunction. In G. Gillen & A. Burkhardt (Eds.), Stroke rehabilitation: A function-based approach* (2nd ed.) St Louis, MO: Mosby.
- Árnadottir, G. (2004). Impact of neurobehavioral deficits on activities of daily living. In G. Gillen & A. Burkhardt (Eds.), *Stroke rehabilitation: A function-based approach* (2nd ed.) St Louis, MO: Mosby.
- Bauer, R. M. and Demery, J. A. (2003). Agnosia. In K. M. Heilman & E. Valenstein (Eds.), *Clinical neuropshychology* (4th ed., pp. 236-295). Oxford University Press.
- Beis, J. M., André, J. M., Baumgarten, A., & Challier, B. (1999). Eye patching in unilateral spatial neglect: efficacy of two methods. *Archives of physical medicine and rehabilitation, 80*(1), 71-76.
- Below, C. P. & Lewis, K. (2021). Visual function intervention. In D. P. Dirette & S. A. Gutman (Eds.), *Occupathional therapy for physical dysfunction* (8th ed., pp. 104-111). Philadelphia, PA: Wolters Kluwer.
- Bolognini, N., Rasi, F., Coccia, M., & Ladavas, E. (2005). Visual search improvement in hemianopic patients after audio-visual stimulation. *Brain, 128*(12), 2830-2842.
- Burns, M. S. (2004). Clinical management of agnosia. *Topics in stroke rehabilitation, 11*(1), 1-9.
- Butter, C. M., & Kirsch, N. (1992). Combined and separate effects of eye patching and visual stimulation on unilateral neglect following stroke. *Archives of physical medicine and rehabilitation, 73*(12), 1133-1139.
- Cazzoli, D., Muri, R. M., Hess, C. W., Nyffeler, T. (2010). Treatment of hemispatial neglect by means of rTMS: A review. *Restorative Neurology and Neuroscience, 28*(4), 499-510. doi: 10.3233/rnn-2010-0560
- Donkervoort, M., Dekker, J., Stehmann-Saris, F., & Deelman, B. (2001). Efficacy of strategy training in left hemisphere stroke patients with apraxia: A randomised clinical trial. *Neuropsychological Rehabilitation, 11*(5), 549–566. doi: 10.1080/09602010143000093
- Donkervoort, M., Dekker, J., & Deelman, B. (2006). The course of apraxia and ADL functioning in left hemisphere stroke patients treated in rehabilitation centres and nursing homes. *Clinical Rehabilitation,*

20(12), 1085-1093.

- Etcharry-Bouyx, F., Le Gall, D., Jarry, C., & Osiurak, F. (2017). Gestural apraxia. *Neuropsychology. 173*, 430-439.
- Fong, K. N., Yang, N. Y., Chan, M. K., Chan, D. Y., Lau, A. F., Chan, D. Y., ... & Chan, C. C. (2013). Combined effects of sensory cueing and limb activation on unilateral neglect in subacute left hemiplegic stroke patients: a randomized controlled pilot study. *Clinical rehabilitation, 27*(7), 628-637.
- Friedman, P. J. (1992). Star Cancellation Test in acute stroke. *Clinical Rehabilitation, 6*, 23-30.
- Gillen, G. (2009). *Cognitive and perceptual rehabilitation: Optimizing function*. St. Louis: Elsevier
- Grieve, J., & Gnanasekaran, L. (2008). *Neuropsychology for occupational therapists: Cognition in occupational performance*. Oxford: Blackwell Publishing Ltd.
- Gutman, S. A. & Schonfeld, A. B. (2003). *Screening adult neurologic populations*. Bethesda, Md: AOTA Press.
- Karnath, H. O., Christ, K., & Hartje, W. (1993). Decrease of contralateral neglect by neck muscle vibration and spatial orientation of trunk midline. *Brain, 116*(2), 383-396.
- Kerkhoff, G., Hildebrandt, H., Reinhart, S., Kardinal, M., Dimova, V., Utz, K. S. (2011). A long-lasting improvement of tactile extinction after galvanic vestibular stimulation: Two Sham-stimulation controlled case studies. *Neuropsychologia, 49*(2), 186-195. doi: 10.1016/j.neuropsychologia.2010.11.014
- Kerkhoff, G., & Schenk, T. (2012). Rehabilitation of neglect: an update. *Neuropsychologia, 50*(6), 1072-1079.
- Kim, Y. M., Chun, M. H., Yun, G. J., Song, Y. J., Young, H. E. (2011). The effect of virtual reality training on unilateral spatial neglect in stroke patients. *Annals Of Rehabilitation Medicine, 35*(3), 309-315. doi: 10.5535/arm.2011.35.3.309
- Kim, S. J., Yang, Y. N., Lee, J. W., Lee, J. Y., Jeong, E., Kim, B. R., Lee, J. (2016). Reliability and Validity of Korean Version of Apraxia Screen of TULIA (K-AST). *Annals Of Rehabilitation Medicine, 40*(5), 769-778.
- Koch, G., Bonni, S., Giacobbe, V., Bucchi, G., Basile, B., Lupo, F., et al. (2012), Theta-burst stimulation of the left hemisphere accelerates recovery of hemispatial neglect. *Neurology, 78*(1), 24-30. doi: 10.1212/WNL.0b013e31823ed08f
- Kwon, J. S. (2018). Therapeutic intervention for visuo-spatial neglect after stroke: A meta-analysis of randomized controlled trials. *Osong Public Health and Research Perspectives, 9*(2), 59-65.
- Lee, B. E., Choi, H. S., & Han, S. J. (2015). Reliability and Validity of Korean Catherine Bergego Scale

for Evaluation of Unilateral Neglect in Stroke Patients. *The Journal of Korean Society of Occupational Therapy. 23*(2), 45-56. doi:10.14519/jksot.2015.23.2.04

- Mizuno, K., Tsuji, T., Takebayashi, T., Fujiwara, T., Hase, K., & Liu, M. (2011). Prism adaptation therapy enhances rehabilitation of stroke patients with unilateral spatial neglect: a randomized, controlled trial. *Neurorehabilitation and neural repair, 25*(8), 711-720.
- Nair, A. K., Gavett, B. E., Damman, M., Dekker, W., Green, R. C., Mandel, A., et al. (2010). Clock drawing test ratings by dementia specialists: Interrater reliability and diagnostic accuracy. *Journal of Neuropsychiatry and Clinical Neurosciences, 22*, 85-92.
- Pambakian, A. L. M., Mannan, S. K., Hodgson, T. L., & Kennard, C. (2004). Saccadic visual search training: a treatment for patients with homonymous hemianopia. *Journal of Neurology, Neurosurgery & Psychiatry, 75*(10), 1443-1448.
- Politzer, T. (2000). Visual function, examination, and rehabilitation in clients suffering from traumatic brain injury. In G. W. Jay (Ed.), *Minor traumatic brain injury handbook*. Boca Raton, Fla: CRC Press.
- Pandian, J. D., Arora, R., Kaur, P., Sharma, D., Vishwambaran, D. K., & Arima, H. (2014). Mirror Therapy in Unilateral Neglect After Stroke (MUST trial): A randomized controlled trial. *Neurology, 83*(11), 1012-1017. doi:10.1212/wnl.0000000000000773
- Phipps, S. (2018). Evaluation and intervention for perception dysfunction. In M. P. Heidi & W. Schultz-Krohn (Eds.), *Petretti's occupational therapy: Practice skills for physical dysfunction* (8th ed., pp. 606-607). St. Louis, MO: Elsevier.
- Pizzamiglio, L., Fasotti, L., Jehkonen, M., Antonucci, G., Magnotti, L., Boelen, D., & Asa, S. (2004). The use of optokinetic stimulation in rehabilitation of the hemineglect disorder. *Cortex, 40*(3), 441-450.
- Pazzaglia, M., & Galli, G. (2019). Action Observation for Neurorehabilitation in Apraxia. *Frontiers in Neurology, 3*(10), 309.
- Ringman, J. M., Saver, J. L., Woolson, R. F., Clarke, W. R., & Adams, H. P. (2004). Frequency, risk factors, anatomy, and course of unilateral neglect in an acute stroke cohort. *Neurology, 63*(3), 468-474.
- Robertson, I. H., Tegnér, R., Tham, K., Lo, A., & Nimmo-Smith, I. (1995). Sustained attention training for unilateral neglect: theoretical and rehabilitation implications. *Journal of clinical and experimental neuropsychology, 17*(3), 416-430.
- Rossetti, Y., Rode, G., Pisella, L., Farné, A., Li, L., Boisson, D., & Perenin, M. T. (1998). Prism adaptation to a rightward optical deviation rehabilitates left hemispatial neglect. *Nature, 395*(6698), 166-169.
- Rossi, P. W., Kheyfets, S., & Reding, M. J. (1990). Fresnel prisms improve visual perception in stroke

patients with homonymous hemianopia or unilateral visual neglect. *Neurology, 40*(10), 1597-1597.

- Roy, E. A. & Square, P. A. (1994). Neuropaychology of movement sequencing disorders and apraxia. In D. W. Zaidel (Ed). *Neuropsychology* (pp. 185-214). San Diego: Academic Press.
- Scheiman, M. (2011). Visual rehabilitation for patients with brain injury. In M. Scheiman (Ed.), *Understanding and managing vision deficits: A guide for occupational Therapists* (3rd ed., pp. 201-231). Thorofare, NJ: Slack.
- Schindler, I., Kerkhoff, G., Karnath, H. O., Keller, I., & Goldenberg, G. (2002). Neck muscle vibration induces lasting recovery in spatial neglect. Jounal of Neurology, *Neurosurgery, and Psychiatrt, 73*(4), 412-419.
- Schiavetto, A., Decarie, J. C., Flessas, J., Geoffroy, G., & Lassonde, M. (1997). Childhood visual agnosia: a seven-year follow-up. *Neurocase, 3*(1), 1-17.
- Shenkenberg, T., et al. (1980). Line bisection and unilateral neglect in patients with neurologic impairment. *Neurology, 30*, 509-517.
- Shulman, K. I. (2000). Clock drawing: Is it the ideal cognitive screening test? *International Journal of Geriatric Psychiatry, 1*, 135-140.
- Smania, N., Aglioti, S., Girardi, F., Tinazzi, M., Fiaschi, A., Cosentino, A., & Corato, E. (2006). Rehabilitation of limb apraxia improves daily life activities in patients with stroke. *Neurology, 67*(11), 2050-2052. doi: 10.1212/01.wnl.0000247279.63483.1f
- Smania, N., Girardi, F., Domenicali, C., Lora, E., & Aglioti, S. (2000). The rehabilitation of limb apraxia: A study in left-brain-damaged patients. *Archives of Physical Medicine and Rehabilitation, 81*(4), 379-388. https://doi.org/10.1053/mr.2000.6921
- Tanemura, R. (1999). Awareness in apraxia and agnosia. *Topics in stroke rehabilitation, 6*(1), 33-42.
- Taub, E., Uswatte, G., & Pidikiti, R. (1999). Constraint-induced movement therapy: a new family of techniques with broad application to physical rehabilitation-a clinical review. *Journal of rehabilitation research and development, 36*(3), 237-251.
- Tham, K., Ginsburg, E., Fisher, A. G., & Tegnér, R. (2001). Training to improve awareness of disabilities in clients with unilateral neglect. *American Journal of Occupational Therapy, 55*(1), 46-54.
- Todd, M. E., Dammers, P. M., Adams Jr, S. G., Todd, H. M., & Morrison, M. (1995). An examination of a proposed scoring procedure for the clock drawing test: reliability and predictive validity of the clock scoring system (CSS). *American Journal of Alzheimer's Disease, 10*(4), 22-26.
- Utz, K. S., Dimova, V., Oppenlander, K., Kerkhoff, G. (2010). Electrified minds: Transcranial direct cur-

rent stimulation (tDCS) and galvanic vestibular stimulation (GVS) as methods of non-invasive brain stimulation in neuropsychology-a review of current data and future implications. *Neuropsychologia, 48*(10), 2789-2810. doi: 10.1016/j.neuropsychologia.2010.06.002

- Vanbellingen, T., Kersten, B., Van Hemelrijk, B., Van De Winckel, A., Bertschi, M., Müri, R., ... & Bohlhalter, S. (2010). Comprehensive assessment of gesture production: a new test of upper limb apraxia (TULIA). *European Journal of Neurology, 17*(1), 59-66.
- Walker, C. M., Sunderland, A., Sharma, J., & Walker, M. F. (2004). The impact of cognitive impairment on upper body dressing difficulties after stroke: a video analysis of patterns of recovery. *Journal of Neurology, Neurosurgery & Psychiatry, 75*(1), 43-48.
- Warren, M. (2018). Evaluation and treatment of visual deficits after brain injury. In M. P. Heidi & W. Schultz-Krohn (Eds.), *Petretti's occupational therapy: Practice skills for physical dysfunction* (8th ed., pp. 606-607). St. Louis, MO: Elsevier.
- Weinberg, J., Diller, L., Gordon, W. A., Gerstman, L. J., Lieberman, A., Lakin, P., ... & Ezrachi, O. (1977). Visual scanning training effect on reading-related tasks in acquired right brain damage. *Archives of physical medicine and rehabilitation, 58*(11), 479-486.
- Wiart, L., Saint Côme, A. B., Debelleix, X., Petit, H., Joseph, P. A., Mazaux, J. M., & Barat, M. (1997). Unilateral neglect syndromc rehabilitation by trunk rotation and scanning training. *Archives of physical medicine and rehabilitation, 78*(4), 424-429.
- Wilson, F. C., Manly, T., Coyle, D., & Robertson, I. H. (2000). The effect of contralesional limb activation training and sustained attention training for self-care programmes in unilateral spatial neglect. *Restorative neurology and neuroscience, 16*(1), 1-4.
- Zihl, J. (1995). Visual scanning behavior in patients with homonymous hemianopia. *Neuropsychologia, 33*(3), 287-303.
- Zoltan, B. (2007). *Vision, perception, and cognition: A manual for the evaluation and treatment of the adult with acquired brain injury* (4th ed.). NJ: Slack Incorporated.

제8장
CHAPTER

집중력 손상과 치료적 접근

육 진 숙

COGNITIVE REHABILITATION

학·습·목·표

- 집중력을 정의하고 각 모델에 따른 분류를 이해한다.
- 집중력의 기전을 이해한다.
- 집중력 장애의 임상적 양상을 이해한다.
- 집중력 장애의 교정적 치료방법을 이해하고 활용한다.
- 집중력 장애의 기능적 접근을 이해하고 활용한다.
- 집중력 문제를 향상시키기 위한 근거 중심 치료방법을 적용한다.

주·요·용·어

- 집중력
- 지속집중력
- 선택집중력
- 변환집중력
- 동시집중력
- 주의경계력
- 작업기억
- 집중력의 기전
- 의식적 집중과 조정
- 교정적 치료방법
- 기능적 접근

08 C/H/A/P/T/E/R 집중력 손상과 치료적 접근

8.1 개 요

집중력의 문제는 이 책에서 소개되고 있는 기억력, 실행기능 등과 함께 뇌손상(Brain damage) 후에 발생될 수 있는 인지 장애 요소 중의 하나이다. 집중력의 장애는 일상생활을 효과적으로 수행하는 것을 방해할 뿐 아니라 재활치료 과정을 방해하여 저조한 치료 결과를 가져올 수 있다. 그래서 다른 인지 장애들과 마찬가지로 당사자인 개인뿐 아니라 가족에게 스트레스로 작용하거나 타인과의 관계 형성에도 문제를 야기할 수 있다. 따라서 집중력 및 그에 따른 장애 증상과 기전을 이해함은 물론, 집중력의 문제를 최소화하고 자신의 생활환경 속에서 적응할 수 있도록 하는 것이 작업치료사의 역할이라고 할 수 있다.

1 집중력의 정의

집중력은 주변 환경에서 오는 자극을 받아들이고 선택함으로써 효율적인 행동 반응을 이끌어 낼 수 있는 능력이다. 집중력을 설명하는 모델은 저자에 따라 다르다. 그 내용을 [표 8-1]에 요약해 놓았다. 이러한 연구들 중에서 가장 많이 사용되며 보편적으로 받아들여지는 집중력의 임상적인 모델은 조금씩 차이는 있지만 공통적으로 다음의 4개의 구성요소 지속집중력, 선택집중력, 변환집중력, 동시집중력으로 설명된다.

1) 지속집중력(Sustained attention)

지속집중력이란 지속적이거나 반복적인 활동을 하는 동안 행동이나 생각을 유지하고 조작하는 능력이다. 지속집중력은 임상적으로 집중 시간(attention span)을 통해 설명되기도 한다. 즉, 과제에 집중해서 유지하는 시간이나 능력을 말한다고 할 수 있다.

이러한 지속집중력은 주의경계력(vigilance)과 작업기억(working memory)의 두 가지 요소가 포함되어 있다고 할 수 있다(Sohlberg & Mateer, 2001).

표 8-1 **집중력의 이론적 모델**

저 자	이론적 모델
Mirsky 등(1991)	Four attention factors • Focus-execute • Sustain • Encode • Shift
Mapou(1995)	Components of clinical model • Development of attention • Capacity • Resistance to interference • Mental manipulation
Baddeley(1986)	Cognitive processing model • Vigilance • Selection • Dual-task performance • Automaticity
Toglia(1993)	Mulitidementional components of Attention • Alertness • Selective attention • Sustained attention • Attentional flexibility • Mental tracking
Sohlberg & Mateer(2001)	5 components of attention • Focused attention • Sustained attention • Selective attention • Alternative attention • Divided attention

먼저 주의경계력은 활동을 지속하는 동안 집중을 유지하는 능력이다. 주의경계력은 여러 자극 중에서 미리 정해 놓은 자극(표적 자극)을 찾아 반응을 보이는 과제를 통해 평가하는데, 예를 들면 여러 장의 숫자카드를 한 장씩 보여줄 때 3의 숫자(표적 자극) 카드가 나오면 손을 들어 반응을 하거나 버튼을 누르는 반응을 통해 주의경계력을 평가하게 된다.

작업기억은 받아들인 정보를 일정시간 동안 유지하면서 조작하는 능력을 말한다. 작업기억은 언어적으로 받아 들인 정보와 시-공간적 정보를 조작하여 인지 과정을 실행하게 하는 요소라고 할 수 있다. 작업기억은 단어 또는 글자 등의 언어로 제시되는 자극을 기억하거나 시-공간적 정보를 가지고 있는 위치나 자극의 순서 등을 기억하고 인출하는 것으로 평가하게 된다. 작업기억은 집중력이기도 하지만 기억력에 속하며 실행기능의 요소에 포함되기도 한다. 이러한 점에서 집중력과 기억력, 실행기능을 별개의 인지기능으로 분류하는 것은 학문적인 관점일 뿐 실제 환경의 기능적인 측면에서는 기억력과 집중력, 실행기능은 매우 밀접하게 연관된 영역이라고 할 수 있다. 집중력과 다른 인지기능의 연관성은 뒤에서 다시 설명하였다 [그림 8-1 참고]. 작업기억에 대한 개념적 모델은 다음 장인 "기억력의 손상과 치료적 접근"에 설명되어 있다.

지속집중력은 우리의 일상생활 속의 많은 부분을 차지하고 있다. 예를 들면 책을 읽고 청소를 하고 운전을 하는 모든 일들을 할때 우리는 지속집중력에 의해서 각각의 활동에 필요한 집중력을 유지하고 과제를 완수하게 되는 것이다. 물론 이러한 활동들을 더 효율적으로 끝내기 위해서는 집중력뿐만 아니라 다른 형태의 인지 기능도 함께 필요로 한다.

2) 선택집중력(Selective attention)

선택집중력은 상황이나 과제에 필요한 자극에 집중해서 행동이나 인지과정을 유지하는 동안에, 집중을 흐트러뜨리는 여러 자극 중에서 관련 없는 자극은 무시하거나 억제하면서 관련된 자극에 선택적으로 집중을 유지하는 능력이다. 즉, 여러 소리 자극이나 시각 자극이 많은 거리를 걸어가면서, 친구와의 대화에 선택적으로 집중할 수 있는 기능이라고 할 수 있다.

선택집중력의 장애는 관련 없는 자극에 쉽게 산만해지는 주의산만의 문제를 야기할 수 있다. 뿐만 아니라 환자에 따라서는 오히려 선택적 자극에 너무 초점이 맞추어져 상황 변화 및 요구에 따라 집중을 전환시키지 못하는 문제를 발생시킬 수도 있다. 이러한 문제는 주변 자극을 억제하지 못한다는 측면에서는 실행기능의 문제이기도 하며 집중을 이동하지 못한다는 점에서는 다음에 설명할 변환집중력의 문제이기도 하다.

3) 변환집중력(Shift attention)

변환집중력은 문헌에 따라서는 사고의 유연성(mental flexibility)으로 언급되기도 하는데 집중하고 있는 자극에서 다른 자극으로 이동하여 유연하게 정보를 처리하는 능력이다. 책을 읽는 동안 전화벨이 울리면 벨소리에 반응하여 적절한 행동을 취하게 되는데 이러한 기능을 가능하게 하는 것이 변환집중력의 능력이라고 할 수 있다. 이러한 능력의 문제는 새로운 자극을 받아들이고 사고를 전환하여 정보를 처리하는 능력에 장애를 주게 된다. 우리의 실제 환경은 매우 복잡하고 이러한 집중력의 조절을 요하는 상황이 많기 때문에 이러한 능력의 문제는 커다란 장애를 초래할 수 있다.

사고의 유연성 및 전환(shifting)은 변환집중력이지만 현재의 정보 또는 과제에서 목적 있는 활동을 완수하기 위해 다른 정보로 사고의 전환을 해야 하는 관점에서는 작업기억과 마찬가지로 실행기능의 기초적인 구성요소이기도 하다(Miyake et al., 2000).

4) 동시집중력(Divided attention)

동시집중력은 여러 행동이나 정보의 처리를 동시에 집중해서 할 수 있는 능력이다. 두 가지 이상을 함께 해야 한다는 점은 집중의 능력을 여러 부분으로 나누어서(divided) 한다는 것을 내

표 8-2 집중력을 표현하는 용어들

집중력(본 책의 표현)	다르게 표현되는 용어들
Sustained attention	Vigilance Concentration
Selective attention	Freedom from distractibility
Shift attention	Alternating attention Mental flexibility Attentional flexibility Switching attention Disengagement
Divided attention	Mental tracking Simultaneous attention

포하고 있다. 동시에 처리해야 할 여러 행동이나 자극이 두 개 이상의 서로 다른 요소로 구성이 되어 있을 때를 동시집중이라고 한다(Okkema, 1993). 예를 들면 자동차 운전(운동 요소)을 하면서 신호등을 보고(시각적 요소) 옆에 앉은 사람의 이야기를 듣는 것(청각적 요소) 등 여러 자극 요소에 동시에 집중할 수 있는 것을 말한다. 이러한 상황에서는 더 초점을 맞추게 되는 자극과 자동적으로 수행하게 되는 자극을 상황에 맞게 빠르고 효율적으로 전환하면서 동시에 수행할 수 있게 된다. 다음에 나올 집중력의 기전에서도 살펴보겠지만, 동시집중력은 이렇게 자동적인 부분과 좀 더 초점을 맞추어 활성화되는 부분으로 나누어져 적절한 기능을 발휘할 때 효과적인 결과를 가져올 수 있게 된다.

이상에서 표현된 집중력은 저자에 따라 다른 용어로 표현되기도 하는데 혼선을 피하기 위하여 [표 8-2]에 표현 용어들을 정리해 놓았다.

지금까지 4가지 집중력의 임상적인 모델을 살펴보았는데 이러한 분류는 엄격히 구별되는 능력이라기보다는 서로 서로 연관되어 있는 기능이라고 할 수 있다. 따라서 과제 속에는 4개의 집중력이 서로 겹쳐져 있을 수 있다. 그렇다면 각각의 집중력은 어떤 상하구조를 이루고 있는가? 즉, 지속집중력이 동시집중력보다 낮은 단계의 능력인가? 결론적으로 말하자면 그렇다고 할 수 없다는 것이다. 어떤 집중력이 다른 집중력보다 낮은 단계라기보다는 각 활동이나 환경이 더 요구하는 능력이 무엇인지에 따라, 어떤 집중력 장애를 가졌는지에 따라, 과제의 난이도가 달라질 수 있다는 것이다. 예를 들면 조용한 방에서 책을 읽는 것은 운전을 하는 것보다는 낮은 단계의 활동이 될 수 있지만, 이러한 단계가 지속집중력이냐 동시집중력이냐의 차이라기보다는 환경이나 개인의 특성에 따라 높은 수준을 요구하느냐, 낮은 수준을 요구하느냐의 차이로 난이도가 결정된다는 것이다. 즉, 과제를 수행하는 환경이 조용한 방이냐 시끌벅적한 장소이냐, 읽고 있는 책이 소설책이냐 난해한 전공 책이냐, 운전자가 베테랑 운전자인가 초보 운전자인가에 따라 각 과제의 난이도가 달라질 수 있다는 것이다.

뿐만 아니라 어떤 집중력의 장애인지를 이해하기 위해서는 과제의 특성(자극의 개수, 수행 절차의 수, 익숙함의 정도), 환경, 개인의 특성에 따른 분석이 필요하다. 일상과제를 주의 산만함으로 수행할 수 없는 사람이 간혹 주의경계력의 검사에서 좋은 점수를 받는 경우가 있다. 이러한 경우는 과제에서 요구되는 처리해야 할 자극이 개수가 한 개는 가능하지만(주의경계력의 검사의 상황) 자극이 개수가 개인의 능력 이상을 요구하는 실제 환경에서는 집중력의 문제를 나타낼 수 있게 된다. 그리고 어느 과제를 수행하든지 모든 집중력은 필요로 하게 된다. 단지 과제에 따라 어떤 집중력을 더 요구하는 과제가 있을 뿐이지 어떤 집중력만을 요구하는 과제가 있는 것은 아니다. 따라서 개인의 수행력에 영향을 줄 수 있는 요인에 대한 평가와 분석을 통하여 적절한 과제 및 환경의 선택은 집중력의 치료에 있어 매우 중요하다고 할 수 있다. [표 8-3]은 성인 및 소아의 집중력을 이해하기 위해 사용될 수 있는 평가도구를 요약해 놓은 것이다.

표 8-3 **집중력의 평가 도구**

평가 도구명	출처	평가 영역	평가 방법
Functional evaluation			
Observation		지속집중력	• 조용한 방안에서 일상생활 과제를 지속적으로 수행하여 과제를 완수하는 동안의 문제 행동을 관찰 • 환자의 능력과 장애에 따라 과제를 선택하여 사용 가능 • 수행 중간 중간 또는 검사의 후반부에서 실수가 증가하면 지속적 집중력의 문제가 있음을 시사 • 일상의 과제를 끝까지 완수하는지 관찰 예) 옷 입기, 책 읽기 등 끝까지 완수하는지
		선택집중력	• 산만한 환경에 노출된 상황에서 일상 과제 수행 관찰 예) 여러 물건이 있는 옷장 속에서 양말 찾기 시끄러운 환경에서 상대방의 말에 경청하기
		변환집중력	• 여러 사항에 주의를 기울여야 하는 여러 단계의 과제 수행 관찰 예) 모양과 색깔에 따라 분류하기 2~3개의 요리 같이 하기
		동시집중력	• 동시에 여러 요소를 포함하는 과제 수행 관찰 예) 전화 받으면서 전화번호 받아 적기 라디오를 들으면서 요리하기 돈 세면서 덧셈하기

표 8-3 집중력의 평가 도구 (계속)

<table>
<tr><th>평가 도구명</th><th>출처</th><th>평가 영역</th><th>평가 방법</th></tr>
<tr><td colspan="4">Standardized Test</td></tr>
<tr><td>1. Visual Vigilance Test</td><td>Abreu
(1987)</td><td>시각의
지속집중력</td><td>• 60장의 카드를 1초에 한 장씩 보여주는 동안 미리 정해둔 표적 모양이 나오면 반응하도록 하는 검사
예) "원이 그려진 카드가 나오면 책상을 치거나 손을 드세요."
• 모양 구별 등을 위한 기본적인 지각 기능이 필요
• 조용한 방안에서 시행
• 실수의 횟수와 형태를 표기
실수의 형태: O(omission error), C(commission error), P(perseveration error)</td></tr>
<tr><td>2. Random Letter Test
(Auditory Vigilance Test)</td><td>Strub
& Black
(1985)</td><td>청각의
지속집중력</td><td>• 60개의 글자를 1초에 한 개씩 읽어주면서 미리 정해둔 표적 글자를 읽으면 반응하도록 하는 검사
예) "A가 들리면 책상을 치거나 손을 드세요."
• 조용한 방안에서 시행
• 실수의 횟수와 형태를 표기
실수의 형태: O(omission error), C(commission error), P(perseveration error)</td></tr>
<tr><td>3. Stroop Test</td><td>Stroop
(1935)</td><td>선택집중력</td><td>• 색깔을 나타내는 단어를 여러 글자색으로 써놓고 단어를 읽는 것이 아니라 단어의 글자색을 말하도록 하는 검사</td></tr>
<tr><td>4. Trail-Making Test
(Part A/Part B)</td><td>US Army
(1944)</td><td>변환집중력</td><td>• 숫자를 순서대로 연결하거나(Part A) 숫자와 글자를 번갈아가면서 순서대로 연결하도록(Part B) 하는 검사
• Prat B가 변환적 집중력을 검사하는 도구</td></tr>
<tr><td>5. Symbol Digit Modalities Test</td><td>Smith
(1982)</td><td>변환집중력</td><td>• 90초 동안 부호화되어 있는 기호에 맞는 숫자를 쓰는 검사
• 필기 또는 구두 검사로 가능
• 시지각 기능, 추적 기능 등도 함께 필요</td></tr>
<tr><td rowspan="2">6. Paced Auditory Serial Attention Test(PASAT)</td><td rowspan="2">Gronwall
(1977)</td><td>지속집중력</td><td>• 연속적으로 나오는 숫자 두 개를 계속 더하는 검사</td></tr>
<tr><td>동시집중력</td><td>• 처리해야 되는 정보의 양을 증가시켜 한계 능력을 평가</td></tr>
<tr><td rowspan="2">7. Test of Everyday Attention for Children (TEA-Ch)</td><td rowspan="2">Manly
(2001)</td><td colspan="2">• 6~16세 아동을 대상으로 하는 게임 형태의 평가 도구
• 전산화 검사와 지면 검사로 구성</td></tr>
<tr><td>지속집중력</td><td>• 4개의 하위검사로 구성되며 제시되는 자극(tones)의 개수를 세거나 표적 자극(수 배열)에 반응하는 검사와 go-no go를 검사</td></tr>
</table>

표 8-3 집중력의 평가 도구 (계속)

평가 도구명	출처	평가 영역	평가 방법
7. Test of Everyday Attention for Children (TEA-Ch)	Manly (2001)	선택집중력	• 3개의 하위 검사로 구성되며 시각 추적을 통한 표적 자극을 찾는 검사로 정확도, 반응시간과 완수하는 시간을 측정
		변환집중력	• 2개의 하위 검사로 구성되며 변화되는 조건에 따라 개수를 세거나 숫자를 읽는 검사
8. Conners' Kiddie Continuous Performance Test (K-CPT)	Conners & Staff (2001)	• 4~5세 아동을 대상으로 하는 전산화 검사	
		지속집중력	• 표적 자극에 반응하는 검사

2 집중력의 이론적 메커니즘

앞에서 언급되었듯이 우리가 일상생활을 하는데 집중력은 매우 중요한 부분을 차지하고 많은 활동들에 영향을 주고 있다. 그런데 우리는 집중력의 그러한 기능들을 매번 의식하고 살아가지는 않는다. 즉, 일상생활의 많은 활동들은 대부분 큰 노력 없이 자동적으로 이루어진다. 우리가 아침에 일어나 세수를 하고 밥을 먹고 옷을 입고 하는 일들은 그 일을 하는 동안 대부분이 자동적으로 이루어진다. 여기에서 자동적으로 이루어진다고 함은 의식적인 노력 없이 이루어지는 것을 의미한다. 하나하나의 활동들은 주의집중을 요하는 활동이지만 항상 의식적으로 이렇게 집중하고 이렇게 반응해야지 하면서 힘을 들이고 수행하지는 않는다는 것이다. 반면에 새로운 활동들을 수행하거나 일상의 일들이라도 예상치 않은 상황이 벌어져서 기존과 다른(자동적인 반응이 아닌) 반응을 해야 하는 경우에는 상황에 집중해서 조정해야 하는 의식적인 집중의 노력을 필요로 하게 된다.

집중력은 이미 학습되고 익숙해져서 조직적으로 수행할 수 있는 일상적인 상황에서는 자동적인 처리과정(automatic processing)을 거치지만 의식적인 노력을 필요로 하는 새로운 상황이나 예기치 못한 상황에서는 의식적인 집중과 조정(controlled processing)을 통해야 적절한 수행 결과를 가져올 수 있다(Shriffin & Schneider, 1977; Sohlberg & Mateer, 1989; van Zomeren & Brouwer, 1994). 동시에 두 가지 일을 할 수 있는 동시집중력 또한, 좀 더 익숙하고 일상적인 일은 의식적인 노력 없이 수행하게 되고 좀 더 익숙하지 않은 일들은 집중과 노력을 기울이면서 동시에 수행할 수 있게 되는 것이다. 또한 동시적인 집중을 요하는 활동을 수행하고 학습하기 위해서는 어느 부분은 자동적인 처리과정으로, 어느 부분은 의식적인 조정 과정으로 할당해야 할 필요가 있고, 그러한 할당이 제대로 이루어져야 효율적으로 수행할 수 있게 된다고 할 수 있다.

다음 장의 기억력에서도 언급하겠지만 우리의 인지기능의 능력은 어느 정도의 한계를 가지고 있다. 단기적으로 기억해야 할 저장 용량의 한계처럼 집중력에도 처리할 수 있는 용량의 한계가 있기 때문에 제한된 능력을 효율적으로 사용하기 위한 집중과정에서의 자동적인 부분과 의식적인 조정을 하는 부분에 대한 할당이 필요하게 된다.

외상성 뇌손상이나 뇌졸중 등으로 인한 집중력의 문제에는 이와 같이 자동적인 처리 과정의 문제를 갖게 되는 경우가 있을 수 있다. 즉, 손상 전에는 자동적으로 처리하던 활동도 뇌의 병변으로 인하여 다시 새롭게 집중과 조정을 필요로 하여 더 많은 집중과 노력이 필요하게 되고, 활동을 완수하기 위하여 더 많은 시간을 소요하게 된다. 또한 동시에 한 과제 이상을 수행하기 어렵게 된다.

또한 외상성 뇌손상이나 뇌졸중 등은 의식적인 조정을 요하는 처리과정의 문제를 발생시킬 수도 있는데, 이러한 경우 자동처리 능력은 남아있을 수 있기 때문에, 새로운 정보를 처리할 때 자동적인 처리 과정만을 사용하게 된다. 즉, 모든 상황에 대하여 일률적인 반응만이 나타나고 과제를 수행하는 데 필요한 여러 정보를 처리하지 못하기 때문에, 처리 속도가 느리고 역시 동시적인 집중력에 저하를 보이게 된다. 모든 자극을 일률적이고 자동적인 반응으로 처리하려 하기 때문에, 환경 자극에 반응하여 낮은 수준의 자동적인 행동을 보이게 된다. 이러한 양상을 환경의존 증후군(environmental dependency syndrome)이라고 한다(Lhermitte, 1986). 이러한 증상은 전두엽 등의 손상에 의한 실행기능장애(dysexecutive function) 환자에게서 나타나는 특징이다. 예를 들면, 이러한 증상을 가진 환자는 세수를 하다가도 세면대 옆에 있는 면도기를 보면(시각적 자극) 면도기를 잡는(낮은 수준의 자동 반응) 행동을 보이게 된다. 정상적인 집중 과정에서는 면도기가 보이더라도 현재 수행하고 있는 세수 활동을 지속하기 위해서 다른 자극은 억제하고 현재의 일에 집중해야 하는 과정이 이루어지게 된다. 하지만 환경의존(environmental dependency)이 있는 경우는 이러한 조절과정이 집중력의 처리과정에서 제대로 이루어지지 않아 문제 행동을 나타낼 수 있게 된다.

8.2 집중력 장애의 임상적 양상

1 집중력 장애의 특징

대부분의 뇌손상의 질환 환자는 집중력의 문제를 보이게 된다. 지금까지 살펴 본 집중력의 임상적 모델이나 기전에 대한 설명에서 언급하였듯이 집중력에는 다양한 증상들이 있다. 이러한 집중력의 임상적 증상과 그러한 증상이 나타나는 기전을 살펴봄으로써 집중력의 문제를 가진 환자들을 평가하고 분석하여 효과적인 치료계획을 세울 수 있다.

다음은 집중력 장애의 증상들이다.

1) 각성 상태 유지의 문제

이 책에서는 집중력의 임상적인 모델에 각성을 포함시키지 않았으나 어떤 저자에서는 각성을 집중력의 하나의 능력으로 구분하기도 한다. 이처럼 각성은 집중력과 매우 연관된 능력이다. 적정 각성 상태의 유지는 적절한 반응을 이끌어내고 집중을 유지하기 위해서 없어서는 안 되는 능력이라고 할 수 있다. 적정 각성 상태를 유지하지 못하는 뇌 손상 환자들은 대부분 눈을 감고 있거나 조는 증상 등을 나타낼 수 있고, 주변 환경 자극의 반응이 저하되어 있고, 주변에 시선을 돌리거나 관심을 보이는 빈도가 현저히 떨어지고, 반응을 보이더라고 행동이 느리고 어둔한 행동을 보인다. 뿐만 아니라 ADHD 아동의 경우 적정 각성 상태를 유지하지 못하여 주변 자극에 쉽게 산만해지고 충동적인 반응을 보이기도 한다.

2) 지속집중력의 저하

집중 시간의 저하를 보이거나 장시간 동안 이루어지는 과제 수행의 어려움이 나타날 수 있고 과제 수행의 결과가 일정하지 못하고 많은 변화를 보이게 된다. 과제를 지속적으로 수행하지 못하기 때문에 과제의 목적을 끝까지 완수하지 못하는 결과를 가져온다.

3) 선택집중력의 저하

여러 자극 중에서 관련 있는 자극을 선택적으로 처리하지 못하기 때문에 산만하고 주변자극에 쉽게 관심을 가져가게 되는 과민반응 또는 과잉행동 반응을 보이게 된다. 수행하고 있던 과제를 수행하다가도 주변 자극에 쉽게 동요되고 그에 따른 충동적인 행동을 보이기도 하고 과제 도중 엉뚱한 말을 하거나 사고의 흐름이 다른 곳으로 전환되는 증상을 보이기도 한다. 이러한 경우도 결국에는 수행 과제를 지속적으로 목적 있게 수행하지 못하게 된다.

4) 변환집중력의 저하

관련 없는 세부적인 사안에 대하여 너무 집중해서 사고의 전환을 어렵게 하거나 과제를 변경하거나 상황을 전환하는 데 문제가 나타나게 된다. 단계적으로 수행하거나 변화를 요하는 과제를 수행할 때 바로 바로 사고를 전환해서 수행하지 못하기 때문에 수행시간이 오래 걸리고 사고가 고정되어 있기 때문에 이전의 행동 반응만을 나타내는 보석증(perseveration)이나 고정된 사고(rigidity) 행동을 보일 수 있다.

5) 동시집중력의 저하

한 번에 두 가지 이상의 과제를 수행하지 못하고 새로운 과제를 습득하고 효율적이고 자동적인 처리 과정으로 학습하는 데 문제를 나타내게 된다.

2 집중력과 다른 인지 기능과의 연관성

집중력은 많은 인지기능 중의 하나이다. 뿐만 아니라 집중력은 다른 인지기능과 매우 연관된 기능을 가지고 있다. 우리가 일상과제를 수행하고 완수할 때는 많은 인지과정이 동원되고 각 인지요소들은 서로에게 영향을 주면서 목적 있게 과제를 수행하고 완수할 수 있게 한다. 이러한 관점에서 보면 집중력과 기억력을 분류하는 것은 학문적인 관점일 뿐, 실제 환경의 기능적인 측면에서는 서로 매우 밀접하게 연관된 영역이라 구분하기 어렵다.

사전적 의미에서 보면 기억력과 집중력은 다르다. 이러한 차이는 학문적인 차이일 뿐 기능적인 관점에서 보면 같은 기능을 포함하고 있다고 할 수 있다(Trexler, 1982). 앞에서 언급했듯이(지속적 집중력의 정의 부분 참고) 작업기억은 기억이라는 용어를 사용하고 있고 기억의 한 측면이다. 그러나 기능적으로 보면 작업기억은 집중력의 부분이다. 작업기억은 여러 통로(언어적, 시/공간적 통로, 일화적인 완충소)를 통해 들어온 자극을 처리하고 조절하는 기능이라고 정의하고 있는데(Baddeley, 1986, Baddeley, 2000, 제9장 참고) 이러한 기능들은 기능적인 측면으로 보면 집중력의 기능이며 실행기능의 구성요소에 포함되기도 한다. 따라서 작업기억은 집중력과 기억력, 실행기능의 공통부분이라고 할 수 있다.

일상생활의 많은 부분들은 집중력의 이론적 메커니즘에서 살펴본 자동적인 처리로 이루어지는데 이러한 일상과제들은 기억력에서는 전향기억(prospective memory, 다음 장의 기억력 참고)

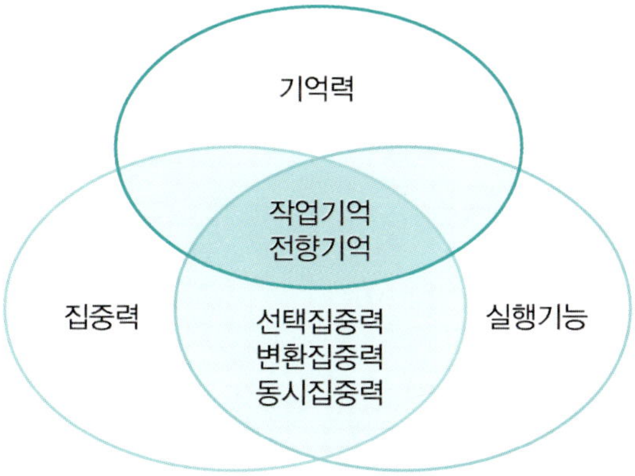

그림 8-1 **인지 기능들 간의 연관성**

에 의해 영향을 받는다고 할 수 있다. 일상 과제를 수행하면서 의식적인 노력 없이 자동적인 처리과정으로 수행을 하면서 적절한 타이밍에 적절한 기억을 활용하여 수행함으로써 우리는 일과적인 일들을 문제없이 목적에 맞게 처리할 수 있게 되는 것이다. 이러한 점에서 집중력은 전향적 기억과 더 나아가서는 실행기능과 관련되어 있다.

집중력 문제의 증상에서 나타나는 변환집중력의 문제로 나타나는 보석증(perseveration)이나 고정된 사고, 동시집중력의 문제에서 보이는 환경의존(environmental dependency) 등의 증상들은 문제 해결력의 문제가 있는 실행기능 장애의 증상들로 집중력과 문제해결능력 또한 기능적인 관점에서 보면 밀접한 연관을 가지고 있다고 할 수 있다. [그림 8-1]은 집중력과 기억력, 실행기능 간의 연관성을 도표화한 것이다.

8.3 치료적 접근

1 집중력 장애의 접근 소개

집중력은 학습 등의 인지 기능을 수행하는 데 선행되어야 할 기능이다(Moscovitch, 1994). 따라서 적절한 치료 접근 방법을 통하여 집중력을 향상시킴으로써 관련된 인지기능에도 영향을 줄 수 있다. 집중력의 치료적 접근 방법에는 교정적 접근 방법과 기능적 접근 방법이 있고 최근에는 이 두 가지 접근 방법을 통합하여 더 효과적으로 치료하는 연구들이 시도되고 있다. 반복적인 훈련을 통해 집중력을 회복시키기 위한 교정적 접근방법에는 Attention Process Training과 작업기억 훈련 등이 있다. 또한 집중력 문제를 가진 환자 모두에게서 집중력의 완전한 회복을 기대할 수 있는 것이 아니기 때문에 문제를 최소화하는 전략을 훈련시키거나 환경을 수정하는 기능적 치료 접근 방법이 있다.

2 교정적 접근 방법

1) Attention Process Training(APT)

APT는 집중력의 문제를 치료하고 향상시킬 목적으로 고안된 훈련 방법이라고 할 수 있다(Sohlberg et al., 1994; Sohlberg & Mateer, 1987). 대다수의 집중력 훈련 프로그램들은 집중력의 특정 부분을 자극할 수 있는 기회를 제공함으로써 집중력을 향상시키는 방법으로 고안된 근거중심 치료방법이다. 집중력을 요하는 과제를 반복적으로 수행하고 훈련함으로써 집중력을 향상시키는 과정이 APT이다. 이러한 프로그램에는 훈련 용지를 이용하는 방법과 오디오 장치를 활용한 방법, 전산화된 인지 프로그램 등이 있고 성인용(APT 1, 2, 3) 및 아동용(Pay attention)으로 상용화되어 있다.

집중력은 많은 기능적인 활동에 영향을 주지만 실제의 활동들은 다른 인지기능들을 포함하고 있기 때문에 APT에서는 주로 임상적인 모델에 근거한 각각의 집중력의 영역을 따로 훈련하는 형태로 이루어진다. 치료사가 향상시키고자 하는 집중력의 영역이 어느 부분인지에 따라, 함께 향상시키고자 하는 영역이 어느 것이냐에 따라, 훈련의 효과를 어떻게 측정할 것인지에 따라 훈

표 8-4 APT 치료 활동

지속적인 집중 활동	• 표적 그림과 숫자를 소거하는 pen-and-paper 활동 • 녹음테이프를 이용해서 표적 자극이 나오면 반응을 요구하는 활동 • 연속된 숫자를 계산하는 활동 • 일상과제 활동(예, 미로 찾기, 전호번호부나 지도에서 표적 자극 찾기)
선택적인 집중 활동	• 시각적인 산란 자극이 있는 상태에서 표적 그림과 숫자 소거 활동 • 청각 산란 자극이 있는 녹음테이프를 듣고 반응하기 • 일상과제 활동(예, 음악이 들리는 가운데 미로 찾기, 전화번호부나 지도에서 표적 자극 찾기)
변환적인 집중 활동	• 표적 자극을 변화시키면서 그림과 숫자 소거 활동 • 덧셈/뺄셈 변환 활동, 홀수/짝수 변환 활동, 크기나 모양을 이용한 Stroop 활동
동시적인 집중 활동	• 녹음테이프를 들으면서 소거 활동 • 다양한 카드 분류 활동(카드를 분류하면서 표적 자극의 카드를 뒤집기) • 게임을 이용한 일상과제 활동

련의 내용이 달라지고 훈련 과제에 따른 난이도의 조절이나 순서 등이 달라진다. [표 8-4]는 Sohlberg & Mateer(1986)가 소개한 치료활동이다.

(1) 치료 활동의 예

APT에서는 임상적인 모델에 근거한 각각의 집중력의 영역을 훈련하게 되기 때문에 각 향상시키고자 하는 임상적인 모델에 따라 치료 활동을 설계할 수 있다. 다음은 각 모델에 따른 치료 활동의 예를 간략히 소개한 것이다. 더 많은 정보를 위한 참고문헌으로 인지재활치료 지침서를 참고할 수 있다(육진숙, 권재성과 변은미, 2006).

각 모델에 따른 치료 활동의 예

❋ 지속집중력의 치료 활동 예

- 문장이나 단어를 듣고 미리 지정해 놓은 단어가 나오면 손을 드는 등의 행동을 보이는 활동
- 연속된 숫자들을 듣고 연속된 숫자의 배열을 바로 따라하는 활동
- 수학적인 연산 활동 등

❋ 선택집중력의 치료 활동 예

- 지속적인 집중력에서 제시된 활동을 하면서 산란 자극이나 주변 환경을 조정하는 활동
- 여러 물건 중에서 지정된 물건을 찾도록 하는 활동
- 신문이나 책에서 지정된 단어를 찾는 활동 등

❋ 변환집중력의 치료 활동 예

- 하나의 행동을 하다가 특정 지시가 주어지면 다른 행동을 보이도록 하는 활동
- 도형이나 숫자를 연속해서 쓰다가 지정된 지시 상황이 되면 다른 형태로 바꾸는 활동 등

❋ 동시집중력의 치료 활동 예

- 책을 읽으면서 지정된 단어가 나오면 단어에 동그라미 표시하기
- 질문에 답하면서 물건의 개수 세기
- 공 던지면서 숫자 세기(거꾸로 숫자 세기) 등

(2) 효과적인 APT 수행을 위한 원리

- 임상적인 모델에 따라 향상시키고자 하는 집중력의 영역을 훈련하도록 한다.
  앞에서 설명한 집중력의 4가지 영역에 따른 훈련을 하고 향상시키고자 하는 영역을 포함하고 있는 과제들도 치료 설계를 하도록 한다.
- 낮은 수준에서 높은 수준까지의 치료의 단계가 있는 치료 활동을 이용한다.
- 설정된 훈련 프로그램을 완전히 수행할 수 있을 때까지 충분히 반복하도록 한다.
- 가능하면 치료 시간 내에 할 수 있는 프로그램을 제공하도록 하며 제한된 치료 시간 내에 할 수 없다면 가정에서 할 수 있는 과제를 제공하여 충분히 반복하도록 한다.
- 환자의 기능 수준을 고려한 치료를 결정하도록 한다.
- 치료의 시작점, 중단점, 수정해야 할 시기 등을 결정하기 위하여 수행 결과 자료를 참고하도록 한다.
- 치료의 시작 단계에서부터 적극적으로 일반화를 촉진할 수 있도록 한다.
  시작 단계에서부터 실제 환경에서도 일반화시킬 수 있는 일상 과제를 병행하도록 하여 그 변화를 모니터링 하도록 한다.
- 다양한 치료 형태를 고안하여 유연성 있는 치료 프로그램을 제공하도록 한다.
  예) 개별치료, 그룹치료, 가정치료, 보호자 교육 등
- 치료과정을 통해 향상된 기능을 알아보기 위하여 다양한 평가 방법을 이용하도록 하며 훈련 자체의 결과뿐 아니라 집중력과 연관된 심리적인 변화 및 기능적인 수행 정도 등도 함께 평가하도록 한다.

2) 작업기억 훈련

작업기억은 앞서 인지기능들의 연관성에서 언급하였듯이 기억력의 영역이지만 치료 효과에 대한 연구들에서 APT와 함께 집중력의 훈련으로 포함시키고도 있어 본 책자에서는 작업기억의 훈련 방법을 집중력의 훈련 방법에서 소개하고자 한다.

작업기억의 훈련 중 현재 가장 널리 이용되고 있는 전산화 작업기억 훈련인 CogMed는 아동 및 성인 모두에게 사용할 수 있는 근거 중심 치료방법이다(Cicerone el al., 2011, 2019; Melby-Lervag & Hulme, 2013).

CogMed(http://www.cogmed.com)는 시-공간적 작업기억 및 언어적 작업기억을 요하는 과제를 컴퓨터 게임 형태로 수행함으로써 작업기억을 향상시킬 수 있는 프로그램이다. 고정되어 있거나 움직이는 사물, 위치, 숫자, 문자를 기억해서 순서대로 누르거나 알파벳 또는 숫자를 듣고 순서대로 또는 역순으로 누르도록 하는 게임이다. 사용자의 능력에 따라 난이도를 조절하여 향상시킬 수 있도록 되어 있으며 하루 25~40분씩 주 3~5일, 5주 동안의 훈련을 권장하고 있는 온라인상에서 훈련이 가능한 프로그램이다. CogMed는 초기 버전은 연령에 따라 학령전기, 학령기, 성인용으로 구성되어 있었으나 현재는 숫자, 문자 등이 포함된 버전(Standard)과 포함되지 않은 버전(Light)으로 나누어 구성되어 피훈련자의 문해력이나 기능에 따라 프로그램을 제공하여 훈련할 수 있도록 제공하고 있다.

그 밖에 문헌에서 소개되고 있는 전산화된 작업기억 훈련 방법으로는 Jungle Memory (http://www.junglememory.com/)과 Cognifit(http://www.cognifit.com/)이 있다.

3 기능적 접근

APT가 훈련을 통하여 집중력을 향상시키고자 하는 치료적인 접근 방법이라면 다음에 소개할 내용은 환자의 집중력 문제를 교정하기보다는 집중력의 문제를 발생시키는 환경이나 상황을 제거하거나 집중의 문제를 해결할 수 있는 정보를 제공함으로써 집중의 문제를 최소화하는 보상적 접근방법이라고 할 수 있다. 이러한 방법은 APT와 별개로 사용되기보다는 서로 병행하여 사용되어야 하고 재활치료의 마지막 단계에서 또는 집이나 직장으로 돌아가 역할을 수행하기 위해 유용하게 활용할 수 있는 방법들이다. 각 문제나 수행 과제에 맞게 특별히 고안되어 사용할 수 있도록 치료 설계를 할 수 있기 때문에, 특정 상황에서 집중력이 문제가 발생할 경우 효과적인 결과를 가져올 수 있다. 이러한 접근 방법을 효과적으로 사용하기 위해서는 환자와 문제 상황에 맞는 적절한 전략을 판별하고 훈련하도록 해야 한다.

1) 자기조절 전략

집중력의 문제가 나타나는 상황을 분석하여 문제 발생 시 스스로 처리할 수 있는 과정을 만들어 주는 방법이라 할 수 있다. 뇌손상 환자들의 경우 일반적인 증상 중의 하나로 정보의 처리가 자동적으로 이루어지지 않게 된다. 그 결과, 정보처리를 위해서 의식적인 노력을 필요로 하며, 반응이 느리고 쉽게 집중하지 못하는 양상을 나타내어 정보처리 능력이 감소하게 된다. 이러한 경우 집중의 문제를 해결하기 위한 방법으로 집중의 문제 원인을 분석하여 문제 상황에 따라 적절한 암시(cue)를 제공하거나 절차를 가이드하는 방법을 스스로 조절할 수 있도록 하는 환경을 조성하는 것이 자기조절 전략이다.

자기조절 전략은 자신의 문제를 인식하고 스스로 조절할 수 있도록 계획하고 조정하는 메타인지훈련(meta-cognitive training)이다. 메타인지훈련은 집중력의 문제뿐 아니라 모든 인지기능의 문제를 해결하기 위해 사용될 수 있는 방법이기도 한데 집중력에 대한 메타인지적 훈련 과정은 집중력의 문제가 발생될 수 있는 상황을 인식하고 집중력의 문제가 발생되지 않도록 계획을 세우거나 집중력의 문제가 발생되었을 때 어떻게 해야 하는지를 학습하는 훈련 방법이라 할 수 있다.

자기조절 전략은 보통 다른 교정적 치료 방법과 더불어 사용되며 집중력의 향상을 통해 특정 상황이나 일상 환경에서 일반화시키기 위해 더 효과적인 방법이며 성인 및 아동의 집중력 치료에 있어 교정적 치료방법과 함께 사용할 수 있는 근거 중심 치료방법이다.

(1) Orienting Procedure

Orienting procedure는 과제를 수행하는 동안 다른 관련 없는 자극으로부터 방해를 받아 지속적인 집중을 유지하지 못하는 환자들에게 유용한 자기조절 방법이다. 과제에 필요한 절차를 의식적으로 모니터링 함으로써 문제가 발생되는 것을 최소화하는 방법이라고 할 수 있다. 집중력뿐만 아니라 대부분의 인지 문제를 해결을 위한 자가조절 방법이 사용되며 어떤 인지 문제든지 문제 상황에서 질문을 해보는 방법이 사용될 수 있다. 마찬가지로 집중력에서도 집중의 문제를 해결하기 위해 스스로 질문을 해볼 수 있다. 집중의 문제에 사용될 수 있는 질문은 다음과 같다.

- 지금 나는 무엇을 하고 있나
- 이전에는 무엇을 하고 있었나
- 다음에 무엇을 할 것인가

이러한 질문을 문제 상황에서 스스로에게 해봄으로써 과제 수행의 방향을 집중해야 할 과제로 가져올 수 있도록 하는 것이라 할 수 있다.

현재 수행하는 과제로 주의를 돌리는 방법에는 질문형 외에 절차에 대한 암시(cue)를 제공하거나 목록을 만드는 방법을 사용할 수 있다. 이러한 방법은 특정 과제나 환경에 맞게 고안하게 된다. 특정과제의 절차나 주요 검토 사항에 대해 요약된 목록을 만들고 문제가 발생하였을 때, 해결할 수 있는 암시(cue)를 제공할 수 있는 환경이나 목록을 만들어 사용하는 것이다. [표 8-5]는 특정과제들에 대한 orienting procedure의 예이다.

(2) Pacing

집중력의 문제로 과제를 수행하는 동안 쉽게 피로하고 장시간 동안 집중하지 못하고 산만해지는 환자들에게 사용할 수 있는 방법이다. Pacing을 통해서는 환자 스스로 자신의 능력에 맞는

표 8-5 Orienting procedure 활동

	문제 상황	Orienting procedure
대중교통 이용	대중교통을 이용해서 이동할 때 목적지를 자주 지나치는 경우	이동시 문제 해결 목록 마련 • 목적지 확인 • 주요 이동 경로 확인 • 소요시간 확인 • 도움 요청 방법 확인
식사준비	준비해야 할 식단에 주의를 기울이지 못하여 준비되지 못하는 식단이 자주 있을 때	상차림 검토 사항 • 인원 및 식사 내용 확인 • 식단 확인 • 상차림 순서 확인 • 최종 점검 확인

현실성 있는 기대치를 조정하고 장시간 동안 활동을 유지할 수 있도록 자신의 페이스를 변경하거나 조절하도록 하는 방법이라고 할 수 있다. 예를 들면, 집중해서 독서할 수 있는 시간을 정하고 그 시간 동안만 책을 읽고 쉬는 시간을 갖도록 하거나, 집중의 문제가 발생되는 것을 스스로 모니터링해서 문제가 발생될 때는 쉬는 시간을 갖도록 하는 등 자신의 능력에 맞게 자신의 페이스를 조절하는 것이다. Pacing의 한 방법으로 집중력이 향상되는 시간(주로 아침)에 좀 더 집중을 요하는 과제나 생산적인 활동을 하고 그 다음에 좀 더 가볍고 쉽게 할 수 있는 일을 하도록 하여 시간에 따라 과제를 조정하는 방법을 사용할 수도 있다.

이상의 집중력 보완적 접근 방법들을 효과적으로 사용하기 위해서는 다음의 사항들이 고려되어져야 한다.

첫째, 환자의 문제가 무엇인지, 언제 발생하고, 어디서 문제가 나타나는지를 파악해서 그에 따르는 적절한 방법을 선택해야 한다. 각 상황에 따른 환자의 문제를 평가하기 위해서는 관찰이나 면접조사 등의 방법이 효과적이다.

둘째, 선택된 방법의 효과를 측정할 수 있는 방법이나 문제 해결의 최종 목표가 무엇인지를 확인할 수 있는 체계적인 계획이 필요하다.

셋째, 환자가 치료방법의 선택이나 치료 과정에 주도적으로 참여하고 학습의 효과 및 문제 해결을 효과적으로 할 수 있도록 한다.

넷째, 선택된 보완방법이 생활 속에서 습관화가 될 수 있도록 지속적이고 체계적인 훈련 방법을 실시하도록 한다.

2) 환경 구조화 방법

집중력의 문제를 최소화할 수 있는 환경의 변경이나 수정을 통한 지지 방법에는 과제 조정 방법과 과제를 수행하는 환경을 수정하는 방법이 있다.

과제 조정 방법은 면접 조사 등을 통하여 문제가 발생되는 환경이나 도움을 줄 수 있는 환경을 파악하고 분석하여 과제를 조정하는 방법이라고 할 수 있다. 과제에 영향을 줄 수 있는 환경 목록을 만들고 치료방법을 선택하게 되는데, 환자 스스로 선택하게 함으로써 더 효과적인 결과를 가져올 수 있다.

환경의 수정 방법에는 집중력을 방해하는 산란 자극을 제거하기 위해 방안이나 작업장을 정돈하거나 조용한 분위기를 조성하는 것 등이나 과제를 수행하는 동안 주의를 환기시킬 수 있는 메모나 안내판 등의 보조도구를 사용하는 것 등이 있다.

환경적인 지지 방법에서도 앞에서 설명한 자기조절 전략에서와 마찬가지로 효과적인 치료를 위해 교정적 치료방법과 함께 고려되어야 한다.

4 집중력 향상을 위한 근거 중심 치료방법들

집중력 향상을 위한 근거 중심 치료방법들에 대한 체계적인 문헌고찰 연구들이 성인 및 소아를 대상으로 한 연구들을 통해 이루어져 있다(Cicerone et al., 2011, 2019; Laatsch et al., 2007, 2020). [표 8-6]은 집중력에 대한 이들 고찰 연구들에서 제시되고 있는 근거 중심 치료방법들을 요약해 놓은 것이다. 이들 연구에서는 효과적인 치료의 근거를 제시하고 추천하는 방법으로 Practice Standard, Practice Guideline, Practice Option으로 나누어 치료 방법을 추천하고 있는데 Practice Standard는 실직적인 근거가 있어(substantive) 해당 인지 문제를 가진 환자에게 특히 고려되어야 하는 치료 방법들이고 Practice Guideline은 근거가 있는(probable) 치료 방법들이고 Practice Option은 근거의 가능성이 있는(possible) 치료 방법들이다(Cicerone et al., 2011, 2019).

APT는 성인 및 소아 모두에서 집중력 향상을 위한 근거 중심 치료방법으로 추천되고 있다. 외상성 뇌손상 성인을 대상으로 한 Tiersky 등(2005)의 연구에서는 APT와 기억 훈련 위주의 교정적인 인지치료와 스트레스에 대한 대처 능력 및 스트레스를 감소시키기 위한 인지행동 치료를 병행하였을 때 집중력의 향상 및 스트레스 경감 효과가 있음을 시사하고 있다. 또한 Barker-Collo 등(2009)도 뇌졸중 후 입원기간(발병 후 평균 18일)에 ATP를 적용하였을 때 집중력의 향상을 보였지만 광범위한 인지 기능의 향상에는 차이를 보이지 않았다고 보고하고 있다. Lee 등(2013)은 단일 사례 연구를 통해서 ATP-3와 메타인지전략훈련(metacognitive strategy

표 8-6 집중력에 대한 체계적인 문헌 고찰 요약

	추천된 근거중심 방법	근거 논문
Cicerone 등 (2011, 2019)	Practice Standard • 외상성 뇌손상 및 뇌졸중 환자의 후기-급성기 재활치료 기간 동안에 직접적인 집중력 훈련 방법(APT 등)과 메타인지전략 훈련이 집중력 과제의 수행을 향상시키고 일상 생활에서의 일반화를 촉진하기 위한 방법으로 함께 사용되어야 한다	• Tiersky 등(2005) • Barker-Collo 등 (2009) • Lee 등(2013)
	Practice Guideline • 후천적 뇌손상 환자의 후기-급성기 기간에 전산화 인지 치료(Cog-med와 Reha-com)를 포함한 직접적인 집중력 훈련이 인지 및 기능적인 향상시키기 위해 고려되어 한다(아울러 전산화 인지 치료만의 사용이 아니라 치료사의 개입과 메타인지 훈련 등의 일반화 훈련의 중요성을 간과해서는 안된다고 강조하고 있음)	• Westerberg 등(2007) • Lundqvist 등(2010) • Richter 등(2015)
Laatsch 등 (2007, 2020)	* 이 문헌 고찰에서는 기억력을 집중력과 분리하고 제시하고 있지 않음 • 후천적 뇌손상의 소아 및 청소년의 인지 문제의 회복을 돕기 위하여 인지 행동 집중력 치료방법(APT, CRP), 메타인지 전략을 접목한 집중력 및 기억력 훈련을 제공하는 것을 고려해야 한다(Practice guideline) • 뇌손상 아동의 작업 기억 능력을 훈련하기 위한 테크놀리지 방법으로 CogmedTM 가 추천된다(Practice guideline)	• Butler와 Copeland(2002) • van't Hooft 등(2005) • van't Hooft 등(2007) • Bulter 등(2008) • Pillips 등(2016)

training)이 집중력과 읽기과제의 이해능력을 향상시켰으며 이러한 집중력 훈련이 제한적인 전이 결과(limited transfer)이지만 기능인지 능력의 향상을 가져왔다고 보고하였다.

Westerberg 등(2007)은 뇌졸중 환자를 대상으로 전산화된 작업기억 훈련 프로그램인 CogMed를 적용하여 작업기억 및 집중력의 향상 및 자기 보고에 의한 일상의 인지기능에 향상이 있었음을 보고 하였다. Lundqvist 등(2010)도 CogMed를 이용하여 훈련한 작업기억 과제 뿐 아니라 훈련받지 않은 작업기억 과제 및 작업기억 관련 수행 능력에 향상을 보이고 자기 보고식 일상에서의 인지 문제의 어려움의 감소를 가져오는 등 집중력 향상의 일반화를 가져왔다고 보고하고 있다.

또한 Richter 등(2015)은 Reha-com의 작업기억 훈련 프로그램이 작업기억과 언어유창성(word frequency)의 향상과 일반화의 효과로 볼 수 있는 전향기억(prospective momory)의 향상을 보였다고 보고하였다.

후천적 뇌손상(Acquired brain injury) 소아 및 청소년을 위한 대상으로 한 van't Hooft 등

(2005, 2007)은 APT를 수정 개발한 Amsterdam memory & attention training program for children(Amat-c)을 통해 지속집중력과 선택집중력이 향상되었음을 보고하고 있으며 Butler와 Copeland(2002, 2005)는 소아암 환아들에게 APT와 메타인지전략을 함께 적용(CRP, Cognitive Remediation Program)했을 때, 집중 시간(attention span) 및 주의경계력(vigilance), 학업 성취나 보호자 보고의 집중력, 메타인지전략과 학습전략 능력이 향상되었음을 보고하고 있다. 그 밖에 테크놀로지를 이용한 Cogmed는 전산화 작업기억 훈련 프로그램으로 뇌손상 소아를 대상으로 작업기억과 읽기 능력의 향상을 보였다고 보고되었다(Pillips et al., 2016).

8.4 요 약

집중력은 다른 인지기능과 마찬가지로 일상과제를 효과적으로 수행하는 것을 방해할 수 있다. 따라서 집중력의 임상적 증상과 기전을 이해하고, 세밀하고 체계적인 평가 방법을 통하여 문제의 증상과 과제에 따른 문제의 내용을 파악하고, 언제, 어느 때, 어느 장소에서 집중력의 장애가 발현되는지를 평가하여 적절한 치료방법을 선택하는 것이 중요하다. 앞에서 언급한 다양한 치료방법을 통하여 집중력을 향상시킬 수 있으며 근거 중심 치료방법들 즉, 집중력의 각 기능을 향상시키는 APT 등의 방법과 기능적인 방법을 사용하여 치료의 효율성을 증대시킬 수 있을 것이다. 또한 치료의 결과를 효과적으로 가져오기 위해서는 환자뿐 아니라 가족 등의 주변 사람들의 참여도 병행되어야 한다.

질병이나 손상에 의한 인지기능의 변화는 삶의 변화를 가져오고 많은 환자들과 가족은 슬픔이나 감정의 부정, 우울 등의 문제를 일으킬 수 있다. 많은 연구에서 인지기능과 감정 상태와 밀접한 관련이 있음을 밝히고 있으며 심리적인 지지가 집중력을 향상시키는 원인으로 작용하고 있다고 밝히고 있다(Kay, 1992; Sohlberg, 2000). 따라서 치료과정에서 심리적인 지지가 집중력의 치료방법과 함께 병행되어야 하며 치료 효과를 검증하는 단계에서도 기능의 변화뿐 아니라 심리적인 변화도 함께 평가되어야 한다.

참|고|문|헌

R·E·F·E·R·E·N·C·E

- 육진숙, 권재성, 변은미. (2006). **가정에서의 인지재활치료 지침서**. 서울: 군자출판사.
- Abreu, B. (1987). *Rehabilitation of perceptual-cognitive dysfunction*. New York: Joseph P. Calnan.
- Baddeley, A. D. (1986). *Working memory*. Oxford England: Clarendon Press.
- Baddeley, A. D. (2000). "The episodic buffer: A new component of working memory?". *Trends in Cognitive Science, 4*, 417-423.
- Barker-Collo, S. L., Feigin, V. L., & Lawes, C. M. et al. (2009). Reducing attention deficits after stroke using attention process training: A randomized controlled trial. *Stroke. 40*, 3293-8.
- Butler, R. W. & Copeland, D. R. (2002). Attentional processes and their remediation in children treated for cancer: a literature review and the development of a therapeutic approach. *Journal of the International Neuropsychological Society, 8*, 115-124.
- Butler, R. W., Whittinggham, K., Boyd, R. N., et al. (2008). A multicenter, randomized clinical trail of a cognitive remediation program of childhood surviors of a pediatric malignancy. *Journal of consulting and Clinical Psychology, 76, 367-78.*
- Conners, C. K., & Staff, M. (2001). *Conner's Kiddie Continuous Performance Test(K-CPT): Computer program for Windows: Thechnical guide and software manual*. Toronto, ON: Multi-Health Systems
- Cicerone, K. D., Dahlaberg, C. & Malec, J. F. et al. (2011). Evidence-based cognitive rehabilitation: updated review of the literature from 2003 through 2008. *Archives of Physical Medicine and Rehabilitation, 92*, 519-530.
- Cicerone, K. D., Glodin, Y. & Ganci, K. et al. (2019). Evidence-based cognitive rehabilitation: Systemic review of the literature from 2009 through 2014. *Archives of Physical Medicine and Rehabilitation, 100*, 1515-1533.
- Grieve, J. (1993). *Neuropsychology for occupational therapists: Assessment of perceptual and cognition*. Oxford: Blackwell Science Ltd.
- Kay, T. (1992). Neuropsychological diagnosis: Disentangling the multiple determinants of functional disability after mild traumatic brain injury. *Physical Medicine and Rehabilitation State of the Art Reviews*, 109-127.
- Klingberg, T., Fernell, E. & Olesen, P. J. et al. (2005). Computerized training of working memory in children with ADHD: a randomized, controlled trainal. *Journal of the American Academy of Child and Adolescent Psychiatry, 44*, 177-186.

- Laatsch, L., Harrington, D. & Hotz, G. et al. (2007). An evidence-based review of cognitive and behavioral rehabilitation treatment studies in children with acquired brain injury. *Journal Head Trauma Rehabilitation, 22*, 248-256.
- Laatsch, L., Dodd, J., & Brown T., et al. (2020). Evidence-based review of cognitive rehabilitation, emotional, and family treatment studies in children with acquired brain injury literature; From 2006 to 2017.
- Lee, J. B., Sohlberg, M. M. (2013). Evaluation attention training and metacognitive facilitation to improve reading comprehension in aphasia. *American Journal of Speech-language Pathology, 22*, S318-33.
- Lhermitte, F. (1986). Human autonomy and the frontal lobes. Part II: Patient behavior in complex social situations: The environmental dependency syndrome. *Annals of Neurology, 19*, 335-343.
- Lundqvist A, Grundstro K, & Samuelsson K, et al. (2010). Computerized training of working memory in a group of patients suffering from acquired brain injury. *Brain Injury, 24*, 1173-83.
- Manly, T., Anderson, V., & Nimmo-Smith, I. et al. (2001). The differential assessment of children‘s attention: The Test of Everyday Attention for Children(TEA-Ch), normative sample and ADHD performance. *Journal of Child psychology and Psychiatr, and allied disciplines. 42, 1065-81.*
- Mapou, R. (1995). A cognitive framework for neuropsychological assessment. In R. Mapou & J. Spector (Eds.), *Clinical neuropsychological assessment: A cognitive approach* (pp.29-337). New York: Plenum Press.
- Melby-Lervåg, Hulme, C. (2013). Is working memory training effective? A meta-analytic review. *Developmental Psychology, 49*, 270-291.
- Mirsky, A., Anthony, B. J. & Duncan, C. C. et al. (1991). Analysis of the elements of attention: A neuropsychological approach. *Neuropsychological Review, 2*, 109-145.
- Miyake, A., Friedman, N. P., Emerson, M. J., Witzki, A. H., Howerter, A. & Wager, T. D. (2000). The unity and diversity of executive functions and their contributions to complex “frontal lobe” tasks: A latent variable analysis. *Cognitive Psychology, 41*, 49-100.
- Moscovitch, M. (1994). Cognitive resources and dual-task interference effects at retrieval in normal people: the role of the frontal lobes and medial temporal cortex. *Neuropsychology, 8*, 524-34.
- Okkema, K. (1993). *Cognition and perception in the stroke patient: A guide to functional outcomes in occupational therapy*. Gaithersburg, MD: Aspen Publishers.
- Phillips, N. L., Mandalis, A., Benson, S., et al. (2016). Computerized working memory training for children with moderate to severe traumatic brain injury: A doubleblind, randomized, placebo-controlled trial. *Journal of Neurotrauma, 33, 2097-104.*

- Richter K. M., Modden C., & Eling P. et al. (2015). Working memory training and semantic structuring improves remembering future events, not past events. *Neurorehab Neural Repair. 29*, 33-40.
- Shriffin, R. M. & Schneider, W. (1977). Controlled and automatic human information processing: II. Perceptual learning, automatic attending, and a general theory. *Psychological Review, 84*, 127-190.
- Sohlberg, M. M. & Mateer, C. A. (1986). *Attention Process Training*(APT). Association for Neuropsycholopical Research and Deuelopruict, Puyallup, WA.
- Sohlberg, M. M. & Mateer, C. A. (1987). Effectiveness of an attention training program. *Journal of Clinical and Experimental Neuropsychology, 19*, 117-130.
- Sohlberg, M. M. & Mateer, C. A. (1989). *Introduction to cognitive rehabilitation: Theory and practice*. New York: The Guilford Press.
- Sohlberg, M. M. & Mateer, C. A. (2001). *Cognitive rehabilitation: A integrative neuropsychological approach*. New York: Oxford University Press.
- Sohlberg, M. M. (2000). Psychotherapy approaches. In S. Raskin & C. Mateer(Eds.), *Neuropsychological management of mild traumatic brain injury* (pp.137-156). New York: Oxford University Press.
- Sohlberg, M. M., Johnson, L. & Paule, L. et al. (1994). *Attention Process Training II: A program to address attentional deficits for persons with mild cognitive dysfunction*. Puyallup, WA: Association for Neuropsychological Research and Development.
- Strub, R. L. & Black F. W. (1985). *The mental status examination in neurology (2nd ed.)*. Philadelphia: F.A. Davis Co.
- Stuss, D. T., Winocur, G. & Robertson, I. H. (1999). *Cognitive Neurorehabilitation*. Cambridge University Press.
- Tiersky, L. A., Amselmi, V. & Johnston, M. V. et al. (2005). A trail neuropsychologic rehabilitation in mild-spectrum traumatic brain injury. *Archives of Physical Medicine and Rehabilitation, 86*, 1565-1574.
- Toglia, J. P. (1993). Attention and Memory. In C. B. Royeen (Ed.), *AOTA self-study series: Cognitive rehabilitation* (pp.1-72). Rockville, MD: American Occupational Association.
- Trexler, L. E. (1982). Cognitive and neuropsychological aspects of affective change following traumatic brain injury. In L. E. Trexler (Ed.), *Cognitive rehabiltation: Conceptualization and intervention* (pp.173-195). New York: Plenum Press.
- Unsworth, C. A. (1999). *Cognitive and perceptual dysfunction: A clinical reasoning approach to evaluation and intervention*. Philadelphia: F. A. Davis.

- Van Zomeren, A. H. & Brouwer, W. H. (1994). *The clinical neuropsychology of attention*. New York: Oxford University Press.
- van't Hooft, I., Andersson, K., Bergman, B, Sejersen, T., VonWendt, L. & Bartfai, A. (2005). Beneficial effect from a cognitive training programme on children with acquired brain injuries demonstrated in a controlled study. *Brain Injury, 19*, 511-518.
- van't Hooft, I., Andersson, K., Bergman, B. et al. (2007). Sustained favorable effects of cognitive training in children with acquied brain injuries. *NeuroRehabilitation, 22*, 109-116.
- Westerberg, H., Jacobaeus, H. & Hirvikosky, H. et al. (2007). Computerized working memory training after stroke-a pilot study. *Brain Injury, 21*, 21-29.

제 9 장

CHAPTER

기억력 손상과 치료적 접근

육 진 숙

COGNITIVE REHABILITATION

학·습·목·표

- 기억을 정의한다.
- 기억을 각각의 기준에 따라 분류한다.
- 기억장애의 교정적 접근과 기능적 접근을 이해하고 설명한다.
- 기억의 각 저장단계에 따른 기억전략을 이해하고 활용한다.
- 기억력의 문제를 향상시키기 위한 근거중심 치료방법을 적용한다.

주·요·용·어

- 기억(입력, 저장, 인출 단계)
- 회상
- 감각기억
- 단기기억
- 작업기억
- 장기기억
- 서술기억(의미기억, 일화기억)
- 절차기억
- 전향기억
- 외현기억과 암묵기억
- 오차배제학습(Errorless learning)
- 인출시점 증강하기(Expanding rehearsal)
- 메타기억력(Metamemory)
- 기억전략
- 교정적 접근
- 보상적 접근
- 심상법
- 연상법

09 C/H/A/P/T/E/R 기억력 손상과 치료적 접근

9.1 개 요

기억은 인지기능의 한 부분으로 매우 복잡한 체계로 이루어져 있기 때문에 기억력 장애로 인한 문제나 증상들 역시 다양하게 나타내며 저자들도 기억의 과정이나 기억을 분류에 대한 의견이 분분하다. 따라서 기억 과정과 기억의 분류를 살펴봄으로써 복잡한 기억체계를 이해할 수 있을 것이다.

1 기억력의 정의

기억이란 정보를 받아들이고 저장하며 인출하는 것을 말한다(Morse, 1986). 인출은 저장되어 있는 것을 원하는 시점에서 끄집어내어 회상할 수 있는 능력을 말한다. 따라서 기억의 과정은 정보를 등록하는 입력 단계, 저장 단계, 그리고 저장되어 있는 정보를 끄집어내는 인출 단계로 구분할 수 있다. 기억 과정을 위와 같이 3단계로 나누고 있지만 각 단계 용어는 저자나 문헌에 따라 다르게 사용되기도 하는데 [표 9-1]은 그 내용을 정리한 것이다.

입력 단계는 기억해야 할 정보가 무엇인지를 분석하고 등록하는 단계라고 할 수 있다. 입력단계를 잘 이해하기 위해서는 분석과 등록의 두 가지 측면을 이해할 필요가 있다. 먼저 분석의 측면에서는 입력된 자극이 어떤 형태인지를 분석하는 것으로, 정보의 형태에 따라 각각 다른 입력 과정을 거치게 된다(McCathy & Warrington, 1990). 즉, 입력되는 정보가 시각적인 정보인지, 청각

표 9-1 기억과정의 용어 정리

기억과정	입 력	저 장	인 출
사용용어	encoding registration acquisition learning	storage retention	recall retrieval

적인 정보인지 등에 따라 다른 경로를 거쳐 저장되기 때문에 청각기억 및 시각기억에 대한 평가가 각각 따로 평가되어야 하고, 치료도 어떤 정보에 대한 기억의 문제이냐에 따라 치료적 전략의 선택이 달라진다.

입력 단계를 등록의 측면에서 보면, 입력 당시 깊숙이 잘 저장된 정보는 인출될 때 더 잘 기억될 수 있다(Craik & Lockhart, 1972). 따라서 입력 단계에서 정보를 조작하고 회상하게 될 때(인출단계)를 대비해서 중요한 정보를 검토하는 과정까지 이루어져야 하기 때문에, 입력해야 할 정보에 주의를 기울이는 것은 물론, 정보를 다듬고 의미 있는 것으로 만들어 잘 인출할 수 있도록 하는 것이 필요하다. 입력 단계에서 주의집중이나 이러한 조작 과정이 잘 이루어지지 않으면 등록이 되지 않거나 등록이 되었다 해도 인출을 어렵게 하여 기억할 수 없게 된다. 기억전략 중 관련 정보를 첨가하여 기억하게 하거나 연상법(association)을 사용하는 것은 입력 단계를 강화하여 기억을 강화하는 전략이라고 할 수 있다. 또한 사람의 이름을 기억하기 위하여 그 사람의 직업이나 만날 장소를 함께 기억하거나 이름을 이미 알고 있는 비슷한 이름과 연관 지어 기억하는 것(연상법)은 입력단계에서 정보를 한 번 더 정교하게 다듬어 기억하게 하는 입력 단계를 강화하는 기억전략 방법들이라고 할 수 있다.

저장 단계는 매우 역동적인 과정이다. 저장된 정보들은 불변하는 것이 아니라 시간이 지나면서 새로 들어오는 정보들에 의해 수정되기도 하면서 새롭게 변경된다. 뿐만 아니라 지속적으로 사용하지 않고 내버려 두면 망각되게 된다. 따라서 저장된 정보들은 시간경과에 따라 잊혀 지기도 하고, 새로이 들어온 정보들에 의해 간섭을 받아 혼동을 일으키거나 잊혀지기도 하며, 반면에 지속적으로 사용된 정보들은 새롭게 변경되어 저장되는 과정을 반복하면서 저장이 강화되기도 한다.

인출 단계는 능동적인 인지과정이 필요하다. 저장되어 있는 정보들에서 인출해야하는 정보를 검색하고 검색한 정보가 맞는지를 결정하는 과정을 통해 우리는 저장된 정보를 인출해낼 수 있다. 우연히 만난 사람의 이름을 회상하려고 할 때, 우리는 머릿속에서 저장된 사람 이름 중에서 그 사람의 이름을 찾아 그 이름이 앞에 있는 사람의 이름이 맞는지를 결정하여 인출하게 된다. 우리가 회상(Recall or free recall)이라고 말하는 것은 이와 같은 검색과 의사 결정 과정을 포함하고 있다. 하지만 여러 보기 중에서 기억한 정보를 회상하게 되는 재인(recognition)의 경우 검색과정은 생략되고, 맞는지 아닌지 만을 결정하는 과정만을 포함한다. 때문에 회상보다 재인이 쉽다. 재인은 여러 보기 중에서 기억해야 할 것을 골라 인출하는 것으로 예를 들면 기억해야 할 학생의 이름을 출석부에서 골라(저장된 정보들을 검색하지 않고 이미 나열된 이름에서) 그 학생의 이름이 맞는지, 아닌지 만을 결정하여 회상해내는 것이다. 그밖에도 회상에는 기억 활동을 돕기 위하여 단서를 제공하기도 한다. 관련된 정보를 제공하거나 단어의 첫 글자를 알려주는 것으

표 9-2 **회상의 종류**

회상의 종류	정 의
free recall	어떠한 외부적인 단서나 암시 없이 검색하고 결정하여 인출하는 것
cued recall	어떤 단서나 부분적인 정보를 주어 인출하게 하는 것
recognition	제시된 보기 중에서 원하는 것을 선택하여 인출하는 것

로 성공적인 인출을 도와주는 것을 단서가 제공된 회상(cued recall)이라고 한다. 이처럼 회상에는 여러 종류가 있는데 [표 9-2]는 회상의 종류를 정리한 것이다.

기억의 정의에서 보는 바와 같이, 기억은 어떤 정보를 받아들이느냐에 따라, 저장하고 있는 시간의 길이 및 저장 용량이 어떠한지에 따라, 그리고 인출 방법 등에 따라 분류될 수 있다. 이제부터는 각각의 분류 방식에 따라 기억을 어떻게 분류하고 있는지를 살펴보기로 하자.

9.2 기억의 분류

기억은 기억을 저장할 수 있는 시간에 따라 세 가지로 분류할 수 있다. 감각기억, 단기기억, 장기기억이 그것이다.

1 감각기억

감각기억은 기억의 첫 단계로 다양한 감각 기관(수용기)을 통하여 들어온 정보가 각인(imprinting)되어 정보의 흔적을 남기게 되는 것을 말한다. 더 정확히 말하면 입력된 감각형태 그대로 머물다가는 기억으로 저장시간은 단기기억으로 옮겨가기 전까지 1초에서 30초 이하라고 할 수 있다(Luria, 1966). 감각기억은 정보 형태에 따라 다른 처리 과정을 거친다. 입력된 정보가 시각적이냐, 청각적이냐, 촉각적이냐, 후각 또는 고유수용감각 인지에 따라 다르게 처리된다. 감각기억은 각성 상태의 저하나 감각 입력 수용기의 장애가 있을 때 감각기억 과정의 문제를 야기할 수 있다.

2 단기기억

단기기억은 감각기억으로부터 받은 정보를 잠시 유지하고 있는 기억으로 1분 이내 약 20~40초 정도 저장되는 기억이다. 단기 기억의 정보들 중에서 기억해야 할 정보는 장기기억으로 이동하여 저장되거나 새로운 정보가 단기기억 저장소로 입력되면서 이전에 있던 단기기억은 망각 될 수도 있는 단시간 동안의 잠시 가지고 있던 기억이라 할 수 있다. 예를 들면, 대화를 지속적으로 이어가기 위하여 상대방의 이름이나 특징을 기억하는 것으로, 이러한 정보는 대화가 끝난 후 장기기억으로 저장되지 않으면 기억에서 사라진다. 단기기억의 저장용량은 보통 7±2개로 보통 사람은 약 5~9개 정도를 단기기억으로 기억할 수 있다(Kimble, 1985). 하지만, 7±2개는 최대 용량이고 단기기억의 적정용량은 3~4개라고 한다. 여기서 저장 용량의 숫자는 단순히 숫자나 글자 하나하나의 개수만을 의미하는 것이 아니라 정보 덩어리(chunk)의 개수를 의미하는 것에 더 적합하다. 그래서 기억해야 할 단어가 12개라 해도 3~4개를 하나로 묶어 한 덩어리로 만들면 3~4개의 덩어리가 될 수 있고 저장 용량을 초과하는 12개의 단어도 덩어리로 묶어 3~4개의 덩어리로 만들면 단기기억으로 저장이 가능하게 된다. 그래서 뒤에서 설명될 덩어리화는 기억전략 중의 하나가 될 수 있다 [그림 9-4 참고].

단기기억이 저장 시간에 따른 기억 분류 체계에 따라 명명된 것이라면, 단기기억이 처리하는 정보의 흐름이나 기능에 따라 정의하면 작업기억으로 설명될 수 있다. Baddeley와 Hitch(1974)는 정보를 성공적으로 저장하고 인출하기 위한 여러 체계의 개념으로 작업기억을 설명하였고 이 모형은 Baddeley(2000)에 의해 수정·보완되었다. 작업기억은 제한된 능력 안에서 정보를 저장하거나 조작할 수 있는 기억 체계로 정보를 장기기억이나 다른 인지기능으로 옮겨 저장하거나 활용하기 전에 정보를 처리하는 과정이며 4개의 구성 요소로 이루어진다(Baddeley, 2000). 언어적인 정보를 기억하기 위하여 반복하거나 저장하는 음성학적 고리(phonological loop)와 시공간적인 정보를 받아들이고 조작하는 시공간 입력 패드(visuospatial sketchpad), 장기기억의 저장소에서 가져온 다양한 모드의 일화 기억 정보를 저장하고 조작하는 일화적 완충소(episodic buffer), 앞의 세 구성요소를 조정하면서 받아들여진 정보를 조작하고 실행하는 중앙 실행소(central executive)가 그것이다 [그림 9-1 참고]. 즉, 받아들인 언어적인 정보나 시공간적인 정보, 일화기억 정보를 적절히 조절하고 처리하기 위하여 작업기억의 제한된 공간 속에 일시적으로 정보를 유지하고 있는 것이라고 할 수 있다. 이러한 점에서 작업기억은 기억의 분류에 속하지만 집중력의 요소를 가지고 있다고 할 수 있다. 작업기억의 모형이 [그림 9-1]에 그려져 있다.

3 장기기억

장기기억은 1분에서 수년 동안 또는 영구적으로 저장되어 있는 기억이다. 장기기억의 저장용량은 감각기억이나 단기기억과 달리 무한대이다. 장기기억 용량이 무한대라고는 하지만 정리되

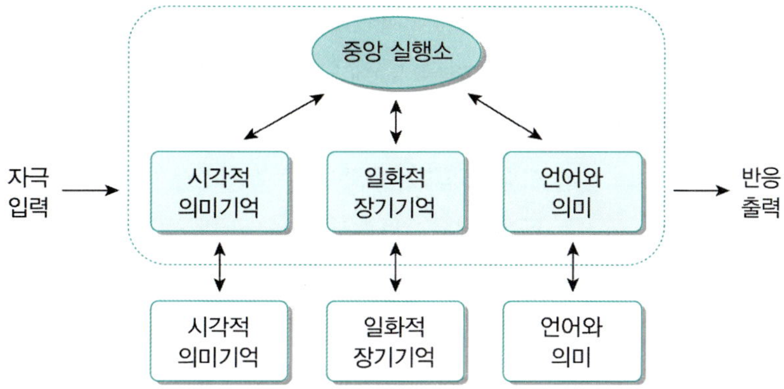

그림 9-1 **기억의 흐름도에 따른 작업기억의 모형**

지 않고 입력되기만 한 정보는 회상하고 싶을 때 적절히 회상할 수 없고, 저장되었다고 하더라도 적절한 인출 단서 없이는 입에서만 맴돌기만 하게 되고 적절한 인출 단서가 제시되어야만 비로소 회상할 수 있게 된다. 그래서 장기기억 용량이 무한대라고 해서 모든 정보를 입력하고 저장할 수 있거나 인출 할 수 있는 것은 아니다. 이러한 현상들이 바로 망각의 원인이 되는 것이다. 망각은 반드시 나쁜 것만은 아니다. 망각을 통해 우리는 새로운 정보를 받아들여 이전 정보를 수정하고 새로운 정보를 학습할 수 있기 때문에 망각도 의미가 있다고 할 수 있다.

장기기억은 단기기억 즉, 작업기억 저장소를 거쳐 필요에 의해 저장되고 저장된 기억을 인출해야 하는 시점에서 다시 작업기억 저장소로 인출하여 작업기억의 처리 과정을 통해 인지기능의 다양한 반응 즉, 행동 또는 언어로 나타낼 수 있게 된다. [그림 9-2]는 이러한 기억체계의 흐름을 나타낸 것이다.

장기기억은 기억의 내용에 따라 다시 서술기억(declarative memory), 절차기억(procedural memory), 전향기억(prospective memory)으로 나눌 수 있다. [그림 9-3]은 장기기억의 구조를 도식화한 것이다.

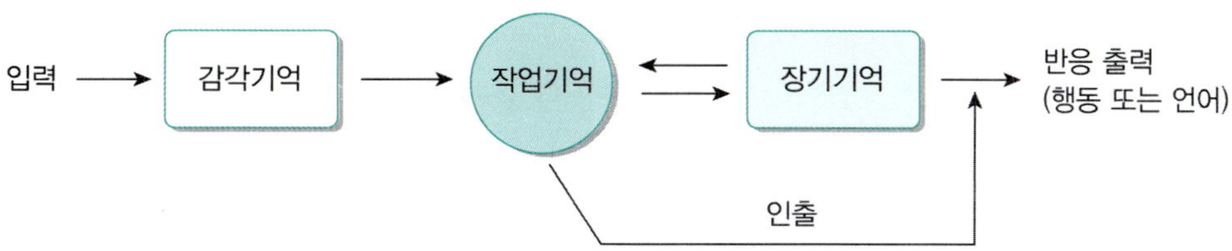

그림 9-2 **기억체계의 흐름도**

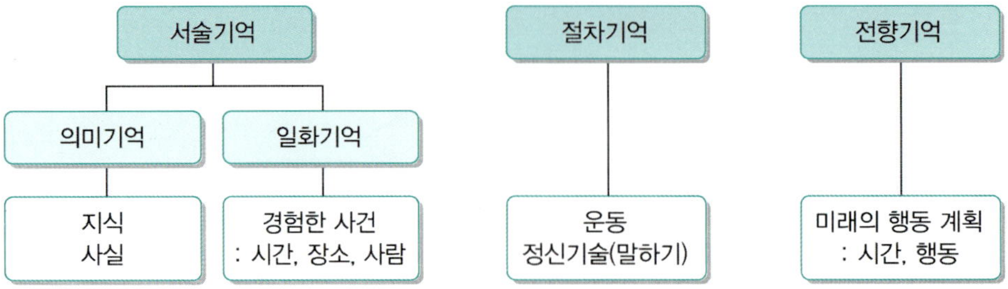

그림 9-3 **장기기억의 구조**

1) 서술기억...What

서술 기억은 사람, 사물, 장소, 사건 또는 사실에 대한 기억이다. 즉, 알고 있고 기억하고 있는 것이 무엇인지(what)에 대한 기억이다. 예를 들어 사람의 이름을 기억하고, 내가 태어난 곳을 기억하고, 입학할 때 입었던 옷이나 사건들을 기억하는 것으로 언어로 표현되고 서술될 수 있는 기억이라고 할 수 있다. 서술 기억은 다음에 나올 절차 기억보다는 쉽게 습득되지만, 오래 지속되지 않고 새로운 정보 입력에 의해 변형되기 쉽다.

이 서술 기억은 다시 의미기억(semantic memory)과 일화기억(episodic memory)으로 나눌 수 있다. 의미기억은 지식이나 일반적인 사실에 대한 기억으로 '지구는 둥글다', '우리나라의 수도는 서울'이라는 것을 기억하는 것처럼 내게 의도적인 학습을 통하여 기억된 정보들이다. 일화기억은 시간 및 장소와 연관된 사건에 대한 기억이다. 즉, 여름휴가 때 바다에 갔던 일이나 오늘 아침 먹은 음식 종류를 기억하는 것으로 일화기억은 자신의 경험을 바탕으로 하기 때문에 의도적인 학습이 필요하지 않다. 하지만 의미기억과 일화기억은 그 경계가 모호하고 서로 매우 밀접하게 연결되어 있다. 따라서 일화적으로 기억되었던 정보들은 시간이 지남에 따라 의미기억으로 변하기도 한다. 주말에 아침 일찍 강릉으로 가기 위하여 터미널에 갔는데 우연히 첫차를 타게 되었던(일화기억) 한 사람이 몇 달 후 주변 사람들에게 강릉 첫차는 몇 시에 있고, 배차간격은 몇 분이라는 사실을 기억해서 말할 수 있는 것(의미기억)과 같은 것이다.

2) 절차기억...How

절차기억은 기술이나 행위, 조작 방법과 같은 수행 활동을 습득해서 기억하는 것이다. 자전거 타기, 수영하기, 사진기 조작방법, 말하기 등과 같은 신체의 움직임이나 동작 기술 또는 정신적인 기술을 기억하는 것이다. 하지만 이러한 절차기억은 언어적으로 수행 방법을 세부적으로 설명할 수는 없는 기억이다. 절차기억은 행동이나 기술을 어떻게 하는지(how)에 대한 방법을 습득하는 것이기 때문에, 습득하기는 어렵지만 일단 어느 수준에 도달하면 쉽게 잊히지 않는다. 자전거 타는 방법을 습득하는 것은 자전거라는 이름을 기억하는 것보다 오래 걸리지만 한번 습득된 기억은 쉽게 잊히지 않는다. 수년이 지난 후에도 자전거 타는 것을 기억해서 자전거를 탈 수 있는 것도 이러한 이유 때문이다. [표 9-3]은 장기기억의 서술기억과 절차기억을 비교한 표이다.

표 9-3 서술기억과 절차기억

	서술기억		절차기억
	의미기억	일화기억	
기억 내용	지식 및 사실	경험한 사건	운동 및 언어 기술, 행위, 조작 방법
언어적 표현	언어적으로 표현 가능		언어적으로 표현하기 어려움
	의도적인 학습 필요	의도적인 학습 필요 없음	습득은 어렵지만 쉽게 잊히지 않음
인출방식	외현기억		암묵기억

3) 전향기억(Prospective memory)...When

전향기억은 해야 할 일과 해야 할 때에 대한 기억이다. 즉, 행동해야 할 때(when)를 기억하는 것이다. 미래에 해야 할 행동을 기억해서 바로 그 시간에 그 행동을 할 수 있도록 기억해야 하는 것으로 일상생활의 많은 부분은 전향기억이다. 전향기억은 시간에 대해서 검토하는 능력과 해야 할 행동을 지속적으로 유지할 수 있는 능력을 함께 포함하고 있다. 예를 들면, 친구와 5시에 만나기로 한 약속을 기억하고 5시까지 약속 장소로 가기 위하여 계속 약속을 염두에 둔 행동을 하게 된다. 이것이 바로 전향기억이다. 뿐만 아니라 우리는 5시 약속을 지키기 위해 도서관에서 계속 공부를 할 것인지, 버스 정류장으로 가야할지에 대한 우선순위를 결정하는 행동도 하게 되는데 이처럼 우선순위를 정하는 것도 전향기억에 포함되어 있다. 뿐만 아니라 전향기억은 시간표에 따라 기억을 유지해야 한다는 점에서는 후향기억(retrospective memory)의 요소를 일정 부분 가지고 있다고 할 수 있다.

늘 있는 일과는 자동적으로 일어나고 전향기억을 많이 필요로 하지 않지만, 일상적이지 않은 행동은 어느 정도 의도적인 노력을 필요로 하는 외현기억(다음에 나올 외현기억 참고)을 필요로 하게 된다. 따라서 전향기억을 성공적으로 하기 위해서는 행동을 유발하게 하는 외부적인 단서가 필요(전화하는 모습을 보고 친구에게 전화해야 하는 것을 기억하는 것)하거나 행동을 성공적으로 하기 위해 계속해서 주의를 기울이는 것(이것은 작업기억의 역할이라고 할 수 있다)이 필요하다. 또한, 전향기억은 작업기억뿐 아니라 다른 인지기능과 밀접하게 연관되어 있는데, 그 중의 하나가 실행기능이다. 실행기능(executive function)은 저장된 행동 계획을 문제해결과정을 통해 융통성 있게 수행할 수 있도록 하는 기능이다. 즉, 전향기억에 대한 정보를 실행하기 위해 주변상황이나 사고를 조절하고 해결해나가는 기능이라고 할 수 있다. 따라서 전향기억은 기억의 요소이지만 작업기억과 같은 집중력의 부분과 실행기능과 같은 문제해결 기능의 요소도 포함되어 있다 [그림 8-1 인지 기능들 간의 연관성 참고].

4) 임상 증상에 따른 분류

이번에는 기억을 분류하는 몇 가지 임상적 증상에 따른 분류를 살펴봄으로써 기억에 대한 이해를 돕고자 한다. 기억은 앞에서 설명한 저장기간에 따라 분류할 수 있지만, 그 밖에도 인출방식에 따라서 또는 기억 장애의 유형 등에 따라서 분류할 수 있다.

(1) 외현기억과 암묵기억

외현기억과 암묵기억은 인출 방식에 따른 분류이다. 외현기억은 의도적인 노력 없이는 인출되지 않는 것이고, 암묵기억은 의도적인 회상 노력 없이도 자연적으로 떠오르는 기억이다. 기억 과정을 통하여 완전히 응고화(consolidation)된 장기기억은 머릿속에 깊이 박혀 있고 인출과정에서 별다른 의식적인 노력 없이 자연히 회상할 수 있기 때문에 암묵기억이 가능하다. 그러나 응고화가 덜된 장기기억의 경우 의식적인 노력 없이는 인출할 수 없기 때문에 외현기억이 된다. 외현기억과 암묵기억을 응고화에 따라 나눌 수 있지만, 앞에서 설명했듯이 절차기억을 서술기억과 비교해서 암묵기억이라고 할 수 있는 것처럼 절차기억과 서술기억을 외현기억과 암묵기억으로 분류할 수 있다. 그래서 외현기억과 암묵기억의 분류는 불변의 고정된 체계는 아니며 응고화에 따라 혹은 저장되는 정보의 내용에 따라 달라질 수 있다.

기억력 장애 환자의 경우는 암묵기억보다는 대개 외현기억 과정에 더 많은 손상을 보이게 된다. 또한 연령에 따른 기억력 감퇴의 경우도 외현기억의 감소가 더 심하다. 따라서 기억력 장애 환자를 위한 재활 과정에서는 비교적 손상이 덜한 암묵기억을 동원하여 외현기억을 보상하는 전략들을 사용하게 된다. 다음에 설명하고 있는 오차배제학습(Errorless learning)이 그러한 예라고 할 수 있다.

오차배제학습에서 설명된 이유로 인해 기억력 장애 환자에게 정보를 제공할 때는 정확한 정보를 제공하는 것이 더 효과적이다. 그래서 날짜나 이름에 대한 질문을 하여 실수를 유발하기보다는(틀린 날짜나 이름이 입력되도록 하기보다는) 정확하게 날짜나 이름에 대하여 말해주고 기억할 수 있도록 하는 것이 날짜나 이름을 기억하게 하는 데 더 효과적이라고 할 수 있다. 따라서 기억력 장애 환자의 인지재활 과정에서는 오차배제학습 기술이 고려되어야 한다. 아울러, 오차배제학습의

오차배제학습(Errorless Learning)

오차배제학습은 기억 입력 과정에서 실수(error)를 발생시키지 않고 학습하도록 하는 것이다. 습득 단계에서 실수를 감소시켜 실수가 발생할 기회를 제거함으로써 학습 능력을 최대화하는 기술이다. 여기서 '실수'의 의미는 기억 입력 과정에서 정확하지 않은 정보가 입력되는 상황을 말한다. 암묵기억은 이전 학습 내용에 방해나 간섭을 쉽게 받는 특성이 있다. 즉 실수를 통해 기억되기 때문에 학습 과정 초기에 실수를 피하는 것이 학습 능력을 향상시키는 데 도움을 준다. 따라서 앞에서 설명한 것처럼, 외현기억에 문제가 더 많아 주로 암묵기억에 의존하고 있는 기억력 장애 환자의 경우, 학습 과정에서 실수를 일으키게 되면 잔존해 있는 암묵기억의 영향을 많이 받고 손상 받은 외현기억의 실수제거 역할이 작동되지 않아 더 많은 문제를 일으키게 된다. 즉, 실수를 학습하게 되는 문제를 일으키게 된다. 따라서 기억력 장애 환자의 학습은 실수를 발생시키지 않는 오차배제학습의 기술이 필요하다.

많은 연구를 통해서도 기억력에 문제를 가진 실험자에게 실수를 허용하거나 경험하게 되는 errorful learning, trial-and-error learning보다 오차배제학습이 더 효과적이며, 정상의 대조군보다 기억력 장애 대상자군에서 그리고 기억력 장애가 심한 대상자 군에서 장애가 덜 한 대상자 군보다 오차배제학습에 의한 효과가 더 큰 것으로 보고되고 있다(Baddeley & Wilson, 1994; Evans 등, 2000).

효과를 더 지속하기 위한 방법으로 요즘 연구들에서는 오차배제학습과 정보의 입력 또는 자극 간격을 점차적으로 늘려가며 반복하는 인출시점 증강하기(expanding rehearsal)를 함께 사용하도록 추천하고 있다. 이에 대한 설명은 뒤에 설명된 기억전략에 소개되어 있다.

(2) 순행기억장애(Anterograde amnesia)와 역행기억장애(Retrograde amnesia)

기억력 장애의 유형을 나누는 또 다른 분류에는 기억의 장애가 발생한 시점 이후 기억에 장애가 있는지, 이전 기억에 장애가 있는지에 따른 것이 있다.

순행기억장애(Anterograde amnesia; AGA)는 기억의 문제가 질병이나 손상이 발생한 후에 일어난 사건을 기억하는 데 장애가 있는 것이다. 순행 기억의 장애는 정보를 받아들이고 처리하는 과정의 문제로 기억의 장애를 가져오게 된다. 외상후기억상실(Post-traumatic amnesia; PTA)은 순행 기억 장애의 특징적인 증상 중의 하나이다. 외상 후 의식불명 상태를 거쳐 혼동을 하거나 지남력의 장애를 나타내는 것으로 일상의 순간순간 사건에 대한 기억을 하지 못한다. 그래서 외상후기억상실은 의식불명의 기간을 측정하는 기준이 되기도 하고 임상적으로는 예후의 인자로 활용되기도 한다. 즉, 외상후기억상실의 기간이 짧을수록 예후가 좋다고 할 수 있다. 하지만 외상후기억상실을 측정하는 것은 간단하지 않다. 그 이유는 외상후기억상실의 시작 시점을 정하기 어렵고, 기억을 전향적인(prospective) 관점에서 볼 것이냐, 후향적인(retrospective) 관점에서 볼 것이냐에 따라 달라질 수 있기 때문이다.

역행기억장애(Retrograde amnesia; RGA)는 기억 문제가 발병 이전의 사건에 대한 기억이 있는 것으로, 대부분 일시적으로 발생하는 경우가 많고 시간의 흐름에 따라 점진적으로 기억이 돌아와 발병 전까지의 사건들을 기억할 수 있게 된다. 대부분의 사람들은 뇌 손상이 있기 바로 전이나 사고가 발생할 당시를 기억하지 못하는데 이것은 당시의 기억들이 아직 장기기억으로 응고화 되지 않은 단기기억에만 남아 있었기 때문인 것으로 보인다. 일반적으로 역행 기억 장애는 장기화 되지 않고 대부분 순행 기억 장애와 함께 동반된다. 또한 몇 년 전의 기억보다 최근 기억이 더 손상을 받으며 시간에 따른 차이를 보여준다. 순행 기억 장애가 정보 입력에 문제라면, 역행 기억 장애는 정보 저장이나 인출의 문제로 발생하게 된다. 전두엽 손상에 의한 역행 기억 장애의 경우 이미 저장되어 있던 사건을 다른 사건과 혼동하여 장소, 시간, 사람을 바꾸어서 기억하는 증상(작화증, confabulation)을 보이기도 하는데 이러한 경우는 단순한 기억의 장애라기보다는 지각적인 측면과 기억의 문제, 인출과정에서 정보를 합성하는 과정에서의 문제가 합쳐져 일어나는 증상이라고 할 수 있다.

(3) 메타기억(Metamemory)

자신의 기억 능력이니 어려움의 정도, 그로 나타날 수 있는 결과를 파악하고 인식할 수 있는 능력을 메타기억이라고 한다. 이러한 기능의 문제로 인하여 자신의 기억장애 문제들을 제대로 인식하지 못한다면, 기억문제를 보상하거나 감소시키기 위한 치료나 훈련에 적극적으로 참여하지 않을 것이다. 따라서 효과적인 재활치료의 과정을 유지하기 어려울 수 있다. 이러한 문제의 원인은 뇌손상으로 인한 신경학적인 문제와 심리 사회적인 문제 그리고 인지적인 문제로 인하여 발생하기 때문에 이에 대한 치료접근 방법 역시 이러한 문제들을 바탕으로 자각(awareness)을 강화하기 위한 훈련 방법을 이용하게 된다.

9.3 치료적 접근방법

1 기억장애의 접근방법 소개

기억장애를 가진 환자들을 위한 재활의 기본적인 원리는 정상적인 기능을 이용하여 손상된 기능을 보완하는 것이라고 할 수 있다. 그래서 일상생활에서 부딪히고 도전을 받는 인지 손상의 문제들을 해결하고 기능적으로 적절한 수행을 할 수 있도록 하는 것이다. 기억 장애의 문제를 해결하기 위해서는 기억 장애의 적절한 평가가 이루어져야 하고 그에 따르는 치료 계획을 세워야 한다. [표 9-4]는 기억력을 평가하는 평가방법을 요약한 것이다. 또한 [표 9-5]는 학령전기 아동부터 사용가능한 기억력 평가 도구의 문헌고찰을 요약한 것이다(육진숙 등, 2012).

표 9-4 **기억력의 평가 방법**

평가 도구명	출 처	평가영역	평가 방법
Functional evaluation: Observation			
			• 일상생활 속에서 정보를 기억하는 능력을 평가 예) 하루하루의 치료 활동 기억하기, 쇼핑목록 기억하기 • 자신의 신상이나 과거의 정보를 기억하는지 평가 예) 가족이름 기억하기, 졸업한 학교 기억하기 등 • 기억 검사를 시행하기 전에 입력 단계에서 정확히 입력했는지 확인 필요 입력 단계에서 집중과 반복 확인이 중요 • 회상하는 시간의 간격과 기억하는 정보의 양을 기록 • 제시된 정보의 내용(modality) 고려 예) verbal, visual, tactile • Prospective memory task 예) 시계의 알람이 울리면 약속한 질문하기
Standardized Test			
Digit Repetition Test	Strub & Black (1985)	청각기억	• 여러 개의 숫자를(9개까지) 불러주고 숫자를 기억하는 능력 평가 • 집중력을 평가하는 방법으로 사용되기도 함
Contextual Memory Test(CMT)	Toglia (1993)	시각기억	• 90초 동안 한 장에 그려진 20개의 그림을 기억하도록 하고 15~20분 후에 회상하는 능력 평가 • 자신의 기억 능력에 대한 인식, 회상 능력, 기억 전략의 사용에 대한 평가를 통해 체계적인 분석이 가능
Benton Visual Retention Test	Benton (1974)	시각기억	• 도형의 그림을 10초간 보여주고 즉시 기억 및 장기 기억(10분) 평가
Wechsler Memory Scale III	Wechsler (1997)	일반기억	• 심리학에서 가장 많이 사용되는 기억력 평가 • 지남력, logical memory, 숫자 기억, 연상기억, 시각 재인 등을 평가
Rivermead Behavioral Memory Test(RBMT)	Wilson 등 (1985)	장–단기 기억, 전향기억	• 일상생활의 기억 과제를 평가 • 이름, 숨긴 물건 회상, 얼굴과 그림 재인, 약속 및 경로 기억 등 9개의 항목으로 구성 • 즉시기억과 장기기억 모두 평가, 전향기억 평가 포함

표 9-5 학령 전기 아동용 표준화된 기억력의 평가 도구들

평가 도구	출 처	평가영역	평가 방법
Automated Working Memory Assessment (AWMA)	Alloway & Archibald (2008)	언어성 기억 및 시공간 기억	• 4~22세 대상 • 컴퓨터 프로그램을 이용 • 언어성 단기기억–작업기억, 시공간 단기기억–작업기억 평가
California Verbal Learning Test for children(CVLT-C)	Delis 등 (1994)	언어성 기억 및 학습 능력	• 아동 및 청소년 대상(5~16세) • 간접 자극 상황에서 자유회상, 단서 회상, 재인, 단기–장기 지연 회상 평가
Chidren's Memory Scale(CMS)	Cohen (1997)	청각–언어성, 시각–비언어성 학습 및 기억, 작업기억, 주의집중	• 아동 및 청소년 대상(5~16세) • 단기–장기 지연 기억, 회상, 재인 평가
Wide Range Assessment of Memory and Learning-2 (WRAML-2)	Sheslow & Adams (2003)	언어성, 시각기억, 주의집중	• 2세 6개월~7세 3개월 아동 • 언어 학습, 이야기 기억, 디자인 기억, 그림 기억, 숫자–문자 기억, 손가락 창문 검사 • 작업기억, 지연 기억, 재인 평가

기억장애의 문제를 해결하기 위한 치료적 접근방법들의 목표는 손상된 기억력을 향상시키는 것뿐만 아니라 주변 환경 수정을 통하여 문제가 되는 행동을 조절하여 손상된 기능을 보상하는 것이라고 할 수 있다. 따라서 기억장애를 위한 치료기술들도 손상된 기억을 향상시키기 위한 교정적인 치료접근(restorative approach)과 환경의 수정 및 행동의 수정을 통한 기능의 향상이나 기억증진을 위한 보조도구 등을 사용하는 기능적인 치료접근(Functional approach)들로 나누어질 수 있다. 이러한 치료기술들을 기억전략 또는 기억법이라고 한다. 기억법은 교정적인 치료접근과 기능적인 치료접근 방법 모두를 포함하는 용어이기도 하지만 교정적인 치료접근에 국한되어 사용되기도 한다. 이 장에서도 기억법을 후자의 의미로 사용하기로 하겠다.

교정적인 접근방법은 손상된 능력을 향상시켜 제한된 기능을 향상시키고자 하는 방법으로, 기억전략에서의 교정적인 기억방법인 기억법은 더 효과적으로 기억할 수 있게 하는 방법들이다.

앞에서 설명하였듯이 우리는 제한된 기억 저장용량을 가지고 있기 때문에 제한된 기억 능력 속에서 더 효과적으로 기억하기 위하여 정보를 더 정교히 하고 조직화하고 의미 있는 방법으로 더 심도 있는 처리과정을 거치게 된다. 여러 문헌에서 기억의 입력 당시에 더 정교화 되고 잘 조직화된 정보는 나중에 회상을 필요로 할 때, 더 많은 것을 기억해낼 수 있다고 보고하였다. 더 효과적으로 기억하기 위한 교정적인 접근방법들을 기억 과정 중 입력단계에서 강화할 수 있는 방법과 인출단계에서의 강화할 수 있는 방법으로 나누어 살펴보기로 하자.

2 기억 단계별 교정적 기억 전략

1) 입력단계를 강화하기 위한 기억법

(1) 능동적인 참여

아무리 효과적인 기억법을 동원한다고 해도 기억해야 할 주체인 본인의 참여가 없다면 기억할 수 없을 것이다. 따라서 기억해야 할 대상에 대해 집중하고 이해하기 위한 스스로의 능동적인 참여가 기본적으로 요구된다. 능동적인 참여를 이끌어 내기 위해서 기억 대상을 큰 소리로 읽거나 써보는 방법 등을 사용할 수 있다.

(2) 이해와 집중

능동적인 참여가 갖추어졌다면 기억해야 할 대상에 대한 이해와 집중이 요구된다. 이해하지 않고 무조건 암기하는 것은 매우 비효율적인 방법으로 이해하지 못하면 기억하기도 힘들고 기억도 오래 가지 않는다. 따라서 기억해야 할 전체 내용을 이해한 후 의미 있는 내용으로 기억하기 위하여 정리하고, 기억 대상을 의미 있게 연결해야 한다. 또한 기억할 대상의 내용적인 면을 강화하기 위하여 더 추가적인 정보를 습득해서 이해를 높이는 것도 중요하다. 예를 들면, 몸에 좋은 음식을 기억할 때, 단순히 음식의 이름을 기억하는 것보다는 그 이유나 음식과 인체와의 관계 등을 기억하면 더 오래 기억할 수 있고, 사람의 이름을 기억할 때도, 그 사람의 직업이나 취미, 만난 장소 등과 함께 기억하는 것도 기억을 증진시킬 수 있다.

이해만큼이나 집중도 중요하다. 무작정 여러 번 반복적으로 암기하는 것보다는 기억해야 할 대상으로 주의를 집중하거나 중요 정보에 선택적으로 집중을 하고, 기억 대상에 대해 지속적으로 집중을 유지하는 것이 더 효과적인 방법이다. 집중력 향상을 위해 본인의 능동적인 참여도 중요하지만 집중할 수 있는 주변 환경을 조성해 주는 것 역시 중요하다.

(3) 반복 암송

입력 단계에서 앞으로 소개할 다양한 방법들 중에 기본이 되는 것은 반복 암송이라 할 수 있다. 기억대상을 여러 번 입력하고 강화할수록 더 많은 것을 기억할 수 있고 반복 암송을 더 효과적으로 하기 위해 암송하는 단어들에 음을 넣거나 박자 등의 리듬을 넣어 암송한다면 더 쉽게 기억할 수 있다. 하지만 반복 암송은 기본적인 기억법이기는 하지만 뒤에 나올 연상법이나 심상법보다는 효과적이지 못한 방법이다. 따라서 기억하기 위한 반복의 회수나 시간보다 중요한 것은 기억 대상을 효과적으로 기억하기 위한 질적인, 방법적인 측면이 더 중요하다고 할 수 있다.

(4) 중심단어 외우기(Pegging)

중심단어 외우기는 실제로 우리가 많이 사용하는 방법으로 기억할 단어의 앞 글자나 중요 글자만 따서 기억하는 것이다. 하지만 먼저 기억할 단어에 대한 숙지 없이 앞 글자만 외우는 것은 의미가 없다. 즉, 중심단어를 외울 수 있지만 다시 풀어서 원 단어를 인출해 낼 수 없다면 의미 없는 기억이 된다는 것이다. 중심단어 외우기는 일종의 단서(cue)이다. 기억해야 할 대상의 앞 글자가 제시되었을 때 전체의 기억 대상을 회상해 낼 수 있기 때문이다. 또한 앞 글자를 따서 외울 때 그냥 외우기보다는 비슷한 음이나 의미 있는 단어로 재조합할 수 있다면 더 효과적일 수 있다.

(5) 심상법(Mental imagery)

심상법이란 머릿속에 떠오르는 이미지나 감정을 기억 강화의 방법으로 사용하는 것으로 기억 대상이나 상황을 이미지화하여 기억하는 것이다. 이러한 이미지를 좀 더 강화하기 위하여 과장된 표현을 하거나 고도의 감정을 유발할 수 있도록 형상화하여 사용하기도 한다. 예를 들면, 자동차와 쥐를 기억하고자 할 때, 자동차를 운전하고 있는 쥐를 이미지화하여 기억하는 것이다 [그림 9-4 참고]. 심상법 중에서도 시각적인 심상법은 이미지화하거나 재생하기 쉽기 때문에 더 많이 사용하는 방법이다.

(6) 연상법(Association)

연상법은 기억대상을 익숙하고 의미 있는 것으로 연결하는 것이다. 사람의 이름을 기억하고자 할 때, 그 사람의 특징과 이름을 연결하거나 이미 알고 있는 비슷한 이름의 사람과 연결하여 기억하는 등의 방법이라 할 수 있다. 이 연상법은 기억대상을 의미 있게 연결하는 과정에서 심상법과 함께 이용되기도 하기 때문에 심상법과는 매우 밀접하게 연관되어 있다고 할 수 있다. 대상을 연결하는 것은 시각적인 형태나 이미지로 연결할 수도 있지만 장소(장소법)나 단어의 의미적인 연결이나 소리나 발음 등과도 연결하여 기억을 강화할 수 있다.

(7) 덩어리화(Chunking)

기억의 입력 단계에서 저장용량에는 한계(7±2 items)가 있기 때문에 기억대상을 큰 덩어리로 나누어 기억한다면 더 많은 것을 기억할 수 있다. 따라서 덩어리화는 이러한 기억의 특성을 이해하고 사용하는 방법이라고 할 수 있다(단기기억 참고). 최대용량을 초과하는 정보를 3~4개의 덩어리(적정용량)로 나누어 기억함으로써 더 많은 정보를 기억할 수 있게 하는 것이다 [그림 9-4 참고]. 덩어리화는 실제로 나누어 기억하는 것보다는 나누는 방법이 더 중요하다고 할 수 있는데

기억법	기억 과제	기억법 예시
심상법	**단어기억** ex) 자동차, 쥐, 안경	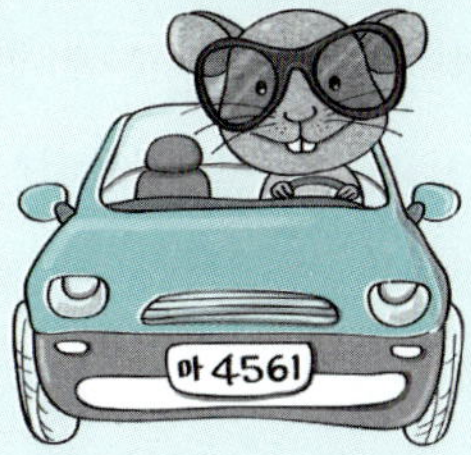
덩어리화	**연속된 숫자 기억** ex) 2 6 7 3 9 1 4 8 0 5	267 391 4805
범주화	**단어기억 과제** ex) 사과 쥐 딸기 자동차 호랑이 비행기 바나나 곰 트럭 귤	**의미로 범주화** 사과 딸기 바나나 귤 → 과일 자동차 비행기 트럭 → 운송수단 쥐 호랑이 곰 → 동물 **글자 수로 목록화** 쥐 곰 귤 사과 딸기 트럭 자동차 호랑이 바나나

그림 9-4 **기억법의 예**

기억 대상에 따라서는 단순히 기계적으로 덩어리로 묶는 것보다는 범주화(Categorization) 등의 방법을 이용하는 것이 더 효과적일 수 있다. 하지만 기억문제를 가진 대다수의 환자들은 다른 인지문제를 동반하기 때문에 범주화를 위한 고위수준의 처리 과정에 어려움을 보일 수 있다. 따라서 환자의 능력에 따른 전략을 선택하고 훈련하는 것 역시 중요하다.

(8) 범주화(Categorization)

범주화는 기억대상을 임의로 설정한 기준에 따라 분류화하여 기억하는 것이다 [그림 9-4 참고]. 예를 들면, 시장에서 사야 할 쇼핑목록을 각 목록 하나하나로 기억하는 것보다는 식료품류와 의류, 가전제품류 등으로 나누어 기억하는 것이다. 범주화는 덩어리화에서 기억 대상을 기준에 따라 나누어 기억하는 방법이기도 하지만 고차원적인 인지과정을 필요로 하는 영역이기도 하다. 따라서 인지능력의 문제가 있는 환자를 대상으로 한 기억법으로 사용하기에는 제한적이다.

(9) 인출상황 예상하기

기억을 입력하는 단계에서부터 나중에 인출될 상황을 예상하면서 기억한다면 입력을 더 강화할 수 있다. 뿐만 아니라 인출에 필요한 정보를 입력 과정에 더 효과적으로 선택하여 기억할 수 있기 때문에 인출 상황을 예상하는 것은 기억의 증진에 도움을 준다.

이상에서 살펴본 방법들 외에도 기억대상에 대해 스스로 질문을 해보거나 해답을 찾아보는 방법도 기억에 도움을 줄 수 있는데 이러한 방법을 강화한 방법이 PQRST이다. 기억해야 할 대상을 의미 있는 문장이나 이야기로 구성하여 암기하는 방법도 기억에 도움을 줄 수 있다. Franzen 등(1992)은 후천적 뇌손상 아동 2명에게 PQRST 훈련을 적용하여 뇌 손상을 받지 않은 아동의 수행 수준에 도달하였다는 보고를 하였다.

[표 9-6]은 PQRST를 설명한 것이다. 더 많은 정보는 관련 인지치료 지침서를 활용할 수 있겠다(육진숙, 권재성과 변은미, 2006).

표 9-6 PQRST 방법의 소개

P	Preview	전체 내용 훑어보기
Q	Question	중요 내용 질문 만들기
R	Read	정 독
S	State	읽은 내용 반복해서 설명하기
T	Test	질문에 답하기

2) 인출단계를 강화하기 위한 기억법

(1) 순서에 따라 회상하기

인출을 할 때 정해진 순서에 따라 기억한 내용을 빠짐없이 회상할 수 있게 하고, 순서를 인출의 단서로 활용하게 위한 방법이다. 순서의 기준은 기억한 순서나 위치적인 순서, 기억 단어의 가나다순이나 사건의 발생순서 등 다양하게 활용할 수 있다.

(2) 연상법

입력 시의 상황이나 관련 정보를 인출 단서로 활용하여 인출을 시도하는 방법으로 입력 당시에 연관시켰던 사건이나 정보를 통해 기억하고자 하는 대상을 기억해 내는 것이다.

(3) 입력 당시로 되돌아가기

기억 당시로 되돌아가서 인출을 시도함으로써 기억대상이나 사건이 일어난 장소, 시간, 사람을 인출단서로 활용하는 것이다.

(4) 사건을 역추적하기

기억해야 할 대상이나 사건으로 역추적 하여 사고를 진행함으로써 인출을 시도하는 것으로 잃어버린 우산을 찾으려 시도할 때 지나온 장소를 역추적하면서 잃어버린 장소를 기억하려 하는 것이 한 예라고 할 수 있다.

(5) 인출시점 증강하기(Expanding rehearsal)

인출시점 증강하기는 기억해야 할 내용을 회상하는 시간의 간격을 체계적으로 증가시키면서 기억력을 향상시키는 방법으로 시간적 인출(spaced retrieval)의 방법을 사용하게 된다. 기억해야 할 정보를 입력시켜 성공적으로 회상하도록 한 후에 점진적으로 시간 간격을 늘려 회상할 수 있도록 훈련하는 방법이라고 할 수 있다. 성공적으로 회상한 경우는 인출하는 시간 간격을 늘리고 실수가 잦으면 시간 간격을 늦추거나 마지막으로 성공한 시간 간격으로 돌아가 회상하도록 하는 방법을 반복함으로써 기억을 응고화시키는 방법이다. 이 전략은 독립적으로 사용되기보다는 다른 기억 전략을 응고화시키는 과정에서 사용될 수 있는 방법으로 앞에서 설명한 오차배제학습(기억의 분류 오차배제학습 참고)과 함께 사용될 때 더 효과적일 수 있다(Wilson, 1999).

3 기능적인 치료접근(Functional approach)

기능적인 접근방법에는 손상된 기억 능력을 향상시키기보다는 기억의 문제를 발생시키지 않는 환경을 조성하거나 행동을 통하여 기억의 문제를 최소화하고, 환경이나 보조도구를 통하여 기억 기능을 보완하는 방법으로 환경의 재구조화, 특정 행동의 학습, 기억보조 도구의 활용 등이 있다.

1) 환경의 재구조화

기능적인 접근방법 중의 하나인 환경의 재구조화는 기억 장애를 가진 환자를 변화시키는 것이 아니라 기억장애 환자가 생활하는 환경을 변경시켜 기억 장애의 문제가 발생되지 않도록 하는 것이다. 기억 문제를 가진 환자가 일상생활을 보다 쉽고 안전하게 기억의 문제를 발생시키는 않고 생활할 수 있도록 환경을 미리 구조화하거나 단순화하는 것이다. 이러한 방법들에는 “Smart House”와 같이 집안의 환경 제어 시스템을 통해 문제를 보완하는 방법도 있을 수 있지만 일상생활에 필요한 생활 도구나 절차를 단순화하는 방법들이 더 많은 부분을 차지할 수 있다.

이러한 환경의 조정은 기억장애를 가진 환자들에게 독립적인 생활을 가능하게 하지만 조정된 환경이 아니라면 기억의 문제가 발생될 수밖에 없기 때문에 언제 어디서나 가능한 방법은 아니며 행동이나 환경의 제한을 통하여 기억의 과정을 시도해 볼 기회를 박탈하고 있다는 비판을 받기도 한다.

2) 특정 행동의 학습

특정 행동의 학습은 역시 기억 능력을 향상시키기보다는 특정 과제에 필요한 수행 능력을 반복함으로써 자동적인 반응으로 학습하게 하여 수행력을 향상시키는 방법이다. 즉, 반복 학습을 통하여 응고화되고 자동적인 생활 패턴으로 만드는 것이다. 따라서 학습하기까지 오랜 시간을 필요로 하며 특정 과제에서 수행하는 방법을 반복하는 것이기 때문에 다른 과제에서는 사용될 수 없는 방법이다. 예를 들어, 옷을 입는 과정을 기억하도록 하기 위하여 일률적인 방법으로 반복 학습을 하는 것으로 옷 입는 과정을 기억했다고 해서 이 방법이나 수행력이 음식을 만드는 과정에서 사용될 수는 없다. 즉, 특정 행동의 학습을 통해 획득된 능력을 일반화하는 것은 어렵다고 할 수 있다.

3) 기억 보조도구(External aids)의 활용

기억 장애의 문제를 최소화하고 보완하기 위한 보조도구에는 기억 노트, 체크 리스트, 다이어리, 알람장치, 모바일 폰, NeuroPage(기억 보조 시스템; Wilson et al., 2001)의 사용 등 다양하다. 이러한 다양한 도구들은 기억을 저장하거나 기억해야 할 때를 기억하기 위한 도구들로 개인에 따라 사용의 방법이나 적용 방법 등을 적절히 사용해야 그 효과를 증대시킬 수 있다. 기억 보조도구의 효과가 신뢰할 만하다 하더라도 실제 보조도구의 활용은 보조 도구사용의 어려움, 사용 방법에 대한 기억의 문제 등 여러 제한점에 의하여 그 효과가 감소도 될 수 있다. 그래서 기억 보조도구의 사용을 성공적으로 수행하도록 하기 위한 방법으로 문헌에서는 내적인 강화 기술(internal strategies)을 병행하여 사용할 것을 추천하고 있다. 내적 강화 기술은 보조도구 활용하는 방법을 스스로 모니터링하고 각 상황에 맞는 실행 모드를 선택하고 실행함으로써 기억 보조도구의 활용을 강화하는 것이다. 실제로 이러한 방법은 보조도구 사용에 효과를 나타내고 있다. 이러한 기술을 습득하는 데는 오랜 시간을 필요로 하지만 일단 습득되면 오래 지속되고 일상생활에서 연결하여 사용할 수 있기 때문에 일반화의 가능성도 가지고 있다고 할 수 있다.

지금까지 살펴본 치료적 접근 방법 외에 치료를 하는 동안 고려되어야 할 요소는 가족의 교육과 환자에 심리적인 지지라고 할 수 있다. 모든 인지 기능을 가진 환자의 재활치료에서와 마찬

가지로 기억장애에서의 가족의 교육은 매우 중요하다. 기억장애를 가진 사람의 가족들이 장애로 인한 행동이나 문제를 이해하는 것은 기억 훈련에 많은 영향을 줄 수 있다. 장애로 인한 문제나 환자의 장점과 문제점을 교육하고 이해하도록 함으로써 가족의 적극적인 이해와 도움을 이끌어 낼 수 있고, 환자에게 가장 적절한 방법을 고안해내는 데도 가족의 참여가 이루어질 수 있다. 더 나아가서는 고안해낸 방법을 실행하는 단계에서도 가족의 도움을 받아서 할 수 있기 때문에 치료의 효과를 극대화 할 수 있다는 점에서 가족의 교육은 매우 중요한 부분이라고 할 수 있다.

인지 장애로 인한 우울이나 불안 상태가 치료과정에서 동기의식의 저하나 무기력, 절망 등의 감정을 불러 일으켜 치료 과정이나 치료 결과에 영향을 줄 수 있다. 따라서 가족과 주변 사람들의 심리적 지지 및 치료사와의 라포 형성은 매우 중요하다. 환자의 심리 상태에 영향을 줄 수 있는 요소를 파악하여 다양한 요소에 대한 적절한 해결이 이루어질 때보다 효과적인 재활 치료가 가능하다(Sohlberg & Mateer, 2001).

4 기억력 향상을 위한 근거중심 치료방법들

앞 장의 집중력에서와 마찬가지로 기억력 향상을 위한 근거 중심 치료방법들에 대한 체계적인 문헌고찰 연구들이 진행되어 있다(Cicerone et al., 2011, 2019; Laatsch et al., 2007, 2020). [표 9-7]은 이 논문들에서 추천하고 있는 기억력의 근거중심 방법들을 요약해 놓은 것이다. 이들 연구에서는 효과적인 치료의 근거를 제시하고 추천하는 방법으로 Practice Standard, Practice Guideline, Practice Option으로 나누어 치료 방법을 추천하고 있다(Practice Standard, Practice Guideline, Practice Option에 대한 설명은 8장 집중력 손상과 치료적 접근의 근거 중심 치료방법들의 내용을 참고, Cicerone et al., 2011, 2019).

그 밖에도 Cicerone 등(2019)은 체계적인 근거 중심 문헌고찰을 통해 기억력뿐 아니라 집중력, 실행능력 등의 각 인지 영역에 대한 치료 방법에 대한 근거를 제시했을 뿐 아니라 외상성 뇌손상과 뇌졸중 환자들의 인지 장애 및 기능적인 장애를 감소시키기 위해 다중양식 전산화 인지 치료들(multi-modal, computer-assisted interventions)과 포괄적이고 전체적인 신경정신적인 재활프로그램들(Comprehensive-holistic neuropsychological rehabilitations)도 추천하고 있다. 이러한 포괄적인 프로그램은 집중력과 기억력, 실행능력의 향상을 위해 각 기능들을 전체적으로 포함하여 훈련하는 전산화 프로그램들이나(DeLuca et al., 2014; Lin et al., 2014), 인지의 문제 뿐 아니라 심리사회적인 문제, 정신과적인 문제를 해결하기 위한 다방면의 치료나 전략을 통합적으로 훈련하는 것이다(Geurtsen et al., 2011; Twamley et al., 2014; Vestri et al., 2014). 증상의 심각도와 손상

후의 기간에 상관없이 급성기가 지난 후에는 포괄적이고 전체적인 신경정신적인 재활프로그램을 추천하고 있고(practice standard), 다중양식 전산화된 프로그램이 적용 될 때는 재활분야의 치료사의 개입과 지도하에 이루어져야 함을 추천하고 있다(practice guideline). 이 중에 다중 양식의 전산화 프로그램들은 흥미를 자극하고 환자의 수행 수준에 따라 과제의 난이도를 조정할 수 있으며 수행에 따른 피드백을 제공하고 객관적인 데이터를 제시할 수 있어야 함을 강조하고 있다(practice guideline). 뿐만 아니라 포괄적인 재활 프로그램들은 개별화된 치료 및 그룹 치료를 통해서 적용될 수 있다(practice option)고 보고하고 있다.

Dou 등(2006)은 외상성 뇌손상 성인 환자에게 오차배제학습을 적용한 기억 훈련 프로그램을 치료사에 의한 훈련 그룹과 전산화 프로그램에 의한 훈련 그룹, 대조군으로 나누어 연구를 진행하였다. 기억 훈련 프로그램은 4단계로 구성하여 1단계－기본적인 기억 훈련 과제, 2단계－작업 기억 및 의미적 기억 훈련, 3단계－기억 전략 훈련, 4단계－실제 환경에서의 기억 훈련을 시행하였는데 대조군에 비하여 치료사에 의한 훈련 그룹과 전산화 프로그램에 의한 훈련 그룹에서 NCSE(Neurobehavioural Cognitive Status Examination), RBMT(Rivermead Behavioural Memory Test)의 점수의 향상을 보였다고 보고하였다. Bourgeois 등(2007)은 만성 외상성 손상 성인 환자에게 오차배제학습으로 시간적 인출(spaced retrieval) 방법을 사용하는 것이 일반적인 연상법 등의 일반적인 전략을 훈련하는 것보다 전향적인 기억을 상기하는 훈련에 더 효과적임을 시사하고 있다.

Lemoncello 등(2011)은 연구 참여자의 가정에 있는 텔레비전의 스크린에 예정된 시간에 스케줄을 상기시키는 시청각 리마인더를 이용하여 전향기억을 훈련하였고 이러한 새로운 방식의 보조 기술로 전향기억을 상기시킬 수 있음을 보고 하였다. 그 밖에도 전향기억을 향상시키기 위해서 노트북이나 전자 보조 도구나 기술 등이 사용되기도 하고(De Joode et al., 2013; Lannin et al., 2014) 시각적 심상법이나 연상법이 사용되기도 한다(Potvin et al., 2011).

소아 뇌손상 환아를 대상으로 한 Laatsch 등(2007, 2020)의 근거 중심 고찰 연구는 집중력과 기억력을 구분하지 않고 근거를 제시하고 있다. 이 고찰 연구에서 추천되고 있는 집중력과 기억력의 근거 중심 치료 방법으로는 인지행동치료와 APT(Attention processing training)를 이용한 CRP(Cognitive Remediation Program)와 Amat-C(Amsterdam Memory and Attention Training for children), gist reasoning을 이용한 SMART(Strategic Memory Advanced Training) 방법이 있고 테크놀로지를 이용한 인지 훈련 방법으로 Cogmed™을 작업 기억 능력을 위한 훈련으로 추천하고 있다.

Bulter 등(2008)은 뇌종양 환아를 대상으로 APT와 전략의 습득, 인지행동치료를 통합한 일련의 치료를 통해 학업 성취나 보호자 보고의 집중력, 메타인지(metacognitive)전략이나 학습 전략

습득에 향상을 보였다고 보고하였다.

van't Hooft 등(2007)의 연구에서는 뇌종양 환자에게 집중력과 기억력 훈련과 메타인지전략을 접목한 Amat-C의 프로그램을 적용했을 때, 지속집중력, 선택집중력, 언어기억력, 시각기억력이 향상되었음을 보고하였다.

그 밖에 Cook 등은 외상성 뇌손상 청소년을 대상으로 다양한 정보를 처리하는 gist 추론 훈련(gist reasoning training)인 SMART 훈련을 한 치료군이 단순 기억 전략 훈련을 대조군보다 추상적 개념, 이해력, 회상 능력에서 향상을 보였다고 했다.

테크놀로지를 이용한 Cogmed™은 전산화 작업기억 훈련 프로그램으로 뇌손상 소아를 대상으로 작업기억과 읽기 능력의 향상을 보였다고 보고되었다(Pillips et al., 2016).

표 9-7 기억력에 대한 체계적인 문헌 고찰 요약

	추천된 근거중심 방법	근거 논문
Cicerone 등 (2011, 2019)	• 경도의 외상성 뇌손상 또는 뇌졸중 환자의 전향기억을 향상시키기 위한 기억 전략 훈련은 시각 심상법이나 연상법의 내적 전략과 노트북, 전자 기술의 외적 기억 보조 도구들의 사용이 추천된다(Practice standard) • 경도의 외상성 뇌손상에 환자의 일상 수행에 필요한 회상을 향상시키기 위한 기억 전략 훈련은 시각 심상법이나 연상법의 내적 전략과 노트북의 외적 기억 보조 도구들의 사용이 추천된다(Practice standard) • 기능적인 활동에 직접 적용할 수 있는 외적 보상 방법의 사용은 중증의 외상성 뇌손상이나 뇌졸중 환자에게 추천된다(Practice guideline) • 중증의 외상성 뇌손상 환자의 경우 특정 기술이나 지식을 학습하기 위한 방법으로 오차배제학습(errorless learning)이 효과적일 수 있지만 새로운 과제로의 전이나 전체 기능적인 기억 문제를 감소시키기에는 제한이 있을 수 있다(Practice option) • 외상성 뇌손상 또는 뇌졸중 환자의 전향적 기억이나 일상 정보의 회상을 위한 기억력 향상을 위해 그룹 치료를 고려해 볼 수 있다(Practice option)	Lemoncello 등(2011) De Joode 등(2013) Lannin 등(2014) Dou 등(2006) Bourgeois 등(2007)
Laatsch 등 (2007, 2020)	• 후천적 뇌손상의 소아 및 청소년의 인지 문제의 회복을 돕기 위하여 인지 행동 집중력 치료방법(APT, CRP), 초인지 전략을 접목한 집중력 및 기억력 훈련, gist 추론 훈련 방법을 통한 기억 훈련을 제공하는 것을 고려해야 한다(Practice guideline) • 뇌손상 아동의 작업기억 능력을 훈련하기 위한 테크놀리지 방법으로 Cogmed™가 추천된다(Practice guideline) * 이 문헌 고찰에서는 기억력을 집중력과 분리하고 제시하고 있지 않음	van't Hooft 등(2007) Bulter 등(2008) Cook 등(2014) Phillips 등(2016)

9.4 요 약

기억은 우리의 일상생활에서 수많은 행동이나 활동에서 필요한 기능으로 뇌손상 등에 의한 기억의 장애에 대한 치료적 접근은 중요한 부분이다. 기억의 문제를 이해하기 위해서는 기억의 정의나 분류를 이해하고 그에 따르는 환자의 임상적인 문제를 파악할 필요가 있다.

기억력의 장애는 이상에서 살펴본 바와 같이 기억의 각 단계에서의 적절한 정보의 처리가 이루어지지 못하는 문제나 기억을 유지하기 위한 효과적인 방법을 적절히 사용하지 못하는 문제로 나타나며, 기억 훈련 과정에서 자신의 기억 능력의 수준이나 기억해야 할 과제에 대한 난이도를 제대로 파악하지 못하는 문제들도 기억장애의 증상이라고 할 수 있다. 기억장애를 가진 환자들을 위한 재활의 기본적인 원리는 정상적인 기능을 이용하여 손상된 기능을 보완하는 것이다. 따라서 기억장애의 문제를 해결하기 위한 치료적 접근방법들의 목표는 손상된 기억력을 향상시키는 것뿐만 아니라 주변 환경 수정을 통하여 문제가 되는 행동을 조절하여 손상된 기능을 보상하는 것이다. 따라서 다양한 기억 전략 및 보상 전략의 이해 및 근거중심 치료방법들에 대한 사용을 통하여 치료의 효율을 높일 수 있을 것이다. 또한 재활치료 과정에서의 가족의 환자의 심리적 지지를 통하여 재활치료의 효과를 극대화하려는 노력도 간과해서는 안 될 것이다.

참|고|문|헌

R·E·F·E·R·E·N·C·E

- 육진숙, 권재성, 변은미. (2006). **가정에서의 인지재활치료 지침서**. 서울: 군자출판사.
- 육진숙, 변은미, 유승복, 김홍수. (2012). 학령전기 아동을 위한 표준화된 인지평가 도구의 문헌 고찰. **대한인지재활학회지, 1**, 69-98.
- Alloway, T. P. & Archibald, L. M. (2008). A comparison of working memory and learning in children with developmental coordination disorder and specific language impairment. *Journal of Learning Disabilities, 41*, 251-262.
- Baddeley, A. & Wilson, B. A. (1994). When implicit learning fails: Amnesia and the problem of error elimination. *Neuropsychologia, 32*, 53-68.
- Baddeley, A. D. & Hitch, G. (1974). Working memory. In G. A. Bower (Ed), *The psychology of learning and motivation* (Vol. 8, pp.47-89). New York: Academic Press.
- Baddeley, A. D. (2000). "The episodic buffer: A new component of working memory?". *Trends in Cognitive Science, 4*, 417-423.
- Bourgeois, M. S., Lenius, K., Turkstra, L. & Camp, C. (2007). The effects of cognitive teletherapy on reported everyday memory behaviours of persons with chronic traumatic brain injury. *Brain Injury, 21*, 1245-1257.
- Butler, R. W., Whittinggham, K., Boyd, R. N., et al. (2008). A multicenter, randomized clinical trail of a cognitive remediation program of childhood surviors of a pediatric malignancy. *Journal of consulting and Clinical Psychology, 76, 367-78.*
- Cicerone, K. D., Dahlaberg, C. & Malec, J. F. et al. (2011). Evidence-based cognitive rehabilitation: updated review of the literature from 2003 through 2008. *Archives of Physical Medicine Rehabilitation, 92*, 519-530.
- Cicerone, K. D., Glodin, Y. & Ganci, K. et al. (2019). Evidence-based cognitive rehabilitation: Systemic review of the literature from 2009 through 2014. *Archives of Physical Medicine and Rehabilitation, 100*, 1515-1533.
- Cohen, M. J. (1997). *Children's Memory Scale*. San Antonio, TX: The Psychological Corporation.
- Cook, L. G., Chapman, S. B., Elliott, A. C., et al. (2014). Cognitive grains form gist reasoning training in adolescents with chronic-stage trumatic brain injury. *Frontiers in Neurology, 5*, 87(p1-9).
- Craik, F. & Lockhart, R. (1972). Level of processing: A frame work for memory research. *Journal of Verbal Learning and Verbal behavior, 11*, 671-84.

- Delis, D. C., Kramer, J. H., Kaplan, E. & Ober, B. A. (1994). *California Verbal Learning Test-Children's Version.* Austin, TX: The Psychological Corporation.
- DeLuca, R. D., Calabro, R. S., Gervbasi, G. et al. (2014). Is computer-assisted training effective in improving rehabilitative outcomes after brain injury? A case-control hospital based study. *Disability and Health Journal, 7*, 356-360.
- Dou, Z. L., Man, D. W., Ou, H. N., Zheng J. L. & Tam, S. F. (2006). Computerized errorless learning-based memory rehabilitation for Chinese patients with brain injury: a preliminary quasi-experimental clinical design study. *Brain Injury, 20*, 219-225.
- Evans, J. J., Wilson, B. A. & Schuri, U. et al. (2000). A comparison of "errorless" and "trial-and-error" learning methods for teaching individuals with acquired memory deficits. *Neuropsychological Rehabilitation, 10*, 67-101.
- Franzen K., Robert A., Schmits D., Vereduyn W. & Manshadi F. (1996). Cognitive remediation in pediatric TBI. *Child Neuropsychology, 2*, 176-184.
- Grieve, J. (1993). *Neuropsychological for occupational Therapists: Assessment of perceptual and cognition.* Oxford: Blackwell Science Ltd.
- Geurtsen, G. J., Van Heugten, C. M., Martina, j. D. et al. (2011). A prospective study to evaluate a residential community reinteration program for patients with chronic acquired brain injury. *Archives of Physical Medicine and Rehabilitation, 92*, 696-704.
- Kimble, G. (1985). *Psychology of Learning. In B. Hammonds, Psychology and Learning: Master lecture series,* (vol. 4, pp.9-44). Washington, DC: American Psychological Association.
- Laatsch, L., Harrington, D. & Hotz, G. et al. (2007). An evidence-based review of cognitive and behavioral rehabilitation treatment studies in children with acquired brain injury. *Journal of Head Trauma Rehabilitation, 22*, 248-256.
- Laatsch, L., Dodd, J., & Brown T., et al. (2020). Evidence-based review of cognitive rehabilitation, emotional, and family treatment studies in children with acquired brain injury literature; From 2006 to 2017.
- Lemoncello, R., Sohlberg, M. M., Fickas, S. & Prideaux, J. (2011). A randomized controlled crossover trial evaluation Television Assisted Prompting(TAP) for adults with acquired brain injury. *Neuropsychoogical Rehabilitation, 21*, 825-846.
- Lin, A., Tao, J., Gao, Y. et al. (2014). Analysis of central mechanism of cognitive training on cognitive impairement sfter stoke: resting state functional magnetic resonance imaging study. *Journal of international Medical Research, 42, 659-668.*

- Luria, A. R. (1966). *Higher cortical functional in man.* New York: Basic Books.
- McCarthy, R. A. & Warrington, E. K. (1990). *Cognitive neuropsychology: A clinical introduction.* New York: Academic Press.
- Morse, A. R. (1986). Neuropsychological tools and techniques of cognitive assessment. In P.A. Morse (Ed.), *Brain injury: Cognitive and prevocational approaches to rehabilitation* (pp.51-88). New York: Tiresias Press, Inc.
- Okkema, K. (1993). *Cognition and perception in the stroke patient: A guide to functional outcomes in occupational therapy.* Gaithersburg, MD: Aspen Publishers.
- Phillips, N. L., Mandalis, A., Benson, S., et al. (2016). Computerized working memory training for children with moderate to severe traumatic brain injury; A doubleblind, randomized, placebo-controlled trial. *Journal of Neurotrauma, 33, 2097-2104.*
- Sheslow, D. & Adams, W. (2003). *Wide Range Assessment of Memory and Learning: Administration and technical manual* (2nd ed.). Lutz, FL: Psychological Assessment Resources.
- Sohlberg, M. M. & Mateer, C. A. (2001). *Cognitive rehabilitation: A integrative neuropsychological approach.* New York: Oxford University Press.
- Toglia, J. P. (1993). Attention and Memory. In C. B. Royeen (Ed.), *AOTA self-study series: Cognitive rehabilitation* (pp.1-72). Rockville, MD: American Occupational Association.
- Unsworth, C. A. (1999). *Cognitive and perceptual dysfunction: A clinical reasoning approach to evaluation and intervention.* Philadelphia: F. A. Davis.
- van't Hooft, I., Andersson, K., Bergman, B., Sejersen, T., VonWendt, L. & Bartfai, A. (2005). Beneficial effect from a cognitive training programme on children with acquired brain injuries demonstrated in a controlled study. *Brain Injury, 19*, 511-518.
- van't Hooft, I., Andersson, K., Bergman, B., et al. (2007). Sustained favorable effects of cognitive training in children with acquied brain injuries. *NeuroRehabilitation, 22*, 109-116.
- Vestri, A., Peruch, F., Marchi, S. et al. (2014). Individual and group treatment for patients with acquired brain injury in comprehensive rehabilitation. *Brain injury, 28*, 1102-1108.
- Wilson, B. A. (1999) Memory rehabilitation in brain-injured people. In D. T. Stuss, G. Winocur, I. H. Robertson, *Cognitive Neurorehabilitation* (pp.333-346). Cambridge University Press.
- Wilson, B. A., Emslie, H. C., Quirk, K. & Evans, J. J. (2001). Reducing everyday memory and planning problems by means of a paging system: a randomized control crossover study. *Journal of Neurology, Neurosurgery and Psychiatry, 70*, 477-482.

Cognitive
Rehabilitation

COGNITIVE REHABILITATION

제10장
CHAPTER

실행(집행)기능 손상과 치료적 접근

권 재 성

COGNITIVE REHABILITATION

학·습·목·표

- 실행기능의 개념을 이해한다.
- 실행기능 손상의 치료에 대한 임상 모델을 이해한다.
- 실행기능 손상의 평가 및 손상으로 인한 증상을 이해한다.
- 실행기능 손상으로 인한 증상에 대한 치료적 접근 방법을 습득한다.

주·요·용·어

- 실행기능
- 전두엽
- 전략
- 개시
- 억제
- 조직화
- 작업기억
- 자기조절
- 자기안내
- 메타인지
- 자각
- 스키마
- 가족지지

10 C/H/A/P/T/E/R 실행(집행)기능 손상과 치료적 접근

10.1 개 요

이번 장에서는 실행기능 또는 능력(executive functions or abilities)의 개념을 이해하고 신경해부학적 구조, 특히 전두엽의 손상과 그 증상의 연관성을 공부할 것이다. 또한 다양한 증상들을 신경행동학적(neurobehavioral) 견해에서 평가하고 치료적으로 개입하는 접근 방법과 치료적 방법을 제시할 것이다. 국내에서 '실행기능'은 '집행기능'으로 번역되기도 하는데 이번 장에서는 '실행기능'이라는 용어를 사용하였다.

1 실행기능이란 무엇인가?

실행기능(Executive function)은 이마엽과 앞이마엽을 중심으로 다른 대뇌피질과의 연합을 통해 진행되는 정신작용으로 단편적인 인지기능의 구성들보다 더욱 광범위한 개념이다. 다시 말해 총체적인 인지기능 구성요소의 통합과 운영이라 말할 수 있다. 실행기능을 마치 기억력과 집중력을 이해하듯 단편적이고 구획화하여 이해하는 것은 무리가 있다. 실행기능은 집중력과 기억력 등의 다양한 인지 구성 요소들의 적절한 상호작용을 통해 목표를 세우고 계획하며 조직화하여 수행을 완수하는 일련의 과정이다. 실행기능을 정상적으로 발휘하기 위해서는 집중력과 기억력의 정상적인 작용이 필수적이지만, 그 중에서 작업기억(working memory)과 자각(awareness)기능이 중요하다.

임상에서 작업기억과 자각의 개념을 잘 이해하고 있으면 환자들의 행동을 이해하는 데 도움이 된다. 예를 들어 한 사람이 목표를 세웠다고 가정한다면 이 목표를 지속적으로 자신의 의식 속에서 자각할 수 있어야 하고 계획을 세울 수 있어야 하며 그 계획을 지속적으로 집중하여 진행할 수 있어야 한다. 또한 한 단계가 마무리되면 다음 단계로 진행하는 집중의 변환도 필요하다. 또한 이러한 진행이 잘 이루어지고 있는지를 통찰하기 위해서는 작업기억 영역에서의 장기기억의 정보를 인출하고 인출된 정보를 비교 분석할 수 있어야 한다. 이와 같이 실행기능이라는

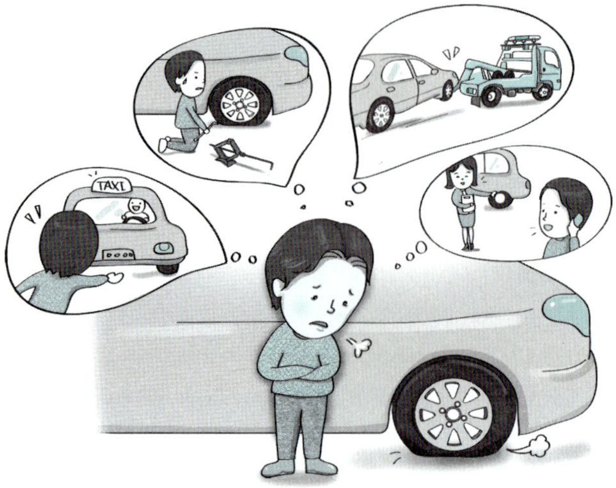

그림 10-1 **실행기능의 사례**

것은 목표지향적인 일련의 행동 방식이라고 말할 수 있다. 목표를 세우고 목표를 성취하기 위해 계획을 세우며 행동을 조직화하고 자신의 능력을 성찰하며 적절한 전략을 선택하여 운영하는 행동과정이다. 유사시에는 목표를 수정하고 다시 계획을 새롭게 조직하고 운영하는 능력도 포함된다. 그래서 정상인들이 일상적으로 아침에 일어나 밥을 먹고 세수하고 옷 입는 등의 일상 활동(routine task)들은 실행기능이라 볼 수 없다는 견해도 있다(Glosser & Goodglass, 1990). 즉 문제상황, 또는 새롭게 접하는 상황, 익숙하지 않은 상황에서 발휘될 수 있는 정신작용이라는 견해이다 [그림 10-1]. 그러나 특별한 상황이 아닌 일상적이고 익숙한 환경에서도 실행기능 장애는 나타날 수 있다는 견해도 있다(Schwartz et al., 1993). 다음은 다양한 문헌에서 실행기능을 정의한 것을 소개하여 그 차이점들을 고찰해보도록 하겠다.

"실행기능은 목표를 정하고, 목표를 이루기 위해 행동을 계획하고 조직화하며, 그 목표를 이루기 위한 일련의 활동을 통찰하는 것을 포함한다.; Executive functions has goal identification, planning & organizing behavior to achieve goals, monitoring goal directed activity"(Mateer, 1997; Shallice & Burgess, 1991)

"실행조절 기능이라는 표현은 고위 인지기능 과정을 일컫는 말로 많이 적용되어져 왔다. 이 과정은 일상적이지 않은 환경에서 감각의 수용과 운동 반응의 선택, 프로그래밍, 조절 기능을 내포하고 있다.; The expression 'executive control functions' has increasingly been applied to a set of higher order cognitive processes…These processes are critically involved in the selection, programming, and regulation of sensory inputs and motor output especially in nonroutine situations"

(Glosser & Goodglass, 1990)

"실행기능은 행동을 의도하고 조직화하는 자기 조절과 통제 기능이다. 조금 더 구체적인 요소로는 계획, 판단, 목표설정, 자기억제, 자기통찰, 자기평가, 자기수정, 융통성 있는 문제해결, 개시능력과 자각능력이 포함된다.; Executive functions are the self-regulating and control functions that direct and organize behavior. Specific component areas include planning, decision making, directed goal selection, self-inhibiting, self-monitoring, self-evaluating, self-correcting, flexible problem solving, initiation and self-awareness"(Zoltan, 1996)

"실행기능 장애는 특별한 일이 아니더라도, 일상적이고 숙달된 환경에서도 관찰될 수 있다.; Executive function disorders can be observed on routine, over-learned activities of daily living; task novelty is not required"(Schwartz et al., 1993)

위와 같이 실행기능의 정의와 실행기능 장애는 보다 더 광범위한 개념에서 이해되고 조명되어야 한다.

2 실행기능의 이해를 위한 뇌 기능: 이마엽(전두엽; Frontal lobe)

인간의 이마엽은 유일무이하다. '인간을 인간답게 하는 것이 이마엽이다'라는 말이 있을 정도로 그 기능은 매우 중요하고 방대하다. 전체적인 대뇌피질 면적의 30% 정도를 차지할 정도로 매우 넓은 구조를 가지고 있다(Goldman-Rakic, 1984). 특히 인간은 앞이마엽(prefrontal cortex)의 기능에 의해 보다 더 우월한 정신능력을 발휘할 수 있다[그림 10-2]. 이마엽은 관자엽(측두엽; temporal cortex), 마루엽(두정엽; parietal cortex), 뒤통수엽(후두엽; occipital cortex)과 상호연결되어

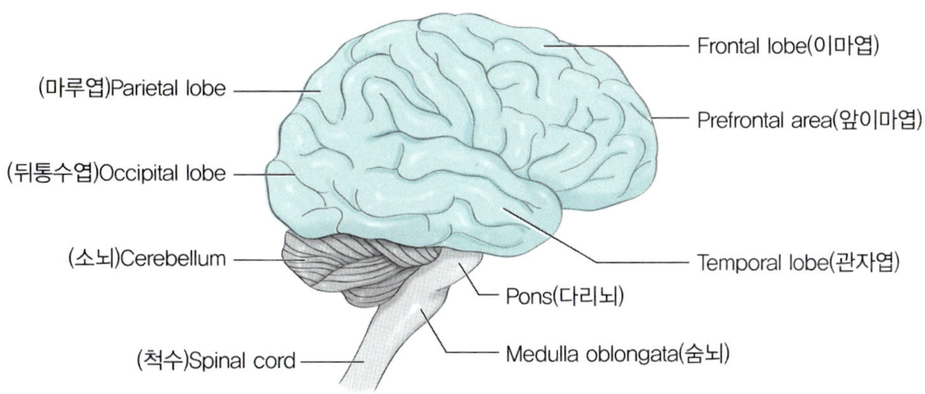

그림 10-2 **뇌의 구조**

고위청각, 체감각, 시각 정보를 상호적으로 처리하기도 한다. 또한 앞이마엽은 기능적으로 양측화(lateralization)되어 있다는 견해도 있는데, 우측 앞이마엽은 일화기억(episodic memory) 회상에 관여하고, 좌측 앞이마엽은 의미기억(semantic memory)과 저장을 위한 코드화(encoding)에 관여한다(Grady, 1999). 이마엽의 등쪽가쪽(Dorsolateral)은 작업기억 및 집중력, 정보처리의 속도에 관여하고, 이마엽 가쪽(lateral)과 위쪽안쪽(superior mesial) 부분은 개시(initiation)에 관여한다고 알려져 있다. 또한 눈확 위 안쪽 또는 이마엽 아래쪽(orbito-medial or inferior) 부분은 억제(inhibition)와 충동(impulsivity)에 관여한다고 알려져 있다. 이러한 대뇌피질 영역과 기능의 연관성 고찰은 뇌의 손상 부위에 따라 환자가 어떠한 증상을 보이게 될 것인지 예측할 수 있는 단서가 되므로 중요한 의미가 있다.

이러한 신경학적 기능들은 임상에서 관찰될 수 있는 행동 사례와 연관되어야 의미가 있다. 예를 들어, 교통사고로 흔히 머리를 다치게 되는데 진단명으로는 외상성 뇌손상(traumatic brain injury; TBI)이라 한다. 머리의 앞부분을 심하게 부딪힐 경우 부력으로 떠 있는 뇌는 충격에 의해 앞으로 쏠리게 되고, 두개골의 구조적 특징(눈 위 뼈구조)에 의해 이마엽의 눈확 위 안쪽 영역(orbito-medial area)이 손상을 입게 된다 [그림 10-3]. 위에서 언급하였듯이 이마엽의 눈확 위 안쪽 부분은 억제 기능을 담당한다고 알려져 있는데 이 부분이 손상된 외상성 뇌손상 환자에게서 나타날 수 있는 증상으로 억제장애 즉 충동적 행동들을 예측해 볼 수 있다. 또한 의학의 역사 속에서도 이마엽의 억제 기능을 알 수 있는 사건을 발견할 수 있다. 포르투갈 의사인 Antonio Egas Moniz는 정신분열증 환자나 악성 종양 등으로 인한 격통환자에게 앞이마엽 절개술(frontal lobotomy)을 실시하여 증상을 완화하려고 시도하였다 [그림 10-4]. 그러나 충동적으로 변해가는 인

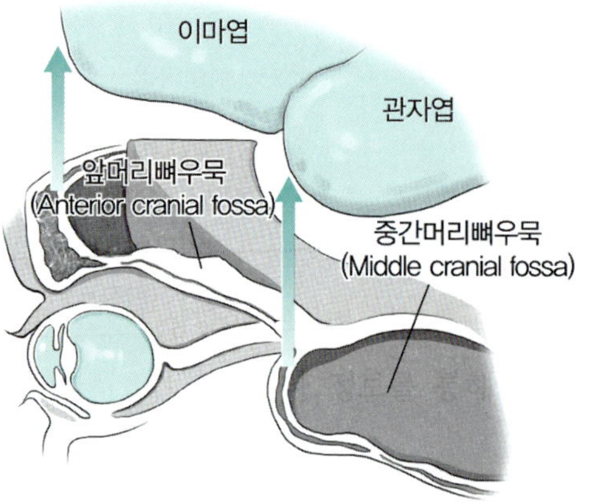

그림 10-3 **뇌 뼈 구조와 외상성 손상 영역**

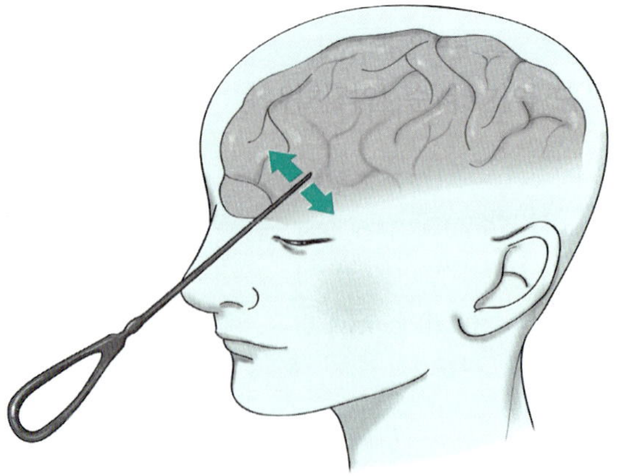

그림 10-4 **전두엽 백질절제술**

격 변화의 극심한 부작용이 나타날 수 있다는 비판과 약물치료의 발달로 인해 시술은 중단되었다. 이와 같이 이마엽의 기능은 특정한 영역의 역할이 있음을 알 수 있고 그 영역의 손상으로 인해 나타날 수 있는 증상들을 이해하는 것은 중요하다. 특히 전문적인 행동 관찰을 통해 손상과 증상을 연결할 수 있는 지식은 임상에서 환자를 평가하고 치료하는 데 중요한 기반이 된다.

이마엽은 변연계(limbic system)와도 연관되어 학습(learning), 기억(memory), 정서과정(emotional processing)에 관여한다고 보고되기도 하였다(Kaufer & Lewis, 1999).

이와 같이 이마엽과 앞이마엽은 실행기능의 중요한 역할을 담당한다. 특히 앞이마엽은 다른 대뇌피질 영역과 대뇌피질하 영역과의 광범위한 연관성을 바탕으로 행동반응을 통합하는 기능을 한다(Mesulam, 1990). 다양한 운동 및 감각 정보를 활성화 또는 억제, 통합하여 행동을 조직화하고, 목적을 성취하기 위해 목표 지향적인 행동 과정을 만들어낸다. 이마엽과 앞이마엽의 기능은 일차적인 인지기능 요소들을 모두 포함하며, 행동적이고 정서적인 기능들까지 모두 통합하는 것이다.

10.2 증상 및 평가

1 실행기능 손상으로 인한 증상

실행기능의 손상으로 인한 증상은 많은 문헌에서 다양한 측면으로 조명되었다. 부분적이나마 나열해보면 다음과 같다. 기억력 측면에서는 작업기억(working memory)의 손상이 두드러져 최근 기억의 제한이 많으며 계획을 세우고 진행하는데 정보의 유지가 어렵게 된다. Sohlberg(2001)는 실행기능의 손상으로 인해 사고적인 측면에서 유연한 생각이 어려워 완고(rigid)해지고 추상적인 생각이 어려워 구체적이고 편협한 생각에 갇히게 되며 지속적인 사고의 유지가 어렵다고 언급하였다. Prigatano(1991)는 감정적인 측면에서 실행기능 손상으로 인해 감정과 정서의 조절이 어려워 무뚝뚝하거나(blunt) 변화 없는(flat) 감정이 지속되기도 하고, 자주 화를 내며(anger) 불안정한(irritability) 감정이 표출되기도 한다고 하였다. 또한 자기중심적인 사고가 우선되어 다른 사람의 감정에 대한 고려가 어렵고, 자신의 행동으로 인한 앞으로의 조망(perspectives)이나 예측도 감소한다고 설명하였다. 실행기능 손상의 행동적인 측면에서는 충동적인 반응으로 지속적이고 단계적인 과제의 진행이 어렵고 사소한 자극에도 의도한 목표나 맥락이 흐려지는 등 목표지향적인 활동이 어려워지게 된다. 즉 사고적인 측면과 감정적인 조절, 행동적인 수행의 광범위한 영역의 기능 손상으로 인해 사회생활이 어렵고 사람들과의 관계 유지가 어려워진다. Zolton(1996)은 실행기능이 손상된 사람들은 충동적이고 대화의 맥락 유지가 어려우며, 완고하고 고집불통이어서 사회적으로 활동하기에 부적절하다고 언급하였다. 또한 다른 사람과의 관계뿐만 아니라 자신이 현재 처해 있는 사회적 상황을 적절히 통찰하지 못한다고 보았다. 이런 환자들은 자기가 한 일을 주관적이고 특수한 것으로 보고 객관적으로 바라보지 못하여, 자신의 실행을 일반화하여 확대해서 주관적으로 판단한다고 설명하였다. 문제를 대면하는 측면에서도 한 가지 해결책만 있다고 생각하므로 최선의 해결 방안을 선택하기 위한 다양한 정보를 고려하지 못한다고 보았다.

실행기능 장애의 증상들은 과거 한 전두엽 손상 사례를 통하여 본격적으로 연구되었다. 역사적으로 볼 때 뇌를 심하게 다치고도 살아남은 사례 중에서 가장 유명한 사건은 Phineas Gage의 사례이다. 그는 1848년 9월 13일 Vermon에 있는 철도(Rutland & burlington Rail)에서, 침목을 놓는 공사를 하던 중에 폭파 사고를 당했다. 폭파 시 쇠막대기는 그의 왼쪽 광대뼈 아래를 지나 머리 위로 관통하였다 [그림 10-5]. 그는 왼쪽 뇌의 앞부분이 많이 손상되었으나 의식을 잃지는 않았다. 주치의인 할로우 박사(Dr. John Martyn Harlow)는 사고를 당한 Gage를 치료했다. 그는 10주일 후에 뉴햄프셔(New Hampshire)의 레바논(Lebanon)으로 돌아왔으나, 한쪽 눈의 시력을 잃었다. 사고가 나기 전에는 정서적으로 안정감 있고 유능한 현장 주임이었으며, 똑똑하고 영리하였다고 한다. 그러나 사고가 난 후에는 변덕스럽고, 불손하고, 심하게 상스러워졌으며, 참을성이 없고, 고집 세고, 우유부단해졌다. 주위의 친구들은 그가 더 이상 예전 같지 않다고 이야기했다.

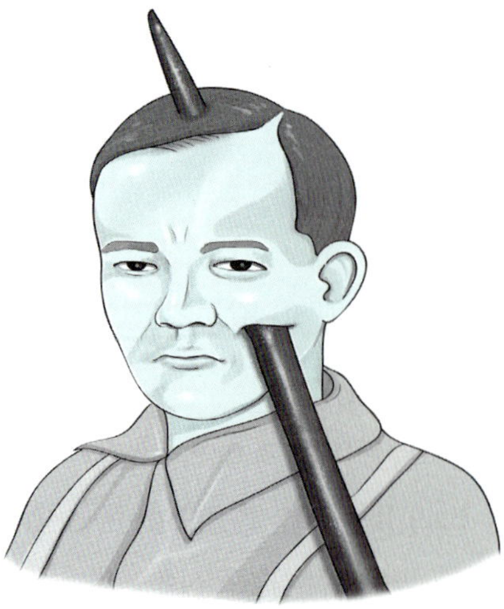

그림 10-5 Phineas Gage 사고 장면

이 사고로 Gage에게 생긴 후유증을 통해, 전두엽 손상과 행동적 증상의 관계를 알 수 있게 되었다. Phineas Gage는 1860년 5월 21일에 사망하였는데, 보호소에서 일전 한 푼 없는 가난한 사람으로 죽었다고 한다. 의사는 그의 가족을 설득해서 두개골을 의학 연구에 기증하도록 했다. 주치의였던 할로우는 그의 성격이 변화한 것은 전두엽이 손상되었기 때문이라고 생각했다(뇌과학연구센터, 2004).

2 임상모델

임상모델은 임상에서 치료사가 환자의 행동을 관찰하고 중재할 때 개념과 영역을 이해할 수 있는 틀을 제공한다. 또한 치료사가 환자의 행동을 관찰할 때 무엇이 실행기능의 범주이고 무엇이 실행기능 장애인지 알 수 있는 임상적 안목을 제공해준다. 다양한 문헌에서 소개하고 있지만 그 중 실행기능의 영역을 언급하고 있는 모델과 실행기능과 집중력의 상호작용을 통한 반응 과정을 언급하는 모델 2가지를 소개하기로 하겠다.

먼저 Mateer(1999)는 실행기능의 임상적 모델로서 그 영역을 개시(Initiation & drive), 반응억제(Response inhibition), 과제유지(Task persistence), 조직화(Organization), 생산적 사고(Generative thinking), 자각(Awareness)으로 분류하였다 [표 10-1]. '개시'는 입력된 정보와 목적에 반응하기 위해 행동을 개시하는 역할로 안쪽 이마엽(medial frontal lobe)의 손상이 있을 경우 행동의 개시가 어려워진다. 앞쪽 띠다발(Anterior cingulate) 영역도 개시의 중요한 역할을 한다(Duffy & Campbell, 1994). '반응억제'는 행동을 멈추고 절제할 수 있는 기능으로, 이 기능의 문제가 생기면 충동적 반응, 과잉 반응, 보속현상 등이 나타날 수 있으며 눈확이마엽 피질(orbitofrontal cortex)이 연관되어 있다(Dempster, 1993). '과제유지'는 행동을 맥락 안에서 유지하고 지속하는 능력으로 실행기능의 중요한 요소를 차지한다. 이 기능이 원활히 유지되려면 작업기억 기능이 온전해야 한다. 이 기능

표 10-1 **영역 설명을 위한 임상 모델**

영 역	기 능
개시(Initiation & drive)	행동 개시
반응억제(Response inhibition)	행동 중지
과제유지(Task persistence)	행동 유지
조직화(Organization)	순서적, 시간적 행동
생산적 사고(Generative thinking)	창의성, 유연성, 문제해결 기술
자각(Awareness)	자기 평가 및 통찰력

에 문제가 생기면 과제를 완수하기까지 지속이 어려우며, 충동적 반응에 의해 방해를 받는다. 왜냐하면 다른 자극에 대한 충동적 반응이 과제의 지속을 방해할 수 있기 때문이다. '조직화'는 행동을 수행할 때 그 순서와 타이밍을 적절히 구성하는 능력이다. 이 영역에서는 불필요하고 중요하지 않은 정보들을 피하고, 작업기억 영역을 통해 필요 없는 정보를 방출한다. 또한, 목표를 세우고, 계획을 수립하며, 기능적으로 시간을 운영하는 것이 포함될 수 있다. '생산적 사고'는 창의적인 생각과 유연한 사고, 문제해결을 위한 다양한 기술들을 만드는 기능으로, 전두엽의 손상은 편협하고 완고한 생각 등의 문제를 야기하고, 특별하고 기발한 생각을 하는 것에 제한을 초래한다. '자각'은 자신의 행동과 느낌을 스스로 평가하고 통찰하는 능력을 말한다. 자신의 인지적 손상에 대한 자각은 치료 현장에서 동기부여와 보상전략의 습득 및 동원에 중요한 바탕이 된다. 이와 같이 임상 모델은 실행기능의 영역을 나누어주고 그 영역이 기능적으로 어떤 의미인지 안내함으로써 임상에서 실행기능을 이해하고 설명하며 치료에 적용하는데 개념적인 틀을 제공하는 도움을 준다.

실행기능은 인지적인 측면과 행동적인 측면 모두를 포함하고 있다. 이러한 관점에서 두 번째 임상모델을 소개한다. Shallice(1982)는 실행기능 안에서 집중력 모델을 통해 일상적인 과제 수행과 일상적이지 않은 과제 수행의 차이점을 예견하기 위한 임상 모델을 제시하였다 [그림 10-6]. 여기서 일상적인 과제 수행 또는 자동적인 행동을 이해하기 위해서는 도식(schema)이라는 용어를 이해해야 하는데, '도식'은 인간이 행동할 때 익숙하고 고착된 과정 또는 패턴이다. 예를 들어, 반복적으로 옷 입는 습관과 같은 행동에서 관찰될 수 있고, 직장에서 가까운 집으로 운전하는 과정과 같은 일상에서도 관찰될 수 있다. 앞으로 의사전달의 명확성을 위해 '도식'이라는 용어를 계속 사용할 것이다. [그림 10-6]에서 보는 바와 같이 환경으로부터 지각되고 분석된 정보들 중에 도식을 활성화시킬 데이터베이스가 형성되게 되고, 활성화된 도식들을 통해 목적하고 예상된 행

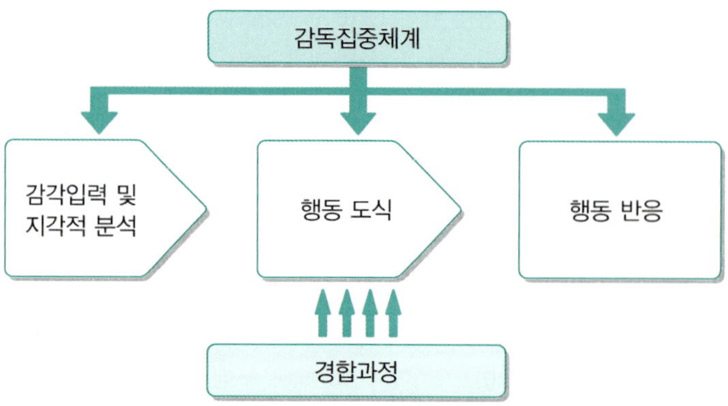

그림 10-6 집중체계와 관련된 실행기능 모델

동이 완성된다. 이것이 익숙하고 일상적인 과제를 수행하고 성취하는 과정에 대한 설명이다. 그러나 이 과정에서 항상 순탄하게 진행되는 것은 아니다. 일상적이고 익숙한 과정은 돌발적인 상황이나 환경에 위협을 받게 된다. 경합과정(Contention scheduling)의 의미는 익숙하고 숙련된 과제라 하더라도 익숙한 도식의 진행을 방해하는 요소나 상황이 존재하게 된다는 것이다. 이러한 요소들의 갈등과 경합을 통해 행동의 오류 또는 실수가 발생할 수 있다. 그렇다면 익숙하지 않은 과제, 즉 일상적이지 않은 과제는 어떻게 수행되는 것일까? Shallice는 일상적이지 않은 과제, 또는 목적대로 진행하다가 목적이 변경되어 계획을 수정해야 할 때 감독집중체계(supervisory attentional system)가 작동하여 일상적이지 않은 과제의 순차적 수행과 목표의 수정 등을 가능하게 한다고 설명하였다. 예를 들면, 직장에서 처음 방문하는 동료의 집으로 퇴근하는 경우가 위의 모델로 설명될 수 있는 상황이라 할 수 있다. 익숙하게 운전하는 과정이지만 동료의 안내를 받으며 새로운 길을 찾아가는 것 즉, 새로운 상황에 적응하며 행동을 단계적으로 만들어 나가는 것이다.

이외에 다양한 임상 모델을 접할 수 있지만 이번 장에서는 실행기능의 영역을 설명해 주는 모델인 [표 10-1]과 실행기능과 집중체계와의 상호작용을 통한 행동 형성과정을 설명해 주는 모델 [그림 10-6] 두 가지만을 설명하였다.

3 평 가

평가는 설문지 형식과 구조적인 면담 형식이 있고, 관찰 형식으로는 표준화되지는 않았으나 정량화된 검사, 표준화되고 정량화된 검사들이 있다. 이때 검사의 정량적인 결과뿐만 아니라 검사를 진행하는 과정에서 검사자의 전문적인 행동 관찰을 통한 질적 정보도 결과를 해석하고 치료계획을 수립하는데 중요한 정보가 된다. 또한 표준화된 종합검사(battery) 중에서 하위 항목(sub-item)인 실행 과제 영역을 사용하거나, 실제적인 일상 환경에서 관찰하는 형태의 검사도 활용될 수 있다. 다음은 검사 도구를 분류하고 간략히 설명해보았다. 전반부는 평가 양식에 따라 분류하여 소개하였고, 후반부는 평가 영역에 따라 분류하여 소개하였다.

1) 설문지 검사와 구조적 면담

설문지 형식의 검사로는 The Dysexecutive Questionnaire(DEX) of the Behavioral Assessment of Dysexecutive Syndrome(Burgess et al., 1996)이 있는데 20문항으로 이루어져 있고, 행동 중 문제 발생 빈도를 척도화하여 기록한다. 환자 자신과 의미 있는 보호자가 같이 설문을 하게 된다. 원점수는 0점에서 80점까지 나올 수 있으며 점수가 높을수록 실행기능의 손상이 큰 것이다.

The Brock Adaptive Functioning Questionnaire(Dywan & Segalowitz, 1996)는 5가지의 행동 영역으로 나뉘어 있는데, Planning, Initiation, Attention / Memory, Arousal / Inhibition Social monitoring으로 구성되어 있다. 이 설문지도 환자 자신과 의미 있는 보호자가 같이 시행하도록 되어 있다.

Structured interview(Sohlberg et al., 2000)는 환자의 기능에 영향을 주는 인지기능 손상이 무엇인지 알아보기 위해 체계적으로 고안되어 표준화된 설문으로 환자의 변화를 알아차리지 못하는 사례가 있어 설문과 구조적 면담을 함께 사용할 것을 제안하였다.

2) 표준화 과정은 미흡하나 정량화된 검사도구

표준화 과정은 미흡하나 정량화가 가능한 검사로는 Rey Complex Figure Test(Rey, 1941; Osterrieth, 1944; Okkema, 1993에서 재인용됨)가 있는데, 연령대별 점수의 표준화와 점수의 질적 분석을 위한 표준화가 시도되고 있다(Fastenau, Denburg & Hufford, 1999; Palomo et al., 2013).이 검사는 일차적으로 시공간 구성능력과 시각적 기억력 검사를 할 수 있고, 추상적이고 익숙지 않으며 복잡한 구조의 그림을 보고 그리기(Copy), 기억해서 그리기(immediate recall, delayed recall)를 할 때 그 과정에서 실행기능의 한 측면을 검사할 수 있다.

3) 표준화되고 정량화된 검사도구

표준화되고 정량화된 도구는 주로 종합검사(battery)로 구성되어 있는데 숙달된 검사자의 객관적 관찰에 의해 평가되는 검사들이다.

The Profile of the Executive Control System(Braswell et al., 1993)은 실행기능의 중요한 요소를 반영하는 7가지의 척도들이 있는데, 그 내용은 Goal Selection, Planning / Sequencing, Initiation, Execution, Timesense, Awareness of Deficits, Self-Monitoring으로 구성되어 있다. 검사자는 의미 있는 보호자를 면담하고 환자가 요리 과제, 재정관리 과제 등을 수행하는 동안 관찰을 통해 검사하게 된다.

The Behavioral Assessment of Dysexecutive Syndrome(BADS; Wilson et al., 1996)는 Temporal judgement, Rule shift cards, Action programme, Key search, Zoo map, Six elements test의 6가지 하위검사로 이루어져 있고 일상적으로 접할 수 있는 문제에서부터 조직화 능력, 계획 능력, 문제 해결 능력의 요소를 평가할 수 있다.

The Six Elements Test(Shallice & Burgess, 1991)는 조직화 능력과 억제 능력의 문제를 판별하는 데 민감한 검사로 알려져 있고 6가지 과제를 수행하기 위해 일정을 잡는 내용들로 구성되어 있다.

The Executive Function Route-Finding Task(EFRT; Boyd et al., 1987; Lezak, 1993)는 실행 장애의 증상들을 자연스러운 일상 환경에서 관찰을 통해 검사하는 표준화된 도구이다. 이 검사는 내용적으로 다음의 4가지 개념을 담고 있다.

첫째, 목적적으로 진행하는가?

둘째, 시행착오를 통해 교정하는가?

셋째, 단계적으로 진행하는가?

넷째, 전략(strategy)을 사용하는가?

측정 변인으로는 과제 이해정도, 정보탐색 및 통합, 방향 설정, 오류발견, 오류교정, 과제수행 시 행동이 있다. 각 항목을 4점 척도로 채점하고 각 항목에 단계적으로 제시할 수 있는 암시/도움을 명시해 놓았다.

과제 수행 중심으로 환자의 실행기능을 평가할 수 있는 검사로는 Assessment of Motor and Process Skills(AMPS; Fisher, 1997)가 있다. AMPS는 검사자가 집중적인 훈련을 받아야 하며 숙달되고 인증된 검사자만이 채점을 할 수 있다. 다양한 일상생활 과제들을 수행할 때 활동을 분석하여 운동기술(motor skills)과 처리기술(process skills)을 평가하게 된다. 이 과정에서 다양한 활동의 단계를 원활히 잘 유지하고 진행하는지, 효율적인 조직화가 이루어지는지 등을 통해 실행기능을 평가할 수 있다.

Allen Cognitive Level Screening(ACLS; Allen, 1985)은 간단한 가죽공예의 조작 방법 습득과 수행을 통해 환자의 인지 수준을 평가하는 도구로 과제를 수행하는 동안 나타나는 반응을 관찰하여 수준을 분류한다. 이때 환자의 실행기능을 관찰할 수 있다.

다음은 실행기능을 구성하고 있는 인지적 요소 또는 영역별로 검사할 수 있는 도구들로 분류하고 간단히 설명하였다. 검사 내용은 실행기능을 구성하고 있는 요소로서 전두엽 손상 시 나타날 수 있는 증상을 평가한다.

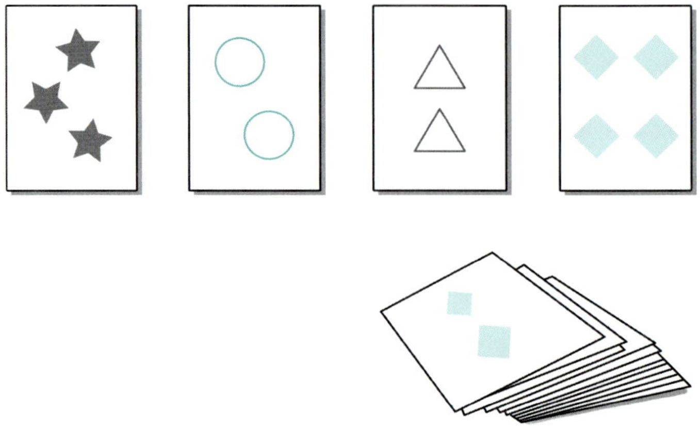

그림 10-7 Wisconsin Card Sorting Test

먼저 생각의 유연성(mental flexibility) 및 변환 능력(shifting)을 측정할 수 있는 검사 2가지를 소개하도록 하겠다.

첫 번째로 Wisconsin Card Sorting Test(WCST; Milner, 1963)가 있는데 이것은 임의로 분류 기준이 바뀌는 것에 유연하게 대처하고 적절한 분류기준을 설정해야 하는 과제이다[그림 10-7]. 이때 피검자는 시행착오를 최소화해야 하는 요구를 받게 되고 피검자가 검사를 수행하는 동안 검사자는 오류를 관찰하게 된다.

두 번째는 Tower of Hanoi 과제를 적용할 수 있다[그림 10-8]. 이것은 5가지의 크기가 점진적으로 작아지는 도넛 모양의 조각들을 가지고 탑을 쌓는 것으로 일정한 규칙(작은 것 위에 큰 것이 올라갈 수 없음)을 지키며 탑을 옮기는 과제이다. 지속적인 규칙에 대한 맥락 유지와 다양한 전략 동원의 측면을 볼 수 있고, 완수하기까지 소요되는 시간이나, 수행 시 발생하는 오류를 측정한다.

지금까지 실행기능 장애를 평가할 수 있는 검사나 평가도구들을 간단히 소개하였다. 임상에서

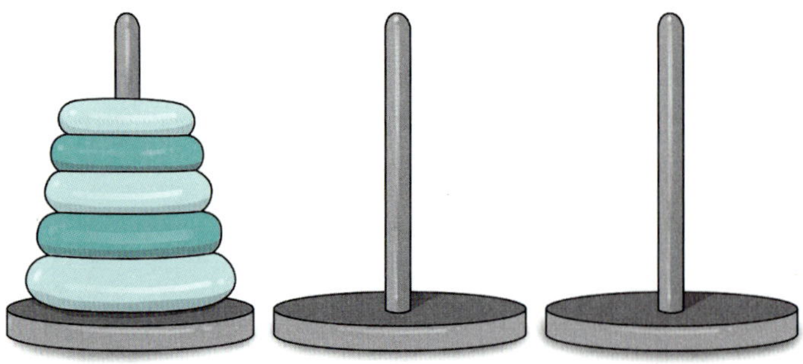

그림 10-8 Tower of Hanoi

자주 사용되는 검사들도 있지만 문헌으로만 접하는 검사들도 있다. 중요한 것은 한 가지 도구만 가지고는 환자의 정확한 실행기능 수준을 평가하기 어렵다는 것이다. 표준화되고 정량화된 검사의 수치도 중요하지만, 생활 현장에서의 임상적 관찰과 환자 또는 가족의 면담 및 설문 등을 종합적으로 통합한 치료사의 전문적 해석이 필요하다. 이러한 해석을 바탕으로 환자의 문제점을 정리하고 우선순위에 따라 중재할 수 있어야 한다. 그러므로 체계적이고 전문적인 평가과정을 공부하고 숙지하는 것은 치료사에게 너무나 중요하다.

10.3 치료적 접근

치료적 접근을 공부하기 전에 먼저 제3장의 이론의 틀(frame of reference)을 공부하여야 한다. 치료적 접근법을 간단히 언급하면, 먼저 기능적이고 과제 지향적 접근(task-oriented, top-down approach)이 있고, 두 번째로는 과정 지향적 접근(process-oriented, bottom-up approach)이 있다. 과제 중심적 접근은 문제가 되는 행동을 집중적으로 개선하거나 해결하고 습득하고자 하는 과제를 집중적으로 훈련할 때 사용될 수 있다. 이와는 다른 개념으로 과정 중심적 접근은 목표가 될 수 있는 활동의 요소들을 분석하여 단계적으로 훈련을 디자인하고 점진적인 수행을 진행하는 것이다. 과정 중심적 접근은 각 단계의 습득된 기술이나 원리의 전이를 중요시하고, 단편적인 수행을 보다 더 복합적이고 통합적인 측면으로 일반화(generalization)시키는 데 사용되는 접근법이라 할 수 있다. 자세한 설명은 제3장을 참고하기 바란다.

치료적 접근을 공부할 때 임상적으로 중요한 개념이 있는데, 첫 번째는 '메타인지(metacognition)'이다. 메타인지는 제1장에서도 설명되었는데, 자신의 인지능력을 통찰하는 넓은 개념의 능력이다. 즉 자신의 인지능력을 지식적으로 아는 것, 자신의 인지능력을 통찰하고 객관적으로 아는 것, 더 나아가 자신을 모니터하고 개선하는 능력 등으로 설명될 수 있다. 메타인지 수준은 환자의 예후를 예견하는 데 중요한 요소이다. 다양한 검사와 면담 도중 치료자는 환자의 통찰 수준을 반드시 파악하고 있어야 한다. 그리고 치료적 모델이나 접근법을 선택하는 데 적극적으로 반영하여야 한다.

두 번째는 환자와의 치료적 라포(therapeutic rapport) 형성이다. 뇌손상 환자들은 전반적으로 동기부여 수준이 낮고, 활동 참여와 활동의 개시가 어려울 수 있다. 게다가 행동 조절이 잘 이루어지지 않아 충동적으로 포기하거나 속단하는 경향이 많이 나타난다. 그러므로 치료적 환경에서 치료자는 환자가 활동에 참여하는 수준을 높여야 하는데 많은 부분이 치료자의 행동과 태도로 결정된다. 먼저 치료적 라포 형성을 위해서는 지시적이고 불쾌한 말투보다는 존중하고 토론적인 말투와 분위기를 조성하는 것이 도움이 된다. 그리고 환자의 작은 실수나 어수선함, 혼돈 등에 과도한 반응을 보이기 보다는 절제되고 적절한 타이밍의 암시나 가이드가 필요하다. 말을 통한 청각적 언어만을 사용하기보다는 몸짓(제스처) 등을 사용하는 것이 좋은데 특히 실어증 환자의 경우 몸짓 언어가 인식 수준을 높여 의사소통에 도움을 줄 수 있다. 또한 개방된 자세와 눈 맞춤, 목소리 톤의 적절함이 환자의 긴장감을 낮추어 주어 이완을 도울 수 있다. 환자의 이완은 환자의 집중력을 극대화할 수 있는 바탕이 된다.

치료적 접근 방법은 실행기능이 광범위한 만큼 많은 문헌에서 다양하게 소개되고 있다. 먼저 문헌의 내용을 간략히 소개하고 임상에서 적용해 볼 수 있는 접근법과 활동들을 소개하도록 하겠다. 먼저 Sohlberg(2001)는 실행기능 장애 조절을 위한 5가지의 치료적 접근법을 소개하였는데, 환경을 정돈하고 변형하여(environmental management) 수행을 용이하게 하는 것과 일상적인 특정 과제를 반복 습득하는 것(teaching task specific routines), 시행착오를 통한 학습과 반복적인 강화를 통한 학습의 개념(strategy learning & intentive learning)을 적용하는 것이다. 또한 특정 상황에 대하여 계획적으로 반응할 수 있는 다양한 반응 양식을 선택하는 훈련(training selection & execution of cognitive plans)과 자신의 메타인지(metacognition)를 사용하여 스스로를 가이드하는 훈련(self-instructional technique)이 중재 방법으로 적용될 수 있다고 소개하였다. Zolton(1996)은 실행기능을 구성하는 요소를 개시(initiation), 자기모니터(self-monitoring), 자각(awareness), 계획(planning), 조직화(organization), 문제해결(problem solving), 생각의 유연성(mental flexibility), 추상화(abstraction), 일반화(generalization), 전이(transfer)로 분류하고 각 영역의 손상으로 인한 증상들을 개선할 수 있는 활동들을 소개하였다. 활동 개시의 문제에 대한 치료로는 감각자극을 통한 단서 제공과 촉각-운동 감각 안내와 같은 비언어적 방법, 알람시계와 같은 외부적 적응법 등을 소개하였고, 자기 점검(self-monitoring)과 자각(anareness) 장애의 치료로는 자각 예상 단서 제공, 역할극, 집단치료, 상주기, 활동처리과정 사용 등을 소개하였다. 계획과 조직화 결핍의 치료로는 범주화 훈련, 자문 기술 훈련, 약속 기록장 및 과제 일람표 활용 등을 소개하였고, 문제해결력 결핍 치료로는 직업별 전화번호부(Yellow pages) 활용을 통한 가상 상황 과제를 소개하였다.

문헌을 통하여 공부할 때는 무엇보다 다양한 활동을 적용하는 이유와 목적을 이해하고, 제공되는 지식을 새롭게 통합할 수 있어야 한다. 왜냐하면 저자의 환경과 현재 치료사의 환경은 다르기 때문이다. 그러므로 치료사는 환자의 증상에 대한 개념을 정확히 알고 있어야 하며 다면적인 평가를 통해 문제점을 찾아낼 수 있어야 한다. 그리고 보편적으로 임상에서 각 증상에 효과

표 10-2 실행기능 장애의 치료적 접근 요약

분 류	내 용
환경 통제적 접근	• 라포 형성 • 공간적 환경 통제 • 관계적 환경 조성
과제 중심적 접근	• 전산화 인지훈련을 통한 문제해결 과제 • 가상 환경 수행 과제 • 시간 및 일정 관리 과제 • 심부름 완수 과제 • 쇼핑 과제 • 목적지 찾아가기 과제 • 약속 실행하기 과제
메타인지·자기 통찰적 접근	• 스스로에게 말하기(Self speech-inner speech) • WSTC • Goal Management Training(GMT) • 자기 안내법(Self-Instruction Technique)
보상적 접근	• 환경 재조정 • 외형적 순서나 과정 변형 • 메모지, 일정표 등의 도구 활용 • 시간 투자의 확대 • 생활 패턴의 전환 • 보호자 및 가족 교육

적으로 활용되었던 치료적 활동들을 선택하고 자신의 임상 환경에 맞게 재구성해야만 한다. 필요하다면 치료적 핵심을 흐리지 않는 범위에서 변형도 가능할 것이다. 다음은 임상 환경에서 치료받고 있는 환자들을 대상으로 진행되었던 치료적 접근과 활동들을 소개할 것이다. 실행기능의 개념이 단편적이지 않고 통합적이고 역동적이기 때문에 영역을 구분하는 접근보다는 다양한 과제와 정황(context) 중심으로 치료적 접근과 활동들을 소개하고자 한다. 치료적 접근은 크게 교정적 접근과 보상적 접근으로 분류할 수 있는데, 명확하게 한 번에 한 가지 개념만을 적용할 수 있는 것은 아니다. 자신의 치료적 설계에는 두 개념을 동시에 내포할 수 있다.

[표 10-2]에서는 이번 장에서 소개하는 실행기능 장애의 치료적 접근을 요약해 놓았다.

1 환경 통제적 접근

실행기능 장애의 개선을 위해서는 환경적 요소가 중요하다. 예를 들어 전반적인 작업기억의 손상이 있고 맥락 유지가 어려운 환자가 있다면, 환경의 작은 변화에도 의도했던 활동의 유지가 어려워지고 목적을 상실해 버릴 수 있다. 또한 정돈되지 않는 환경은 환자의 갈등 상황, 즉 무엇부터 해야 할지 모르는 상황을 만들어 전반적인 수행에 어려움을 줄 수 있다. 그러므로 치료사는 환경의 조정을 통하여 환자가 제한적인 기능을 가지고도 과제에 참여할 수 있도록 개입하여야 한다. 또한 환경에는 가족이나 주변에 관계하는 사람들도 포함된다. 치료사는 외부적인 환경적 요인뿐만 아니라 환자 주변의 관계적인 요인도 충분히 통제할 수 있어야 한다. 그러므로 환경을 변형하고 조작하는 접근법의 목적은 주위 환경을 정리하고 조직화하여 효율적으로 수행을 할 수 있도록 개입하는 것과 직접적인 도구나 장치들을 사용하여 수행을 돕는 방법, 보호자 교육을 통한 관계적 환경 조성 등을 포함한다.

먼저 공간적인 환경에 대한 통제는 치료적인 환경과 일상적인 환경으로 구분하여 생각할 수 있다. 치료적인 환경은 환자가 충분히 집중하고 효과적인 치료사와의 상호작용을 위하여 조용하고 독립적인 공간이 요구된다. 시끄럽고 복잡한 환경은 환자가 문제를 파악하고 맥락을 유지하는 데 방해가 되며, 돌발적으로 일어나는 상황과 소리는 불안감을 조성할 수 있다. 특히 외부적인 자극에 의한 방해는 수행의 실패로 이어져 환자의 동기부여에 장애를 주고 목표를 요구하는 치료사와의 라포 형성에도 막대한 지장을 초래하게 된다. 실행기능 장애 환자에게 제공되는 책상 활동과 다양한 문제해결 활동은 반드시 독립적이고 조용한 환경에서 이루어져야 그 효과를 극대화할 수 있다. 일상적 환경은 조용하고 단순한 측면보다는 정돈되고 체계적인 환경 제공이 중요하다. 시간적 환경도 고려해 볼 수 있는데 계획적 일정 운영을 위한 시간표가 필요하다. 혼란스러운 스케줄은 불안 수준을 더 높이는 부작용이 있다. 요약하면 자극적인 측면에서는 일정한 긴장감을 유지하지만, 어지럽고 산만하지 않게 조성하는 것이다. 이때 보호자의 교육이 중요한데 치료사가 가지고 있는 치료적 개념을 잘 설명해 주어야 하고 목적과 방법을 잘 교육하여야 한다. 예를 들어, 방 정리 시 자주 쓰는 물건을 일정한 장소에 정리하도록 약속하는 것, 지속적인 누락이 관찰된다면 위치 구분을 위해 라벨을 붙이는 것, 정리된 수납함 활용, 일 단위나 주 단위 일정에 대한 시간표를 게시하는 것 등이 있을 수 있다. 이러한 활동은 이후 보상적 접근에서도 언급될 것이다.

두 번째 관계적인 환경 조성을 위한 개입이 필요하다. 즉 보호자를 교육하여 치료적이고 체계적으로 환자를 대할 수 있도록 해야 한다. 앞에서 언급하였듯이 외상성 뇌손상으로 인해 환자들의 억제 기능이 손상을 받는 경우가 있었다. 즉 외상성 뇌손상 환자들은 감정조절이 어렵고 짜증스러우며 충동적인 행동이 나타난다. 환자는 지속적으로 초조함을 호소하고 불안해할 수도 있다. 이때 보호자가 당황하고 마음의 상처를 입을 수 있으므로, 먼저 보호자들이 객관적인 관점을 갖도록 교육하여야 한다. 객관적 관점을 갖게 한다는 것은 환자가 이상하게 변한 것이 아니라 뇌손상으로 인한 객관적 증상이고 다양한 방법으로 조절이 가능하다는 관점을 교육하는 것이다. 두 번째는 환자의 좌절 경험을 최소화하기 위해 비판적이고 추궁하는 태도보다는 지지적이고 정보를 제공하는 태도를 교육하는 것이다. 어느 누구도 좌절과 실패를 경험하고 정서적으로 편안할 사람은 없다. 하물며 정서적으로 취약한 환자들은 실패 경험으로 인한 좌절이 더욱 심할 것이다. 그러므로 보호자들은 환자를 조급하게 대하지 말고, 지속적인 정보제공자로서 지지하고 격려하는 역할을 담당해야 한다. 다시 말해 치료사는 교육을 통해 보호자에게 자신의 치료적 파트너로서의 역할을 만들어 주어야 한다.

2 과제 중심적 접근

과제 중심적 접근은 포괄적이고 다양한 개념과 활동들을 포함하고 있다. 과제의 목적과 설계에 따라 초점을 맞추는 영역과 기대효과가 달라질 수 있다. 단순한 문제의 답을 내는 활동에서부터 복잡한 과제를 직접적으로 수행하는 활동에 이르기까지 다양한 측면을 고려해야 한다. 지금부터 소개하는 활동들은 실행기능 장애의 개선에 도움이 되는 활동들로 다양한 요소들을 내포하고 있고, 단편적인 의도에서부터 복합적인 목표에 이르기까지 다양하게 적용될 수 있다.

1) 전산화 인지훈련을 통한 문제해결 과제

이것은 전산화된 프로그램을 통하여 다양한 문제들을 제시하고 풀어나가는 훈련 과정이다. 전산화 인지 훈련을 통한 문제해결과제는 과제의 해결을 위한 다양한 전략 동원/선택 훈련을 병행해야 한다. 이 과정은 실질적인 수행 과정이라기보다는 다양한 원리를 탐색하고 전략을 동원하여 목적하는 답을 찾는 과정이다. 그러므로 단편적인 문제해결력을 훈련할 수 있으나 일상생활활동에서 일반화는 한계가 있다. 대표적으로 논리력, 계산력, 순서적 개념, 추리력, 추상적 개념 등과 같은 영역을 훈련할 수 있다. 단편적 측면을 반영한다는 단점이 있지만, 부분적인 영역을 강도 높게 훈련할 수 있고 체계적인 운영이 가능하다는 장점도 있다. 치료사는 과제에 대한 철저한 분석이 선행되어야 하고 동원 가능한 전략들에 대한 고찰이 반드시 이루어져야 한다.

2) 가상환경 수행과제

권재성, 육진숙과 변은미(2009)는 그들의 연구에서 가정환경 인지재활 프로그램을 적용하였는데, 그 중 하위 과제인 워크북(육진숙 등, 2006)에서 일상에서 접할 수 있는 다양한 문제 상황을 가상으로 제시하였다. 가상적인 문제 상황을 제시하는 목적은 실제적인 수행 전에 인터뷰나 기록을 통해 문제 상황에 대한 해결 방안을 답하게 함으로써 환자가 안전하고 합리적으로 문제를 해결할 수 있는지 확인하기 위함이다. 예를 들면, 지각 상황, 출근 중 접촉사고나 바퀴에 펑크가 난 상황, 지하철에서 가방을 놓고 내린 상황 등과 같은 일상적이지 않고 돌발적인 상황들이다. 즉 익숙지 않은 상황에서 적절히 목표를 설정하고, 계획을 세우며, 순서에 맞게 해결하는지를 가상환경에서 관찰할 수 있다. 같은 상황이라 하더라도 문제를 대하는 사람의 목적에 따라 그 대응 방법과 과정이 다를 수 있으므로 환자의 목표가 합리적인지를 판단해야 한다. 예를 들어 출근길에서 바퀴에 펑크가 났다고 가정해보자. 중요한 약속이 있거나 꼭 출근을 해야 하는 사람의 경우, 차를 한 곳에 방치하더라도 출근 시간을 맞추는 것이 실행의 목적이 될 수 있다. 이때 해결 방법은 차를 길에 세워놓고 보험회사나 다른 가족이 나머지 일을 처리하도록 조치할 수 있는 것이다. 그러나 제시간에 출근하지 않고 직장의 양해를 얻을 수 있는 사람이라면, 그의 실행 목적은 차바퀴를 고쳐 차량을 가지고 가는 것이 목적이 될 수 있다. 이러한 목적에서는 자신이 여분의 타이어를 갈아 끼운 후 정비소까지 갈 수도 있고, 보험회사의 서비스를 기다릴 수도 있으며, 다른 가족의 도움을 요청하는 방법을 취할 수 있다. 이와 같이 가상환경 수행은 안전하게 시행착오를 거칠 수 있고, 다양한 상황을 상상해 볼 수 있다. 환자가 가상환경에서 안전하고 합리적으로 문제를 해결한다면 점진적으로 자신의 실제적인 과제나 일로 확대하여 적용한다. 과제의 성격에 따라 조금씩 다르겠지만 활동의 개시 및 계획력, 순서적 개념, 자기 점검(self-monitoring), 자각(awareness), 추상적 사고, 논리적 사고 등의 영역을 훈련할 수 있고, 단편적이기보다는 통합적인 사고와 운영을 통해 과제를 완수하는 훈련을 진행할 수 있다.

3) 시간(일정) 관리 과제

Sohlberg(2001)는 시간 관리 프로그램을 통해 자신의 행동을 조율하고 통제하는 것이 실행기능 장애 환자들에게 유익하다고 언급하였다. 또한 시간 관리의 중요한 요소는 시간의 경과를 정확하게 측정할 수 있는 것이라고 설명하였다. 임상환경에서 진행해 볼 수 있는 활동은 실제적인 치료 일정을 작성하는 것과 가상으로 하루 동안 수행하여야 할 여러 가지 복잡한 일정을 효율적이고 적절하게 계획해 보는 활동이 있다. 초기에는 환자의 일정을 짜는 활동을 돕기 위해 일정표를 작성해 주어 기본적인 틀을 제공하는 것이 필요하다. 치료 시간 안에 함께 할 수 없는 것은 보호자와 함께 집이나 병실에서 진행할 수 있도록 교육한다. 또 다른 과제인 가상 일정을 작성하는 과제는 실행기능 장애 환자에게 어려운 문제다. 왜냐하면 환자가 과제를 시간적인 순서대로 나열하는 것뿐만 아니라 일의 성격, 일이 진행되는 시간, 이동 시 소요되는 시간, 일의 우선순위, 방문하는 곳의 개방 여부, 문 여는 시간과 문 닫는 시간, 특별한 시간에 예약된 시간 등 다양한 상황을 고려하여 자신의 일정에 반영하여야 하기 때문이다. 이러한 과제는 치료시간에 치료사와 함께 진행하는 것이 좋으며 과제를 수행하는 동안 환자의 전략 동원을 관찰하고 적절한 암시를 제공해야 한다. 그리고 이후 실질적인 약속 실행에 대한 가능 여부도 관찰하고 판단해 두어야 한다. 아래에 가상 시간 관리 과제의 한 사례를 소개하였다.

가상 시간 관리 과제의 예

오늘 나는 돈이 없다. 은행에서 돈을 찾아야 하고, 오전 11시에는 피부과 진료를 받아야 한다. 오늘은 친구 소은이 생일이라 점심시간에 약속을 정하여 소은이랑 점심을 먹기로 했다. 그리고 꽃과 선물을 주기로 했다. 엄마는 집에 계란과 우유가 떨어졌다고 들어올 때 사오라고 하신다. 내일이 개학이라 미용실에서 머리도 해야 한다. 아빠는 가족회의가 있다고 오후 5시까지는 귀가하라고 하신다. 오후에는 선생님께 연락을 드려 만나 뵈어야 하는데…오늘 하루를 어떻게 보내지.

❋ 문 여는 시간과 문 닫는 시간

- 은행 AM 10:00∼PM 4:00
- 꽃가게 AM 10:00∼PM 6:00
- 선물가게 AM 9:30∼PM 5:00
- 슈퍼마켓 AM 8:00∼PM 8:00
- 미용실 AM 11:00∼PM 6:00
- 피부과 진료시간 AM 10:00∼PM 4:00

4) 목표가 타인에 의해 주어지는 심부름 과제

실행기능 장애 환자들은 적절한 목표를 설정하는 데 제한적이다. 그러므로 일정 기간 동안 치료사가 목표를 제시해주는 활동이 필요하다. 대표적인 활동이 심부름 과제 활동이다. 심부름 과제는 타인에 의해 목표가 부여되지만 활동의 개시 및 계획, 순서적 진행, 실행하는 일련의 과제를 스스로 할 수 있는 기회를 제공한다는 측면에서 의미가 있다. 또한 심부름 과제는 다중상황 접근(multicontext approach, 제3장에서 소개됨)이 가능한 설계를 할 수가 있다. 심부름의 종류에 따라 단순하고 구체적인 일에서 복잡하고 추상적인 일로 난이도를 높여 갈 수 있고, 심부름의 범위 또는 장소에 따라 치료실과 같은 좁은 실내, 병원이나 시설 등과 같은 건물 안, 병원이나 시설 근처의 지역사회, 광범위한 지역사회 등 환경이나 정황들을 넓혀 나갈 수 있다. 이러한 과정을 통해서 전반적인 일반화를 이끌어 낼 수 있고, 이 과정에서 기능의 전이(transfer)는 중요한 개념이 된다. 실내에서 할 수 있는 활동으로는 물건 찾아오기, 안내문 받아오기, 물건 배달하기,

음식 사오기 등을 진행할 수 있고, 지역사회에서 할 수 있는 활동은 서점에서 책사오기, 은행에서 돈 찾아오기, 편지 부치기, 시장에서 장보기, 영화표 끊어오기, 초대권 얻어오기 등을 시행해 볼 수 있다. 각각의 활동들은 충분히 분석된 후에 진행되어야 하고 환자의 안전을 위해 치료사나 보호자의 동행을 고려해야 한다. 이때 동행하는 사람들의 역할을 명확하게 숙지하여 과잉 도움이 제공되지 않도록 통제하여야 한다. 체크리스트나 메모지, 알람, 휴대폰, 태블릿 등과 같은 도구들을 사용하는 보상적 접근이 병행될 수도 있다.

5) 쇼핑 과제

쇼핑 과제는 활동의 개시, 계획력과 순서적 개념, 계산력, 추상적 개념 등을 포함하는 과제로 단순하게는 쇼핑 목록을 주고 그대로 구입해오는 과제에서 복잡하게는 모임의 성격에 맞는 쇼핑 계획을 세우는 일까지 다양하게 적용될 수 있다. 활동의 사례로는 쇼핑목록대로 물건사기, 카레라이스를 만들기 위한 쇼핑하기, 아들의 생일 파티 준비를 위해 쇼핑하기 등이 있다. 이때 실제로 쇼핑하기 전에 목록표를 만들거나, 쇼핑 계획서를 작성할 때 치료사가 개입하여 적절한 쇼핑이 되도록 통제할 수 있고, 직접적으로 쇼핑에 동참하여 부분적인 가이드를 제공할 수 있다. 쇼핑은 재정이 소요되는 활동이므로 충분한 보호자의 동의를 얻어야하고 일정한 예산을 주고 예산 안에서 쇼핑을 계획하도록 하는 것도 좋은 방법이다.

6) 목적지 찾아가기 과제

목적지 찾기 과제는 환자의 지형지남력(topographical orientation)을 바탕으로 수행된다. 공간지각 장애는 이러한 활동의 큰 장애가 될 수 있고 안전에 위협이 된다. 길 찾기를 위해서는 공간적 작업기억과 순서적 개념, 시각적 심상, 지속집중력, 동시집중력, 문제해결력, 전략 동원 기술, 대처기술(coping skills), 판단력 등이 요구된다. 실내에서는 특정한 방이나 검사실, 치료실을 찾아가는 활동을 진행할 수 있고, 지역사회에서는 편의점 찾아가기, 약국 찾아가기, 친구집 방문하기, 병원 찾아오기 등의 상황에 맞는 활동을 선택할 수 있다 [그림 10-9]. 이때 치료사는 실제로 목적지를 찾아가기 전에 인터뷰나 기록을 통해 가상적인 계획을 점검하여 적절성과 안전성을 평가하여야 한다. 약도나 지도, 메모나 리스트 등의 보상적 접근이 병행될 수도 있다.

7) 약속 실행하기 과제

약속 실행하기는 목표를 기억하는 전향기억(perspective memory) 훈련에 사용된다. 약속 실행 과제는 시간 관리와 지형지남력을 포함하고 있다. 시간적 개념을 통하여 적절한 약속 시간을 잡

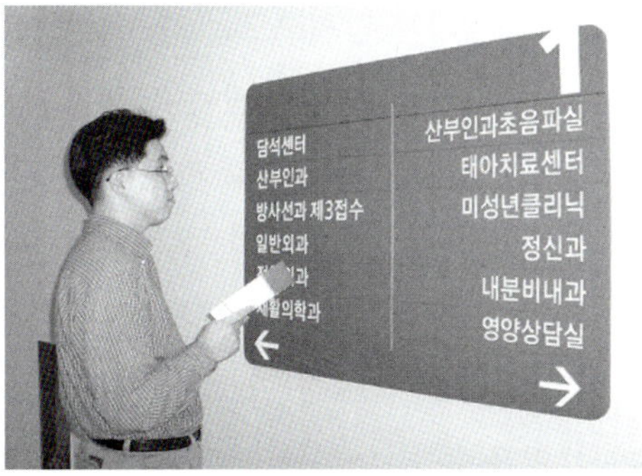

그림 10-9 **목적지 찾아가기 과제**

을 수 있고, 이동 시 소요되는 시간을 가늠할 수 있다. 공간적 개념을 통하여 약속장소를 정하고, 가장 빠르게 갈 수 있는 경로를 탐색하고 결정하며 약속장소를 찾아갈 수 있다. 예를 들어 친구와 토요일 오후에 만나기로 했다면 '몇 시에 만날 것인가?', '어디서 만날 것인가?', '약속장소까지 도착하는 데 시간이 얼마나 소요되는가?', '정시에 도착하려면 어떤 대중교통을 이용해야 하는가?', '만나서 무엇을 해야 하는가?' 등의 사항들을 고려해야 하고 목적지에 정시에 도착하기 위한 계획이 반영되어야 한다. 이 때 간단한 약도를 이용할 수도 있고 지하철을 이용한다면 지하철 노선도를 활용할 수도 있다. 물론 환자의 안전을 위해 치료사나 보호자의 동행을 고려해야 한다.

3 메타인지·자기 통찰적 접근

누구나 중요한 일을 앞에 두고 자신에게 중얼거려본 경험이 있을 것이다. '이럴 땐 이렇게 하고 저럴 땐 저렇게 하고 마무리는 이렇게 해야지…' 그 후 행동으로 옮기게 된다. 이러한 경험은 자신을 점검해 보는 과정으로 내가 알고 있는지 스스로 정리가 되는지 통찰하는 순간이다. 이와 같은 과정을 치료적으로 활용하는 것이 자기 통찰적 접근이다.

메타인지·자기 통찰적 접근은 실행기능 손상 환자들이 자신의 행동을 조절하기 위해 스스로 자신을 안내하는 접근이다. Luria(1982)는 자신을 안내하는 방법으로 자기 생각 속으로 말하기(inner speech)를 제안하였다. 실행기능 장애 환자들은 자기조절(self regulation) 능력이 미흡하므로 스스로 말하기가 도움이 된다. 그러므로 치료사들은 계획력의 손상, 문제해결력의 손상, 충동적인 행동 등의 개선을 위해 자기 통찰 기술을 아동과 성인에게 적용할 수 있을 것이다. Cicerone과 Giacino(1992)는 계획력과 오류교정에 문제가 있는 환자 6명을 대상으로 자기 조절적 치료를 적용하였다. 특정한 과제를 훈련하는 것이 아니라 자기 조절 과정을 습득시키는 것을 목적으로 시행하였다. 스스로 자신을 조절하는 방법으로는 스스로에게 이야기하기를 3단계로 구분하여 점진적으로 시행하였다. 첫 번째 단계는 자신에게 큰소리로 말하는 것이고, 두 번째 단계는 속삭이듯이 말하는 것이며, 세 번째는 자기생각 속으로 말하는 것이다. 이러한 방법을 통한 자기 안내법은 9주 동안 20시간 정도 시행하였고 그 결과 환자들의 행동 오류의 의미 있는 감소를 관찰하였다. Lawson과 Rice(1989)는 청소년들에게 읽고 이해하는 능력을 향상시키기 위해 자신을 모니터할 수 있는 단계들을 소개하였는데 "WSTC" 방법이라 명명하였다. W는 "What am I supposed to be doing?"으로 내가 무엇을 하고 있는지 확인하는 것이고, S는 "Select a strategy"로 전략을 선택하는 것이다. T는 "Try the strategy"로 전략을 시도해보는 것이고, C는 "Check the strategy"로 동원되었던 전략을 확인하는 단계이다. "WSTC" 방법을 적용한 결과 전반적인 신경학적 검사와 읽기 검사에서 수행의 향상을 보였다고 한다. Levine 등(2000)은 과제 수행을 완수하는 데 효과적인 방법을 소개하였는데, 목표관리훈련(Goal Management Training; GMT)이다. GMT에서는 실행기능 손상 환자들에게 6단계를 훈련한다. 각 단계를 소개하면 다음과 같다.

① STOP: 내가 무엇을 하고 있는지 자신에게 묻는다.
② DEFINE: 핵심적이고 중요한 일이 무엇인지 명료화한다.
③ LIST: 단계들을 나열해본다.
④ LEARN: 각 단계들을 내가 알고 있는지 자신에게 묻는다.
⑤ DO IT: 과제를 실행해 본다.
⑥ CHECK: 내가 계획한대로 하고 있는지 자신에게 묻는다.

GMT 방법은 실험실적인 환경에서 가상 과제를 수행하고 완수하는 것에 효과를 나타내었고, 사례연구에서는 부분적인 일상생활활동－식사준비하기에서 수행의 향상을 이끌어 냈다.

임상환경에서 활용할 수 있는 구체적인 보상적 활용 방법으로는 자기 안내법(self-instructional technique)을 적용한 자가 질문지를 활용할 수 있는데 이것을 특정 장소에 게시하거나 카드 형식으로 소장하고 다니며 수시로 과제를 수행할 때 활용한다 [그림 10-10].

자기 통찰적 접근은 특정한 과제를 습득하여 기능을 높이는 접근 방법이 아니라, 행동 조절과 문제의 해결을 위한 생각 또는 반응의 전략을 습득하는 것이다. 계획을 수립하고 단계를 변환하며 진전시켜야하는 상황에서 적용될 수 있고, 충동적인 행동을 조절해야하는 상황에서 적용될 수 있는 행동 전략이다. 그러므로 일회적인 적용보다는 다양한 환경에서 여러 과제를 수행할 때마다 적용해 보아야 하고 스스로 적용할 수 있도록 습관화되는 것을 목표로 진행해야 한다. 이러한 접근은 환자의 메타인지 또는 통찰력이 전혀 발휘되지 못하는 상황에서는 적용하는 것에 한계가 있다.

문제 해결에 도움이 되는 질문들!

- 내가 뭘 해야 하지?
- 다른 정보가 더 필요하지 않을까?
- 다음에는 뭘 해야 하지?
- 내가 너무 한 방법에만 빠져있는 것은 아닌가?
- 다른 모든 중요한 정보를 다 확인했나?
- 문제가 뭔지 내가 이해했나?
- 주변의 사소한 것들에 이끌리진 않았나?

그림 10-10 **자기 안내법의 자가 질문지 예**

4 보상적 접근

보상적 접근은 앞의 환경 통제적 접근과 과제 중심적 접근, 자기 통찰적 접근에서 조금씩 언급되었다. 이와 같이 보상적 접근은 독립적인 프로그램이라기보다는 다양한 활동의 보조 수단으로 기능 수준을 극대화하는 접근 방법이다. 보상적 접근은 환자가 있는 환경을 재조정하거나 환자의 외부적인 요소들을 변형시키는 것에 초점을 두고, 일차적으로 환자의 행동 변화를 이끌어 내기보다는 다른 방법으로 그 과제를 시행해 보는 것이다(Mateer, 1999). 보상적 접근은 메모지를 사용하거나, 일정표를 활용하는 등의 새로운 활동을 새롭게 배워야하는 경우가 있고, 투자되는 시간을 늘려주거나 동원할 수 있는 노력의 양을 늘려 주는 방법들도 보상적 접근의 범주이다. 노력의 양을 늘려준다는 것이 조금 생소할 수 있지만, 대표적인 것은 자기 안내를 통해 집중을 극대화 하는 것이다.

보상적 접근은 환자의 삶의 패턴과도 밀접한 관련이 있다. 다양한 보상 기술을 사용하기 위해 자신의 생활 패턴을 변화시켜야 할 수도 있다. 즉 환자는 자신에 대한 조망과 기대 수준을 조절할 필요가 있다. 예를 들어, 한 요리사가 요리를 할 수 없는 상황인데 그것이 작업기억의 손상으로 인한 것이라면 요리에 적용되는 재료들과 과정들의 회상 실패로 요리라는 과제 수행이 어려워졌을 것이다. 이때 기억 분류 카드로 요리 재료를 분류하여 작성한 후 카드를 소장하고 요리 과정을 흐름도로 작성하여 게시해 두면 독립적으로 요리를 수행할 수 있다. 그러나 요리사의 자신에 대한 기대 수준이 직접적으로 기억하는 것이라면 보상 기술의 적용은 제한받게 된다. 치료사는 환자 자신의 기대 수준을 잘 파악해 두어야 하고 스스로 해결하는 방법은 다양한 길이 있을 수 있다는 의미를 부여하여 보상 훈련에 잘 참여할 수 있도록 유도해야 한다. 또한 새로운 기술을 습득해야 하는 상황에서는 일시적인 시도를 통해 습득되는 것이 아니라 체계적이고 반복적인 연습이 필요하다. 많은 환자들이 집중력이나 작업기억에 손상을 가지고 있을 수 있으므로 보다 집중적인 훈련이 필요하다. 이 과정에서 환자의 가족은 치료사보다 환자와 지내는 시간이 많고, 영향력을 행사하기에 중요한 치료의 파트너이다. 그러므로 치료사는 체계적인 보호자 교육을 통해 가족들이 보상 기술의 목적과 기대효과, 다양한 기술들을 알 수 있도록 해야 한다. 또한 환자가 가지고 있는 환경의 강점들을 충분히 활용할 수 있어야 한다. 다양한 보상 기술들은 환경 통제적 접근과 과제 중심적 접근, 자기 통찰적 접근에서 부분적으로 설명해 두었다.

이상과 같이 치료적 접근으로 환경 통제적 접근, 과제 중심적 접근, 메타인지-자기 통찰적 접근, 보상적 접근 4가지를 소개하였다. 위 개념들은 명확한 영역의 경계가 있다기보다는 서로 상호적으로 연관되어 임상 환경에서 다양하게 적용될 수 있다. 치료적 접근들은 각각의 치료적 활동과 상황에서 치료사에 의해 융통성 있고 창의적으로 적용되어야 한다. 왜냐하면 실행기능은 정적인 요소가 아니라 역동적인 행동 진행 과정이므로 환자의 상태, 상황의 변화, 행동 목표 등이 통합적으로 고려되어야 하기 때문이다.

5 최근 실행기능 장애를 위한 근거 중심중재

실행기능 증진을 위한 중재 연구를 살펴보면 메타인지-자기 통찰적 접근 방법인 목표관리훈련(GMT)을 상황에 맞게 변형하여 적용하는 연구들이 많다(Chen et al., 2011; Grant, Ponsford & Bennett, 2012; Levine et al., 2011; Novacivic-Apogian et al., 2011; Spikman et al., 2010). 역동적이고 다중적인 환경 접근법으로는 다양하고 단계적인 환경의 변화 속에서 다양한 메타인지전략(metacognitive strategy)을 사용하도록 촉진하는 중재적 접근이 사용되었고(Ownsworth, 2010; Toglia et al., 2010), 과제 중심적 활동과 초인지 기술 훈련을 병합하여 중재하였다(Ownsworth et al., 2010). 또한 다양한 음악 활동, 운동 활동 및 레크레이션 등의 과제를 제공함으로써 실행기능을 촉진하기도 하였다(Kluding, Tseng & Billinger, 2011; Rand et al., 2010; Thaut et al., 2009). 최근에는 IT기술의 발달로 인하여 실행기능 향상을 위하여 가상현실(virtual reality)을 중재로 사용하는 사례가 늘어나고 있다(Choi & Kwon, 2020; Faria et al., 2016; Heo et al., 2016, Maier et al., 2020; Rogers et al., 2019). 기술력의 발전은 가상현실을 통해 다양한 상황을 실제 환경과 유사하게 3차원적으로 구현하는 것을 가능하게 하였고 클라이언트는 실제 상황이 아니므로 안전하게 그 상황에 대처하고 적응하는 훈련을 할 수 있게 되었다. 가상현실에서 제공하는 자극은 단편적인 자극이 아닌 통합적인 상황에서 복합적인 자극이 제공되는 것이므로 실행기능 향상에 더욱 효과적일 가능성이 있다(권재성, 2021).

10.4 요 약

이번 장에서는 실행기능 장애를 개념적으로 정리해 보았고 해부학적으로 뇌의 기능, 손상 부위와 행동의 연관성을 알아보았다. 실행기능은 뇌의 이마엽과 앞이마엽 기능과의 연관성이 높지만, 뇌의 전 영역과의 상호 작용을 통한 행동반응이며, 단순하고 단편적인 인지기능의 요소가 아니라 포괄적이고 통합적이며 역동적인 목표지향적인 행동 과정임을 학습하였다. 실행기능 장애를 평가하기 위해서는 다양한 검사들을 동원해야 하는데 구조적인 면담과 설문, 단순한 종이 검사에서부터 실제적인 환경에서 전문가적 안목으로 분석하는 표준화된 검사에 이르기까지 다양한 검사를 통해 종합하여 해석하는 것이 필요하다. 치료적 접근 또한 다각적 측면을 고려하여 소개하였다.

첫째, 환경적인 요소들을 통제하는 접근에서는 공간적인 환경뿐만 아니라 보호자와의 관계를 포함하는 관계적 환경까지 고려해야 함을 강조하였다.

둘째, 과제 중심적 접근에서는 실행기능의 특성상 부분적이기보다는 일상적인 과제 환경에서 발휘된다는 측면과 통합적이고 역동적이라는 측면에서 다양한 과제 환경을 통해 훈련되어야 함을 강조하였다. 이때 다양한 전략 동원과 보상 기술의 적용이 병행되어야 한다.

셋째, 메타인지-자기 통찰적 접근에서는 환자의 메타인지 기능을 바탕으로 자신을 통찰하고 조절하여 집중을 극대화하고 수행을 완수하기까지 자신의 행동을 지속하도록 돕는 방법으로, 지나친 통찰력의 손상 환자에게는 적용의 한계가 있다고 하였다.

마지막으로 보상적 접근에서는 독립적인 프로그램이기보다는 다양한 과제 환경에서 보조적으로 사용될 수 있는 개념임을 설명하였고 특히 환자의 삶의 패턴을 고려하여 충분한 설명과 동기부여가 되어야 하고, 가족 구성원과 같은 체계적인 기반들을 충분히 활용하여야 한다고 언급하였다.

실행기능 장애는 환자의 증상에 따라 너무나 다양하다. Cicerone 등(2005)은 인지훈련의 효과가 있다 없다 논하는 것보다 개인의 특성에 가장 잘 맞고 적절한 치료를 제공하는 것이 중요하다고 그의 문헌 연구에서 언급하였다. 그러므로 치료사는 충분한 환자의 탐색과 평가를 통하여 개인에게 가장 효과적이고 적절한 치료적 접근을 설계하여 적용할 수 있어야 하고 그 과정에서 역동적인 대처를 해야 한다. 다양한 환경과 강점이 될 수 있는 요소들을 충분히 활용하여 치료의 효과를 더욱 극대화해야 할 것이다.

참|고|문|헌

R·E·F·E·R·E·N·C·E

- 권재성. (2021). 메타분석을 통한 뇌졸중 환자의 인지기능에 대한 가상현실 중재 효과 연구. **재활치료과학, 10**(3), 7-22.
- 권재성, 육진숙, 변은미. (2009). 뇌졸중 환자를 대상으로 한 가정환경 인지재활 프로그램의 적용 효과. **대한작업치료학회지, 17**(1), 39-47.
- 뇌과학연구센터(2004). **전두엽의 손상과 인성변화(Phineas Gage의 사례)**. http://bsrc.kaist.ac.kr
- 육진숙, 권재성, 변은미. (2006). **가정에서의 인지재활치료 지침서**. 서울: 군자출판사.
- 이재신, 김경미. (1997). **작업치료**. 서울: 정담.
- Allen, C. K.(1985). *Occupational therapy for psychiatric diseases: measurement and management of cognitive disabilities.* Boston: Little, Brown & Co.
- Boyd, T. M., Sautter, S., Bailey, M. B., Echols, L. D. & Douglas, J. W. (1987). *Reliability and validity of a measure of everyday problem solving*. Paper presented at th annual meeting of the International Neuropsychological Society, Washington, DC.
- Braswell, D., et. al. (1993). *Profile of the Executive Control System.* Wake Forest, NC: Lash & Associates.
- Burgess, P. W., et. al. (1996). The Dysexecutive Questionnaire(DEX). In B. A. Wilson, et. al.(Eds.), *Behavioral assessment of the Dysexecutive Syndrome*. Burry, St. Edmunds: Thames Valley Test Company.
- Chen, A. J., Novakovic-Agopian, T., Nycum, T. J., Song, S., Turner, G. R., Hills, N. K. & D'Esposito, M. (2011). Training of gaol-directed attention regulation enhances control over neural processing for individuals with brain injury. *Brain, 134*, 1541-1554.
- Choi, B. G., & Kwon, J. S. (2020). A preliminary study of the effects of monitor-based virtual reality games on the cognition & activities of daily living for acute stroke: A double-blind randomized controled trial. *The Journal of the Korea Contents Association, 20*(9), 531-540. doi:10.5392/JKCA.2020.20.09.531
- Cicerone, K. D. & Giacino, J. T. (1992). Remediation of executive function deficits after traumatic brain injury. *NeuroRehabilitation, 2*, 73-83.
- Cicerone, K. D., et al. (2005). Evidence-based cognitive rehabilitation: Updated review of the literature from 1998 through 2002. *Archives of Physical Medicine and Rehabilitation, 86*, 1681-1692.
- Dempster, F. N. (1993). Resistance to interference: Developmental changes in a basic processing mechanism. In M. L. Howe & R. Pasnak (Eds.), *Emerging themes in cognitive development* (pp.3-27).

New York: Springer-Verlag.

- Dran, L. & Fisher, A. G.(1999). Evaluation and intervention with executive functions impairment. In Unsworth, C,(Eds.), *Cognitive and perceptual dysfunction: A Clinical reasoning approach to evaluation and intervention* (1st ed., pp.209-255). Philadelphia: F. A. Davis.
- Duffy, J. D. & Campbell, J. J. (1994). The regional prefrontal syndromes: A theoretical and clinical overview. *Journal of Neuropsychiatry, 6*, 379-387.
- Dywan, J. & Segalowitz, S. J. (1996). Self and family ratings of adaptive behavior after traumatic brain injury: Psychometric scores and frontally generated ERPs. *Journal of Head Trauma Rehabilitation, 11*(2), 79-95.
- Faria, A. L., Andrade, A., Soares, L., & Badia, S. B. (2016). Benefits of virtual reality based cognitive rehabilitation through simulated activities of daily living: A randomized controlled trial with stroke patients. *Journal of NeuroEngineering and Rehabilitation, 13*(1), 96. doi:10.1186/s12984-016-0204-z
- Fastenau, P. S., Denburg, N. L. & Hufford, B. J. (2013). Adult norms for the Rey-Osterrieth Complex Figure Test and for supplemental recognition and matching trials from the Extended Complex Figure Test. *Clinical Neuropsychologist, 13*(1), 30-47.
- Fisher, A. G. (1997). *Assessment of Motor and Process Skills* (2nd ed.). Fort Collins, Co: Three Star Press.
- Heo, S., Lee, H., Ham, A., Kim, Y., Jeong, S., & Kim, K. (2016). The effects of virtual reality therapy on executive function and balance for stroke patients: A randomized controlled clinical trial. *The Journal of Korean Society of Occupational Therapy, 24*(4), 1-14. doi:10.14519/jksot.2016.24.4.01
- Glosser, G. & Goodglass, H. (1990). Disorders of executive control functions among aphasic and other-damaged patients. *Jounal of Clinical and Experimental Neuropsychology, 12*, 485-501.
- Goldman-Rakic, P. S. (1984). The frontal lobes: Uncharted provinces of th brain. *Trends in Neurosciences, 7*, 425-429.
- Grady, C. (1999). Neuroimaging and activation of the frontal lobes. In B. L. Miller & J. L. Cummings (Eds.), *The human frontal lobes: Functions and disorders* (pp.196-230). New York: Guilford Press.
- Grant, M., Ponsford, J. & Bennett, P. C. (2012). The application of Goal Management Training to aspects of financial management in individuals with traumatic brain injury. *Neuropsychological Rehabilitation, 22*(6), 852-873.
- Grieve, J. (2000). Executive function. In *Neuropsychology for Occupational Therapists: Assessment of Perception and Cognition* (2nd ed., pp.79-86). Blackwell Science.

- Kaufer, D. & Lewis, D. (1999). Frontal lobe anatomy and cortical connectivity. In B. L. Miller & J. L. Cummings (Eds.), *The humal frontal lobes: Functions and disorders* (pp.27-41). New York: Guilford Press.
- Kluding, P. M., Tseng, B. Y. & Billinger, S. A. (2011). Exercise and Executive Function in individuals with chronic stroke: A pilot study. *Journal of Neurologic Physical Therapy, 35*, 11-17.
- Lawson, M. J. & Rice, D. N. (1989). Effect of training in use of executive strategies on a verbal memory problem resulting from closed head injury. *Journal of Clinical and Experimental Neuropsychology, 6*, 842-854.
- Levine et al. (2011). Rehabilitation of executive functioning in patients with frontal lobe brain damage with goal management training. *Frontiers in Human Neuroscience, 5*, 1-9.
- Levine, B., et al. (2000). Rehabilitation of executive functioning: an experimental-clinical validation of goal management training. *Journal of the international Neuropsychological Society, 6*, 299-312.
- Lezak, M. (1993). Newer contributions to the neuropsychological assessment of executive functions. *Journal of Head Trauma Rehabilitation, 8*, 24-31.
- Luria, A. R. (1982). *Language and cognition*. Washington, DC: Winston.
- Maier, M., Ballester, B. R., Leiva Bañuelos, N., Duarte Oller, E., & Verschure, P. F. M. J. (2020). Adaptive conjunctive cognitive training (ACCT) in virtual reality for chronic stroke patients: A randomized controlled pilot trial. *Journal of NeuroEngineering and Rehabilitation, 17*(1), 42. doi:10.1186/s12984-020-0652-3
- Mateer, C. A. (1999). The rehabilitation of executive disorders. In D. T. Stuss, G. Winocur & I. Robertson(Eds.), *Cognitive neurorehabilitation* (pp.314-332). Cambridhe, England: Cambridge University Press.
- Mesulam, M. (1990). Large-scale neurocognitive networks and distributed processing for attention, language and memory. *Annals of Neurology, 28*, 115-126.
- Milner, B. (1963). Effects of different brain lesions on card sorting. *Archives of Neurology, 9*, 90-100.
- Novakovic-Agopian, et al. (2011). Rehabilitation of executive functioning with training in attention regulation applied to individually defined goals: A pilot study bridging theory, assessment, and treatment. *Journal of Head Trauma Rehabilitation, 26*(5), 325-338.
- Okkema, K. (1993). Cognitive evaluation guide. In *Cognitive and perception in the stroke patient* (1st ed., pp.141-151). Aspen Pulblishers, Inc.
- Ownsworth, T. (2010). A metacognitive contextual approach for facilitating return to work following ac-

quired brain injury: Three descriptive case studies. *Work, 36*, 381-388.

- Ownsworth, T., Quinn, H., Fleming, J, Kendall, M. & Shum, D.(2010). Error self-regulation following traumatic brain injury: A single case study evaluation of metacognitive skills training and behavioural practice interventions. *Neuropsychological Rehabilitation, 20*(1), 59-80.
- Palomo, R., Casals-Coll, M., Sanchez-Benavides, G. Quintana, M., Manero, R. M., Rognoni, T. & Pena-Casanova, J. (2013). Spanish normative studies in young adults (Neuronorma young adults project): Norms for the Rey-Osterrieth Complex Figure (copy and memory) and free and cued selective reminding test. *Neurologia. 28*(4), 226-235.
- Parente, R. (1994). Effect of monetary incentives on performance after traumatic brain injury. *NeuroRehabilitation, 4*(3), 198-203.
- Prigatano, G. (1991). Disturbances of self-awareness of deficit after traumatic brain injury. In G. P. Prigatano & D. L. Schacter (Eds.), *Awareness of deficit after brain injury: Clinical and theoretical perspectives*. New York: Oxford University Press.
- Rand, D. Eng, J. J., Liu-Ambrose, T. & Tawashy, A. E. (2010). Feasibility of a 6-month exercise and recreation program to improve executive functioning and memory in individuals with chronic stroke. *Neurorehabilitation and Neural Repair, 24*(8), 722-729.
- Rogers, J. M., Duckworth, J., Middleton, S., Steenbergen, B., & Wilson, P, H. (2019). Elements virtual rehabilitation improves motor, cognitive, and functional outcomes in adult stroke: Evidence from a randomized controlled pilot study. *Journal of NeuroEngineering and Rehabilitation, 16*(1), 56. doi:10.1186/s12984-019-0531-y
- Schwartz, M. F., et al. (1993). Cognitive theory and the study of everyday action disorders after brain damage. *Journal of Head Trauma Rehabilitation, 8*, 59-72.
- Schwartz, M. F., Mayer, N. H., Fitzpatrick-DeSalme, E. J. & Montgomery, M. W. (1993). Cognitive theory and the study of everyday action disorders after brain damage. *Journal of Head Trauma Rehabilitation, 8*, 59-72.
- Shallice, T. & Burgess, P. W. (1991). Higher-order cognitive impairments and frontal-lobe lesions in man. In H. S. Levin, H. M. Eisenberg, & A. L. Benton(Eds.), *Frontal lobe function and dysfunction* (pp.125-138). Oxford: Oxford University Press.
- Shallice, T. (1982). Specific impairment of planning. *Philosophical Transactions of the Royal Society of London* B298, 199-209.
- Sohlberg, M. M. & Mateer, C. A. (2001). Management of dysexecutive symtoms. In Sohlberg MM et

al.(Eds.), *Cognitive Rehabilitation; An integrative neuropsychological approach* (1st ed., pp.230-262). New York: Guilford.

- Sohlberg, M. M., et al. (1993). Contemporary approaches to the management of executive control dysfunction. *Journal of Head Trauma Rehabilitation, 8*(1), 45-58.
- Spikman, J. M., Boelen, D, H., Lamberts, K. F., Brouwer, W. H. & Fasotti, L.(2010). Effects of a multi-faceted treatment program for executive dysfunction after acquired brain injury on indications of executive functioning in daily life. *Journal of the international Neuropsychological Society, 16*(1), 118-129.
- Thaut, M. H., Gardiner, J. C., Holmberg, D., Horwitz, J. Kent, L., Andrews, G. & Mclntoch, G. R. (2009). Neurologic music therapy improves executive function and emotional adjustment in traumatic brain injury rehabilitation. *Annals of the New York Academy of Sciences, 1169*, 406-416.
- Toglia, J., Johnston, M. V. Goverover, Y. & Dain, B. (2010). A multicontext approach to promoting transfer of strategy use and self regulation after brain injury: An exploratory study. *Bain Injury, 24*(4), 664-677.
- Wilson, B. A., Alderman, N., Burgess, P. W., Emslie, H. C. & Evans, J. J.(1996). *The behavioural assessment of th dysexecutive syndrome.* Burry St. Edmunds, Suffolk: Thames Valley Test Company.
- Zoltan B. (1996) *Vision, Perception and Cognition: A Manual for th Evaluation and Treatment of the Neurologically Impaired Adult* (3rd ed.). SLACK Incorporated.

제 3 부

인지재활의 적용

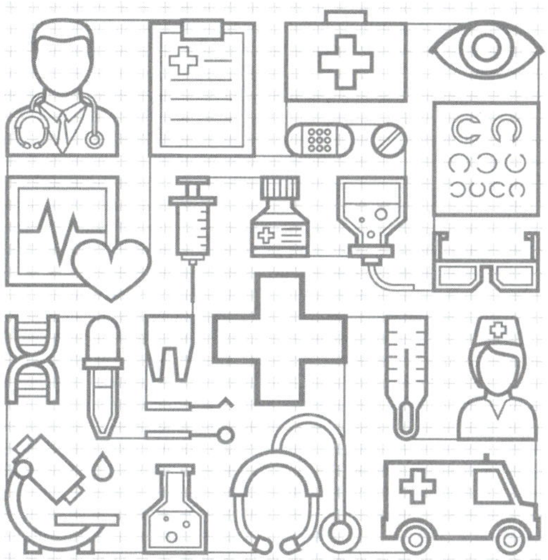

Cognitive
Rehabilitation

COGNITIVE REHABILITATION

제11장

CHAPTER

의식 회복과 작업치료 중재

오 윤 택

COGNITIVE REHABILITATION

학·습·목·표

- 의식과 의식의 회복 과정을 이해한다.
- 의식 수준을 평가한다.
- 의식 수준에 따른 중재를 이해한다.

주·요·용·어

- 의식
- 의식장애 평가
- 혼수상태
- 식물상태
- 약한의식상태
- 감각 자극
- 알렌인지수준
- 기능에 맞는 최상의 능력(Best ability to function)

11 C/H/A/P/T/E/R 의식 회복과 작업치료 중재

11.1 개요

> 네덜란드 리진스타트 병원의 심장전문의 핌 반 롬멜 박사는 혼수 상태에서의 뇌의 활동에 대해 "TV 수상기를 껐을 때도 프로그램은 여전히 계속되고 있으나 우리는 단지 볼 수 없을 뿐"이라고 전제하면서 "뇌가 작동을 멈추더라도 의식은 여전히 계속되고 있으나 우리 신체에서 그것을 느끼지 못할 뿐"이라고 설명했다.
>
> 출처: 2001년 12월 18일 중앙일보 기사(https://www.joongang.co.kr/article/2388134#home)

사람은 뇌에서 기억하고 있는 것에 근거하거나 판단에 의해 행동이나 표현을 하게 된다. 뇌는 외부에서 들어온 감각정보를 받아들이고, 이를 해석하여 필요한 행동을 결정하는데 기본적인 근거로 활용한다. 저장된 기억을 기반으로 행동이나 반응을 결정하기도 하며 외형적으로는 의사를 표현하거나 행동으로 나타낸다.

사람이 뇌가 손상되면 뇌기능의 장애가 오면서 초기에 기능 저하가 나타난다. 감각을 받아들이거나 해석하지 못하기도 하고 적절한 타이밍이나 환경에서 필요한 행동을 하지 못하게 되는 경우도 나타난다. 뇌는 손상이 회복하면서 뇌가 가지고 있었던 기능을 점진적으로 회복하게 된다.

뇌기능의 회복을 이해하기 위해서는 인간의 출생으로부터 성장하는 과정에서 뇌의 기능이 어떻게 발달하는지 비교하는 것이 방법이 된다. 아이는 태어나면서 아직 손과 발에 대한 인식이 되지 않고 시각을 비롯한 감각들에 대한 기억이 없으므로 보고 들어도 해석하지 못한다. 태어난 초기에 정확한 감각은 입 주변의 촉각을 이용하여 엄마의 젖을 찾게 된다. 이때에는 판단이나 기억에 의존하기보다는 본능과 반사로 행동이 나타낸다. 이후에 입으로 손과 발을 인식하게 되고 손과 발을 이용하여 물건을 잡거나 뻗고 자세에 필요한 정보를 고유감각이라는 팔다리의 위치에 대한 감각을 이용하여 사지를 움직이게 된다.

성인의 뇌기능 회복은 의식이 없는 상태가 가장 낮은 단계이다. 주로 뇌줄기의 호흡 기능과 같은 기본적인 생명 유지 기능만 있을 수도 있으며, 피질로 전달되는 감각자극을 인식하지 못하는 상태이다. 그러다가 일부 뇌기능이 돌아오면 잠이 들었다가 깨는 주기가 반복되고 깨어 있는 시간이 길어지면서 회복이 이루어진다. 외부에서 관찰하는 사람은 이런 변화를 감지하기는 어려운데, 가끔 눈을 뜨기도 하는 등의 반응을 보일 수 있다. 그러다가 시각이나 청각 등의 일부 감각에 대한 반응을 일시적으로 보이는 단계를 거친다. 이후 의도적으로 본인이 움직일 수 있는 신체 부위에 따라 간단한 의사소통(Yes or No)을 시도하게 된다. 반응이 세분화되면 객관식으로 질문할 수도 있고 글씨쓰기나 타이핑을 이용한 짧은 단어 수준에서 의사소통이 가능한 단계로 넘어갈 수 있다. 이런 회복의 순서는 모든 환자가 거치는 단계가 아니며 회복이 정체되거나 시간에 따라 반응의 일관성이 달라지기도 한다.

11.2 의식의 회복과 작업치료

사례 A

욕창으로 인해 앉는 자세를 하지 못해서 카트를 타고 치료실에 방문하였다. 고개는 오른쪽으로 돌리고 있었고 눈을 감고 있었다. 이름을 부르거나 소리에 반응하지 않았다. 통증 자극에도 반응하지 않는다.

의식장애(disorders of consciousness; DOC)는 장기간으로 의식이 변한 상태로 혼수상태(coma), 식물상태(vegetative state; VS), 약한의식상태(minimally conscious state; MCS)로 분류한다(Eapen et al., 2017). 의식이 없는 것과 의식이 있는 상태로 구분하는 2가지 요소는 각성(arousal)과 자각(awareness)이다. 깨어 있다는 것은 각성이 되어 있는 상태를 말하는 것으로 눈을 뜨는지와 뇌줄기의 반응이 있느냐로 평가한다 [표 11-1](Eapen et al., 2017).

표 11-1 **혼수상태, 식물상태, 약한의식상태 비교**

	수면-깨기 주기	자각 (awareness)	운동	청각	시각	의사소통	감정
혼수상태 (coma)	없음	없음	반사적	없음	없음	없음	없음
식물상태 (VS)	있음	없음	불편한 자극을 회피하기 위한 목적 없는 자세	놀람 반응	놀람 반응	없음	반사적
약한의식상태 (MCS)	있음	부분적	불편한 자극을 회피하기 위한 목적 있는 부분적 움직임	소리 방향 찾기 가능	추적을 위해 고정 유지	알 수 있는 말이나 제스쳐	반응 유지

처음에는 어떤 자극에도 반응을 보이지 않을 수 있다. 이후에 통증에 반응을 보이기도 하며 다른 소리나 시각적인 자극에 반응을 보이기도 한다.

1 의식의 평가

의식을 평가할 때는 크게 자극에 대한 반응이 어떠한지, 의사소통에 따라 움직이는지, 선택적으로 움직이는지를 관찰하게 된다. 반응 여부는 일관되지 않을 수 있고 하루 중에도 바뀌는 경우가 있으며, 날짜에 따라서도 달라질 수 있다.

1) 글래스고혼수척도(Glasgow Coma Scale; GCS)

이 평가는 1974년에 개발되었다. 3가지 반응에 대해 채점하고, 총점은 15점이며 결과 값은 3~15점의 범위를 갖는다[표 11-2](Teasdale et al., 2014).

2) 개정판 혼수회복척도(Coma Recovery Scale - Revised; CRS-R)

이 평가는 2004년에 개발되었으며, 6개 항목에 대해 총점 24점으로 채점한다. 점수의 범위는 0~24점이다[표 11-3](Giacino et al., 2004).

표 11-2 **글래스고혼수척도**

반응	반응 형태	점수
눈 뜨기	자발적으로 눈을 뜬다	4
	지시에 의해 눈을 뜬다.	3
	통증 자극에 눈을 뜬다.	2
	어떤 자극에도 눈을 뜨지 않는다.	1
운동 반응	지시에 따른다.	6
	통증 자극에 신체 일부분을 움직인다.	5
	해로운 자극에 목적 없이 움직인다.	4
	통증 자극에 상지를 구부리거나 하지를 편다.	3
	통증 자극에 모든 사지를 편다	2
	해로운 자극에 반응을 보이지 않는다.	1
언어 반응	사람, 장소, 시간에 대한 지남력을 가진다.	5
	대화가 가능하지만 혼동을 보인다.	4
	부적절한 대답을 한다.	3
	이해할 수 없는 말을 한다.	2
	반응을 하지 않는다.	1

3) 란초로스아미고스척도(Rancho Los Amigos Scale)

이 척도는 GCS와 함께 뇌손상 환자의 의식 수준을 평가하는 방법으로 사용되었다. 그러나 GCS가 뇌손상 초기의 평가에 한정된 것에 반해, 인지기능을 회복하는 양상에 따라 그 수준을 나눈다는 것은 GCS와 다른 점이다(Lin & Wroten, 2021). 처음에는 수준 8까지만 있었으며, 이후에 수준 9와 수준 10이 추가되었다. 다음은 수준 10까지의 각 수준 별 행동의 특성에 대한 설명이다.

- 수준 1(반응 없음)
  외부 자극(청각, 시각, 촉각, 움직임)에 반응하지 않는다.
- 수준 2(일반화된 반응)
  외부 자극에 반응하기 시작하지만 지연이 있고 느리며 일관성이 있지는 않다. 자극의 종류와 상관없이 씹거나, 땀을 흘리거나 숨이 가빠지거나 움직이거나 혈압이 올라가는 등의 반응은 유사한 형태로 나타날 수 있다.

표 11-3 **개정판 혼수 회복 척도**

항목	반응형태	점수
청각 기능 척도	지시에 일관되게 움직인다.	4
	지시에 반복적으로 움직일 수 있다.	3
	소리에 신체가 부분적으로 반응한다.	2
	소리에 놀라듯이 반응한다.	1
	반응을 하지 않는다.	0
시각 기능 척도	물건을 인식한다.	5
	물건을 위치를 보거나 손을 뻗는다.	4
	물건이 움직이면 시선이 움직인다.	3
	물건을 향해 시선을 고정한다.	2
	시각 자극에 놀라듯이 반응한다.	1
	반응을 하지 않는다.	0
운동 기능 척도	기능적으로 물건을 사용한다.	6
	운동반응이 자동적이다.	5
	물건을 조작한다.	4
	해로운 자극에 신체를 부분적으로 움직인다.	3
	자극에 사지를 구부려서 피한다.	2
	비정상적인 자세를 한다.	1
	반응이 없거나 이완된 상태이다.	0
구강운동/언어 기능 척도	지적인 말을 한다	3
	소리를 내거나 구강을 움직인다.	2
	구강을 반사적으로 움직인다	1
	반응하지 않는다	0
의사소통 척도	지남력을 보인다	3
	기능적이고 정확하다	2
	기능적이지 않고 의도가 있다.	1
	반응하지 않는다.	0
각성 척도	주의력을 유지한다.	3
	자극이 없어도 눈을 뜬다.	2
	자극에 눈을 뜬다.	1
	각성되어 있지 않다	0

- 수준 3(반응을 부분적으로 함)

낮 동안에 깨고 잠들기를 반복하며 이전보다 움직임이 커진다. 소리나는 쪽으로 고개를 돌리거나, 통증을 피하고 주변의 사람을 보려고도 한다. 그러나 반응은 느리게 나타나며 일관되지 않고 가족이나 친구에 대한 반응이 다르다. '나를 봐' 또는 '내 손을 꼭 잡아'와 같은 간단한 지시를 따르기도 하며 고개 움직임으로 '예/아니오'를 표시하기도 한다.

- 수준 4(혼란스럽고 불안함)

혼란스러워하고 놀라는 경우가 있으며 주변에서 일어나는 것을 이해하지 못하기도 한다. 혼란으로 인해 듣고 보고 느껴지는 것에 소리를 지르거나 때리거나 욕을 하는 등의 과도한 반응을 보일 수 있다. 먹고 통증을 억제하며 잠자리에 드는 등의 기본적인 욕구를 충족하려고 한다. 도와주려는 사람을 이해하지 못하거나 수 초 동안 집중을 유지하지 못하기도 한다. 지시를 따르기 어렵고 가족이나 친구를 알아보는 경우도 있다. 식사, 옷입기, 대화 등의 간단한 일상적인 활동을 도움을 받아 수행하기도 한다.

- 수준 5(혼란스럽고 부적절하지만 불안하지는 않음)

수 분 동안 주의력을 유지할 수 있으며 오리엔테이션의 저하를 보인다. 매일의 일상활동에서 양치를 하는데 신체적 어려움은 없지만, 매 단계마다 지시가 필요해서 시작이나 완료를 할 수 없다. 기억력에 저하가 있으며, 발병 이전의 기억은 발병 이후의 일상적인 것보다 기억을 더 잘한다. 부분적이고 연속되지 않은 기억에서 상실된 부분은 다른 상황으로 채워서 말하기도 한다(작화). 생각이 행동의 반복되면서 다음 단계로 넘어가지 못하기도 한다. 식사, 통증 완화, 잠자기, 씻기, 집으로 가는 것 등의 기본적인 욕구에 집중한다.

- 수준 6(혼란스럽지만 적절함)

기억과 생각의 문제로 어느 정도 혼란이 있다. 대화 중에 주요 주제는 기억하지만, 세부적인 것을 기억하지 못하기도 한다. 예를 들어 아침에 왔었던 사람을 기억하지만, 그와 무슨 얘기를 했는지는 기억하지 못한다. 도움을 받아서 스케줄을 따를 수 있지만, 일상적인 상황이 바뀌면 혼란스러워 한다. 심각한 기억장애가 없다면 몇 월, 몇 년인지를 기억한다. 다른 소음이 있거나 여러 단계를 가진 과제를 수행하지만 않는다면 30분 동안 주의력을 유지할 수 있습니다. 예를 들어 차를 보면서 건널목을 건널 때는 보도블록을 못 볼 수도 있으며, 신호등과 자동차를 동시에 볼 수 없다. 양치나 옷입기, 식사를 도움받아 할 수 있다. 생각하지 않고 성급하게 말한다. 다쳐서 입원하는 경우가 있을 수 있으며 왜 다치는지 이해하지 못하기도 한다. 생각의 문제보다 신체적인 문제를 더 잘 안다.

- 수준 7(자동적이고 적절함)

정해진 스케줄을 지킬 수 있습니다. 도움 없이 일상적인 자기 위생 활동을 할 수 있다. 신체적으로 문제가 없다면 옷입고 벗기나 식사는 혼자 가능하다. 새로운 환경에서 좌절감을 느끼고 생각하지 않고 행동하는 경향이 있다. 활동을 하는데 계획하고 시작하고 순서대로 하는게 어렵다. 산만한 환경이나 스트레스가 있는 환경에서 주의력 유지가 어렵다. 스트레스가 있는 환경에서는 사고가 느려진다. 미래 계획이나 목표에 사고나 기억력의 문제가 영향을 준다는 것을 알지 못한다. 그렇기 때문에 이전에 하던 생활이나 직업으로의 복귀를 기대한다. 안전에 대한 인식이나 판단의 문제로 감독이 필요하다. 신체나 사고의 문제가 어떤 영향을 주는지 완전히 이해하지는 못한다. 유연하지 않으며 경직된 사고를 할 수 있으며, 이 행동들은 뇌손상과 관련이 있다. 행동에 대한 이야기는 할 수 있지만 실제로 행동하는 데는 문제가 있다.

- 수준 8(목적 지향적이고 적절함)

사고와 기억에 문제가 있다는 것을 알고 이런 문제에 대한 보상 행동을 하기 시작한다. 생각할 때 유연성을 가지므로 경직된 사고가 덜 해진다. 예를 들어 이 문제를 해결하기 위해 대안을 구상할 수 있다. 운전이나 직업훈련에 필요한 평가를 받을 수 있으며 속도는 느리지만 새로운 것의 학습이 가능하다. 어렵고 스트레스가 있으며 긴급한 상황에서 적응은 어렵습니다. 새로운 상황에서 판단이 저하되고 보조가 필요하다. 결정을 위해 도움이 필요하다.

- 수준 9(목적 지향적이고 적절함: 필요 시 보조 대기)

혼자서 다른 과제로 전환하고 완성할 수 있다. 과제에 영향을 주는 손상을 알고 보상적인 방법을 안다. 미래 상황에 현재 손상이 영향을 주는 것을 예측하지 못한다. 행동이나 결정이 결과를 예측하기 위해 보조가 필요하다. 우울증을 보이고 좌절을 느끼는 역치가 낮다

- 수준 10(목적 지향적이고 적절함: 수정된 방법에서 독립적으로 수행)

충분한 시간을 가지고 보조장비를 동원하면 여러 다른 환경에서 다중 업무가 가능하다. 기억력 장애에 대한 자신만의 방법이나 도구를 찾을 수 있다. 손상의 미치게 될 영향을 예측하고 행동을 수정할 수 있다. 적절하게 결정하고 행동하는 것을 혼자 할 수 있는 경우가 있고 시간이 더 필요하거나 보상적인 전략이 필요할 수 있다. 가끔 우울증을 보이며 스트레스 상황에서는 좌절의 역치가 낮다. 사회 활동에서 다른 사람과 적절하게 관계를 가질 수 있다.

4) 알렌인지수준(Allen Cognitive Level; ACL)

알렌인지수준은 정보 처리 범위와 능력에 따라 6개의 수준으로 이루어진다. 이 수준을 구분하

는 방법은 알렌이 개발한 알렌인지수준검사(ACL test), 일상과제척도(Routine Task Inventory) 등을 사용한다(한국알렌인지연구회, 2016). 알렌인지수준검사는 가죽 판과 가죽끈으로 이루어진 홈질, 감침질, 코도반 바느질 등의 3가지 과제를 수행하고 수행 및 관찰 결과에 따라 알렌인지수준을 평가한다. 일상과제척도는 여러 가지 정해진 일상의 활동에 대한 행동 양상을 보고 인지수준을 결정한다. 행동 양상을 보고하는 사람은 환자 본인일 수도 있으며, 보호자, 치료사의 관찰로 보고되기도 한다. 알렌인지수준은 다음과 같이 나누어져 있다(한국알렌인지연구회, 2016).

- 1수준 반사적 행동(automatic actions)
- 2수준 자세 조절(postural actions)
- 3수준 손의 사용(manual actions)
- 4수준 목적 지향 활동(goal directed activity)
- 5수준 탐색 활동(exploratory actions)
- 6수준 계획 활동(planned actions)

각 수준은 5개의 수행모드(mode of performance)를 가지고 있으며, 이를 일반적으로 짝수로 표기하여 수준과 함께 표기한다. 모드는 정보를 처리하는 방식이다. 그래서 알렌의 인지수준은 0.8에서 6.0까시 52개 인지모드를 가지고 있다.

사례 B

뒤로 리클라인이 가능한 사지마비 환자용 휠체어를 타고 치료실을 방문하였다. 눈을 뜨고 있었지만 시선은 무언가를 바라보는 것 같지 않다. 고개를 오른쪽으로 돌리고 이름을 불러도 왼쪽으로 돌아오지는 않는다. 오른손을 잡고 주먹을 쥐라는 말에 온 몸에 긴장이 올라가면서 손을 살짝 잡는다. 쉽게 놓치는 못한다. "내 말이 들리면 손을 잡으세요"라는 말에 다시 온 몸에 힘을 주면 손을 잡는다. 그리고는 눈을 감는다.

2 인지수준에 따른 작업치료 접근

알렌은 인지수준에 맞추어 치료적인 작업을 하는데 필요한 도움의 양을 가이드하고 있다. 알렌은 이런 가이드라인을 통해 클라이언트가 자신의 인지를 최대한 활용하여 작업에 참여해야 한다고 한다. 이것을 기능에 맞는 최상의 능력(Best ability to function)을 이루도록 해야 한다고 말한다(한국알렌인지연구회, 2016).

예를 들어 숟가락을 사용하여 식사하는 과제의 경우, 2.0에서 2.8 수준에 있는 클라이언트는 정보 처리가 자세를 유지하는 범위 안에서 이루어진다. 따라서 상지를 이용하기 정보를 활용하는 것은 어렵다. 따라서 손에 숟가락 쥐어 주고 음식을 퍼서 입까지 가져오는 목적 있는 작업을 수행하는 것은 어렵다. 따라서 인지수준에 맞추어 팔을 전후로 움직이는 것에 클라이언트가 참여하도록 하는 것이 최대한 인지수준을 활용한 식사하기가 된다. 만약 3.0 수준에 있는 클라이언트라면 상지에 대한 정보 처리가 가능한 수준이므로 환자는 숟가락을 잡는 것까지 수행 범위에 포함할 수 있게 된다. 4.0 수준에서 시각적 정보를 활용한 목적 있는 활동이 가능하므로 시각적 정보나 단서를 제공하여 과제 진행되도록 도울 수 있다.

이렇듯 작업에 클라이언트가 최대한 참여할 수 있도록 과제의 조건을 형성하기 위해서는 클라이언트의 인지 수준을 정확히 이해하는 것이 중요하다. 다음은 회복 과정별 치료적 접근의 소개이다.

1) 자발적인 움직임은 제한적이고 자극에 대해 반응이 없거나 일시적인 단계

앞에서 설명한 사례 A, B의 경우이다. GCS나 CRS로 평가하는 단계이다. 알렌인지수준으로는 0.9에서 1.2의 범위에 해당한다. 생리학적으로 불안정한 부분도 있으며 신경학적인 회복이 이루어지는 단계로 환자의 변화나 이상 신호를 확인해야 한다.

자극에 반응이 없거나 자극에 반응하여도 일시적이거나 일관되지 않는 반응을 보이는 단계이다. 이 단계에서 깨어 있는 단계가 일시적으로 나타나지만 일시적이다. 따라서 감각 자극을 통해 깨어 있는 시간이 길어지고 깨어 있는 동안에는 일시적으로 주의가 유지되도록 해야 한다. CRS로 평가하면서 어느 감각에 반응을 보이는지 확인하고 이 자극을 효과적으로 주도록 감각 자극 프로그램을 계획해야 할 것이다. 또한 매일의 반응을 확인함으로써 의식 수준의 변화가 있는지를 확인하고 일관된 반응이 가능한지 확인하는 것도 필요하다.

의식장애가 있는 환자들에게 청각, 촉각, 후각, 시각, 미각, 운동감각 등의 여러 감각자극이 의식 수준을 회복하는데 효과적이라고 한다(Li et al., 2020). 각각의 자극에 대한 세부 사항은 다음과 같다 [표 11-4](Lin et al., 2020).

2) 자발적인 움직임이 자세 변화에서 사지 움직임이 가능한 범위로 확대되어 가는 단계

GCS나 CRS로 일부 평가할 수 있는 단계이다. 반응을 일관성 있게 하는지와 정확하게 의사가 표현되는지를 확인하여 간단한 의사소통을 정할 수 있는 시기이다. 예를 들어 주먹을 쥘 수 있다면 주먹을 쥐는 것과 펴는 것으로 예 또는 아니오를 표현할 수 있다. 여기서 중요한 것은 예와 아니고 정확한지를 확인하는 것이다. 주의력 유지가 어려운 시기이므로 의사소통이 길어지면 정확성은 저하될 수 있다. 사례 B에서 이런 상황을 볼 수 있다.

사례 C

보호자와 함께 치료실로 왔다. 표정은 웃고 있다. 수지기능검사를 하면서 과제에서 다른 자극으로 시선을 돌리면서 수시로 과제가 중단된다. "C님 우리 뭐하고 있었나요?"라는 질문에 다시 과제를 지속한다. 그러나 이내 책상 위의 다른 물건으로 시선을 돌리고 멍해진다.

사례 C는 주의력 유지가 어렵다. 주의력을 유지하기 어렵다는 것은 단기기억을 어렵게 한다. 과제에 대한 목적을 망각하거나 수 분 이상의 과제를 완수하기 어렵다. 이럴 때는 과제를 주의력 유지가 가능한 시간 단위로 나누고 이에 맞추어 단서를 제공하는 것이 중요하다. 알렌인지수준으로는 1.4에서 3.8에 해당한다. 초기에는 앉는 자세나 선 자세 등의 특정 자세를 만들 수 있는 정도의 행동 양상을 보일 수 있다. 근력이나 다른 문제가 없는 경우에는 걸을 수도 있으나 목적이 있는 행동을 하는 것은 아니다. 안전 바를 잡아 안정을 유지하는 것은 2.8에 해당한다. 상

표 11-4 **감각 자극의 예시**

감각	세부 내용
청각	자극원: 읽어주기, 대화, 나무 두드리기, 튜닝 포크, MP3, 녹음된 테이프, 라디오, 텔레비전, 이름 부르기 자극 종류: 크기, 톤, 음성 패턴
촉각	자극원: 큰 굵기의 바늘, 브러쉬, 샌드페이퍼, 털, 섬유, 가죽, 냉온팩, 튜닝 포크(진동감각), (시야를 벗어난 신체 부위에 대한) 터치, 부드러운 브러쉬로 신체 부위 자극, 자극 종류: 딱딱한 것, 부드러운 것, 거친 것
후각	자극원: (알 수 있는 향이면서 좋아할 수도 좋아하지 않을 수도 있는 향기 사용) 레몬즙, 에센스, 박하
시각	자극원: (눈을 뜨고 있을 때 가능) 불꽃, 밝은 색깔의 물체, 가족사진, 거울, 색깔 있는 연필, 색깔 있는 전구(빨강, 피랑, 녹색) 친근한 사람의 사진을 눈앞 상하좌우 45도 범위에서 움직이기 자극 종류: 밝기,
미각	자극 종류: 단맛, 짠맛, 레몬 자극 종류: 발병 전에 좋아할 수도 싫어할 수도 있는 것
운동감각	자극원: 관절 수동 운동
기타	(가족이나 친구 인터뷰를 통해 조사) 개인적으로 의미 있는 물건

지 움직임과 함께 물건을 잡을 수 있는 단계는 알렌인지수준 3.0 이상부터이다. 그러나 목적을 가지고 물건을 조작하는 것은 아니고 형태나 배치 등을 할 수 있는 수준이다.

3) 목적 있는 과제 수행이 가능하고 필요한 것을 탐색할 수 있는 단계

알렌인지단계로는 4.0 이상의 단계로 목표를 위한 과제의 순서나 규칙을 인식할 수 있다. 5.0 이상의 단계에서는 물건의 다양한 측면을 인식하고 조건이나 형태를 바꾸기도 한다.

사례 D

보호자와 함께 식사를 한다. 사용하던 숟가락과 젓가락을 선호하며 다른 형태나 재질의 수저를 사용하지 않는다. 식사 중에 음식을 흘리는 것을 알아차리지 못한다. 음식일 뜨거울 수도 있다는 것을 잊고 뜨거운 음식에 자주 놀랜다.

사례 D의 환자는 익숙한 상황에서는 과제 수행을 완수한다. 그러나 세부적인 변화나 환경의 변화에 적응하기 어렵다. 식사 예절을 지키지 않아서 주변 사람들에게 무례하게 이해될 수 있다. 도구나 환경을 일정하게 유지하는 것이 기능에 맞는 최상의 능력(best ability to function)을 발휘하는데 효과적이다.

알렌인지수준으로는 4.0~4.6으로 목표를 위한 과제의 순서나 규칙을 인식할 수 있다. 5.0 이상의 수준에서는 물건의 다양한 측면을 인식하고 조건이나 형태를 바꾸기도 한다.

4) 계획된 활동을 할 수 있는 단계

실제로는 없지만 있는 상황을 고려하여 계획하고 예상되는 문제를 생각할 수 있는 단계이다. 알렌인지수준으로는 최고 수준인 6.0에 해당한다.

11.3 요약

의식장애가 있는 초기부터, 인지능력이 향상되면서 클라이언트에게 최적의 작업수행 환경을 만드는 것은 작업치료사에게 중요한 과제이다. 이를 위해 필요한 평가 방법과 환자의 인지수준을 이해하는 것이 치료적 전문성을 갖추는 기본적인 지식이라고 할 수 있다.

참|고|문|헌

R·E·F·E·R·E·N·C·E

- 한국알렌인지연구회(역). (2016). **작업치료를 위한 알렌인지모델**. 서울: 대한나래출판사.
- Bayne, T., Hohwy, J., & Owen, A. M. (2016). Are there levels of consciousness?. *Trends in cognitive sciences, 20*(6), 405-413.
- Bruno, M. A., Vanhaudenhuyse, A., Thibaut, A., Moonen, G., & Laureys, S. (2011). From unresponsive wakefulness to minimally conscious PLUS and functional locked-in syndromes: recent advances in our understanding of disorders of consciousness. *Journal of neurology, 258*(7), 1373-1384.
- Eapen, B. C., Georgekutty, J., Subbarao, B., Bavishi, S., & Cifu, D. X. (2017). Disorders of consciousness. *Physical Medicine and Rehabilitation Clinics, 28*(2), 245-258.
- Giacino, J. T., Ashwal, S., Childs, N., Cranford, R., Jennett, B., Katz, D. I., ... & Zasler, N. D. (2002). The minimally conscious state: definition and diagnostic criteria. *Neurology, 58*(3), 349-353.
- Giacino, J. T., Kalmar, K., & Whyte, J. (2004). The JFK Coma Recovery Scale-Revised: measurement characteristics and diagnostic utility. *Archives of physical medicine and rehabilitation, 85*(12), 2020-2029.
- Han, H. J., Kim, E. J., Lee, H. J., Pyun, S. B., Joa, K. L., & Jung, H. Y. (2018). Validation of Korean version of coma recovery scale-revised (K-CRSR). *Annals of rehabilitation medicine, 42*(4), 536.
- Li, J., Cheng, Q., Liu, F. K., Huang, Z., & Feng, S. S. (2020). Sensory stimulation to improve arousal in comatose patients after traumatic brain injury: a systematic review of the literature. *Neurological Sciences*, 1-10.
- Lin, K. & Wroten, M. (2021). Rancho Los Amigos. In StatPearsl[internet] Publishing, Treasure Island(FL).
- Teasdale, G., Maas, A., Lecky, F., Manley, G., Stocchetti, N., & Murray, G. (2014). The Glasgow Coma Scale at 40 years: standing the test of time. *The Lancet Neurology, 13*(8), 844-854.

COGNITIVE REHABILITATION

제12장

CHAPTER

뇌병변 환자를 위한 인지재활 중재

권 재 성

COGNITIVE REHABILITATION

학·습·목·표

- 뇌혈관장애와 외상성 뇌손상 클라이언트의 인지기능 손상과 행동증상을 이해한다.
- 뇌혈관장애와 외상성 뇌손상 클라이언트의 인지기능 손상에 대한 평가와 중재를 학습한다.
- 사례를 통한 기능인지재활의 실제적 중재 과정을 학습한다.

주·요·용·어

- 뇌혈관장애
- 외상성 뇌손상
- 기능인지
- 뇌기능의 양측화
- 신경행동학적 접근
- 교정적 접근
- 기능적 접근
- 적응적 접근
- 보상적 접근
- 역동적 상호작용 접근
- 가정환경 인지재활 프로그램

12 C/H/A/P/T/E/R 뇌병변 환자를 위한 인지재활 중재

Ⅰ. 뇌혈관장애 환자를 위한 인지재활 중재

12.1 지각기능(Perceptual function)

1 개 요

지각이란 뇌가 감각기관으로부터 오는 감각정보(sensory information)를 해석(interpretation)하고 인식하는 일련의 과정(process)이다. 인식된 정보는 나아가 다양한 정신기능(mental function)에 의해 처리되어 언어적인 표현(verbal expression)과 행동(motor action)으로 반응된다.

1) 평 가

지각평가의 목적은 작업수행 손상(performance deficit)의 근본적인 신경행동학적(neurobehavioral) 원인을 알아내기 위함이다. 이는 신경외과적으로 직접적인 신경 손상을 검사할 수 없으므로 환자의 비정상적인 행동 반응을 관찰하고 분석하여 손상의 원인을 찾아내기 위함이다. 그러므로 임상의 작업치료사들은 증상 및 문제행동에 대한 조작적 정의(operational definition)를 내리고 행동을 분석할 수 있어야 한다. 조작적 정의란 증상에 대한 개념적 정의와 연관된 문제행동을 보고 그 증상이 발현되었음을 객관적으로 아는 것이다. 예를 들어 편측무시에 대한 개념적 정의를 알고 있다면 식사할 때 왼쪽 반찬을 주시하지 않고 먹지도 않는 행동을 보고 이것이 편측무시임을 아는 것이 증상에 대한 조작적 정의가 있는 것이다. 대표적인 행동 분석을 통한 작업치료 평가도구는 ADL-focused Occupation-based Neurobehavioral Evaluation(A-ONE)으로 신경행동학적 손상(Neurobehavioral impairment)을 평가하기 위하여, 통제된 환경에서 직접적으로 기본적 일상생활활동 수행(ADL performance)을 관찰하고 분석하여 손상 정도를 파악할 수 있다. 그러나 평가를 위한 연수 과정을 이수해야 하고 전문적인 관찰, 분석 기술을 습득해야 하는 제한점이 있다. 분석과 관찰을 통한 다른 표준화된 검사로는 Motor-free Visual Perception Test(MVPT), Loewenstein Occupational Therapy Cognitive Assessment(LOTCA) 등이 있고, 임상의 치료 효과를 보기 위한 정량화된 다양한 검사방법(pencil-paper test, clinical observation)을 활용할 수 있다.

평가하기 전에 반드시 고려해야 할 사항은 환자의 감각과 운동기능에 대한 사전 검사를 실시하여 환자의 행동 장애가 지각 장애에 의한 것인지 아니면 감각 이상이나 운동기능의 장애에 의한 것인지 판단해야 한다. 또한 검사 전에 환자의 의식 수준을 파악하고 연령과 질병력도 충분히 고려하여야 한다. 평가에 대한 구체적인 내용은 제5장과 제7장을 참고하길 바란다.

2) 치료적 접근

뇌혈관 장애 환자는 그 손상의 범위와 나타나는 행동적 증상이 광범위하므로 치료적 접근 또한 폭넓게 고민해야 한다. 주의해야 할 것은 치료사에게 익숙하다고 하여 편협한 접근만을 사용해서는 안 되며, 보다 융통성 있는 치료 접근을 사용하기 위하여 다양한 이론적 지식을 공부하여야 한다(제3장 참고). 작업치료에서 치료적 범주는 특정한 지각기술을 재훈련하는 것에서부터 일상생활에서의 기능적 과제까지 통합하는 인지기능 훈련을 포함한다.

(1) 치료에 대한 가정

기능적 활동(functional activity)에는 운동기술(motor skill)뿐만 아니라 지각기술(perceptual skill)도 포함된다. 그러므로 지각의 손상은 기능적 수행(functional performance)에 영향을 미치고, 지각기능의 회복(remediation)과 보상(compensation)은 기능적 수행을 향상시킬 수 있다. 또한 효과적인 치료를 위해 치료 과정이 객관적인 용어로 잘 기록되어야 하며, 임상에서 과학적이고 체계적인 연구가 계속 이루어져야 한다.

(2) 치료적 접근

먼저 언급하였듯이 작업치료사는 다양한 치료적 접근 중에서 환자에게 가장 적절한 접근을 선정하여 치료적으로 활용할 수 있어야 한다. 그러므로 충분한 학습과 연구가 이루어져야 한다. 다음은 대표적인 치료적 접근에 대하여 간략하게 기술해 보았다.

① **교정적 접근**(Remedial approach)

중추신경계 기능의 변화를 유도하는 과제를 선정하고 제공하는 치료적 접근으로, 치료의 결과는 일상생활 기능 수준의 향상으로 볼 수 있다. 임상에서 자주 언급되는 교정적 접근은 다음과 같다.

첫 번째는 신경발달접근(neurodevelopmental approach)이다. 이 접근의 치료적 가정은 정상적인 움직임의 습득 경험과 정확한 움직임에 대한 되먹임(feedback)이 운동지각 기능을 향상시킨다는 것이다. 전반적인 치료 중재로는 운동 재훈련(motor retraining program)의 과정을 진행하는 동안 정확한 움직임에 대한 되먹임과 전문적 도수치료(handling technique)를 통합적으로 적용한다.

두 번째는 감각통합접근(sensory integration approach)이다. 이 접근은 신경생리 및 발달에 기초를 둔다. 치료적 가정은 조절된 감각입력(sensory input)이 특정 운동 반응(specific motor response)을 생성한다는 것이다. 필요하고 적절한 자극 즉, 선별된 작업수행은 감각통합 기능을 통해 바람직한 반응(adaptive response)으로 연결된다. 그러나 성인을 위해서는 비실용적이라는 한계가 있다. 성인은 아동과는 달리 중추신경계의 가소성(plasticity)이 비교적 적기 때문이다.

세 번째는 훈련전이접근(transfer of training approach)이다. 이 접근의 치료적 가정은 특별히 선정된 지각적 과제를 수행함으로써 유사한 작업을 수행할 때나 유사한 지각적 기술(perceptual skill)이 요구되는 다른 활동을 할 때 그 기능이 전이된다는 것이다. 이 개념은 이후 인지 접근에서 다루어질 역동적 상호작용 접근(dynamic interactional approach)으로 확대될 수 있다(Toglia et al., 2010). 예를 들면 테이블에서 동전을 찾는 특정 활동이 대형 마트에서 쇼핑할 때 자신이 찾고자 하는 물건을 고르는 활동으로 그 훈련 효과가 전이될 수 있어야 한다.

② **적응적·보상적 접근**(Adaptive/Compensatory approach)

환자가 환경에 최대한 적응(adaptation)할 수 있도록 치료적으로 접근하는 것으로 수행 과정들을 단순하게 변형시키거나, 외부 환경을 개선하여 일상생활에서 작업 수행을 완수할 수 있도록 하는 것이다. 예를 들어 옷을 혼자 입을 수 없는 환자의 경우 그것이 지각적 손상으로 인한 것이라면 옷 입는 과정을 단순화하고 명시화하여 습득할 수 있고, 옷의 상표나 특별한 라벨을 이용하여 옷의 위·아래, 앞·뒤를 구분하는 보상적 개념을 적용하여 치료에 활용할 수 있다. 더 자세한 내용은 제3장을 참고하길 바란다.

2 지각기능 손상의 평가와 중재

1) 시각(Vision)

시각에 관한 정보는 시지각 기능을 검사하기 전에 꼭 수집해야 할 정보이다. 시각 상태를 알아보기 위해서는 시력, 시야 범위, 눈의 추적, 신속안구운동 등을 평가하여야 한다. 평가 후 문제가 있다면 적절한 의학적 조치가 선행되어야 한다. 구체적인 평가 및 중재 방법은 제7장을 참고하길 바란다.

(1) 시력(Visual acuity)

시력은 환경을 탐색할 때 세밀한 부분을 찾아낼 수 있는 능력으로 근거리 시력과 원거리 시력으로 분류된다. 검사는 작업치료에서 중요하게 생각하는 근거리 시력부터 측정한다. 환자의 의무기록을 참고할 수 있다면 의무기록에서 시력 정보를 얻어야 하고, 안경을 착용하고 있다면 착용 후 교정시력을 측정하여야 한다. 조도를 높여 주위 환경을 밝게 해주는 것도 중요한 조치이다.

(2) 시야(Visual fields)

시선이 지정된 부분에 머물 때 눈이 물체를 발견할 수 있는 범위로서 시야의 손상은 매우 다양하며 뇌손상의 영역과 크기에 영향을 받는다. 측정은 360도 측각기를 사용할 수 있으며 정상인의 시야 범위는 한 쪽 눈에서 대략 위쪽 65°, 아래쪽 70~75°, 외측 95° 내측 60° 정도이다. 임상에서 관찰될 수 있는 증상은 편측시야결손(hemianopsia)이 대표적이다. 이때 순수하게 편측시야결손만 가지고 있는 환자는 자신의 장애에 대한 통찰(insight)이 가능하므로 눈동자를 움직이거나 머리를 돌리는 보상훈련이 가능하다. 그러나 편측무시(unilateral inattention)와 같이 합병이 있는 경우는 스스로 보상하는 것이 어렵다. 평가할 때 편측무시와 반드시 구분되어야 하지만 임상에서는 구분할 수 없는 경우도 많다.

(3) 따라보기 또는 추적(Ocular pursuit)

눈의 추적 측정을 위하여 검사자가 환자의 눈앞에서 H자를 그리며 모든 방향에 대하여 물체를 움직일 때 눈이 추적하는 양상을 관찰한다. 이때 눈동자의 운동범위(ocular range of motion)를 같이 관찰할 수 있다. 이때 눈의 움직임에 부자연스러움이 있는지 관찰하고 안구진탕(nystagmus)의 유무를 평가한다.

(4) 신속안구운동(Saccadic eye movement)

신속안구운동은 빠르게 제시되는 자극에 빨리 대응하는 능력으로 시각적 탐색의 중요한 요소이다. 읽는 기술을 관찰하거나, 눈이 두 물체 사이를 지시에 따라 빠르게 움직이는 능력을 관찰하여 평가할 수 있다. 손상 시에는 시각적 탐색(visual scanning)의 문제기 생기고, 이것은 정보를 얻는 기회가 박탈되는 심각한 장애가 된다. 읽기 훈련을 하는 동안 보상 기술을 단계적으로 실시할 수 있다.

(5) 겹보임(Diplopia)

겹보임은 하나의 물체가 두 개의 상으로 겹쳐 보이는 현상이다. 환자의 균형감각 장애와 같이

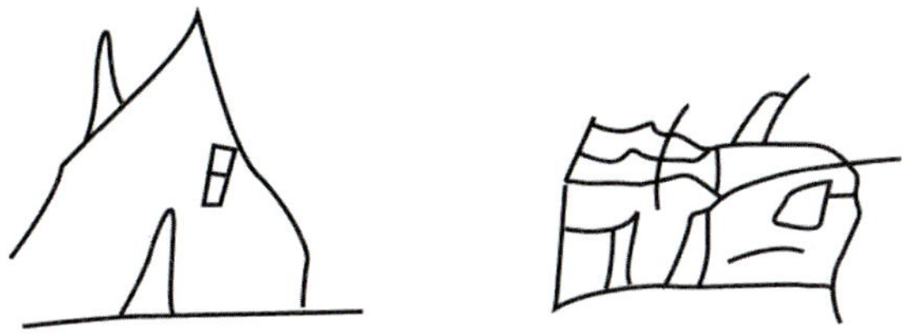

좌뇌반구 손상 시 반응 우뇌반구 손상 시 반응

그림 12-1 **뇌반구 양측화의 예**

발생할 수 있으므로 탐색 및 보행 장애를 동반하기도 한다. 이와 같은 경우 한시적으로 한쪽 눈을 가려주는 보상 전략을 선택할 수 있다.

2) 지각(Perception or Sensory processing)

뇌는 양측화(lateralization)되어 있어 좌·우 대뇌반구 기능의 부분적인 차이가 있다. 각 대뇌반구 기능을 대표하는 용어로 표현해 본다면 – 대뇌반구 기능의 모든 측면을 대표하는 용어는 아님 – 우대뇌반구는 '통합뇌' 좌대뇌반구는 '분석뇌'라고 언급할 수 있다. [그림 12-1]에서 보듯이 우대뇌반구와 좌대뇌반구는 손상 후에도 다른 반응 양상이 관찰된다. 그러나 뇌가 양측화되어 있다고는 하나 뇌량에 의해 정보를 서로 주고받으며 암묵적으로 서로의 기능에 영향을 미치므로 구획화하기보다는 통합적으로 이해할 필요가 있다. 지금부터는 다양한 지각 요소들의 개념과 임상적 증상들을 알아보고 이에 따른 평가와 치료 방법을 간단히 기술해 보도록 하겠다. 지각 손상에 대한 구체적인 평가 및 중재 방법은 제7장을 참고하길 바란다.

(1) 신체도식(Body scheme)

신체도식은 자신의 신체 자세와 신체 부분의 관련성을 지각하는 능력이다. 신체도식은 주변 환경과 신체의 상호 작용에서 제공되는 되먹임(feedback)과, 언어, 시각, 체감각을 통합하는 기초가 된다.

평가 방법으로는 신체 부분 지시문, 인물화 검사(Draw a Man Test), 몸 퍼즐(Body puzzle) [그림 12-2] 등의 정량화된 검사와 일상생활활동에 대한 임상적 관찰 등이 있다(Zoltan, 1996). 치료로는 앞에서 언급하였던 신경발달치료와 감각자극치료 등의 교정적 접근과 일상생활활동 습득을 위한 기능적 접근이 사용된다. 이때 치료사는 기능의 전이(transfer) 개념을 가지고 일반화를 시도할 수 있다. 예를 들어 사람 모양 퍼즐 과제를 통해 신체도식 개념을 형성하고, 옷 입기 과

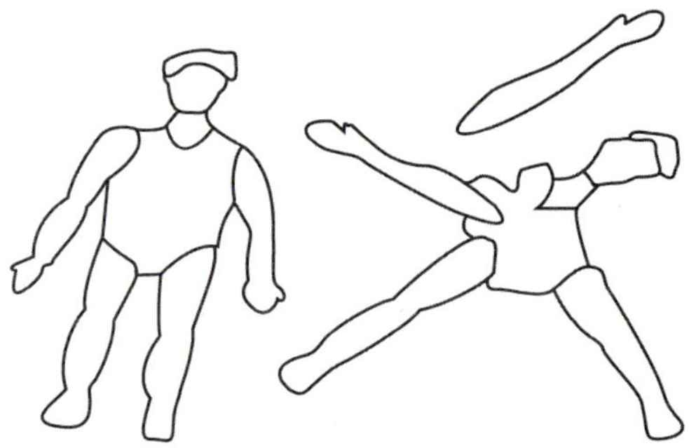

그림 12-2 몸 퍼즐

제를 시작하기 전 팔, 다리의 체계적인 감각자극을 환자에게 제공함으로써 자신의 신체를 인식하는 것을 도울 수 있다.

(2) 오른쪽-왼쪽 구별(Rt.-Lt. discrimination)

오른쪽-왼쪽 구별 기능은 신체 및 공간의 좌우 명칭을 인식하는 능력으로 시각, 언어, 공간적 지남력, 전정감각, 체감각의 통합이 필요한 지각기능이다. 전정감각의 손상으로 환자의 머리가 정중선을 유지할 수 없다면 오른쪽과 왼쪽을 구분하는 것은 불가능하다.

평가 방법으로는 신체도식의 평가 시 신체 지시문에 오른쪽과 왼쪽의 구분을 두거나, 사물들을 책상 위에 올려놓고 오른쪽과 왼쪽에 있는 물건의 이름을 말하게 하거나 손으로 가리키도록(pointing) 한다. 치료사는 환자 스스로 오류를 찾는 기회를 제공하고 일상생활활동 중에 신체의 한쪽을 사용할 때 방향을 말하게 하고 가리키는 보상전략을 적용할 수 있다.

(3) 편측무시(Unilateral inattention/neglect)

편측무시 증상은 뇌병변 반대쪽에 제공되는 자극에 대하여 각성 정도가 떨어져 감지를 못하거나 반응을 하지 못하는 것으로 시야결손, 감각기능 손상, 운동기능의 손상과 구별되어야 한다. 임상 장면에서 편측무시는 우대뇌반구 손상 즉 왼쪽 편마비 증상에서 많이 나타나는 왼쪽 편측무시가 대부분인데, 급성기에는 우측 편측무시가 보고되고 있고(윤인진 등, 2012), 상하무시도 관찰되고 있으므로 양측 대뇌반구 손상으로 인한 증상으로 봐야 할 것이다. 예를 들어 정상인이라 하더라도 넓은 장소에 가면 고개를 돌리며 두리번거리게 되는데 이것은 시야가 부족하기 때문이다. 그러나 시야가 충분히 확보된 상황이라 하더라도 집중의 우선순위와 각성상태에 따라 인식할 수가 없는 부분이 생긴다. 이와 같이 무시 현상은 집중력의 문제로 이해되기도 한다. 편측시야결손(hemianopsia)의 여부와 상관없이 나타날 수 있고, 그 심각한 정도가 다양하다.

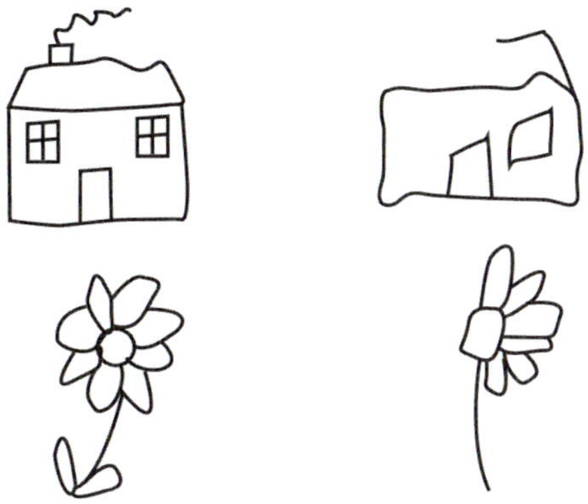

그림 12-3 그림을 모방할 때 왼쪽 편측무시

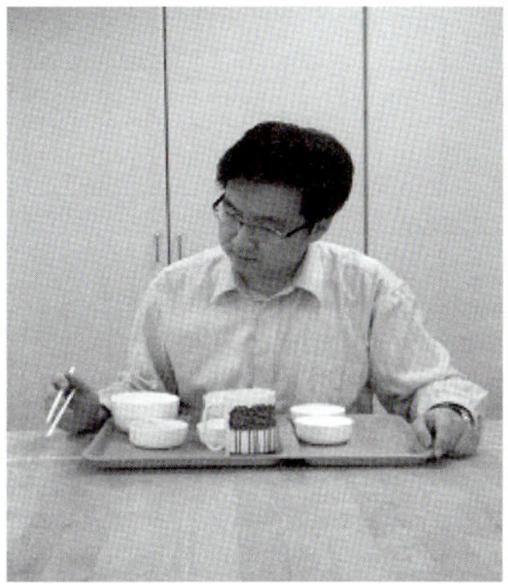

그림 12-4 식사 시 왼쪽 편측무시

편측무시를 평가하기 위해서는 평가도구에 따라 측정되는 정도가 다를 수 있으므로 다양한 영역의 도구들을 함께 사용해야 한다. 먼저, 환자의 누운 자세, 앉은 자세, 선 자세를 관찰하여 좌우 대칭의 정도를 평가한다. 임상에서 사용되는 종이-연필검사(pencil-paper test)로는 알버트 검사(Albert's test), 문자소거검사(letter cancellation test), 별소거검사(star cancellation test) 등의 소거검사(cancellation test)가 있고, 선나누기검사(line bisection test)는 검사방법이 간단한 Schenkenberg 선나누기검사가 사용되고 있다. 행동학적 검사로는 양측 자극에 대한 반응소멸검사(extinction test)를 시행할 수 있는데 시각, 촉각, 청각, 운동에 대하여 양측 또는 단측에 자극을 제공한 후 그 반응을 관찰한다. 읽기검사(reading test)는 제시된 문장을 읽도록 하며 틀린 단어를 찾아내거나 누락시킨 단어의 수를 검사하는 방식으로 진행된다. 그리기와 모방하기 과제(drawing and copying tasks)는 시계, 집, 꽃 등의 양측 대칭인 사물을 그리게 하여 반응 양상을 보고 판단한다[그림 12-3]. 또한 [그림 12-4, 그림 12-6]과 같이 일상생활활동을 직접 관찰하며 평가할 수 있는 표준화된 평가도구(ADL-focused Occupation-based Neurobehavioral Evaluation; A-ONE)도 사용할 수 있다(Arnadottir, 1990).

편측무시의 개선을 위한 치료적 중재로는 다양한 시도들이 이루어졌다. 편측무시는 증상에 대한 자각(awareness)이 잘 이루어지지 않으므로 다양한 되먹임(feedback)을 통한 자각훈련이 시행되었다. 교정적 접근으로는 읽기와 쓰기, 물건 찾기, 물건 옮기기 등의 활동을 통한 시각탐색훈련(visual scanning training), 무시 측에 지속적이고 강한 자극을 제공하는 지속적집중훈련(sustained attention training), 무시 측 사지를 지속적으로 사용하게 하는 사지활성화(limb activation) 중재, 시각적인 작업기억과 시각적 표상의 동원을 촉진하는 정신적 시각화(mental imagery) 등이 적

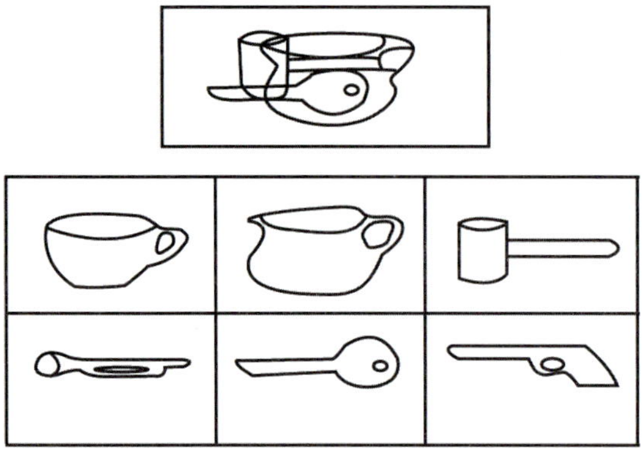

그림 12-5 **겹쳐진 그림**

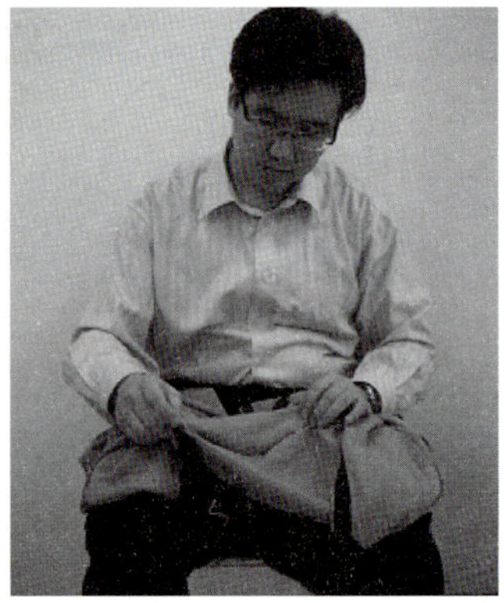

그림 12-6 **전경 배경 손상 환자의 옷입기**

용될 수 있다. 보상적 접근으로는 무시 측으로 몸통을 돌리게 하거나 무시 측으로 눈동자의 움직임을 촉진 시키는 중재, 비 무시 측의 시야를 가려 무시 측에 더 집중하게 하는 방법, 프리즘 안경을 사용하는 중재 등이 사용될 수 있다.

(4) 공간관계(Spatial relations)

공간관계는 사물과 사물 사이, 또는 사물과 자신과의 공간 관련성을 지각하는 능력이다. 평가로는 구체적인(concrete) 개념의 실제 사물들을 그림으로 그려 그림들을 다양한 방향(정렬됨, 흩어짐, 돌아감 등)으로 제시하여 공간 관계를 평가한다. 또한 겹쳐진 양식으로 표상에서의 전경-배경(Figure-ground)을 구분하도록 제시하여 인식수준을 평가한다 [그림 12-5, 그림 12-6]. 추상적인(abstract) 개념으로는 간단한 도형의 구분 능력을 평가하는 것에서부터 표준화된 Motor-free Visual Perception Test(MVPT)나 Test of Visual Percptual Skills(TVPS) 등과 같은 검사도구를 사용할 수 있다.

치료적 중재를 위한 적응적 접근은 복잡한 자극을 감소시켜주거나 제거하여 방해를 줄여주는 방법이 있고, 도구나 기구들을 환자들이 보기 쉬운 곳에 정리하는 전략이 있다. 기능적인(functional) 접근으로는 반복 연습을 통해 다양한 지각기술 학습을 촉진시킨다.

(5) 시각적 심상(Visual imagery)

시각적 심상을 임상에서 관찰하려면 작업기억에 떠올린 시각적 표상(예, 생각 속에 기억된 장면 등)을 그려보게 하는 것이다. 이와 같은 기능은 선택집중력, 지속집중력, 시각기억력, 언어능력이 통합되어야 한다. 평가로는 집의 구조를 그리거나 설명하게 하고, 시계를 그린 뒤 3시 혹은

6시 30분을 표시하게 하는 등의 그림 그리기 과제로 진행할 수 있다.

(6) 지형지남력(Topographical orientation)

지리적 지남력은 공간을 지각하고 자신의 방향을 찾는 능력으로 공간 안에서 자신의 위치가 정확히 어디인지를 인식할 수 있고 공간 안에서 정확하게 방향을 찾는 능력이다. 이 기능은 지각기능뿐만 아니라 공간에 대한 장기기억이 충분히 동원되어야 한다. 평가로는 자신의 방에서 물건의 위치를 찾게 하거나 특정 장소의 위치를 찾아가는 방법 등을 아는지 관찰한다. 또한 약도나 지도를 제시하고 특정 장소를 찾아보는 과제로도 가능하다. 예를 들어 약도를 보고 치료실을 찾아오려면 어떻게 가야 하는지를 질문할 수 있다.

(7) 실인증(Agnosia)

실인증은 시각, 촉각, 청각의 감각 손상이 전혀 없음에도 불구하고 감각자극을 인식(recognition)하는 능력이 손상된 증상이다. 실인증은 시각실인증(visual agnosia)과 체감각실인증(somatosensory agnosia)로 분류된다. 시각 실인증은 다시 물건의 모양을 인식할 수 없는 사물실인증(object agnosia)과 얼굴의 생김새와 표정을 인식할 수 없는 얼굴실인증(prosopagnosia), 한 장면에서 한 부분 이상을 동시에 인식하지 못하여 통합하지 못하는 동시실인증(simultanagnosia), 색깔의 구분과 인식이 어려운 색깔실인증(color agnosia), 공간에 대한 인식이 어려운 시공간실인증(visuospatial agnosia), 글씨를 읽을 수 없는 실독증(alexia) 등으로 분류될 수 있다. 대표적인 체감각실인증은 촉각실인증(tactile agnosia 또는 astereognosis)이 있다.

평가로는 실제 사물이나 그림 카드를 제시하여 형태나 물건을 인식하여 그 이름을 댈 수 있는지 확인하고 적절한 방법으로 물건을 사용할 수 있는지 평가한다. 실인증의 중재는 교정적 접근으로 사물과 이름을 직접적으로 연결하는 활동과 사진을 이용한 인식 활동, 비디오카메라를 이용하여 다양한 각도와 방향에서 형상을 바라보며 인식할 수 있는 활동을 시행할 수 있다. 그러나 교정적 중재의 효과성은 아직 충분하지 못하다. 보상적 방법으로는 손상되지 않은 감각을 이용할 수 있는데, 시각실인증일 경우 촉각을 이용하여 사물을 인식할 수 있으며, 형태 실인증일 경우 색깔 라벨로 사물을 구분할 수 있다. 얼굴 실인증일 경우 그 사람의 머리 형태나 걷는 모습, 목소리, 체취 등을 이용하여 사람을 인식할 수 있다.

(8) 실행증(Apraxia)

실행증은 근력, 감각, 협응 능력의 손상이 없어도 목적 있는 움직임의 수행이나 계획된 운동을 실행하는 능력이 손상된 것을 말한다. 즉 자동적 행동반응은 습득된 데로 나타나지만 의지적으

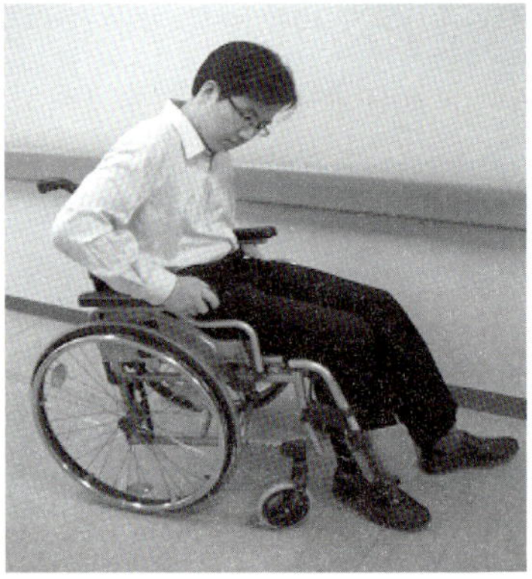

환자에게 의자차의 바퀴 손잡이를 잡고 밀고 갈 것을 지시하였다. 그러나 환자는 바퀴의 손잡이를 잡지 않고 팔지지대를 잡고 몸의 반동을 이용하여 앞으로 전진하려고 시도하고 있다. 전반적인 움직임의 순서적 개념이 동원되지 않고 즉흥적 반응이 관찰된다.

그림 12-7 **관념실행증 환자의 의자차 밀기**

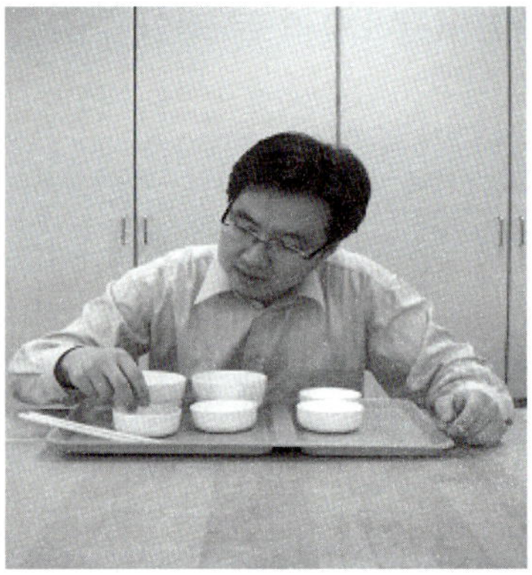

환자에게 젓가락을 사용하여 김치를 집어 먹으라고 지시하였다. 그러나 환자는 한참을 머뭇거리다가 손으로 김치를 집어 먹으려고 하였다. 젓가락을 사용해야 하는 계획된 움직임 대신에 자동적으로 손을 사용한 것이다.

그림 12-8 **관념실행증 환자의 식사하기**

로 새롭게 만들어내는 행동에는 장애가 있는 것이다. 실행증은 주로 왼쪽 뇌반구 손상일 때 나타나는데 실어증과 함께 증상이 나타나기도 한다. 나타나는 증상에 따라 다양한 분류로 나누어지기도 하지만, 인지 심리학 분야에서는 관념실행증(ideational apraxia)과 관념운동실행증(ideomotor apraxia)을 대표적인 증상 분류로 인정하고 있다.

- 관념실행증(ideational apraxia)

  관념적 실행증은 개념적 체계(conceptual system)의 문제로 인하여 복잡한 순서를 요하는 행위에서 사물을 사용하기 위한 운동계획 조직 개념이 손실된 경우이다. 이런 경우에는 물건을 사용하는데 필요한 지식과 순서개념의 부족으로 물건을 인식할 수 있다 하더라도 사용하는데 문제를 보인다. 임상에서 관찰해 보면 지시의 의도와 상관없이 엉뚱한 행동을 하는 경우가 많다 [그림 12-7].

  평가는 정량화된 지시 검사(LOTCA의 하위검사, BCoS Apraxia Test 등)를 실시하거나 실제적인 ADL 환경에서 실시한다. ADL 환경에서는 숟가락, 컵, 칫솔, 망치 등의 물건을 제시하여 그 사용하는 모습을 관찰하는데, 행동을 시작하지 못하거나 전혀 의도적이지 않은 행동의 반응을 보이기도 한다 [그림 12-8].

- 관념운동실행증(Ideomotor apraxia)

  관념운동 실행증은 생산 체계(productive system)의 문제로 과제의 목적과 개념을 이해하더라도 운동 감각과 운동 기억의 손상으로 목적 있고 의지적인 움직임을 수행할 수 없는 경우를 말한다. 즉 행동을 만들어내기 위한 운동계획(motor planning)을 동원할 수 없다. 임상에서 관찰해보면 답답하다는 인상을 받는다.

평가는 관념 실행증 평가와 동일한 조건에서 실시한다. 일상생활 동작에서는 세수하기, 옷 입기, 머리 빗기, 양치질, 식사하기 등을 관찰할 수 있는데 말로 그 과정을 설명할 수 있고, 움직임의 시작을 할 수 있더라도 행동의 진전이 이루어지지 않고 꾸물거리는 모습을 보인다. 또한 물건 조작 시 아둔함을 보인다.

- 구조실행증(constructional apraxia)

구조실행증은 공간 내에서 물체를 구조화하는 것을 지시하였을 때 수행에 어려움이 있는 증상이다. 구조적 실행증 환자는 2차원, 3차원에서 지시에 의한 또는 자발적으로 모방(copy), 그리기, 만들고 조립하는 능력이 손상되어 구조적 활동을 진행할 수가 없다. 그러나 이와 같은 증상은 시지각의 문제가 있어도 나타날 수 있으므로, 세심한 관찰이 필요하다. 평가로는 이름쓰기, 집, 나무, 별 등을 모방하여 그리기, 제시된 구조를 성냥개비나 블록을 사용하여 모방하기 등의 과제를 사용할 수 있다.

- 착의실행증(dressing apraxia)

착의실행증은 실행증의 더 세분화된 분류로 신체도식, 운동계획의 문제로 인하여 지시에 따라 스스로 옷을 입는 데 어려움이 있는 증상을 말한다. 평가로는 실제로 옷을 입거나 벗어보도록 하여 그 양상을 관찰한다. 그러나 옷을 입을 수 없는 요인은 많이 있을 수 있으므로 실행증으로 판단하기 위해서는 다양한 평가를 통해 시지각적, 인지적 문제가 없는지 확인하여야 한다.

실행증의 중재는 교정적 접근으로는 촉각-운동 가이드(tactile-kinetic guiding)를 통해 활동 시 직접적인 도움을 제공할 수 있고, 적응적 / 보상적인 접근으로는 과제의 과정을 간단히 하거나, 순서마다 라벨을 붙여 활동의 진행을 도울 수 있다. 또한 지시적인 상황보다는 권유하는 형태를 연출하는 것이 좋고 급하게 다그치지 말고 차분히 기다려 주는 것이 필요하다. 실행증은 보호자 교육이 중요한데, 상황에 따라 자동적으로 행동이 가능할 때가 있으므로 보호자가 큰 혼돈을 갖게 된다. 그러므로 습관적인 상황의 자동적인 행동은 가능하나 지시에 의한 의지적 행동이 어려운 것이 실행증의 주된 증상임을 보호자에게 이해시키고 환자 곁에서 격려해줄 수 있는 조력자로서 역할을 할 수 있도록 교육해야 한다.

(9) 형태항상성(Form Constancy)

형태항상성이란 형태의 미묘한 차이(모양, 크기, 방향, 색깔)를 지각하고 집중하는 능력으로 다양한 상황과 방향에서도 같은 물건임을 인식하는 능력을 말한다. 모양과 크기, 방향, 색깔이 달라도 같은 형태로 인식하는 능력을 평가하여 항상성 손상 여부를 판단한다.

12.2 인지기능(Cognitive function)

1 개요

앞에서 설명한 '지각'이라는 용어는 일반적으로 인지라는 개념에 포함된다. 그러나 임상에서는 정확한 의사소통을 위해 지각과 인지를 분류하는 경우가 많다. 인지라고 하면 지각 과정에서 해석되고 인식된 정보를 토대로 다양한 정신 작용을 통해 반응하는 일련의 과정이다. 이때 반응은 언어와 행동으로 나타난다. 정신 작용에는 학습(learning)할 수 있는 능력과 이해(understanding), 지식(knowing), 판단력(judge & make decision), 환경에 대한 인식 등의 요소를 포함하고 있다. 인지기능은 영역별로 따로 분리되어 구획화할 수 없으며, 손상 후 발생하는 여러 가지 증상 또한 많은 인지적 요소를 내포하고 있으므로 전체적이고 유기체적인 관점으로 접근하는 것이 필요하다.

1) 평 가

인지기능은 항상 다른 잠재적인 손상 영역과 연관되어 있다. 즉, 인지기능은 감각과 언어능력, 시지각 체계 등과 밀접한 관련이 있다. 예를 들어 환자의 시각탐색 능력에 손상이 있다면, 환자는 작업수행에 집중하는 자체가 어려워질 수 있다. 따라서 인지평가 전에 감각과 시지각에 대한 사전 검사가 필요하다. 인지평가를 위해서는 다른 팀원과의 정보교류가 중요하다. 팀 접근을 통해 폭넓은 평가의 해석이 가능해진다. 작업치료 영역에서는 인지기능의 시지각적, 촉지각적, 운동지각적 정보들을 전문적으로 해석하여 제공할 수 있을 것이다. 평가할 때는 환경적 요인도 매우 중요하다. 환자의 상태, 평가 시간, 치료사의 되먹임(feedback) 정도 등이 평가 결과에 영향을 줄 수 있으므로 결과의 신뢰도를 높이려면 표준화된 평가를 사용해야 한다. 평가의 일관성 또한 중요하다. 평가할 때 지침서대로 일관성을 가지고 평가를 진행해야 한다. 필요하다면 사전 연수가 필요하다. 특히 평가를 진행하는 동안 행동 관찰은 인지적 손상으로 인한 최종적인 반응을 보는 것이므로 이후 치료 중재에 유용한 정보가 된다. 그러므로 치료사는 인지적 손상으로 인한 행동 증상의 조작적 정의를 내릴 수 있어야 하고 행동을 보며 문제를 찾아낼 수 있어야 한다. 인지는 나이와 밀접한 연관성이 있다. 나이가 많아짐에 따라 정보처리 속도 저하, 정신적 융통성(mental flexibility)의 부족, 읽기 능력과 추상적인 사고 능력 저하, 쉽게 산만해지는 경우가 많이 있다. 그러므로 노인을 평가할 때는 환자의 병전 인지 능력과 관련된 정보들을 충분히 고려하여야 한다.

임상에서 적용할 수 있는 정량화되고 표준화된 평가도구는 다음과 같다.

- Mini-Mental State Examination (MMSE)
- Middlesex Elderly Assessment of Mental State (MEAMS)
- Loewenstein Occupational Therapy Cognitive Assessment (LOTCA)
- ADL-focused Occupation-based Neurobehavioral Evaluation (A-ONE)
- Rivermead Behavioral Memory Test (RBMT)
- Allen Cognitive Level Scales (ACLS)
- Seoul Computerized Neurobehavioral Test (SCNT)

그리고 실행기능(executive function) 평가는 Assessment of Motor Process Skills(AMPS)의 처리기술(process skill) 영역(Fisher, 1997)이나 Rey Complex Figure Test(RCFT)를 사용할 수 있다.

2) 치료적 접근

치료사는 아래와 같은 치료적인 접근에 따라 환자의 반응에 기초하여 치료 계획을 세우고 치료적 활동을 설계한다. 치료적 활동은 환자의 기능이 향상됨에 따라 다양하게 변형될 수 있도록 고안되어야 한다. 사용할 수 있는 치료적 접근 방법을 다음과 같이 간단히 기술하였다. 제3장에서 자세하게 설명되었으므로 간략히 정리하여 기술하였다.

- 교정적 접근(Remedial approach): 손상된 중추신경계의 회복을 목적으로 고안된 과제를 선정하여 수행한다. 임상에서는 주로 책상과제활동(table-top activities), 연필－종이과제(pencil and paper task), 전산화인지훈련(computer-based cognitive training) 등을 사용할 수 있다.
- 기능적 접근(Functional approach): 환경에서 반드시 수행해야 하고 현실적으로 습득이 가능한 기술을 반복해서 습득하고 수행하도록 촉진하는 중재 방법이다.
- 적응적 접근(Adaptive approach): 인지기능 손상으로 인해 발생하는 수행장애를 최소화하기 위해 과제나 환경의 일정 부분을 쉽게 변형시키거나 간소화하는 과정이다.
- 보상적 접근(Compensatory approach): 인지기능 손상으로 인한 최소 능력으로도 과제를 해

결할 수 있는 전략들을 강조한다. 내적인 사고 체계를 이용하기도 하고 외부적인 장치나 설비의 도움을 받기도 한다.

- 역동적 상호작용 접근(Dynamic interactional approach): 환자의 상태, 변화에 따라 치료를 단계적이고 변화적으로 적용한다. 즉, 환자는 치료적 활동을 수행하는 동안 결정, 실행, 분석, 가정 등의 연속 과정 중에 지속적인 가이드(guide)를 제공받는다. 환자의 기능 수준에 맞는 단계에서 적절한 전략(strategy)을 동원하는 것을 강조한다.

2 인지기능 손상의 평가와 치료

1) 지남력(Orientation)

지남력은 시간, 장소, 사람과의 관계 속에서 현재 자신의 상황을 파악하고 이해하는 능력을 말한다. 평가는 자신, 사람, 장소 그리고 시간에 관한 질문으로 면접을 통해 실시한다. 자신과 관련된 정보(나이, 생일, 주소, 직업, 좋아하는 것 등)를 질문하거나, 타인일 경우 얼굴을 알아보고 구별하거나 이름, 관계, 역할 등을 물어볼 수 있다. 장소는 현재 위치나 건물 이름, 층수, 주소, 지역, 도시, 나라 등을 질문할 수 있다. 시간 개념에 대한 평가는 현재 시점, 시간의 지속성, 시간과 관련된 사건(명절, 국경일) 등을 물어볼 수 있다.

치료는 Daily oriented approach를 적용할 수 있는데 이는 보호자 교육을 통하여 일관적이고 지속적인 정보의 제공을 할 수 있도록 한다. 이때 과도한 질문을 통하여 환자에게 스트레스를 주거나 틀린다고 핀잔을 주어 환자가 위축되지 않도록 주의한다. 치료사는 환자가 질문을 통해 기억을 촉진할 수 있는 상태인지, 아니면 질문이 오히려 좌절을 경험하게 할 것인지 판단해야 한다. 질문으로 현재 정보에 대한 기억을 촉진할 수 없다고 판단되면 현재 상황이나 사건을 환자에게 설명하여 환자가 현재 상황을 이해하고 예측할 수 있도록 정보를 제공한다. 또한 치료 과정 중에도 잘못된 정보는 바로 교정해준다. 일관된 정보의 제공은 환자의 불안을 감소시키는 것에 효과적이다. 이와 같은 접근은 치료사와 보호자, 관계되는 가족들이 모두 일관적으로 적용하는 것이 중요하다.

2) 지능적 과정(Intellectual process)

(1) 통찰력(Insight)

통찰력은 자신의 상태와 상황, 능력과 한계를 합리적이고 정확하게 이해하고 깨닫는 능력을 말한다. 일반적 통찰력(general insight)은 육체적 손상 정도만을 인식하는 경우로 자신이 편마비가 생겼다든지, 침을 흘리는 문제 등을 인식하는 정도이다. 특정적 통찰력(specific insight)은 구체적인 손상(인지, 지각적 손상)을 인식하는 것으로 통찰하기가 쉽지 않다. 예를 들어 자신의 강점 및 약점의 차이를 인식하는 것 등이다. 자신을 통찰할 수 있는 능력은 치료 시 환자가 문제를 해결하거나 작업수행에 참여할 때 중요하게 작용하며 더 나아가 치료에 참여해야 할 동기부여에 많은 영향을 끼친다. 환자의 예후에도 많은 영향을 미친다.

(2) 범주화(Categorization)

사물이나 개념 등을 비슷하고 관련된 그룹으로 나누어 나열하는 능력으로 분류를 위한 기준(criteria)을 형성하는 것이 중요하다. 평가로는 색깔, 모양, 크기, 용도 또는 관련성 유무 등에 따라 물건이나 그림카드를 분류하는 과제로서 평가가 가능한데, Toglia의 분류검사(Toglia categorization assessment)처럼 정형화되고 표준화된 도구도 사용할 수 있다.

(3) 순서개념(Sequencing)

인과관계 또는 전·후에 관한 개념(과거, 현재, 미래)을 가지고 한 단계 이상의 과제를 준비하기 위하여 생각을 조직화하는 능력을 말한다. 평가로는 순서카드를 활용하여 의미 있는 줄거리 또는 순서를 만들거나, 실제적인 일상생활활동(예, 세수하는 순서)을 활용하여 관찰할 수 있다.

(4) 자기 모니터 전략(Self-monitoring strategies)

작업수행 시 지신의 행동을 점검하고 잘못이 무엇인지 알며 그것을 처리하는 능력을 말한다. 착오가 있을 때 그것을 발견(detection)하고 더 나아가 적절한 수준에서 교정(correction)할 수 있는지 보아야 한다. 환자의 상태에 따라 치료사의 도움의 양을 결정하고 난이도를 조정해야 한다. 초인지의 개념 안에서 이해될 수도 있다.

3) 집중력(Attention)

집중력은 정보와 과제, 사건들 안에서 내적 자극과 외적 자극에 집중하며 활동을 지속할 수 있는 능력을 말한다. 제8장에서 자세히 설명되었으므로 임상적으로 간단히 분류하여 언급하겠다.

(1) 반응집중력(Detective/Reactive attention)

주변 환경의 자극들에 반응하거나 그 차이를 구별하는 능력으로 각성상태(alertness)라고 볼 수 있다. 평가로는 이름을 부르거나, 벨소리, 불빛에 반응하는지를 관찰하고, 파란 배경에 빨간 공을 발견하는지 등을 관찰할 수 있다.

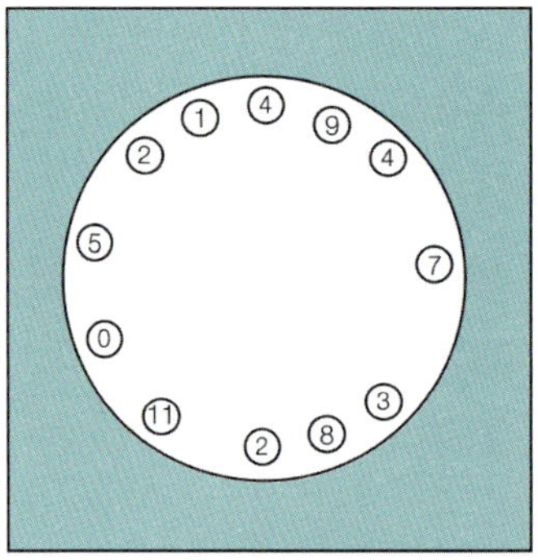

그림 12-9 Trail Making Type A

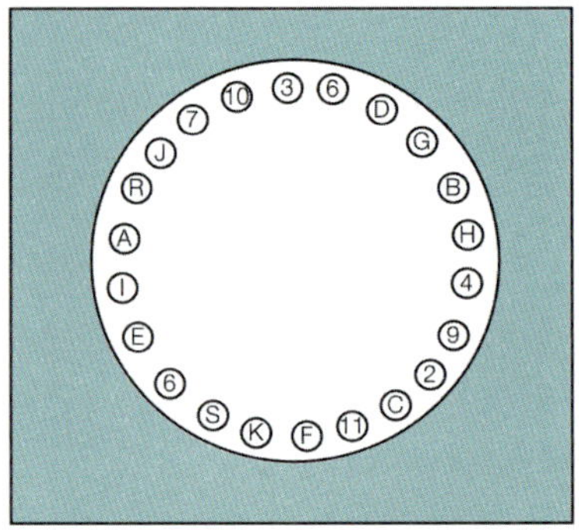

그림 12-10 Trail Making Type B

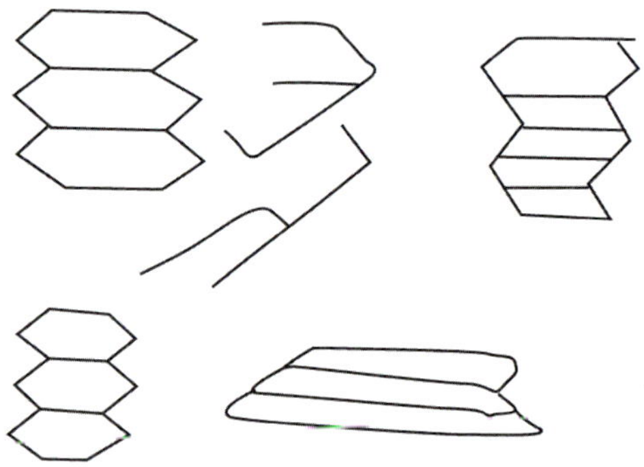

그림 12-11 모방 시 관찰되는 보속 현상

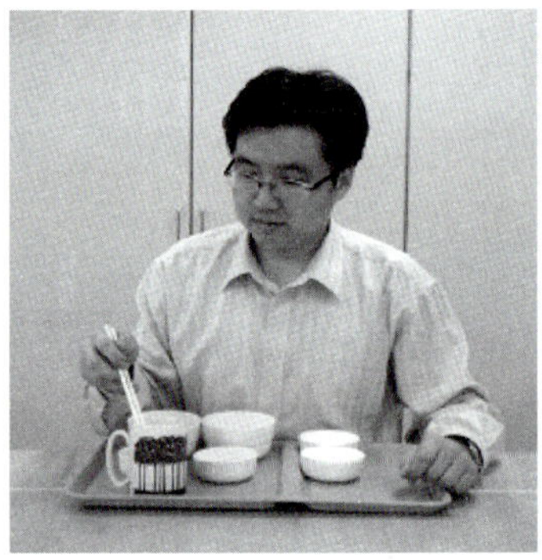

그림 12-12 식사 시 관찰되는 보속 행동

(2) 선택집중력(Selective attention)

외부 또는 내부에서 방해하는 자극 중에서 한 가지 자극에 집중하는 능력을 말한다. 즉, 관계없는 많은 자극 중에서 한 가지를 선택해 낼 수 있는 능력이다. 선택적 집중력은 사물이나 활동에 최초로 도달하도록 한다는 점에서 중요하다. 선택적 집중력이 손상되면 주의산만(distractability)이 생길 수 있으며 활동의 시작이 어려울 수 있다. 평가로는 스트룹 읽기검사(Stroop reading test)같이 표준화된 검사나 실제적인 환경에서 관찰할 수 있다. 예를 들어 뒤죽박죽 정리되지 않은 서랍에서 볼펜 찾기 등을 관찰할 수 있다.

(3) 지속집중력(Sustained attention)

일반적인 용어로는 주의집중(Concentration)이라고도 하는데, 활동에 집중하는 것을 유지하고 지속할 수 있는 능력이다. 지속적인 집중력을 통하여 작업 수행을 지속할 수 있고, 계획을 진행할 수 있다. 평가로는 눈을 감고 속으로 숫자를 세거나, 숫자를 세면서 타월 접기, Trail Making Type A 검사[그림 12-9], 연속 빼셈(100-7) 과제 등을 사용할 수 있다(Toglia, 1993).

(4) 변환집중력(Shift attention)

한 자극 환경에서 다른 자극 환경으로 집중을 이동, 변환할 수 있는 능력으로 서로의 맥락을 놓치지 않으면서 다시 본래의 자극으로 돌아오는 능력이기도 하다. 집중 유연성(Attentional flexibility)이란 용어를 사용하기도 한다. 변환적 집중력이 손상되면 일상생활에서 작업수행 시 한 단계에서 다른 단계로 변환이 어렵다. 식사 과정에서 젓가락을 사용하다가 물을 마시려고 할 때 컵을 사용하는 단계로 변환할 수 없어 컵 속으로 젓가락을 담그는 일도 생긴다[그림 12-12]. 이러한 증상을 보속증(perseveration)이라 한다.

평가로는 Trail making Type B 검사와 같이 숫자와 ABC를 교대로 집중할 수 있는지를 보고 [그림 12-10], 부분적이고 급한 변화를 모방하도록 하거나[그림 12-11], 다양한 무게와 크기의 공을 던졌을 때 그것에 반응하는 정도를 관찰할 수 있으며, 일상생활에서도 관찰할 수 있다[그림 12-12].

(5) 동시집중력(Divided attention)

두 가지 또는 그 이상의 비슷한 자극에 대하여 동시에 유지 집중하는 능력으로 정신적 추적 능력(mental tracking)이란 용어로 사용되기도 한다. 동시 집중을 할 수 있으려면 자동적 정보처리과정(automatic information process)을 기반으로 하고 통제적 정보처리과정(controled information process)을 진행해야 가능하다.

평가로는 요리를 하면서 TV뉴스를 듣고 그 내용을 알 수 있는지를 보거나 전화를 받으면서 수첩에 주소를 적을 수 있는지 등을 관찰할 수 있다.

집중력의 치료는 대부분 적응적, 보상적 접근을 많이 사용한다. 외적 전략(strategy)으로는 주변 환경으로부터 방해받을 수 있는 자극들을 감소 혹은 제거한다. 그리고 치료적 작업을 간단하고 적게 준비하고 한 번에 한 가지에만 집중할 수 있도록 환경을 조성한다. 휴식 시간을 충분히 주고 지속적인 격려를 잊지 않는다. 내적 전략으로는 스스로 말하기(self speech)를 통하여 집중력을 향상시킬 수 있다.

4) 기억력(Memory)

기억력은 감각 기관을 통하여 받아들인 경험적이고 지각적인 정보들을 저장하고 회상을 위하여 인출하는 일련의 과정(mental process)이다. 그 과정을 간단히 기술하면 문헌에 따라 다양한 설명이 가능하겠지만 감각수용(sensory reception)을 통하여 받아들인 정보들을 기호화(encoding)하여 저장(storage)하고 이것을 다시 회상(retrieval)하는 네 단계로 설명될 수 있다. 더 자세한 내용은 제9장을 참고하길 바란다. [표 12-1]에서는 문헌에서 소개되는 기억력의 종류를 시간적, 내용적, 기능적 기준에 따라 분류하였다.

(1) 기억의 분류

① 즉각회상(immediate recall)과 지연회상(delayed recall)

기억하는 시간을 기준으로 분류하는 용어로 주로 검사 환경에서 많이 언급되는 기억력 용어이다. 문헌마다 제시되는 시간이 조금씩 다르기는 하지만 보편적으로 즉각회상은 60초 안에 주어진 정보를 다시 회상하는 기능이고, 지연회상은 수십 분 후 회상하는 기능을 말한다. 주로 검사 상황에서 사용된다.

② 단기기억(short-term memory)과 장기기억(long-term memory)

이 용어들 또한 기억하는 시간 또는 기간을 기준으로 분류하는데 시간의 길이를 문헌마다 다양하게 제시하고 있다. 대략 단기기억은 수분에서 수 시간, 장기기억은 수주에서 수개월로 구분한다.

③ 최근기억(recent memory)과 이전기억(remote memory)

이 용어들은 시간적 기준이 아니라 내용적 기준으로 분류한 것이다. 즉 회상하는 내용이 이전에 있었던 내용인지 아니면 최근에 있었던 내용인지에 초점을 맞추는 것이다. 주의할 것은 단기기억은 장기기억과 용어의 사용을 맞추고 최근기억은 이전기억과 같이 사용하여 혼돈된 사용을 줄여야 한다.

표 12-1 **기억의 분류**

구 분	시 간	
	단기간(Short period)	장기간(Long period)
시간적 분류 (검사적 환경)	즉각회상(immediate recall) 지연회상(delayed recall)	
기간적 분류	단기기억(short-term memory)	장기기억(long-term memory)
내용적 분류	최근기억(recent memory)	이전기억(remote memory)
기능적 분류	작업기억(working memory)	

④ **작업기억**(working memory)

작업기억은 시간적 개념의 용어가 아니라 기능적 개념의 용어이다. 즉 작업수행에 중요한 기능을 담당하는 기억 기능으로, 단기적으로 음성적 정보를 보유하고 생각을 시각적으로 이미지화한다. 예를 들어, 암산으로 계산할 때, 마치 생각 속의 스케치북에 숫자를 쓰는 것처럼 시각적 표상을 동원하여 계산하거나, 전화번호를 듣고 단기적으로 소리를 보유하며, 이미 알고 있는 내용과 듣고 있는 내용을 비교할 수 있는 생각의 공간도 만들어 준다. 이때 반복 학습 등의 기억법이 동원되면 이 정보들은 장기기억으로 넘어갈 수도 있다. 그리고 작업기억은 작업수행 시 수행의 과정과 의도, 목적을 유지하여 단계적인 실행이 가능하도록 한다. 자세한 내용은 제8장과 제9장에 설명되었다. 중요한 것은 기억력 용어들을 너무 구획화하고 분리하여 사용하기보다 용어의 사용 목적에 따라 적절히 사용할 수 있어야 한다. 시간적 기준과 내용적 기준의 용어들을 서로 혼용하면 의사소통의 혼돈이 있을 수 있으므로 기간과 용도에 맞게 임상에서 적절히 사용할 수 있어야 한다. 다음은 다양한 용어들을 시간적인 기준으로 통합하여 설명하였다.

(2) 단기간 기억(Short period of time)

시간적으로 단기기억과 최근기억, 작업기억을 단기간 기억으로 분류할 수 있다. 단기기억은 다양한 감각자극들을 해석하고 학습하는 것과 같은 인지적 작업 수행에 필요한 정보를 일시적으로 저장하는 영역이다. 단기간 기억에서는 망각이 일어날 수 있고 정보들 사이에 간섭이 일어난다. 단기간 기억은 용량이 제한적이며, 작업치료 환경에서 주로 치료적 개입의 대상이 되는 영역이기도 하다.

(3) 장기간 기억(Long period of time)

장기기억과 이전기억은 시간적으로 장기간 기억으로 분류할 수 있다. 장기간 기억은 그 용량이 무한하다는 주장도 있다. 일시적인 형태의 단기기억의 과정을 거쳐 정보를 코드화하여 저장하고 유지하는 영역을 말한다. 장기간 기억은 기억되는 형태에 따라 다음과 같이 분류된다.

① **서술기억**(declarative memory)

- 의미기억(semantic memory)

  단어의 의미에 대한 지식이나 사회적 기호, 약속에 대한 기억을 말한다. 누구나 알고 있고 어려서부터 학습된 지식과 같은 것이다. 예를 들어 누구나 볼펜을 볼펜이라고 명명할 수 있는 것이다.

• 일화기억(episodic memory)

개인적으로 경험되어진 사건에 대한 기억으로 누구나 다 알고 있지는 않다. 자신의 결혼기념일을 기억하는 것이나, 작년 여름에 일어났던 일을 회상할 수 있는 것 등이다.

② **절차기억**(procedural memory)

일련의 과정을 기억하는 것으로 자신의 사고나 행동에 도식화된 기술이나 정보들을 말한다. 즉 야구선수가 야구를 할 수 있으나 말로 설명할 수 없는 것처럼, 내가 자전거를 탈 수 있으나 말로 설명할 수 없는 것처럼 기억할 수 있고 수행할 수 있지만 설명할 수 없는 영역을 말한다. 기억력 손상 시 서술적 기억의 손상이 있다하더라도 절차적 기억은 온전한 경우가 많다.

치료적 중재로는 내적기억전략(Internal memory strategies)과 외적기억전략(External memory strategies)을 사용할 수 있는데 내적기억전략으로는 첫 번째 글자에 대한 중심단어 외우기(pegging), 위치 활용법(loci), 반복암송(rehearsal), 운율과 리듬 이용(Rhythm & Rhyme), 연관 또는 연합(association), 분류(categorization), 덩어리화(chunking), 집단화(grouping), 시각적 심상법(visual imagery), 자문자답(PQRST) 등의 방법을 적용할 수 있다. 위의 방법들은 보편적으로 정상적인 사람들이 의식적으로 또는 무의식적으로 사용하고 있는 기억법(mnemonics)이다. 따라서 치료사는 환자가 다양한 환경에서 다양한 과제를 경험하며 내적기억전략의 동원이 학습될 수 있도록 훈련해야 한다. 외적기억전략은 목록표(Checklist), 메모, 달력, 계획서, 일지, 타이머, 휴대폰 등의 도구들을 보조적으로 사용하여 부족한 기억력을 보완할 수 있다.

전반적으로 집중력이 떨어지면, 기억력은 대부분 저하된다. 그러나 집중력에 문제가 없더라도 기억력에 손상이 있을 수 있다. 전자의 경우에는 전반적인 기억전략 습득 자체가 제한될 수 있지만, 후자의 경우는 지속적인 기억전략훈련을 통해 의미 있는 기능을 유지할 수 있기 때문에 기억전략 교육 및 훈련은 환자의 작업수행에 중요한 역할을 한다.

5) 문제해결력(Problem solving)

문제해결력은 독립된 기능이 아니라 문제를 해결하기 위해 전략을 동원하는 능력과 기획 능력, 조직력(organization), 계획력(planning), 추상화(abstraction), 추론, 목적 있는 행동 등이 복합된 통합적인 기능이다. 제10장에서 언급한 원활한 실행기능(executive function)을 위해 꼭 필요한 요소이다. 문제해결력의 중요한 쟁점은 전략(strategy)의 동원인데, 얼마나 적절하고 효율적인 전략을 선택하고 사용하느냐가 중요하다. 문제해결력이 손상된 환자는 초기에 전략을 전혀 사용하지 못할 것이다. 점진적으로 치료사의 도움이나 암시를 통해 전략을 사용하게 되고, 스스로 전략을 사용하나 비효율적으로 사용하다가 독립적이고 효율적인 전략을 동원하게 되면서 세련된 문제해결력을 갖게 된다. Lezak(1983)은 문제해결력과 관련된 요소를 4가지로 설명하였다.

① 목표설정(goal formation): 내가 원하는 것은 무엇인가?

② 계획(planning): 필요한 것을 어떻게 얻을 수 있는가?

③ 활동 실행(carrying out activities): 목표달성을 위해 무슨 일을 하고 있는가?

④ 효과적인 실행(effective performance): 나의 활동은 목표를 성취하고 있는가?

Ben-Yishay와 Diller(1983)은 7단계의 문제해결 모델을 통해 수렴, 확산, 실행 단계를 구체화하였다. 7단계 문제해결 모델은 다음과 같다.

① 문제를 구조화한다.

② 문제의 상태를 분석한다.

③ 행동 계획과 전략을 수립한다.

④ 연관된 전술들을 선택한다(우선순위 매기기, 특별한 기술 적용).

⑤ 계획을 실행한다(자기점검(self-monitoring)이 병행됨).

⑥ 문제와 해결방법을 비교한다.

⑦ 행동과 기술들을 통합하고 개인화한다(나에게 어떤 의미가 있는가?).

이와 같이 문제해결 과정을 단계화함으로써 문제해결력 장애가 있는 환자들이 어느 단계에서 어떠한 문제가 있는지를 알 수 있고, 임상에서 치료사 간에 의사소통을 할 수 있으며, 환자나 가족들에게 개념적으로 설명해 줄 수 있다.

평가로는 분류하기, 추론 게임, 구조화되지 않은 문제해결 과제, 예산 세우기, 스케줄 세우기 등의 기능적 문제해결 과제와 Rey Complex Figure Test처럼 정량화된 검사를 시행해 볼 수 있다 [그림 12-13].

치료적 중재는 다양한 환경에서 시도될 수 있는데 제10장에서 실행기능 장애 환자에게 적용되는 활동은 대부분 가능하다. 문제해결력은 조금 더 문제해결과 전략 동원의 측면을 강조하여 설계할 수 있다. 육진숙, 권재성과 변은미(2006)는 문제해결력 향상을 위한 다양한 활동을 소개하였는데 분석적 개념 활동, 논리적 개념 활동, 복잡한 계산 활동, 추상적 사고, 순서적 진행, 가상적 문제해결 과제, 일상생활 문제해결 과제 등을 제시하였다. 초기에는 구성 요소의 훈련에서 시작하여 점진적으로 통합적이고 과제 중심적인 활동으로 난이도를 높일 수 있고, 환경도 치료실이라는 좁은 환경에서 병원, 지역사회 등으로 점진적으로 넓힌다. 치료 시 유념해야 할 것은

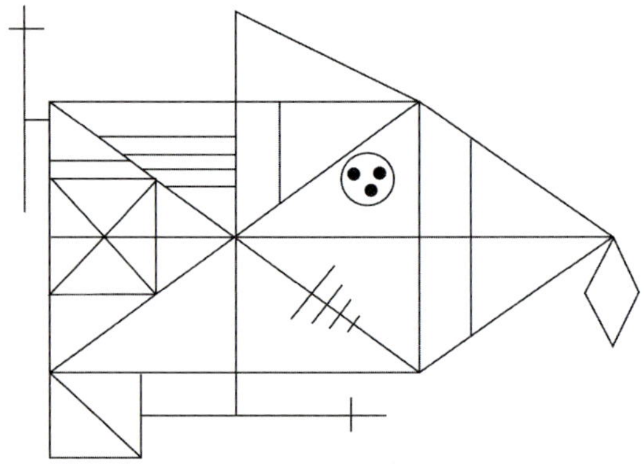

그림 12-13 Rey Complex Figure Test

환자가 실제로 도달할 수 있는 목표를 설정해야 하고, 설명은 명확하고 간단하게 진행하며, 환자의 상태에 따라 적극적인 지시나 반복, 암시가 필요할 수 있다는 것이다.

최근 미국작업치료사협회(AOTA)를 중심으로 인지재활의 통합적 개념이며 작업치료적 개념인 기능인지(functional cognition)가 강조되고 있다. 기능인지의 개념에서는 인지를 관념적인 인지의 구성요소(집중력, 기억력 등)로 보는 것이 아니라 한 개인과 활동, 과세 환경 사이의 역동적인 상호작용의 결과로 나타나는 관찰 가능한 활동의 수행으로 정의하고 있다(Wesson & Giles, 2019). 즉 인지기능에 대한 구성요소의 구획화를 시도하는 것이 아니라 통합적인 행동 반응으로 관찰하려는 시도이다. 이와 같은 통합적 관점을 통해 작업치료사들은 손상 중심의 인지 중재가 실제적인 일상의 복잡한 환경으로의 복귀에 한계가 있다는 측면을 작업 중심적인 통합적 중재의 시도로 극복하였다. 인지 평가에서는 심리측정(pychometric test)을 통한 인지 구성요소의 정량화와 더불어 클라이언트의 작업수행에 대한 체계적인 관찰을 통해 분석된 질적 정보를 활용하고 있다. 인지 중재에서는 손상된 인지 구성요소의 교정적 접근보다는 관찰된 작업수행의 질적 정보를 바탕으로 클라이언트 중심의 작업 중심적 접근을 시행한다. 이와 같은 중재 접근은 작업수행의 참여를 증진시키는 기능적 전이에 더 효과적이있다(권재성, 2021; Barco, Gillen, & Wolf, 2019). 구체적인 내용은 제3장을 참고하길 바란다.

이번 장에 제시된 사례들은 뇌병변 환자를 역동적 상호작용 임상모델을 기반으로 중재한 사례(Ⅰ)와 기능인지의 개념을 기반으로 중재한 사례(Ⅱ)이다.

사례 Ⅰ - 저산소증 뇌손상 환자의 인지재활 사례

1. 환자 정보

36세 여성 환자(이하 A씨)로 제왕절개술 후 자궁근육무력증으로 인한 과다출혈이 생겨 불완전자궁절제술을 시행하였고 심정지가 발생하여 심폐소생술을 시행한 후 저산소증 뇌손상이 발생한 사례이다. A씨는 일정 기간 혼수상태를 경험하였고 급성기에는 지속적인 사지근 위약, 강직, 연하곤란, 인지기능 하와 환청, 환시, 불면증 등 정신행동장애가 관찰되었다.

입원 재활치료 후 독립적인 보행과 기본적 일상생활이 가능해진 상태로 퇴원하였으나 전반적인 인지기능 저하에 대한 치료를 위해 정기적인 통원 치료가 진행되었다. 통원 치료는 8개월 동안 진행되었다.

2. 임상모델

저산소증 뇌손상의 경우 손상 자체가 뇌의 전반적인 영역으로 퍼져있기 때문에 증상 또한 다양하게 관찰된다. 그러므로 특정적인 기법의 활용보다는 역동적이고 다중환경적인 접근이 필요할 것으로 판단되었다. 이번 사례에서는 체계적이고 동시적인 관리가 필요하였다. 치료사뿐만 아니라 보호자 및 관계된 사람들이 역동적으로 참여하여야 했다. 그러므로 포괄적이고 역동적인 상호작용이 가능한 임상모델을 선택하였다. A씨의 경우 Toglia(2005)의 역동적 상호작용 접근(Dynamic Interactional Approach)과 다중상황적접근(Multicontextual Approach)를 바탕으로 임상

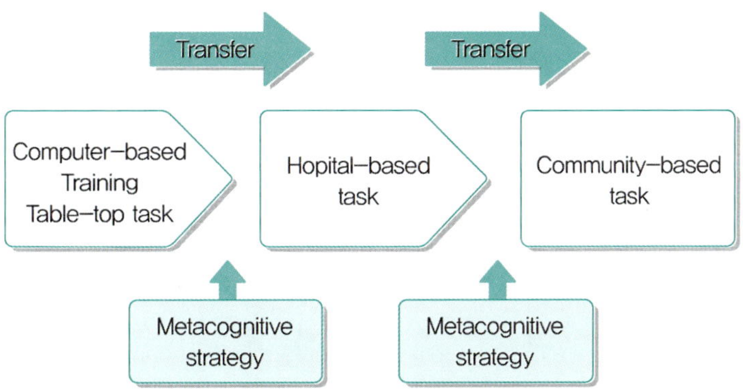

그림 12-14 임상 모델

환경에 맞게 변형하여 진행하였다. 변형된 모델의 도식은 [그림 12-14]와 같다.

3. 평 가

A씨의 평가를 위해서는 먼저 면담과 임상적 관찰이 이루어졌고 인지검사로는 Mini-Mental State Examination (MMSE), Neurobehavioral Cognitive Screening Evaulation(NCSE), 전산화신경행동검사(Computerized Neurobehavioral Test; CNT), Loewenstain Occupational Therapy Cognitive Assessment (LOTCA), Rey Complex Figure Test(RCFT)를 실시하였다. 초기 평가에서는 MMSE 14점, NCSE 19점으로 고도의 인지장애를 보였고, CNT에서 심한 기억력 장애와 함께 실행기능의 장애를 주 증상으로 한 전반적인 인지기능장애가 관찰되었다. LOTCA에서는 지남력, 공간지각, 운동실행, 시운동구성, 사고조작의 영역에서 전반적으로 낮은 점수를 보였고 [그림 12-15], RCFT에서는 모방(copy) 검사도 수행이 어려워 전반적인 구성능력과 문제해결능력의 손상을 보였다 [그림 12-16]. IADL 평가는 Lawton IADL Evaluation을 실시하였는데 초기에는 0점으로 스스로 할 수 있는 수단적 일상생활동작 항목이 없었다. 위 검사들을 바탕으로 관찰되는 문제점들은 혼돈(confusion)과 망상(delusion), 시지각 구성능력의 손상, 작업기억 손상 및 최근기

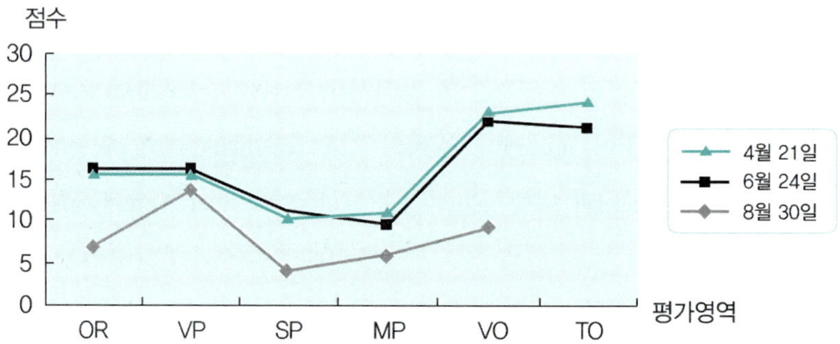

그림 12-15 LOTCA 평가 결과

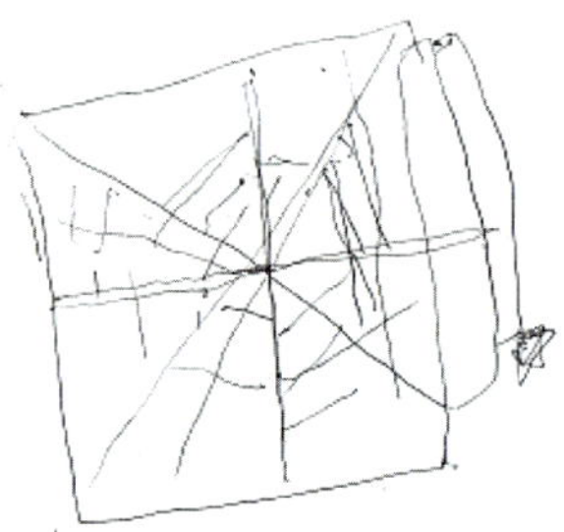

그림 12-16 RCFT 첫 검사

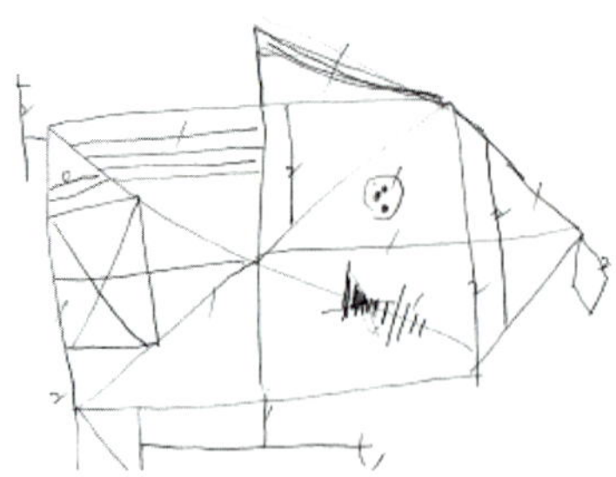

그림 12-17 RCFT 3개월 후

억 손상, 보속증(perseveration), 실행기능장애(executive dysfunction)였다.

4. 중 재

일차적으로 보호자 교육이 선행되었다. 검사 결과를 통하여 드러난 문제점들에 대하여 보호자에게 설명하고 일상생활에서 나타날 수 있는 문제행동들에 대하여 교육하였다. 이를 통하여 보호자들이 환자의 행동을 객관적으로 이해하고 도울 수 있도록 하고 부분적으로는 예측할 수 있도록 하여 지속적인 지지자로서 역할이 가능하도록 중재하였다. A씨의 치료적 중재는 단계적으로 시행되었는데 클라이언트의 집중 준과 과제의 실행 수준에 따라 점진적으로 적용되었다.

첫 번째로는 치료실 환경에서 수행할 수 있는 고안된 과제를 실시하였다. 실제적인 상황이 아닌 치료적으로 설계된 환경에서 고안된 인지활동들을 진행함으로써 손상된 인지 요소를 타깃으로 교정적 접근을 시도하였다. 전산화 인지 훈련을 통하여 체계적이고 일관적인 정보처리 훈련을 시도하였는데, 집중력 훈련, 시지각 구성 훈련, 시각/청각적 작업기억 훈련, 간단한 문제해결 과제를 실시하였다. 치료사와의 책상인지 활동(table-top activities)을 통하여 부분적 인지 요소 손상에 초점을 맞추는 활동들을 진행하였다. 예를 들어 시공간 구성 훈련, 분류력, 순서적 개념, 논리 문제, 가상적인 과제 모의 훈련 등을 실시하였다.

두 번째로는 치료실 환경에서 벗어나 병원 환경에서 수행할 수 있는 과제를 적용하였다. 두 번째 단계에서는 실제적인 환경에서 해결해야 하는 과제들 위주로 훈련을 진행하였다. 이 단계에서 기대할 수 있는 것은 첫 번째 단계 과제를 해결하기 위해 동원하였던 통찰 기술과 전략 동원 기능이 확장된 환경과 상황으로 전이(transfer)될 수 있다는 것이다. 구체적 중재 방법으로는 병원 안내문 찾아오기, 치료실 혼자 찾아오기, 검사 받으러 혼자 가기, 병원 내 가게에서 지시한 물건 사오기, 특정 장소에서 사람 만나고 오기 등과 같은 심부름 과제(errand completion task)를 통하여 실행기능을 연습해 볼 수 있었다. 이때 환자가 실내에서 길을 잃을 수 있고, 무단으로 병원 밖을 나갈 수 있으므로, 치료사가 안전을 위하여 직접 동행하거나 보호자들을 교육하여 안전에 대한 부분을 충분히 고려하였다.

마지막으로는 지역사회에서 진행할 수 있는 활동을 설계하였다. 단순한 쇼핑하기에서 딸 생일잔치 상 준비하기 등의 계획 활동, 치료사에게 일정 시간에 전화하여 보고하기, 집안 청소하기, 식사 준비하기, 직장에 부분 시간으로 견학하기, 대중교통 이용하기, 대형 쇼핑몰 이용하기, 무료쿠폰 구해오기 등 구체적인 집안일에서 지역사회 이동 및 추상적이고 논리적인 사고를 동원해야 하는 수행과제까지 광범위하게 진행하였다. 이때 보호자 교육이 이루어졌고, 규칙적인 전화 통화를 통해 환자의 상황을 보고받고 보호자의 대처 방법을 논의하였다. 집안 청소하기와 식사 준비하기는 환자에게 큰 동기부여가 되었고, 직장에 부분 시간으로 견학하는 것은 환자 스스로 더욱 다양한 활동을 경험해야 한다는 도전이 되었다. 대중교통 이용의 경우 보호자와 여러 차례 동행하며 검증하였으며, 가상적인 이야기 나누기에서는 대중교통 이용 시 생길 수 있는 다양한 돌발 상황을 제시하고 어떻게 대처해야 하는지를 글로 쓰거나 말하게 하여 확인한 후 교육하고 또 검증하였다.

5. 결 과

발병 3개월 후 외래에서 시행한 MMSE는 24점, NCSE 26점으로 호전되었고, CNT검사에서는 주의력, 지각능력, 단기기억이 향상되었으며 장기기억과 실행기능의 장애도 호전되었다. LOTCA의 경우 지남력과 운동실행, 시운동 조직화, 사고 운영 항목에서 향상을 보였고 [그림 12-15], RCFT는 36점 중 1점에서 23점으로 향상되었다 [그림 12-16, 12-17]. Lawton IADL점수도 집안청소 하기, 요리 스스로 하기, 대중교통 이용하기 등이 가능하여 5점으로 향상되었으나, 재정관리는 스스로 수행하지 못하였다.

사례 II - 뇌혈관장애 환자의 인지재활 사례

1. 환자 정보

본 사례는 49세 여성 환자(이하 B씨)로 작업치료 의뢰 1개월 전 왼쪽 중간대뇌동맥 분기의 동맥류 소견으로 시술하였고 오른쪽 편마비로 인해 오른쪽 상하지의 운동조절 제한, 보행 제한이 동반되었으며 인지·언어장애 발생하여 작업치료 의뢰되었다. B씨는 발병 전 맛사지 삽을 운영하였고 퇴근 후에는 TV를 보며 휴식을 취하였다. 미용 관련 일을 하다보니 외모 꾸미는 일을 좋아하였다. 남편과 함께 아파트에 거주하였고 정기적으로 헬스클럽에서 유산소 운동을 하였고 친구들과의 만남을 가졌다. 입원 중에는 딸이 B씨를 간병하고 있다. 현재 B씨는 기본적인 신변처리 활동에서 최대한의 도움을 받고 있고 인지·언어 장애로 인해 사회적 대화에 많은 어려움을 가지고 있다. B씨와의 의사소통을 위해 딸이 치료사와 협업하였고 보호자와 목표과제로 선정한 것은, 독립적인 화장실 사용, 식사하기, 상·하의 입고 벗기, 시회적 대화 및 요리에 참여하기 등이었다.

2. 임상 모델

B씨의 인지재활을 위하여 기능인지(Functional cognition)의 개념에 기반한 평가와 중재를 계획하였다.

3. 평가

중재를 위한 평가 절차는 환자의 삶의 정황(context)안에서 인지기능의 장애를 해석하는 Cognitive Functional Evaluation-Extended(CFE-E)를 기반으로 하였다. 클라이언트와 첫 인터뷰에서 의미있는 우선순위의 작업을 파악하고 작업의 수행도와 만족도를 평가하기 위해 캐나다작업수행측정(Canadian Occupational Performance Measure; COPM)을 사용하였다. B씨의 통합적인 인지수준을 평가하기 위하여 손상에 초점을 둔 심리측정과 작업수행에 초점을 둔 수행기반평가를 실시하였다. 심리측정으로는 한국판간이정신상태판별검사(Korean version of Mini-Mental State Examination; MMSE-K)와 전산화신경인지기능검사(Computerized Neurocognitive Function Test; CNT)를 실시하였고 수행기반평가로는 알렌인지수준판별검사(Allen Cognitive Level

Screen; ACLS)와 운동처리기술평가(Assessment of Motor and Process Skills; AMPS), 사회적상호작용기술평가(Evaluation of Social Interaction Skills; ESI)를 실시하였다.

4. 중재

B씨의 인지중재를 위해 기능인지기반의 중재를 매일 오전 30분씩 제공하였다. 중재는 2개월간 시행되었다. 지속적인 작업의 수행도의 확인을 위해 엄마의 간병을 하고 있는 딸과 소통하였다. 치료사는 COPM에서 우선순위로 보고한 작업 및 활동을 중심으로 중재를 구조화하였다. B씨는 언어장애로 인한 언어적 설명에 대한 이해도가 낮았으므로 신체적 가이드와 시범 보여주기를 통한 오류배제학습(errorless learning)을 동원하였다.

중재 초기에는 의사소통이 원활하지 않고 B씨의 인지 수준이 저하되어 있어 매 회기마다 10분 정도 지남력을 향상시킬 수 있는 사회적 대화를 시도하였다. 또한 B씨의 우선순위 과제인 화장실 사용을 위한 변기 착석, 변기 이동, 변기에서 착·탈의 등의 과제 중심적 훈련을 시범으로 반복 훈련하였다. B씨는 7회기부터 치료사의 제스쳐와 간단한 구두지시를 이해하기 시작하였고 짧은 거리 보행과 오른손의 움직임이 발현되어 물건 쥐기 등의 운동기능의 향상을 보였다. 치료사는 초기 작업 난이도 수준보다 높은 과제들로 등급을 상향시켰다. 먼저 과제를 시작하기 전에 과제의 재료나 과정을 간단한 핵심단어로 작성해보는 과제 명시화 전략을 동원하였다. 이를 바탕으로 간단한 쇼핑하기와 간단한 요리하기를 진행하였다. 처음에는 치료사의 개입이 많았으나 활동을 반복하면서 개입의 양이 줄어들었다. B씨는 점진적으로 과제를 완수하는 빈도가 높아지며 자신에 대한 효능감이 향상되었고 의사소통 능력이 향상되며 스스로 메모하고 과제에 도전하는 등 메타인지 전략을 사용하기 시작하였다. 이후 B씨는 다양한 활동들에 관심과 흥미를 갖게 되었고 지속적인 소통을 통해 크래프트와 보드게임 등의 작업을 추가하였다. B씨의 성공 여부에 따라 활동의 복잡성을 증가시켜 난이도를 높이는 전략을 사용하였다. 모든 회기에서 치료사는 수행과 관련된 격려와 설명, 문제해결을 위한 전략 등을 융통성 있게 제공하였고 B씨가 경험하는 활동은 협업을 통해 집에서 도전 가능한 활동으로 참여계획을 세웠다. B씨는 중재 후 1개월이 경과 시 스스로 화장하고 치료실을 방문 등 병 전의 모습을 점진적으로 회복하였다. 또한 치료사가 제시하는 활동을 완수하는 성취감을 느끼는 경험이 많아졌고 스스로 다른 활동을 선택하여 치료사에게 제시하는 등 자기 효능감도 향상된 모습을 보였다. 이후 요리하기에서도 볶음밥 및 핫케익 만들기를 치료사의 도움 없이 지도 감독하에서 완수할 수 있게 되었다. 기능인지기반 활동 및 치료사의 도움의 양에 대한 경과를 [표 12-2]와 [표 12-3]에 제시하였다.

표 12-2 **기능인지기반 작업중재 경과 기록**(전반기 36일)

Functional Cogntion Based Intervention		Intervention Date											
		Quality Indicator: ☐ Frequency ☐ Duration ☑ Assistance(V, P) ☐ 기타 변수( )											
Domain	**Task**	**08월 19일**	**08월 20일**	**08월 21일**	**08월 22일**	**08월 25일**	**08월 27일**	**08월 29일**	**09월 01일**	**09월 02일**	**09월 15일**	**09월 22일**	**09월 23일**
BADL	침대 ↔ 휠체어 이동	3P3V	2P3V	2V	Stand by	1							
BADL	전신 착탈의		3P3V	2P2V	2P2V	Stand by						1	
BADL	화장실 사요			2P3V	2P3V	2P2V		2V	Stand by			1	
IADL	요리						율무차 3P3V		인스턴트커피 2P2V	군만두 2P4V	잼 토스트 2P3V		
IADL	쇼핑							2개 물건 2P4V			2개 물건 3V		2개 물건 2V
Social Participation	사회적 대화	(지남력 대화) 3P4V	(지남력 대화) 3P4V	(지남력 대화) 2P4V			(과제 명세화) 1P2V	(과제 명세화) 1P2V	(과제 명세화) 1P2V	(과제 명세화) 2V	(과제 명세화) 2V		(과제 명세화) 2V

* Assistance level: 1, independent; standby; 2, minimal assistant; 3, moderate assistant; 4, maximal assistant; 5, dependent

* BADL, basic activities of daily living; IADL, instrumental activities of daily living; P, physical; V, verbal

표 12-3 **기능인지 기반 작업중재 경과 기록(후반기 23일)**

Functiona Cognition Based Intervention		Intervention Date											
		Quality Indicator: ☐ Frequency ☐ Duration ☑ Assistance(V, P) ☐ 기타 변수( )											
Domain	**Task**	**09월 24일**	**09월 25일**	**09월 26일**	**09월 26일**	**09월 30일**	**10월 01일**	**10월 02일**	**10월 07일**	**10월 08일**	**10월 10일**	**10월 13일**	**10월 16일**
IADL	집안 관리	2가지 활동 3P3V	2가지 활동 3P3V		2가지 활동 2P		3가지 활동 2V					3가지 활동 1	
IADL	쇼핑							3개 물건 2V		3개 물건 Standby			
IADL	요리			계란 말이 2P3V					볶음밥 1P2V				핫케익 2V
BADL	환측수저사용	2P3V	2P3V	2P2V	2P2V	2V	2V	1	1	1			
Social Participation	사회적 대화	3V	2V	2V	2V	크래프트 2V		보드게임 3V	크래프트 Standby		보드게임 2V		활동 수행도 자가체크

* Assistance leve l: 1, independent; standby; 2, minimal assistant; 3, moderate assistant; 4, maximal assistant; 5, dependent.
* BADL, basic activities of daily living; IADL, instrumental activities of daily living; P, physical; V, verbal.

5. 결과

작업의 수행도(COPM)는 중재 전과 후 평가 결과, 화장실 사용(1점 → 9점), 상·하의 착·탈의(5점 → 9점), 환측으로 식사하기(2점 → 9점), 사회적 대화(1점 → 7점), 요리하기(1점 → 6점)에서 향상을 보였다. 인지손상에 대한 심리측정 결과를 보면, MMSE-K가 17점에서 28점으로 향상되었다. CNT의 경우 시각지속검사와 언어지속검사는 검사불능에서 정상 소견으로, 선로잇기검사와 시·청각단기기억검사, 언어기억검사, 카드분류검사는 현저한 손상에서 중등도 손상으로 개신되었나. 수행기반 평가에서는 ACLS의 경우 인지기능 수준이 3.8수준에서 5,5수준으로 향상되었다. AMPS는 운동기술이 −0.01로짓에서 1.76로짓으로, 처리기술이 −0.06로짓에서 1.30로짓으로 향상되었고 ESI는 −0.8로짓에서 0.8로짓으로 향상되는 결과를 보였다.

사례 II는 "정주희. (2021). 기능인지기반중재가 급성 뇌졸중 클라이언트의 작업수행에 미치는 영향: 증례보고. 대한인지재활학회지, 10(1), 23-46."에서 요약 인용되었음

Ⅱ. 외상성 뇌손상 환자를 위한 인지재활 중재

12.1 개 요

외상성 뇌손상은 외부의 물리적 힘에 의해 뇌가 손상을 받는 것이다. 그 종류는 두 가지가 있을 수 있는데, 첫째는 개방성 뇌손상(open head injury)이고 다른 하나는 폐쇄성 뇌손상(closed head injury)이다. 개방성 뇌손상은 심한 자동차 사고나 총상, 파편이나 칼에 의한 손상이 원인이 될 수 있고, 두개골이 깨짐으로 뇌가 보이는 것이다. 폐쇄성 뇌손상은 주로 자동차 사고에서 많이 발생하고, 뒤틀리는 가속과 감속(rotational acceleration & deceleration force)이 부력으로 떠 있는 뇌를 앞뒤로 움직이게 하여, 뼈의 돌기와 부딪히게 한다 [그림 12-18].

이로 인해 이마엽과 마루엽이 손상되는 경우가 많다 [그림 12-19]. 이와 같은 이유로 외상성 뇌손상 환자는 임상에서 특징적인 증상들을 보이는데, 전반적인 실행기능(executive function)의 손상과 혼돈(confusion), 최근기억의 손상, 성격 변화 등의 증상들이 나타난다.

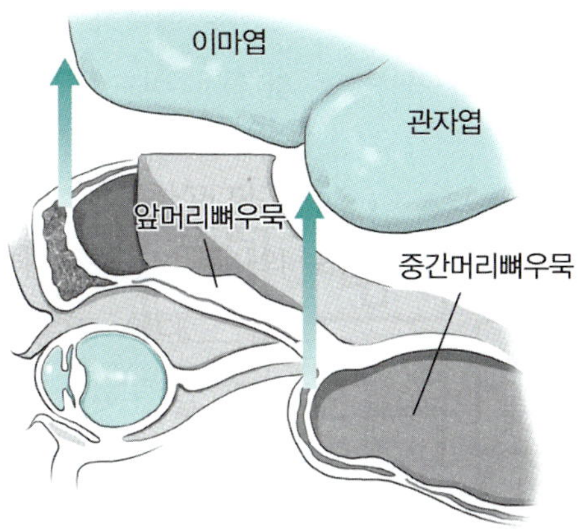

그림 12-18 **뼈 구조와 뇌 손상**

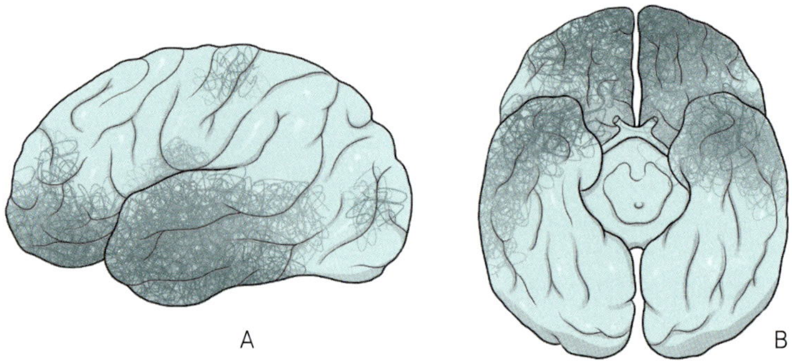

그림 12-19 **손상 영역**

그림 12-18의 뼈 구조를 볼 때 뇌의 충돌 시 가속으로 인해 그림 12-19와 같이 이마엽과 관자엽의 아래 영역(inferior area)의 손상이 심하게 되나, 작용 반작용으로 인한 마루엽 손상은 경미한 경향이 있음

12.2 평 가

외상성 뇌손상 환자의 인지기능을 평가하기 위해서는 의식 수준 및 행동 반응 평가 척도를 많이 사용한다. 이때 초기 평가 정보들은 환자의 예후를 예측히는 데 중요한 자료가 된다. 다음은 임상에서 많이 사용되고, 의료진들의 의사소통 시 활용 빈도가 높은 평가 척도들을 간략히 소개하기로 하겠다.

1 Glasgow coma scale

Glasgow coma scale은 운동반응(motor responses), 언어반응(verbal responses), 눈뜨기반응(eye opening)의 3가지 영역으로 나누어진다. 최고 점수는 15점이고 최하점수는 3점으로, 8점 이하일 경우 그 예후가 좋지 않을 수 있음을 예견할 수 있다. 손상 후 2~7일 이내에 평가를 실시해야 한다 [표 12-4].

표 12-4 Glasgow Coma Scale

구 분	Examiner's Test	Patient's Response	Assigned score
Eye opening	spontaneous	스스로 눈을 뜬다.	4
	speech	큰소리로 말할 때 눈 뜬다.	3
	pain	꼬집을 때 눈을 뜬다.	2
	pain	전혀 반응이 없다.	1
Motor response	commands	간단한 말에 따라 행한다.	6
	pain	꼬집을 때 평가자의 손을 밀친다.	5
	pain	평가자가 꼬집을 때 몸의 일부분을 치운다.	4
	pain	통증에 부적절하게 몸을 움츠린다.	3
	pain	평가자가 꼬집을 때 뻗치는 자세로 강직된다.	2
	pain	꼬집어도 아무 반응 없다.	1
Verbal response (talking)	speech	대화가 올바르고, 어디 있고, 누구이며, 월·년도를 정확히 안다.	5
	speech	혼돈되고 disoriented하다.	4
	speech	평가자에게 이해할 수 있는 말을 하나 감정이 전혀 없다(no sense).	3
	speech	전혀 이해할 수 없는 소리를 낸다.	2
	speech	소리가 전혀 없다.	1

2 외상후기억상실(Post-Traumatic Amnesia; PTA)

외상후기억상실(PTA)란 사고 이후부터 환자가 일상생활에 대한 기억을 되찾을 때까지의 소요되는 시간이다. 의식의 회복단계에 있어서 환자가 거치게 되는 혼돈(confusion)과 지남력 장애(disorientation)를 말하며, 환자가 새로운 정보를 습득할 수 없는 기간으로 정의내릴 수 있다. 평가 방법은 뇌손상 후 기억이 돌아오는 시간을 측정하며(PTA가 길수록 예후가 좋지 않다), [표 12-5]은 PTA의 시간과 심각성(severity)의 관계를 정리한 것이다.

표 12-5 PTA 시간과 심각성

PTA 시간	5분 이하	5~60분	1~24시간	1~7일	1~4주	4주 이상
심각성	매우 경미함	경미함	중등도	심각함	매우 심각함	지극히 심각함

3 Rancho Los Amigos Scale of Cognitive Functioning

Rancho Los Amigos Scale은 뇌손상 환자들의 손상 후 인지기능을 평가하는 척도로서, 다른 팀과의 의사소통 시 사용이 빈번하고, 치료 목표 및 계획을 설정하거나, 환자를 이해하고 현 상태를 기술할 때 유용하다. 이 척도는 인지기능에 초점을 맞춘 것이므로 신체적 회복과는 일치하지 않을 수 있다. 다음은 각 수준(level)의 내용을 간단히 기술해 보았다.

- 수준 Ⅰ – 반응 없음(No response): 환자는 깊은 잠을 자는 것 같이 보이고 어떠한 자극에도 반응하지 않는다.
- 수준 Ⅱ – 일반적 반응(Generalized response): 자극에 대해 비지속적이고 목적 없는 반응을 보인다. 세게 꼬집는 반응(Deep pain)에 가끔 반응 보이기는 하나, 반응이 지연되어 있다.
- 수준 Ⅲ – 국소적 반응(Localized response): 자극에 대해 비지속적으로 반응한다. 소리가 나는 방향으로 고개를 돌리거나 통증 자극에 대하여 팔, 다리를 구부리거나 소리를 낼 수 있다. 단순지시 따라하기(눈감기, 팔펴기) 등이 가능하며, 가족이나 친구에 반응을 보이기도 한다.
- 수준 Ⅳ – 혼돈, 불안·초조함(Confused, agitated): 환자는 현실로부터 동떨어져 있고 내부적인 혼돈을 보인다. 행동은 이상하고 환경에 대한 반응이 비목적적이다. 소리를 지르거나 과격한 행동을 하고 상황에 맞지 않는 소리를 낸다. 대화가 있을 때 매우 행복해 하거나 또는 냉담한 모습을 보일 수 있다. 일상생활 수행의 자조활동(self-care)은 도움 없이 불가능하다.
- 수준 Ⅴ – 혼돈, 부적절함, 초조하지 않음(Confused, inappropriate, nonagitated): 환자는 비교적 간단한 지시수행이 지속적으로 가능하고 의식이 있다. 그러나 지시 사항이 복잡해질수록 반응이 부적절해진다. 환경에 관심을 가지지만 특수한 작업에는 집중할 수 없다. 기억손상이 심하고 과거와 현재를 혼돈한다. 새로운 정보에 대한 학습이 어렵다. 자조활동은 약간의 도움으로 가능하다.
- 수준 Ⅵ – 혼돈, 적절함(Confused, appropriate): 목표 지향적인 행동을 보이나 도움이 필요하다. NG tube(코를 통하여 유동식을 제공하는 관) 등의 필요성을 인식하고 불편한 자극을 받아들인다. 단순지시에 지속적인 행동을 보이고 학습된 자조활동의 수행이 가능하다. 기억 소실로 수행력이 부정확하지만 상황에 적절한 행동을 한다.
- 수준 Ⅶ – 자동적, 적절함(Automatic, appropriate): 환자는 병원과 집의 구조를 인식하고 적절한 반응을 보이고 일상생활을 자동적으로 수행하나 약간의 혼돈이 있을 수 있다. 판단력과 문제 해결력, 미래 계획 등에서 약간의 부족을 보인다. 자조활동을 독립적으로 수행할 수 있고 집과 사회생활에서 안전을 위한 보호자의 관찰이 필요하다. 운전은 가능하지 않다.

- 수준 Ⅷ – 목적적이고 적절함(Purposeful, appropriate): 환자는 주의 깊게 잘 적응할 뿐만 아니라 지난 일과 최근 사건을 통합하고 회상할 수 있다. 새로운 정보를 학습할 수 있다. 가정에서의 의사소통 및 지역사회에서의 운전은 독립적으로 가능할 수 있다.
- 수준 Ⅸ – 목적적이고 적절함(Purposeful, appropriate): 환자가 요청할 때만 도움을 제공한다.
- 수준 Ⅹ – 목적적이고 적절함(Purposeful, appropriate): 변형되고 수정된 독립이 가능하다.

4 치료 현장에서 사용할 수 있는 인지기능 평가

외상성 뇌손상 환자에게서 흔히 관찰되는 인지기능 장애는 집중력 저하, 기억력 손상, 작업 시작의 어려움, 안정성 감소, 정보처리 능력의 지연, 추상적 사고력의 손상 등이다. 뇌혈관 장애에서 나타나는 증상들과 전혀 다르다고 볼 수는 없지만 외상성 뇌손상 환자들만의 전형적인 증상들도 관찰되는데, 이것은 손상 부위가 뇌혈관 장애와는 다르기 때문이다. 즉, 이마엽과 앞이마엽의 손상이 외상성 뇌손상 환자에게서 나타나는 특징적인 증상의 원인이 된다[그림 12-18, 12-19 참고].

임상에서 환자의 인지기능을 명확하게 평가하고 치료하는 것은 어려운 일이다. 환자들의 행동장애(behavioral problem)를 해결하는 데는 치료사의 유연성과 창조성이 요구된다. 많은 치료사들은 외상성 뇌손상 환자의 인지기능을 평가할 때, 신경행동학적으로 표준화된 도구를 사용하거나 환자의 일상생활활동 수행 중 체계적이고 전문적인 관찰을 통해 인지적 문제를 평가한다. 과제 중심적 평가(예, AMPS)는 일상생활의 실제적인 환경에서 환자의 실행기능을 정량적으로 평가할 수 있다. 그 외에도 체계적인 임상관찰을 통해 비정량화 평가를 진행할 수도 있다. 예를 들어, 음식 준비하는 동안 집중력과 재료들과 구조를 기억하는 능력, 순서대로 진행하는 과정 등의 능력들을 관찰할 수 있다.

Allen Cognitive Level Scale(ACLS), Rivermead Behavioral Memory Test(RBMT), Mini Mental State Exam(MMSE), Loewenstein Occupational Therapy Cognitive Assessment(LOTCA), Assessment of Motor and Process Skills(AMPS) 등은 임상에서 적용 가능하고 표준화된 평가도구이다. 이외에도 표준화된 평가도구들이 많이 있겠으나 국내에서 소개되고 사용이 가능한 것을 제시하였다.

12.3 전형적인 증상에 따른 치료적 접근

앞에서 언급하였듯이 외상성 뇌손상 환자의 행동 반응은 뇌혈관 장애에 비해 특징적인 양상을 보인다. 전혀 다르다고는 말할 수 없지만, 뇌혈관 장애 환자에게서는 볼 수 없고 외상성 뇌손상 환자들에게는 자주 관찰되는 증상들이 있다. 앞으로 소개되는 치료적 접근은 외상성 뇌손상 환자의 특징적으로 나타나는 증상에 대한 중재 위주로 정리하였다.

임상에서 관찰될 수 있는 증상들은 혼돈(confusion), 불안·초조(agitation), 작업기억 손상(impaired working memory), 충동반응(disinhibition / impulsivity), 실행기능장애(executive dysfunction) 등이다. 외상성 뇌손상으로 인한 증상은 이보다 다양하게 나타나지만, 이번 장에서는 Rancho Los Amigos Scale 수준Ⅳ(Confused-Agitated) 이상의 환자들에게서 많이 관찰되는 행동적 증상들에 대한 치료적 접근 방법을 알아보고자 한다.

1 혼돈(Confusion)과 불안·초조(Agitation)

혼돈이란 지남력이 손상된 상태를 말한다. 현재 자신이 시간적으로, 장소적으로, 인간관계 속에서 어떤 위치에 있는지 통찰하지 못하는 것이다. 마치 현실 세계를 떠나 있는 것 같은 반응을 보인다. 이런 환자는 스스로 환경을 지각하여 판단할 수 없고 예측할 수 없으므로 불안하게 된다. 이럴 때 나타나는 증상이 불안·초조이다. 이러한 불안이 충동적으로 표출되게 되면 공격적이고 폭력적인 행동 반응으로 나타날 수도 있다. 그러므로 치료사는 환자가 현재 시간과 위치를 파악할 수 있는 정보를 제공하고, 환경적으로 조용하고 안정적인 분위기를 조성하여 안정감을 제공해야 한다. 구체적인 치료적 방법은 다음과 같다.

1) 24시간 현실정보 안내 접근(24 Hours Reality Orientation Approach)

24시간 현실정보 안내 접근은 의료진과 보호자들의 지속적이고 일관적인 적용이 중요하다. 그러므로 전체적인 의료진과 가족들이 중재접근 방법을 모두 숙지하고 알고 있어야 한다. 먼저 환자를 만날 때 항상 치료사 자신을 소개한다. 그리고 지금 장소가 어디며, 왜 이곳에 있는지를 설명해준다. 그리고 년도, 월, 일, 시간을 일러주고 환자를 만난 목적에 대하여 설명한다. 그리고 앞으로 있을 치료내용에 대하여 간단히 언급하고 치료를 시작한다. 떠날 때는 지금 했던 활동들을 간단히 요약해 주고, 다음에 언제 만날지 계획을 언급해준다. 이러한 방법은 의료진뿐만 아니라 보호자, 방문자들도 숙지하여 일관적으로 적용될 수 있도록 해야 한다. 이와 같이 수시로 정보를 제공하는 이유는 스스로 환경을 지각하고 판단하지 못할 때 찾아오는 불안·초조를 줄이면서 현재 상황에 대한 정보를 듣고 판단하는 기회를 제공하기 위함이다. 불안·초조를 감소시킬 수 있다는 측면에서 외상성 뇌손상 초기에 적용할 수 있는 중재 접근이다. 이 시기에 지나친 질문을 하면 환자의 불안을 고조시킬 수 있으므로 점진적이고 전략적인 질문이 제공되어야 한다.

2) 구조적인 프로그램과 환경조성(Structured Programs and Setting)

프로그램과 환경을 구조적으로 만드는 이유는 상황의 변화를 최소화하여 환자가 일관적으로 환경과 상호작용을 할 수 있도록 틀을 제공하기 위함이다. 앞에서 언급하였듯이 초기 뇌손상 환자들은 다른 세상에 사는 것 같은 행동 반응을 보인다. 그러므로 현재 상황에서의 상호작용은 너무나 중요하다.

먼저 치료환경 및 거주환경을 정돈할 필요가 있다. 불필요한 물건이나 가구 배열은 최대한 간소화하고 달력이나 시계, 가족사진 등은 잘 보이는 곳에 둔다. 물건은 되도록 두는 위치를 정하는 것이 좋다. 치료 시간의 경우 일정한 시간에 치료를 받게 하는 것이 적절하다. 치료 일정을 자주 바꾸게 되면 환자에게 치료 시간에 대한 지남력이 생기기 어렵다. 치료 활동도 일정 기간은 시간을 고정하여 환자 자신이 다음 활동을 예측할 수 있도록 기회를 제공하는 것이 필요하다. 치료사는 정돈된 모습으로 예의를 지키고 목소리도 차분하게 환자를 응대해야 한다. 치료사는 융통성과 창의성을 발휘하여 최대한 환자가 환경을 지각하고 판단하여 상호작용을 통해 상황에 맞는 행동을 하도록 유도하여야 한다.

2 작업기억의 손상(Impaired Working Memory)

많은 뇌손상 환자들이 초기부터 경험하는 것이 기억상실(amnesia)이다. 짧게는 사고 당시부터 길게는 사고 전후 수년 이상의 기억을 상실하는 경우가 있다. 이때 작업치료사는 이전 기억의 손상에 대하여 직접적으로 개입하기보다 최근 활동에 영향을 주는 작업기억 손상에 대하여 중재하게 된다.

1) 교정적 접근

교정적 접근으로는 뇌혈관 장애에서의 치료 접근과 크게 다르지 않다. 다양한 치료 활동(table-top activity, paper work)과 전산화 기억력 훈련(computerized memory training)을 시행할 수 있다.

2) 보상적 접근

보상적 접근은 내적 보상과 외적 보상으로 나누어 볼 수 있다. 구체적인 치료 및 훈련방법은 뇌혈관 장애 환자의 치료와 다르지 않으므로 전반부를 참고하거나 제9장을 참고하길 바란다.

3 충동반응(Disinhibition/Impulsivity)

충동 반응은 뇌 손상 영역의 영향을 받는다. 이마엽의 아래 영역(inferior area)은 행동의 억제(inhibition)를 담당한다고 보고되었다(제10장 참고). 그러므로 뇌손상 환자의 충동적 행동은 뇌의 기질적인 변화에 의한 것이다. 초기에는 자신을 통찰할 수 없지만, 시간이 지나면서 자신의 충동적 행동을 통찰하고 인식하게 되는데, 자신의 성격 변화에 당황하고 정서적으로 어려워하는 경우가 많다. 그러므로 지속적으로 환자 자신이 스스로 통찰할 수 있도록 유도해야 하고 보호자들이 객관적으로 증상을 바라볼 수 있도록 교육해야 한다.

1) 공격적 행동과 들뜬 행동(Aggressive & Flight Behavior)

불안·초조한 시기에는 공격적 행동이 많이 나타날 수 있다. 불안·초조가 많이 줄어들어도 감정의 기복이 심하고 과잉 반응을 보이는 행동이 많이 나타난다. 이 시기에는 의료진과 보호자가 항상 환자를 주의 깊게 관찰해야 한다. 가족들 또한 환자의 갑작스런 행동 변화에 많이 당황하고, 힘들어하므로 지속적인 교육과 격려가 필요하다. 이 시기의 치료적 접근으로는 근력 소모를 위한 간단한 대동작 활동(simple gross motor activity)을 지속하여 환자의 에너지 수준을 떨어뜨려야 한다. 치료사는 가족들에게 객관적으로 환자를 볼 수 있도록 환자의 상태를 설명하고, 뇌의 기질적 손상으로 인해 환자에게 나타날 수 있는 문제행동임을 인식시킨다. 또한 주위 환경을 정돈하고 스케줄을 구조화시켜 환자가 안정감을 가질 수 있도록 도와야 한다.

2) 충동행동(Impulsive Behavior)

충동행동은 공격적이고 들뜬 행동이 아니라 하더라도 잘 참지 못하고, 화를 잘 내고, 장소를 가리지 않고 성적 행동을 보이며, 쉽게 포기하는 등의 문제행동 반응이다. 이와 같은 행동을 조절하기 위해서는 다음과 같은 치료적 중재 방법이 가능하다.

먼저 스스로 말하기(self-speech)를 적용해 볼 수 있다. 스스로 말함으로써 지금의 감정 상태나 상황을 의식화하는 효과가 있으므로 억제하는 기회를 제공하게 된다. 구체적인 방법은 3단계 훈련법을 사용할 수 있는데, 1단계는 큰소리로 말하며(talking out loud) 행동하게 하고, 2단계는 자

앞 장

엽차가 끼어 들었다.

뒷 장

1. 창문을 열고 삿대질을 하면 안 된다.
   싸움이 날 수 있고 아내가 곤란할 수 있다.
2. 창문을 열지 않고 욕할 수는 있으나
   같이 있는 아내가 너무 불쾌하고 당황한다.

그림 12-20 **대처 카드 사례**

기 귀에 들릴 정도로 속삭이며(whispering), 마지막 3단계는 생각 속에서 자신에게 말하는(inner talking) 단계로 진행한다(Cicerone & Giacino, 1992). 두 번째, 특정 상황에서 충동적인 행동이 나타날 때는 대처카드(coping card)를 사용할 수 있다[그림 12-20]. 대처카드를 통하여 충동적인 행동으로 인한 결과들을 미리 생각해 봄으로써 억제를 돕는다. 이러한 상황에서 호전을 보이면 기간을 하루로 늘려 하루를 돌아보며 성찰할 수 있는 목록표(Daily checklist)를 이용하여 가정에서 지속적으로 적용할 수 있다.

그 외에도 다양한 성찰 방법(self monitoring skills)이 적용 가능하고, 신체적으로 최상의 컨디션을 유지하기 위하여 자신의 상태에 맞는 운동을 지속할 것을 강조한다.

4 실행기능장애(Executive Dysfunction)

실행기능(Executive function)은 이마엽과 앞이마엽을 중심으로 다른 대뇌피질과의 연합을 통해 진행되는 정신작용으로 단편적인 인지기능이 아니다. 총체적인 인지기능 구성요소의 통합적인 운영이다. 자세한 내용은 제10장에서 자세히 설명하였다. 실행기능은 목표 지향적인 행동 방식이다. 목표를 세우고 그 목표를 성취하기 위해 계획을 세우고 조직화하며 자신의 능력을 성찰함과 동시에 적절한 전략을 선택하여 목표를 이루어 가는 과정이다. 목표를 성취할 수 없을 때는 목표를 수정하고 다시 계획하여 운영하는 능력도 포함된다. 그러므로 정상인들이 일상적으로 아침에 일어나 밥을 먹고 세수하고 옷 입는 등의 일상 활동(routine task)들은 실행기능이라 할 수 없다는 견해도 있다.

1) 평 가

평가로는 종이－연필검사(pencil & paper test)와 실제적인 일상 환경에서 관찰하는 방식이 많이 사용되는 데 몇 가지를 소개하였다.

- Rey Complex Figure Test (Rey, 1941; Osterrieth, 1944; Okkema, 1993에서 재인용)
- The Profile of the Executive Control System (Braswell et al., 1993)
- The Executive Function Route-Finding Task (Boyd et al., 1987; Lezak, 1993)
- Assessment of Motor and Process Skills (Fisher, 1997)
- Allen's cognitive levels (Allen, 1985)

2) 치료적 중재

치료적 중재는 크게 5가지로 정리해 볼 수 있는데 환경을 정리하고 변형하는(environmental management) 것과 일상적인 특정 과제를 반복 습득하는 것(teaching task specific routines), 시행착오를 통한 학습과 반복적인 강화를 통한 학습의 개념(strategy learning & intentive learning)을 적용할 수 있다. 또한 특정 상황에 대하여 계획적으로 반응할 수 있는 다양한 반응 양식을 선택하는 훈련(training selection & execution of cognitive plans)과 자신의 메타인지(metacognition) 기술을 사용하여 자기안내법훈련(self-instructional technique)이 치료적 중재 개념으로 사용된다. 위와 같은 중재 개념들은 치료적 활동과 상황에서 치료사에 의해 융통성 있고 창의적으로 적용되어야 한다. 왜냐하면 실행기능은 정적인 요소가 아니라 역동적인 행동 과정이므로 환자의 상태, 상황의 변화, 행동 목표 등이 통합적으로 고려되어야 하기 때문이다.

구체적인 치료 방법으로는 먼저 전산화 인지 훈련을 통해 작업기억 훈련과 문제해결능력 훈

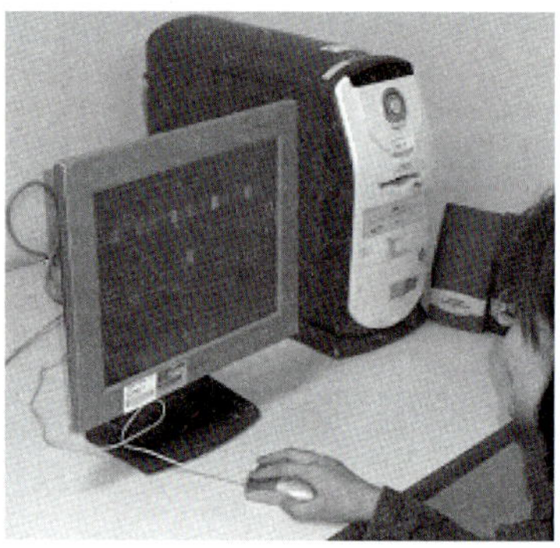

그림 12-21 **전산화 인지 훈련**

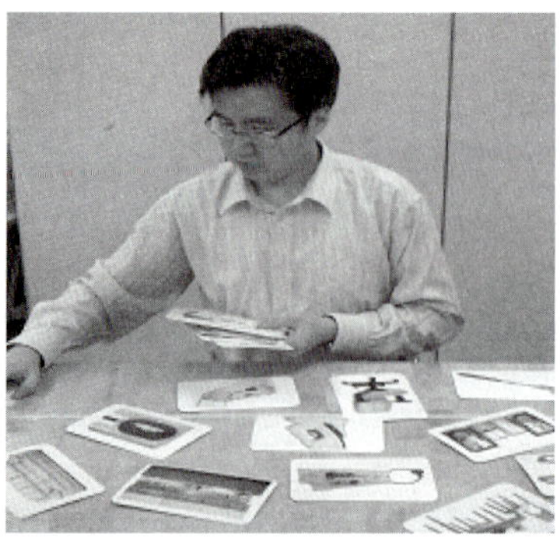

그림 12-22 **책상인지활동**

문제 해결에 도움이 되는 질문들!

- 내가 뭘 해야 하지?
- 다른 정보가 더 필요하지 않을까?
- 다음에는 뭘 해야 하지?
- 내가 너무 한 방법에만 빠져있는 것은 아닌가?
- 다른 모든 중요한 정보를 다 확인했나?
- 문제가 뭔지 내가 이해했나?
- 주변의 사소한 것들에 이끌리진 않았나?

그림 12-23 **자기 안내법**

련을 시도해 볼 수 있고 [그림 12-21], 책상인지활동을 통하여 분류력, 논리력, 계산력, 순서적 개념의 과제를 시행한다 [그림 12-22]. 실제 상황은 아니지만, 가상적인 상황 과제(situational problem solving task)로 문제를 해결해 보는 간접 경험을 할 수 있는데 출근길에서 지각하는 상황, 운전하다가 접촉 사고 상황, 가상으로 스케줄 짜기, 가상으로 쇼핑 계획 세우기 등이 가능하다. 실제적인 환경에서의 훈련은 심부름 과제 완수하기(errand completion task)를 시도할 수 있는데 먼저는 병원 환경에서 병원 안내문 찾아오기, 검사 받으러 다녀오기 등의 활동을 제시하고, 더 나아가 지역사회에서는 서점에서 책을 사오거나, 은행에서 돈을 찾아오기, 무료쿠폰 받아오기, 대중교통 이용하여 병원에 혼자 오기 등을 적용해 볼 수 있다. 이러한 일련의 모든 과정에 자기 안내법(self-instructional technique)를 적용할 수 있는데 [그림 12-23], 이것은 환자가 행동하는 동안 자신을 스스로 모니터할 수 있는 기술이고 목표를 세우고 계획을 집행해나갈 때 지속성을 갖게 해준다. 보다 더 자세한 내용은 제10장을 참고하길 바란다.

Ⅲ. 가정환경에서의 인지재활 중재

가정환경에서 인지재활 프로그램이 필요한 이유는 인지훈련을 할 수 있는 기관들이 제한되어 있기 때문이다. Warden 등(2000)은 중등도의 외상성 뇌손상 환자들을 대상으로 치료 기관에서 입원 치료를 받는 집단과 가정에서 인지재활 프로그램을 실시한 집단을 1년 동안 추적 평가한 결과 두 집단 사이의 큰 차이가 없다는 결과를 얻었다. 이러한 결과를 토대로 낮은 치료 비용으로 가정에서도 치료효과를 얻을 수 있는 방법으로 가정 인지 프로그램을 제안하고 있다. 대략적인 틀은 환자가 매일 지켜야 할 지침을 알려주고 활용 가능한 인지활동을 안내하였다. 또한 함께 적용할 수 있는 외부적 보상 방법을 교육하고 일주일에 1회 체계적이고 일관적인 전화 확인을 진행하였다. 이러한 활동을 8주 동안 시행하였다. 현재 우리나라 임상에서도 가정 인지 훈련 프로그램의 필요성을 인식하며 실시하고 있는데, 육진숙, 권재성과 변은미(2006)는 가정에서의 체계적인 인지 활동과 보호자 교육을 위한 지침서를 통해 가정환경 인지재활 프로그램의 필요성을 강조하였다. 또 그들은 인지 손상의 영역별로 가정에서 진행할 수 있는 활동의 필요성과 보호자들이 치료자와 같은 목적과 개념으로 환자에게 도움을 줄 수 있도록 지침서를 활용할 수 있음을 제안하였다.

권재성, 육진숙과 변은미(2009)는 임상에서 활용해 볼 수 있는 가정환경 인지재활 프로그램의 구성모델을 제안하였다 [그림 12-24]. 먼저 첫 번째 영역으로는 전반적인 지침을 세울 필요가 있다. 이것은 최상의 컨디션을 유지하기 위함인데 인지장애 환자들의 컨디션은 집중력과 밀접한 관계가 있기 때문이다. 첫 번째 지침은 퇴원 후 가정에서 전반적인 활동량의 감소로 체력이 저하되지 않도록 지속적인 유산소 운동을 하는 것이다. 환자의 체력적인 상황에 맞는 규칙적인 유산소 운동을 안내하여야 한다. 그 예로는 산책이나 속보, 실내에서는 자전거나 트레드 밀 등의 실내 운동기구들을 이용할 수 있다. 두 번째 지침으로는 규칙적인 독서이다. 독서는 꼭 책을 읽는 것을 의미하지는 않는다. 신문이나 잡지 등 다양한 읽기 활동을 권장해야 한다. 읽기 활동을 통해 지속적인 정신 작용을 할 수 있어 작업기억의 향상과 지속적 집중(맥락 유지), 정보처리의 지구력 향상에 도움이 된다. 환자의 집중상태에 따라 달라지겠지만 적어도 20분 이상씩 지속적인 읽기 활동이 매일 요구된다. 세 번째 지침으로는 각성상태를 떨어뜨리는 음식이나 약물을 피하도록 권한다. Warden 등(2000)도 알코올의 섭취를 제한하였는데, 이외에도 흡연, 카페인이 함유된 음식 등의 섭취를 제한할 필요가 있다.

두 번째 영역은 일상생활활동 측면이다. 즉 자신의 일상생활활동을 스스로 하도록 격려하고 환경과 분위기를 조성해야 한다. 일상생활은 다양한 인지적 요소를 포함하고 있다. 인지적인 기

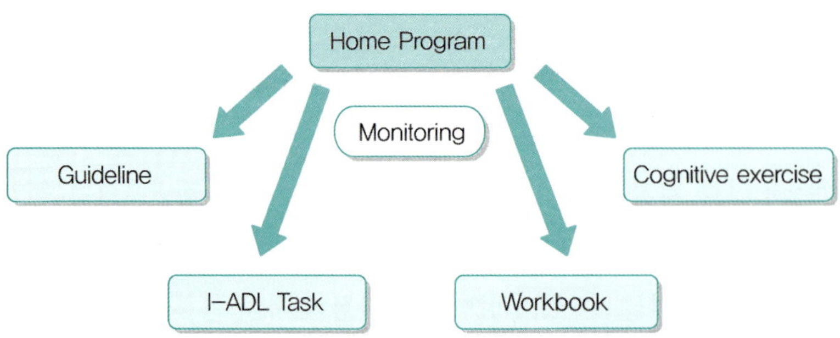

그림 12-24 가정환경 인지재활 프로그램 구성 모델

능이 충분히 발휘되어야 일상생활을 잘 할 수 있지만, 역으로 일상생활을 스스로 하면서 인지기능이 호전될 수 있는 것이다. 예를 들어 집안 정리에 참여함으로써 공간 개념과 구성 능력, 분류력 등의 인지적 측면들의 자극을 기대해 볼 수 있고, 집안 정리라는 과제를 완수하는 동안 전반적인 실행기능의 동원을 예상해 볼 수 있다. 개인적인 일상생활활동뿐만 아니라 수단적인 일상생활활동으로 확장시켜 적용해 볼 수 있는데, 예를 들어 쇼핑하기, 은행 업무 보기, 대중교통 이용하기 등의 활동을 시도해 볼 수 있다. 이때 중요한 것은 환자의 안전이다. 환자의 기능적인 회복도 중요하지만 안전에 대한 고려가 반드시 선행되어야 한다. 이 때문에 치료사는 보호자 교육을 통해 치료의 목적과 방향, 역할, 환자 안전을 위한 고려사항을 전달해야 한다.

세 번째 영역은 고안된 인지활동이다. 다양한 게임을 적용할 수 있다. 연령층에 따라 화투나 바둑, 장기와 같은 활동에서부터 컴퓨터 게임과 같은 복잡한 활동까지 환자의 인지기능 수준과 연령에 맞게 설계해 주어야 한다.

네 번째 영역은 지침서를 통한 규칙적인 인지 활동이다. 치료사의 전문적인 인지평가를 통해 드러난 인지적 문제들과 약점들을 회복하고 강화하기 위해 가정환경에서 경험할 수 있도록 치료사가 직접 활동계획을 세워주어야 한다. 이때는 지침서를 수행하는 동안 적절한 환경조성이 필요하고 보호자의 다급한 조언이나 질책보다는 지지적인 언어 사용과 기다림이 필요하다. 지침서의 효율적인 활용을 위해 보호자와 치료사 간의 면담도 중요하다(권재성, 육진숙과 변은미, 2009).

이러한 전체적인 틀을 잘 운영하기 위하여 치료사의 일관적이고 체계적인 모니터가 필요한데 치료사의 전화 모니터와 보호자의 정기적인 치료기관 방문을 계획할 수 있다. 되도록 가정 인지재활 프로그램을 도와줄 가족을 선발하여 지속적으로 환자를 지도하고 격려하도록 하는 것이 중요하다. 보호자의 연령층이 너무 높으면 조력자로서의 보호자 참여가 제한되므로 보호자 연령층도 활동 참여에 관하여 이해를 잘 할 수 있는 연령층으로 선정해야 한다.

참|고|문|헌

R·E·F·E·R·E·N·C·E

- 권재성. (2021). 기능적 인지의 작업치료 임상 적용 필요성. **대한인지재활학회지, 10**(1), 47-59.
- 권재성, 육진숙, 변은미. (2009). 뇌졸중 환자를 대상으로 한 가정환경 인지재활 프로그램의 적용 효과. **대한작업치료학회지, 17**(1), 39-48.
- 육진숙, 권재성, 변은미. (2006). **가정에서의 인지재활치료 지침서**. 서울, 한국: 군자출판사.
- 윤인진, 박미정, 신미정, 송문성. (2012). 급성기 뇌졸중 환자에서 나타나는 편측무시의 특성. **대한작업치료학회지, 20**(3), 15-27.
- 정주희. (2021). 기능적 인지기반중재가 급성 뇌졸중 클라이언트의 작업수행에 미치는 영향: 증례보고. **대한인지재활학회지, 10**(1), 23-46.
- Allen, C. K. (1985). *Occupational therapy for psychiatric diseases: measurement and management of cognitive disabilities*. Boston: Little, Brown & Co.
- Arnadottir, G. (1990). *The Brain and Behavior: Assessing cortical dysfunction through activities of daily living*. C.V. Mosby.
- Barco, P. P., Gillen, G., & Wolf, T. J. (2019). Intervention selection: Learning and concepts of transfer. In T. J. Wolf, D. F. Edwards, & G. M. Giles (Eds.), *Functional cognition and occupational therapy* (pp. 179-188). Bethesda, MD: AOTA Press.
- Ben-Yishay, Y. & Diller, L. (1983). Cognitive remediation. In E. Griffith, M. Bond, J. Miller. (eds.). *Rehabilitation of the head injured adult*. Philadelphia: FA Davis.
- Boyd, T. M., Sautter, S., Bailey, M. B., Echols, L. D. & Douglas, J. W. (1987). *Reliability and validity of a measure of everyday problem solving*. Paper presented at th annual meeting of the International Neuropsychological Society, Washington, DC.
- Braswell, D., et. al. (1993). *Profile of the Executive Control System*. Wake Forest, NC: Lash & Associates.
- Cicerone, K. D. & Giacino, J. T. (1992). Remediation of executive function deficits after traumatic brain injury. *NeuroRehabilitation, 2*, 73-83.
- Fisher, A. G. (1997). *Assessment of Motor and Process Skills* (2nd ed.). Fort Collins, Co: Three Star Press.
- Lezak, M. (1983). *Neuropsychological assessment*. New York: Oxford University Press.
- Okkema, K. (1993). Cognitive evaluation guide. In *Cognitive and perception in the stroke patient* (1st ed., pp. 141-151). Aspen Pulblishers, Inc.

- Toglia, J. (1993). Attention and memory. In *AOTA self-study series: Cognitive rehabilitation*. The American Occupational Therapy Association.
- Toglia, J. P. (2005). A dynamic interactional approach to cognitive rehabilitation. In Katz, N. (Ed.), *Cognition and occupation across the life span*. Bethesda, MD: AOTA Press.
- Toglia, J., Johnston, M. V. Goverover, Y. & Dain, B. (2010). A multicontext approach to promoting transfer of strategy use and self regulation after brain injury: An exploratory study. *Bain Injury, 24*(4), 664-677.
- Warden, D. L., et al. (2000). A Home Program of Rehabilitation for Moderately Severe Traumatic Brain Injury Patients. *Journal of Head Trauma Rehabilitation, 15*(5), 1092-1102.
- Wesson, J., & Giles, G. M. (2019). Understanding functional cognition: A practical approach to treating individuals with cognitive loss. In T. J. Wolf, D. F. Edwards, & G. M. Giles (Eds.), *Functional cognition and occupational therapy* (pp. 7-20). Bethesda, MD: AOTA Press.
- Zoltan B. (1996) *Vision, Perception and Cognition: A Manual for th Evaluation and Treatment of the Neurologically Impaired Adult* (3rd ed.). SLACK Incorporated.

Cognitive Rehabilitation

COGNITIVE REHABILITATION

제13장 CHAPTER

치매환자를 위한 인지평가

조 현 진

COGNITIVE REHABILITATION

학·습·목·표

- 치매를 의학적인 관점에서 정의하고 진단, 증상, 예후, 치료적 접근에 대해 학습한다.
- 치매증상이 환자의 작업 및 일상생활 전반에 미치는 영향에 대해 학습한다.
- 치매 각 단계에서 나타나는 환자의 증상 및 기능저하를 이해한다.
- 정신건강전문가(전문요원)인 작업치료사로서 치매환자 평가방법에 대해 배운다.
- 치매진단 및 기능평가에 사용되고 있는 신경심리평가와 작업치료적 평가방법에 대해 학습한다.
- 치매 환자 보호자를 평가하는 방법에 대해 학습한다.

주·요·용·어

- 치매
- 치매 진단
- 치매 증상
- 치매환자가 보이는 기능저하
- 초기평가
- 신경심리 평가
- 치매선별 검사
- 신경학적 검사
- 일상생활활동 평가
- 정신과적 행동장애 평가
- 치매 단계 평가
- 치매환자의 삶의 질 평가
- 보호자평가
- 작업평가
- 환경평가

13
C/H/A/P/T/E/R

치매환자를 위한 인지평가

13.1 개 요

과학과 기술의 발달로 인간 수명이 늘어남에 따라 전 세계 노인인구의 비율은 지속적으로 증가하고 있다(World Health Organization; WHO, 2012). 특히 우리나라는 2018년 65세 이상 노인인구의 비율이 14.3%로 이미 고령화 사회로 진입하였고, 2060년에는 41.0%가 될 것으로 예상됨에 따라 노인복지와 관련된 다양한 정책들이 요구되고 있다(통계청, 2018). 특히 노인의 대표질환 중 하나인 치매의 유병률도 증가하고 있는데, 65세 이상 노인에서의 치매 유병률은 6.3～13%로 보고되고 있으며, 2012년 대한민국 65세 이상 노인의 치매 유병률은 9.18%로 보고되었다(보건복지부, 2012). 현재의 노인인구 증가율을 감안할 때 2027년에는 100만 명, 2050년에는 212만 명에 이를 것으로 예상되고 있다(조맹제 외, 2008).

치매(Dementia)는 뇌의 만성 또는 진행성 질환으로 인하여 생기는 증후군이다. 미국 정신의학회의 정신장애진단 및 통계편람(Diagnostic and statistical manual of mental disorders; DSM-V)에서는 치매를 '사회, 직업기능의 중요한 손상 그리고 이전 기능과 비교하여 뚜렷한 저하를 나타내는 것'이라 정의하고 있다(APA, 2013). 기억력 저하나 손실은 정상적인 노화 과정에서도 일어나지만, 치매환자들은 이와 더불어 행동의 변화가 일어나고 기능이 서서히 저하되며 결국에는 자기 관리와 같은 기본적인 일상생활조차 수행의 어려움을 겪는다. 알츠하이머형 치매(Alzheimer's disease)는 여러 유형의 치매 중 가장 많은 비중(60～80%)을 차지하는데, 다른 신경인지장애들보다 인지 및 행동증상들이 서서히 발병하여 진행하는 것이 특징이다. 기억력 손상이 대표적인 증상으로 시지각 및 시공간 구성능력 저하, 문제해결능력의 손상과 더불어 성격변화도 동반된다. 질병의 초기 단계에서는 치매 증상을 놓치기 쉽지만, 점점 병이 진행되면서 여러 영역의 신경세포군이 손상되어 익숙하게 수행하던 일상생활에 장애가 나타난다. 이전까지 익숙하게 참여했던 일상적인 일이나 작업수행에 어려움을 갖게 되면서 환자뿐 아니라 환자를 돌보는 가족들의 일상적인 일까지 영향을 받게 된다.

치매는 병의 특성상 뇌가 만성적으로 퇴행되므로 초기에는 그 증상이 기억장애로 시작하지만 병이 진행됨에 따라 환자는 일상생활 전반에서 어려움을 겪게 되며 이로 인해 가족 및 간병인에게 의존하게 되는 방향으로 병이 진행된다. 이에 따라 환자는 물론 보호자의 생활패턴, 직업, 사회생활 등이 지장을 받게 되며 궁극적으로 환자 주변 가족들도 신체적, 심리적 건강이 저하되는 결과가 나타난다(Cuijpers, 2005; Joling et al., 2008; Vernooij-Dassen, Draskovic, McCleery, & Downs, 2011). 질환의 특성상, 인지기능을 원래의 상태로 되돌리는 치료적 접근은 어려우나 조기 발견 및 중재를 통하여 환자 뇌의 잔존 기능을 최대한 길게 유지하도록 돕는 것이 최선의 방법이다.

일차적으로, 치매가 의심되는 환자들은 전문의를 만나 문진과 간이 스크리닝 검사를 받고, 증상을 일으킬 수 있는 원인들을 감별한다. 치료진은 환자의 정확한 상태를 확인하기 위해 혈액검사, 뇌 촬영, 신경학적 검사와 인지기능에 대한 종합적인 평가를 진행한다. 그 평가 결과를 토대로 의사는 환자에게 필요한 1차적인 치료들을 시행하며, 동시에 재활프로그램 수립을 위해 치료파트로 환자를 의뢰한다.

우리나라에서는 2017년부터 치매국가책임제를 도입하여 2019년, 전국 256개 보건소에 치매안심센터를 설치하여 262만 명이 이용하는 것으로 나타났으며, 치매 예방 및 지역사회 거주 치매 환자와 가족들을 위한 다양한 돌봄 서비스를 제공하고 있다(보건복지부, 2019). 치매국가책임제는 맞춤형 사례관리, 치매환자 의료지원 강화 및 치매 의료비 및 요양비 부담완화, 장기요양서비스 확대, 치매 예방 및 치매 친화적 환경 조성 등의 서비스로 치매를 앓는 환자와 가족들의 요양부담을 줄여주고 삶의 질을 높여주는 방향으로 발전하고 있다.

정신건강 전문요원의 한 파트로서 작업치료사는 환자가 일상적인 작업 및 매일의 일과를 효과적으로 수행하도록 돕는 전문가로서 환자, 가족 및 간병인을 대상으로 환자에게 '의미 있는 활동'과 '스스로 할 수 있는 기능을 유지'하는 것을 목표로 포괄적인 관점에서 평가를 진행한다(Odenheimer et al., 2013). 여러 연구에서 환자중심의 중재(client-centered intervention)를 이용한 작업치료가 환자와 보호자의 의미 있는 일상생활 참여를 돕고, 환자의 기능을 증진시키는 환경을 조성하여 환자 및 보호자의 수행을 향상시키는 것으로 나타났다(Gitlin et al. 2013; Gitlin, Hauck, Dennis & Winter, 2015; Gitlin et al., 2010; Graff et al., 2007).

이를 위해 작업치료사는 신경심리검사 자료를 토대로 환자의 강점과 손상된 부분 그리고 중재가 필요한 수행영역을 평가하여(Schaber & Lieberman, 2010) 교정(remediation)이 가능한 부분과 보상적(compensatory) 접근이 필요한 영역을 파악한다(AOTA, 2017). 작업프로파일(occupational profile)을 바탕으로 환자 및 보호자와 면담하면서 일상생활 수행의 필요성과 현재의 문제점에 대한 인식정도를 파악한다. 작업수행분석(analysis of occupational performance)으로 환자의 수행기술, 행동 패턴, 환경, 활동의 요구량을 파악하며, 더불어 환자가 수행에 어려움을 겪는 과제들을 확인하고, 수행을 방해하는 요소들을 찾아낸다(Schaber & Lieberman, 2010).

최근 작업치료사들이 치매 안심병원 및 지역 치매 안심센터에서 전문화된 작업치료 서비스를 제공하고 있는데, 이는 치매를 앓더라도 익숙한 환경에서 친숙한 이웃들과 함께 어울려 생활하는 것을 지향하는 '지역사회 계속 거주(aging in place)'를 실현하는데 핵심적인 역할을 할 것으로 기대된다. 그러므로 치매환자에 대한 정확하고 포괄적인 평가방법에 대한 이해와 습득은 작업치료사에게 매우 필요한 부분이라 할 수 있겠다.

13.2 정신장애 진단 및 통계편람에 의한 치매진단

정신장애 진단 및 통계편람－5판(Diagnostic And Statistical Manual of Mental Disorders, fifth edition; DSM-5[TM])에서는 치매를 신경인지장애(Neurocognitive Disorder)의 범주 하에 주요 신경인지장애와 경도 신경인지장애(Major and Mild Neurocognitive Disorders)로 분류하고, 병인에 따라 여러 아형(subtype)으로 세분화하였다(APA, 2013).[4)]

각각의 진단기준을 간단하게 살펴보면, 우선적으로 환자와 보호자, 임상가가 환자의 인지기능 저하에 의미있는 변화가 있음을 염려하고 있는 상태여야 한다. 경도 신경인지장애(Mild Neurocognitive Disorder)의 경우 검사나 평가를 통하여 인지영역(복합주의력, 실행기능, 학습 및 기억력, 언어 능력, 지각－운동 기능, 사회인지 등)에서 이전의 수행수준을 고려하여 약간의 인지기능 저하의 증거가 확인되며, 이러한 인지적인 결함이 스스로의 보상적인 책략이나 조절을 통해 독립적인 일상생활 수행에 지장을 주지 않는 정도여야 한다. 주요 신경인지장애(Major Neurocognitive Disorder)는 인지영역에서 이전의 수행수준에 비해 유의미한 인지기능저하의 증거가 확인되어야 하며, 인지적인 결함으로 수단적 일상생활활동(Instrumental Activities of Daily Living; IADL)에서 독립적인 수행이 어려움을 나타내야 한다.

치매는 병인에 따라 알츠하이머병(Alzheimer's disease), 이마관자엽 퇴화(Frontotemporal lobar degeneration), 루이체병(Lewy body disease), 혈관성 치매(Vascular disease), 외상성 두뇌 손상

4) 개정된 정신장애진단 및 통계편람(DSM-V)에서는 "치매(dementia)"라는 용어 대신 "주요 신경인지장애 및 경도 신경인지장애(major or minor neurocognitive disorder)"로 대체하였다. 이는 치매라는 용어가 노인들에게 낙인찍는 부정적인 의미를 주며, 또 한편으로 감염으로 인한 치매를 앓는 젊은 사람들에게 받아들여지기 어렵기 때문으로 생각된다. 새로운 용어는 질병으로 인한 손상보다는 이전기능으로부터의 기능저하에 초점을 맞추었다. James Siberski (2012). Dementia and DSM-5: Changes, Cost and Confusion. *Aging Well, 5(6)*, 12

(Traumatic brain injury), 물질/약물 유발형(Substance/medication use), 인간면역결핍 바이러스 감염(HIV infection), 프리온병(Prion disease), 파킨슨병(Parkinson's disease), 헌팅턴병(Huntington's disease), 다른 의학적 상태(Another medical condition), 다양한 병인(Multiple etiologies), 불특정한(Unspecified) 원인에 의한 치매 등으로 진단할 수 있다(APA, 2013).

13.3 치매 진행단계에 따른 증상 및 기능저하

치매를 일으키는 원인들은 다양하지만 그것에 상관없이 인지적인 측면에서 동일한 증상들이 나타나는데, 기억력 저하가 가장 두드러지게 나타난다. 아울러 추상적인 사고, 계획 세우기, 실행하기 등에 어려움을 나타내며 이로 인해 일련의 복잡한 과제들을 수행하지 못하게 된다. 실행증, 실어증 그리고 실인증이 동반되어 나타나며 이러한 증상들은 개인의 직업 및 사회적 기능에 심각한 손상을 입힌다(APA, 2013).

임상적으로 치매 환자는 치매진행단계에 따라 다음과 같은 증상들을 보인다. 미국 알츠하이머협회(Alzheimer's Association)에 제시된 단계별 특징을 기준으로, 일상생활에서 환자들이 겪는 어려움은 다음과 같다.

- Stage 1: 정상기능(No impairment)

  기억력에 어떠한 문제도 없으며, 의학적 면담에서 치매와 관련된 증상이 전혀 나타나지 않는다.

- Stage 2: 매우 경미한 인지 저하(Very mild cognitive decline)

  기억력에 약간의 실수가 생기거나 단어가 생각나지 않을 때가 있다. 그러나 의학적인 평가에서 인지저하가 발견되거나 친구, 가족, 동료들이 그것을 알아차리지 못한다.

- Stage 3: 경미한 인지 저하(mild cognitive decline)

  친구나 가족, 동료들이 환자의 어려움을 눈치채기 시작한다. 의사가 환자와 상세하게 면담을 진행하는 동안 기억력과 집중력의 문제를 발견하게 된다. 이 단계에서는 적절한 단어, 이름이 금방 떠오르지 않고, 새로 알게 된 사람의 이름을 기억하는 데 어려움을 보인다. 귀중품을 잃어버리거나 물품을 둔 자리를 기억하기가 어렵고, 일을 계획하거나 조직하는 데 어려움이 증가된다. 이러한 이유로 사회적 모임에 나가기를 꺼려하기도 한다.

- Stage 4: 중등도의 인지 저하(Moderate cognitive decline)

  의학적 면담을 통하여 몇몇의 영역에서 명확한 증상들을 발견하게 된다. 최근에 있었던 일을 잊어버리고, 수단적 일상생활 수행이 어려워지며, 곤란한 상황을 회피하려는 행동을 보인다. 계산, 은행일, 장보기, 음식준비 등에서 도움을 필요로 하게 된다.

- Stage 5: 중등도의 심각한 인지 저하(Moderately severe cognitive decline)

기억력 및 사고력 저하가 분명해지고 일상생활에 도움이 요구되기 시작하는 시기이다. 자신이나 가족에 대한 중요한 정보는 기억하고 있다. 식사나 대소변 처리 등의 기본적인 관리는 혼자서 가능하나 장소, 날짜, 요일이 헷갈리고 계절에 맞는 옷을 선택할 때 도움이 요구된다.

- Stage 6: 심각한 인지기능 저하(Severe cognitive decline)

기억력은 갈수록 저하되고 성격의 변화가 올 수 있다. 매일의 일상생활을 수행하는 데 도움이 필요하다. 최근 주변상황이나 자신에게 일어났던 일을 인지하지 못하고, 자신의 주요한 과거사를 기억하는 데도 어려움을 겪게 된다. 익숙한 얼굴과 익숙하지 않은 얼굴을 구별할 수는 있으나 배우자나 간병인의 이름을 기억하기 어렵다. 옷입기, 화장실 사용에 도움이 필요하며, 수면패턴이 변하여 낮에는 자고 밤에는 깨어 안절부절 못하고, 배회하다가 실종되기도 한다. 성격 및 행동에서 많은 변화가 생기는데 의심과 망상이 증가하고, 충동적이거나 반복적인 행동을 보이기도 한다.

- Stage 7: 매우 심각한 인지저하(Very severe cognitive decline)

주변 환경에 적절히 반응하거나 대화할 수 없게 되고 스스로 움직임을 조절하기 어려워진다. 간단한 단어나 어구 정도를 말하기도 한다. 이 단계에서는 식사나 화장실 사용 등 개인 관리 영역에도 많은 도움이 필요하다. 감정표현을 할 수 없으며, 스스로 앉거나 고개를 들고 있지 못할 수도 있다. 이상반사가 나타나며, 근육은 점점 굳어지고 삼킴이 불가능해진다.

13.4 평 가

1 초기평가

치매의 회복 가능성은 기초 병변이 무엇인지를 파악하여 적합한 의학적인 처치를 하는 것과 더불어 심리사회적인 치료적 개입을 적절히 받았는지에 따라 영향을 받는다. 효과적인 중재는 정확한 의학적 평가가 선행되어야 하므로 치매환자에 대한 평가는 매우 중요하다. 치매는 처음에는 인지저하로 시작되지만 병이 진행될수록 손상 영역이 인지, 지각, 운동, 감각, 정동 등으로 확대되고 이것은 환자의 직업, 일상생활, 대인관계 그리고 사회적 행동 등에도 영향을 미치게 된다. 그러므로 치매가 의심되는 환자에 대한 평가는 여러 전문 영역에 걸쳐 이루어져야 한다. 주로 치매 평가와 치료에 대한 전문지식을 가지고 있는 정신건강전문가팀(노인전문의, 정신건강의학 전문의, 신경과 전문의, 임상심리학자, 사회사업가, 작업치료사, 정신건강전문 간호사, 노인전문 간호사, 약사 등)의 협업으로 시행되는 것이 가장 바람직하다.

치매환자의 평가는 각 기관의 특성이나 환자를 책임지는 전문가에 따라 사용하는 도구에 차이가 있으나 대부분 평가과정은 초기평가와 더불어 치매선별검사를 실시하며 치매가 의심되면 신경심리검사를 진행한다. 일련의 검사를 통하여 치매로 신단을 받게 되면 일상생활기능유지 및 환경조정, 가족교육 등을 위하여 작업치료사, 사회복지사 등에게 인계된다.

미국의 가정의학 전문의들은 1차 진료의로서 환자를 평가하고 관리하는 중요한 역할을 하는데, Jeffrey(2002)와 동료들은 치매환자에 대한 평가 가이드라인을 다음과 같이 제시하였다.

① 일상생활 평가(먹기, 목욕하기, 옷 입기, 이동, 화장실 사용, 실금 및 실변, 금전관리와 투약관리 등)
② 인지적 상태(신뢰도, 타당도가 제시된 검사 도구를 사용함)
③ 의학적 상태
④ 행동문제, 정신병적 증상, 우울증 평가 및 관리

Odenheimer(2013)의 연구에서는 치매환자에 대한 평가세트를 5가지로 범주화하였다.

① 치매환자에 대한 진단평가(치매단계 평가, 인지기능평가, 기능상태 평가, 신경정신학적 증상 평가)
② 신경정신학적 증상에 대한 관리
③ 환자안전 평가(안전문제와 관련된 상담, 운전의 위험과 관련된 상담)

④ 완화 치료와 생의 마감과 관련된 문제들 다루기(완화치료와 향후 치료계획 상담)

⑤ 돌봄과 관련된 문제들 다루기(보호자 교육 및 지지)

우리나라에서는 2020년 보건복지부에서 제시한 치매정책 사업안내(보건복지부, 2020)에 따르면 광역 치매센터는 치매 위험이 높은 만 60세 이상 주민을 대상으로 치매조기검진을 실시하고, 검진을 통해 확인된 집중검진 대상자(선별검사 결과 '인지저하'로 판명되거나 선별검사 정상이나 치매 의심증상이 뚜렷하여 진단검사가 필요한 사람)에게는 정기검진을 실시하여 치매를 조기에 발견할 수 있도록 한다. 치매 조기검진 도구는 MMSE-DS(Mini Mental State Examination-Dementia Screening)를 사용하며, 치매 의심증상이 뚜렷한 노인을 대상으로 한 진단검사는 전문의의 진찰 및 치매 척도검사(Clinical Dementia Rating; CDR, Global Deterioratino Scale; GDS), 신경인지기능검사(SNSB Ⅱ, SNSB-C, CERAD-K), 노인우울척도 검사, 일상생활수행척도 검사, 치매정신증상척도검사 등을 실시하며, 진단검사를 통하여 치매진단을 받은 환자들은 혈액 및 컴퓨터 단층촬영(CT) 또는 자기공명영상(MRI)검사로 치매 원인을 확인한다(보건복지부, 2020). 더불어 보호자들의 돌봄부담을 평가하기 위해서 신경정신행동검사-간편형(Neuropsychiatric Inventory-Questionnaire; NPI-Q), 환자건강 설문/우울증 선별도구(Patient Health Questionnaire-9; PHQ-9), 단축형 자릿 부양부담평가척도(Short Zarit Burden Inventory; S-ZBI)를 시행한다.

초기평가는 환자가 내원하게 된 주요한 원인, 개인력, 과거력, 현병력, 투약정보, 거주정보, 가족정보, 성격과 정동 상태 등 환자를 대략적으로 파악하기 위한 목적으로 이루어진다. 평가에서 진료의는 우선적으로 환자의 의학적 상태를 검사하며 동반질환을 확인한다. 일반 혈액검사, 전해질 검사, 간기능 검사, 신장기능 검사, 요검사, 갑상선기능 검사, 비타민 B_{12}/엽산, 매독, AIDS 혈청검사, 유전학적 검사, 흉부방사선 검사, 심전도 검사, 뇌 자기공명단층촬영 소견 등을 통하여 치매증상 중 치유 가능한 원인을 감별하기 위한 다양한 검사를 실시한다(김도관 외, 2003). 주로 심혈관 질환, 감염, 폐질환, 신부전, 관절염, 시력과 청력 저하 등이 원인이 될 수 있는데, 이러한 질환들을 적절히 치료함으로써 환자의 현재 기능을 최대화하고, 향후 발생할 수 있는 장애의 발생 가능성을 최소화한다(Cummings et al., 2002). 그 후 추가적으로 신경심리평가, 작업치료평가 등을 시행한다.

진료의는 증상을 6개월마다 재평가하며, 필요할 경우 좀 더 자주 시행할 수 있다. 환자의 주부양자가 누구인지 확인하고 가족과 그 외의 지지체계가 적절한지 평가하며, 환자의 문화적 배경, 가치, 언어 그리고 환자와 가족의 의사결정과정에 대해 확인한다.

2 신경심리 평가

치매는 인지뿐 아니라 정동, 지각, 행동 영역의 손상으로 일상생활, 대인관계 및 사회생활 참여 등 여러 수행 영역에 광범위한 장애를 일으킨다. 손상으로 인한 증상과 기능저하가 각 단계마다 다르므로 치료사는 정확한 기능평가 결과를 토대로 환자의 문제점과 장·단점을 파악하여 개인에게 맞는 개별적인 접근(individualized approach)을 시행한다.

치매 환자 평가는 병력청취, 이학적 검사, 신경학적 검사, 정신상태 검사 등의 진찰을 수행한 후, 임상가의 판단에 따라 심리학적 검사, 임상병리 검사, 뇌 영상의학 검사 순서로 이루어지게 된다. 그 후 치매 선별검사, 종합적 인지기능 평가, 일상생활능력 평가, 행동증상 평가, 치매단계 평가, 환자의 삶의 질 평가, 가족 스트레스 평가 등으로 이루어진다. 각 기관의 특성과 임상가(Clinician)에 따라 다양한 검사도구들이 사용된다. 신경심리 평가에서는 무엇보다도 환자가 호소하는 기억력 장애가 치매에 해당되는지를 자연적인 노화로 인한 인지기능 감퇴 또는 섬망 및 우울증으로 인한 인지기능장애와 감별하도록 한다.

치매의 경우 병의 특성상 보호자의 역할이 매우 중요하다. 최근 노인들의 지역사회 계속 거주(aging in place)경향이 높아지면서(이윤경 외, 2016) 치매 환자들 또한 가족들의 도움을 받아 집에 함께 거주하고 있다. 이로 인해서 보호자들은 환자를 돌보는 데서 오는 신체적, 심리적, 정서적, 사회적, 경제적 문제에 노출되고 있다. 특히, 보호자의 정서상태나 심리적 스트레스는 환자의 문제행동에도 영향을 미치고, 환자가 장기 요양기관에 위탁되는 시기를 결정하는 주요한 변수가 된다. 이러한 측면에서 치매 환자를 치료하는 임상의는 신경심리 평가 단계에서부터 환자뿐만 아니라 환자 보호자의 스트레스와 부담을 평가하고 관리하며 포괄적으로 개입하도록 한다(김도관 외, 2003). 치매진단을 위한 신경심리검사 구성은 다음과 같다.

1) 치매 선별검사

이 검사는 환자의 전반적인 인지기능수준을 알아보기 위한 스크리닝(screening)과정이다. 선별검사를 통해 환자의 인지기능장애 정도를 정량적으로 평가할 수 있고, 반복적인 측정으로 인지기능의 변화를 관찰할 수 있다. 주로 사용하는 도구는 간이 정신상태검사(Mini-Mental State Examination; MMSE, Mini Mental State Examination-Dementia Screening; MMSE-DS와 간편한 치매 조기 선별도구인 7분 선별검사(7 Minute Screening Test; 7 MS)가 있다. 피검자는 환자이며, 보통 약 5분에서 10분 정도가 소요되다. 그러나 간이 정신 상태검사는 경도의 치매를 선별하는데 정확하지 않으며, 낮은 점수가 치매증상에서만 특별히 나타나는 것은 아니므로 진단 및 해석에 주의한다(Cummings et al., 2002).

2) 신경학적 검사

신경학적 검사는 환자가 보이는 기능저하의 원인을 찾고, 실행에 영향을 미치는 것이 인지적인 문제인지 실제 운동성의 문제인지 감별하기 위해 실시한다. 중추신경계 검사(후각, 시각, 시야, 안구운동, 안구진탕, 동공반사, 대광반사)와 더불어 안면과 구강이 대칭적인지, 안검하수, 감각, 삼킴 등에 대해 살펴본다. 근육운동계 검사로는 근긴장도(muslce tone), 근력(muscle power)을 측정하고 떨림(tremor), 근강직(rigidity), 근경련(myoclonia), 운동이상증(dyskinesia), 무도병(chorea), 무정위운동(athetosis) 또는 틱(tic) 등의 이상 운동이 나타나는지 관찰한다(김도관 외, 2003).

3) 인지기능 평가

선별검사를 거쳐 환자가 치매로 의심되는 경우 임상가는 환자를 대상으로 다음의 검사를 실시한다. 검사의 목적은 주로 기억력, 주의력, 언어능력, 시공간능력, 전두엽기능과 계산능력 등이 어느 정도 손상되었는지, 혹은 잘 보존되어 있어 기능을 잘 하는지를 알아보는 것이다.

임상에서 주로 사용하는 표준화 된 검사 중 보호자에게 설문지를 주어 작성하게 하는 것은 Samsung Dementia Questionnaire(SDQ)(Choi, Na, Kang, Lee & Park, 1998), Short form-SDQ(S-SDQ)(Choi, Na, Oh & Park, 1999), Korean Dementia Screening Questionnaire (K-DSQ)(Yang, Cho, Chey, Kim & Kim, 2002) 등이 있다. 환자를 직접 평가하는 검사로는 종합적인 인지기능 검사인 서울 신경심리검사(Seoul Neuropsychological Screening Battery-Dementia version; SNSB-D)(Ahn, Chin, Park, Lee, Suh, Seo & Na, 2010), CERAD-K(Lee et al., 2004), 한국판 치매평가 검사(Korean-Dementia Rating Scale; K-DRS) (Choi, 1998) 등이 있다. 치매 조기검진팀에서 주로 CERAD-K를 사용하는데, 기억력, 집중력, 시공간능력, 언어능력, 지남력 등의 9가지 항목으로 알츠하이머병 환자의 전반적인 인지기능을 비교적 간단하게 평가할 수 있다(Kang & Na, 2003).

기억력 검사로는 언어, 비언어적 자극에 대한 기억력 검사인 Rey-Osterreith Complex Figure Test(Osterrieth, 1944), 실행검사인 Apraxia Test, 전두엽 기능을 확인하기 위하여 단어목록이나 한글자음을 활용한 유창성 검사인 Verbal Fluency Test, 언어기능 평가도구인 한국판 보스턴 이름대기검사(Korean Boston Naming Test)(Kim & Na, 1999), 말하기, 듣기, 쓰기, 읽기의 네 가지 영역을 체계적으로 평가하는 도구인 한국판 웨스턴 실어증검사(Kim & Na, 2001) 등이 있다. 인지기능 평가는 각 검사도구에 따라 구성이 다르며, 소요시간도 검사내용과 환자의 협조상태에 따라 상이하다. 인지기능 검사 중 쓰기와 읽기 평가 전, 환자가 문맹인지 파악해야 하며 환자의 상태나 협조 정도에 따라 검사를 여러 번에 나누어 시행할 수도 있다.

작업치료에서 사용되는 인지 기능 검사로는 알렌 인지 수준 판별 검사(Allen Cognitive Level Screening; ACLS)가 있다. 이 평가도구는 인지 수준 및 인지 단계 변화를 측정할 수 있어 작업치료 임상에서 평가 및 중재에도 사용되고 있는 표준화된 도구이다. ACLS는 치매 환자를 위한 선별 및 평가도구로 널리 사용되는 MMSE-K, CDR, 및 GDS와 유의한 상관성을 보여 치매환자의 인지기능 손상을 평가하는데 신뢰할 만한 도구임이 입증된 바 있다(김수정, 2007). 또한 평가를 토대로 ACLS에 제시된 인지특성을 참고하여 치매환자에게 일상생활활동에 관한 가이드라인을 제안할 수 있으며 무엇보다도 인지기능 수준과 함께 학습능력과 문제해결능력, 시공간 능력의 측정이 가능하다는 점에서(김수정, 2007), 치매환자의 치료계획 수립, 목표 달성 측정 및 변경이 용이하다는 장점을 가지고 있다. Lowenstein Occupational Therapy Cognitive Assessment for Geriatric Population(LOTCA-G)(Katz, Itzkovich, Averbuch & Elazar, 1989)는 지남력, 지각력, 실행력, 시각운동 협응능력, 사고조직력, 기억력, 주의력/집중력 등 7개의 인지영역을 평가하는 도구이다. 평가시간은 30～45분 정도 소요되며 검사자간 신뢰도(.82～.97)와 검사 도구에 대한 신뢰도(.89)가 높은 것으로 보고되어 있다. 그 외의 인지기능 검사로 Kitchen Task Assessment(Baum & Edwards, 1993)는 과제 시작, 조직하, 과정 수행, 순서화, 판단과 안전 그리고 과제 수행 등을 평가할 수 있는 도구이며, Executive Functional Performance Test(Baum et al., 2008) 또한 환자에게 일상생활 과제들을 제공하여 시작, 조직화, 순서화, 안전과 판단 그리고 과제의 완성 등 환자의 실행능력을 측정하는데 사용된다. Assessment of Motor and Process Skills(Fischer, 1997)의 경우 인지능력이 평가의 핵심은 아니지만 환자에게 친숙한 수행과제들을 평가함으로 전반적인 수행 기술을 파악할 수 있다. Cognitive Performance Test(Burns 2006; Burns et al., 1994)는 결과점수로 수단적 일상생활수행과 기본적 일상생활수행 정도를 예측할 수 있다.

이와 더불어 2000년대에 들어서는 과학기술의 발전에 따라 컴퓨터를 이용한 전산화 검사들이 개발되었다. 전산화 인지기능 검사는 자극의 제시가 일정하고 정확한 측정이 가능하며, 표준화되어 있으며 채점 체계가 자동화 되어 있어 결과분석이 신속하고 정확하여 뇌 기능 관련 임상분야에서 널리 사용되고 있다(하규섭, 권준수, 류인균, 공석원, 이동우 & 윤탁, 2002). 경도 인지장애 환자를 위한 전산화 인지기능평가에 대한 체계적 문헌고찰(systematic review)연구(Park & Park, 2016)에 따르면 경도 인지장애와 초기 알츠하이머형 치매 환자를 선별할 수 있는 전산화 검사는 CogState, CTS, CAMCOG-CAT 등이 있으며, 경도 인지장애를 선별할 수 있는 전산화 검사로는 CANS-MCI, CAMCI, MicroGog, MCI screen, CogniScreen, VSM test 등이 있다(Park & Park,

2016). 노인들의 체력과 집중 시간 등을 고려했을 때 전산화 인지기능 평가의 검사시간은 3분~30분 정도가 적절한 것으로 나타났다. 반응입력은 키보드, 마우스, 터치 방식으로 이루어지고 있지만 음성인식을 통한 평가도 도입되고 있으며 이는 키보드와 마우스 사용에 미숙한 노인들에게 부담감을 덜어줄 것으로 기대되고 있다(Park & Park, 2016).

4) 일상생활활동 평가

치매 진단과 치료적 개입에 있어 환자의 일상생활활동에 대한 평가는 매우 중요하다. 앞서 정신장애 진단 및 통계편람－5판(Diagnostic And Statistical Manual of Mental Disorders, fifth edition; DSM-5TM)에서도 살펴보았듯이 인지기능 저하와 더불어 환자가 일상생활을 수행하는 데 어려움이 있는지는 치매 진단의 중요한 판단기준이 된다(APA, 2013). 경도 인지장애의 경우 초기에는 인지평가로 치매를 진단하기 어려운데, 환자가 고위인지기능이 요구되는 수단적 일상생활의 수행도가 이전 수준과 비교하여 낮아졌다면 그것으로 초기 치매를 선별하는 지표로 삼을 수 있다(양영순, 양현덕, 홍윤정, 김정은, 박문호, 나해리, 한일우, 김상윤, 2012). 또한, 치매에 대한 약물치료의 효과를 판정하는 용도로도 인지기능평가 보다 학습효과가 적은 일상생활활동평가가 일차결과평가(primary outcome)로 사용되고 있고 있다(Bavazzano, et al., 1998). 무엇보다도 치매환자의 일상생활 기능저하는 보호자의 부담정도와 신체적 건강에 가장 큰 영향을 미치며(Chien & Lee, 2010), 낙상, 영양실조와 더불어 일상생활 기능저하는 치매환자의 시설입원과 입소를 결정하는 중요한 요인(Dasgupta, 2016)이 된다. 이러한 점들을 고려할 때, 정기적이고 정확한 일상생활활동 평가는 환자의 조기치료뿐 아니라 보호자의 삶의 질을 평가하고 필요한 중재방법을 결정하는 중요한 지표가 된다.

일상생활활동평가는 기본적 일상생활활동(basic ADL; B-ADL 또는 physical ADL; P-ADL)과 수단적 일상생활활동(Instrumental ADL; IADL)평가로 나뉜다.

기본적 일상생활활동은 양치하기, 세수하기 등의 기본적인 위생관리, 목욕하기, 옷 입기, 화장실 사용, 이동하기, 대소변관리 및 처리하기, 식사하기 등에서 스스로의 수행이 가능한지, 이전보다 어느 정도 도움의 양이 증가하였는지를 평가한다. 수단적 일상생활활동 평가는 쇼핑, 음식 만들기, 교통수단 이용하기, 집안관리, 전화사용, 금전관리, 투약관리, 취미생활 등을 포함한다. 환자 보호자(가족이나 간병인)를 대상으로 최근 한 달간 환자의 상태를 고려하여 응답하도록 하며, 각 문항에 대한 세부적인 질문을 통해서 평가의 정확성을 높힌다.

초기 치매환자의 경우 수단적 일상생활활동영역에서 운전, 금전관리, 투약관리, 핸드폰 사용, 식사준비, 세탁기, 밥솥 등 전자제품 이용 등이 주요과제이다. 운전은 매우 복잡한 수단적 일상생활과제인데 치매환자가 언제 운전을 그만두어야 하는가는 윤리적인 부분을 포함한 복합적인 문제이기 때문에 평가하고 중재를 하는 것이 쉽지 않다. 치매가 발병하면 인지적, 신체적 기능이 저하되므로 길을 잃거나 느리게 운전하는 등의 이유로 사고위험이 증가한다. 그러나 운전을 못하게 되면 사회적으로 고립되며, 삶의 만족감이 저하되고 우울증이 발생한다는 연구도 보고된 바 있다(최성혜 외, 2014). 미국에서 작업치료사들은 환자의 생활환경과 일상과제 및 사회적 참여 등을 고려하여 대체 교통수단에 대해 환자 및 보호자들과 함께 탐색하며 독립적인 수행과 사회활동 참여를 유지할 수 있는 방향으로 치매노인을 준비시킨다(Collins, 2019).

중등도 및 중증의 치매환자를 대상으로는 기본적 일상생활활동을 중심으로 평가가 이루어지며, 환자 가까이서 오랜 시간을 함께 보내는 보호자 및 간병인과의 면담 형식으로 대신하기도 한다. 이 때 과제 계획하기, 시작하기, 지속하기, 발생 가능한 문제를 예상하고 대처하기, 안전하게 완료하기 등과 관련된 인지기능을 평가하는 데 초점을 맞춘다.

기본적 일상생활활동 기능을 평가하는 척도로는 Barthel Index가 국내에서 가장 보편적으로 사용되고 있다(Mahoney & Barthel, 1965). 수단적 일상생활활동 척도는 Korean-IADL(K-IADL)(Kang et al., 2002), 한국판 Bayer ADL(Choi et al., 2003), Seoul-IADL(S-IADL)(Ku et al., 2004), Korean version of Disability Assessment for Dementia Scale(K-DAD)(Suh, 2003), Alzheimer's Disease Cooperative Study-Activities of Daily Living scale(ADCS-ADL)(Galasko, Bennett, Sano et al., 1997), Korean version of Disability Assessment for Dementia(DAD-K)(Suh, 2003) 등이 국내에서 사용되고 있다(Choi, 2012). 환자의 일상생활을 직접적으로 관찰하고 실제 수행을 측정하는 평가들은 [표 13-1 치매환자들의 작업수행을 평가하기 위한 도구]들을 참조하기 바란다.

5) 정신과적 행동장애평가

치매 환자는 병이 진행될수록 기능저하와 더불어 무감동, 화를 잘 냄, 망상, 환청, 불안, 충동조절 안 됨, 수면장애 등의 정신행동증상을 나타내는데, 이것은 환자의 인지기능저하 자체보다 보호자에게 더 큰 부담과 스트레스를 준다. 이러한 증상들로 인해 환자가 치료 기관에 위탁되는 시기가 앞당겨지기도 하는데, 약물이나 환경조정으로 조절 가능한 증상들도 있으므로 평가를 통해 이를 감별하도록 한다.

정신행동증상을 평가하는 척도로는 BEHAVEAD(Reisberg, Borenstein, Salob, Ferris, Franssen & Georgotas, 1987), Neuropsychiatric Inventory(NPI)(Cummings, Mega, Gray, Rosenberg-Thompson, Carusi & Gornbein, 1994), K-NPI(Choi, Na, Kwon, Yoon, Jeong & Ha, 2000)가 있다. 우울증만을 평가하는 척도로는 Geriatric depression scale(Bae & Cho, 2004), Connell scale for depression in dementia

(Alexopoulos, Abrams, Young & Shamoian, 1998) 등이 있다(Choi, 2012). 이러한 평가는 치매환자의 정신병리를 평가하는 데 유용할 뿐만 아니라, 보호자의 조호부담정도를 평가하여 이를 치료에 반영할 수 있다는 것이 큰 장점이다(김도관 외, 2003). 환자와 가장 많은 시간을 함께 보내는 보호자와의 면담을 통해 평가한다.

6) 치매단계평가

치매단계평가는 환자의 치매 진행정도를 판단하고 치료계획을 설정하며 치료에 따른 변화를 평가하는 데 사용된다. 척도로는 임상치매척도(Clinical Dementia Rating, CDR)(Morris, 1993), 전반적 퇴화척도(Global Deterioration Scale; GDS)(Cohen-Mansfield et al., 1996) 등이 있다. 임상치매척도는 기억력, 지남력, 판단력과 문제해결능력, 사회활동, 집안생활과 취미, 위생과 몸치장의 6가지 영역에 대한 평가에 기초하여 치매 임상단계를 5단계로 평정하도록 구성된 측정도구이다. 이 평가를 통하여 임상가는 환자의 치매 진행정도를 판단하고, 치료계획을 설정하며, 치료에 따른 변화를 평가할 수 있다(김도관 외, 2003). 환자와 보호자를 대상으로 반 구조화된 면담형식으로 평가하며 약 30~40분 정도 소요된다.

7) 치매환자의 삶의 질 평가

치매환자의 삶의 만족도를 측정하는 도구로는 치매 노인 삶의 질 척도(Geriatric Quality of Life-Dementia; GQOL-D)(Logsdon, Gibbons, McCurry & Teri, 1999)가 있다. 치매환자의 기능저하는 불가항력적이므로 치료의 목적이 환자의 인지기능 개선에서 주관적인 삶의 만족도를 유지 및 향상 시키는 것으로 인식전환이 일어나고 있다(김도관 외, 2003). 본 검사는 임상가가 환자를 직접 인터뷰하는 형식으로 진행하며, 신체적 건강, 심리적 건강, 사회적 관계, 환경을 측정하는 13개 문항과, 전반적인 건강상태 만족도 1문항, 전반적인 생활의 만족도를 측정하는 1개 문항으로 이루어져 있다. 검사의 목적은 현재 환자의 삶의 질을 평가하며, 치료적 개입에 따라 기능유지 및 호전과 더불어 삶의 만족도의 변화를 보여주는 측정도구로 활용될 수 있다. 환자의 협조 정도에 따라 다르나, 10분 이내에 검사가 가능하다.

8) 가족평가

단축형 자릿 부양부담평가척도(Short Zarit Burden Inventory)(S-ZBI, Zarit & Zarit, 1990)를 통하여 보호자들이 치매 환자를 돌보는 일에서 경험하는 주관적인 스트레스를 측정하도록 고안되었다. 본 질문지는 개인적 부담과 역할부담 두 개의 하위척도로 이루어져 있으며, 환자를 돌보는 일에 대한 정서적 반응에 초점을 맞추고 있다(김도관 외, 2003). 총 22개 문항으로 평가 시 약 5분 정도 소요된다.

3 작업치료 평가

미국 작업치료사 협회(American Occupational Therapy Association; AOTA)는 치매환자를 위한 작업치료의 중재목적을 다음과 같은 4가지로 제시하고 있다(AOTA, 2017).

- 건강 증진(Health Promotion): 치료사는 환자의 강점을 유지하고 보호자의 신체적 및 정신적 건강을 증진시키는 데 치료의 초점을 두어, 환자 및 보호자들이 원하는 활동에 최대한 참여할 수 있도록 도움으로써 그들의 삶을 풍요롭게 하는데 기여한다.
- 개선(Remediation): 치료사는 비록 환자의 인지기능 개선을 기대할 수는 없더라도 환자의 일상생활 수행 능력과 기능적 움직임을 증진시키고 관절의 운동범위, 근력, 지구력 등을 회복시키기 위하여 일상적인 운동을 치료에 적용시킬 수 있다.
- 유지(Maintenance): 치료사는 환자가 잘 유지하고 있는 습관 및 일상생활 기능에 필요한 적절한 지원을 제공하여 환자가 가능한 오랫동안 독립적인 수행을 유지하도록 돕는다.
- 조정(Modification): 치매환자의 중재에 가장 많이 사용되는 방법으로 언어적 단시 및 개인적/사회적 지원을 통한 적응과 보상적 접근으로 치매환자에게 안전하고 지지적인 생활환경을 마련해준다.

작업치료가 치매 환자들의 작업수행을 증진시키는 데 효과적이라는 것은 여러 연구를 통하여 이미 입증된 바 있다(서울시 광역 치매센터, 2008; 김기웅, 우종인, 2007; 신기석, 신선혜 , 양영애., 2015; 임경민, 박지혁, 2013; 정원미, 이동영, 유승호, 황윤정, 김슬기, 추일한 & 김기웅. 2008; Glitin, Hauck, Dennis & Winter, 2005; Graff et al., 2006). 작업치료 평가는 환자의 인지기능이 일상생활 수행에 어떻게 영향을 미치는가에서부터 시작한다(Schaber & Lieberman, 2010). 이 평가의 주요 목적은 환자의 인지기능 요소(component)만을 평가하는 것이 아니라, 환자의 일상생활 전반에 대한 실질적인 수행능력(performance)을 평가하는 것이다.

신경심리평가 후에 작업치료 파트로 의뢰된 환자를 대상으로 하는 평가는 보호자와 면담형식으로 진행된 평가에서 한발 더 나아가 환자의 인지기능이 매일의 일상생활에 어떻게 적용하고 조직화되는지에 대한 정보를 얻는 것을 일차 목표로 한다.

이 평가의 궁극적인 목적은 미국작업치료사 협회에서 제시된 바와 같이 작업치료 평가를 바탕으로 치매환자의 일상생활 수행능력 및 사회활동 참여를 증가시켜 환자들이 직면하는 문제를 효과적으로 다룰 수 있도록 자신감을 증진시키고, 더불어 가족의 부담을 줄여주는 것이다(AOTA, 2017; Gitlin, Corcoran, Winter, Boyce & Hauck, 2001).

치매환자를 대상으로 하는 평가 영역은 작업치료 실행체계 : 구성범주와 과정(Occupational Therapy Practice Framework: Domain and Process(4th Edition), 2020)의 구성범주(Domain)에 해당하는 5개 영역 모두에 해당된다(AOTA, 2020). 작업(occupations: 도구적 일상생활활동들, 기본적인 일상생활활동들, 교육, 일, 놀이, 여가, 사회참여, 여가활동, 휴식과 수면), 수행기술(performance skills: 운동기술과 처리기술, 의사소통과 상호작용 기술), 수행양식(performance patterns: 습관, 일과, 역할, 의식들), 개인적인 요소들(client factors: 신체기능과 구조, 종교, 가치, 신념 등)과 환자의 상황과 환경(문화적, 물리적, 사회적, 개인적, 시대적, 가상적) 등으로 구성된다(AOTA, 2020).

평가 대상은 환자와 환자를 돌보는 보호자, 가족구성원 그리고 환자의 상태를 잘 알고 있는 의료진까지 포함한다. 정보는 인터뷰에 의한 작업 프로파일(Occupational Profile), 치료자의 관찰에 의한 작업수행 분석(Analysis of Occupational Performance) 그리고 표준화/비표준화된 평가도구(standardized and/or nonstandardized assessment)를 통한 직접적인 평가를 통해 수집한다. 치료실 내 평가가 끝나면 필요에 따라 환자와 보호자가 직접 생활하는 환경에서 환자를 평가한다.

1) 작업프로파일

작업프로파일은 환자의 배경정보를 알아보기 위한 평가로 환자와 가족에 대한 인구통계학적 정보, 주거상황, 직업력과 취업상황, 교육, 환자 돌봄에 관여하는 사람들, 정신과적 진단을 포함한 신체적 진단, 자원, 의뢰된 이유 등을 포함한다. 또한 여가활동, 일상생활 수행에 있어 잘 하는 부분과 어려움이 있는 부분, 그리고 중재목표도 기록한다. 작업치료사는 작업 프로파일을 가지고 환자를 인터뷰하는 동안 환자 스스로 자신의 문제에 대해 어느 정도 알고 있는지, 병식에 대한 정보를 얻을 수 있다(Schaber & Lieberman, 2010). 환자가 자신의 기능수준 및 장애에 대해 어느 정도 인지하고 있는지는 중재 방법과 제공해야 하는 도움의 양을 결정하는 데 매우 중요한 요소가 된다. 환자 및 보호자에게 일상적인 하루 일과에 대해 기술하도록 하여 환자가 어떻게 하루를 보내는지, 환자의 일상생활은 규칙적인지, 무엇을 할 수 있는지, 좋아하는 활동은 무엇인지, 좋아하는 또는 잘 하는 활동을 하려면 누구로부터/어느 정도의 도움이 필요한지 등에 대해서 파악할 수 있다. '흥미도 체크리스트(Interest checklist)'(Kielhofner, 2008)를 통해서 환자가 계속 하고 싶어 하는 활동과 참여에 어려움을 느끼는 활동을 파악하여 이후 환자를 위한 일상생활 계획표를 작성하는 데 활용할 수 있다.

2) 작업수행분석

작업프로파일이 완성되면 이를 바탕으로 치료사는 작업수행분석에 들어간다. 이 과정에서는 환자가 일상생활에 지속적으로 참여할 수 있도록 도움의 양을 조절하고, 지속적인 참여를 통하여 환자의 수행력 저하를 예방하는 데 초점을 맞추어 진행한다(Schaber & Lieberman, 2010). 작업수행분석은 환자가 수행하는 모습을 직접 관찰하는 방법이 가장 바람직하다.

수행기술(performance skill) 영역에서 감각과 지각 기술은 알츠하이머병이 진행됨에 따라 손상을 받으며, 감각기능(시각, 청각, 촉각, 고유수용성감각, 전정감각, 후각, 미각)이 정상수준이라 할지라도 그것을 활용하는 기능영역에서의 결함정도는 개인마다 다르게 나타난다.

일상생활 수행과 관련된 처리기술(process skill)은 실행기술(executive function), 문제해결능력(problem solving), 추론(reasoning) 등 고위인지기능을 관장하는 이마엽에서 관장하는데 치매초기부터 손상을 받게 된다(백영림, 2012). 실행기술은 계획하기, 시작하고 실행하기, 멀티테스킹, 과제전환하기, 모니터링, 그리고 예상치 못한 일에 대처하기 등에 관여하는데(Boyle & Cahn-Weiner, 2004) 이 부분에 손상을 받은 환자들이 투약관리, 여러 가지 재료로 음식 만들기, 돈관리 등 수단적 일상생활에 어려움을 나타내는 것으로 나타났다(Brown, Joliffe & Fielding, 2014; Glosser, Gallo, Duda, de Vries, Clark & Grossman, 2002; .Paula & Malloy-Diniz,, 2013).

운동기술(motor skill) 저하는 중기 치매환자들에게 나타나는데 이는 운동계획, 순서화, 새로운 움직임 수행하기 등에 영향을 주고, 인지기능 저하가 더해지면서 환자의 운동 기술을 더욱 악화시킬 수 있다. 특히 알츠하이머병은 중기를 넘어서면서부터 실행증으로 인한 낙상 위험이 증가하므로 환자의 현재 운동 기술 수준을 파악하는 것이 환자 안전에 매우 중요하다.

수행양식(performance pattern)은 습관, 일과, 의식 등을 의미한다. 점차적으로 인지기능 저하를 겪게 될 환자들은 일상생활을 습관화하는 것이 중요한데, 치매 환자라 하더라도 특정 일상생활 과제를 수행하는 것이 자동화되어 있으면 본인의 인지기능 이상의 능력을 요하는 과제라 할지라도 지속적인 참여가 가능하기 때문이다. 따라서 환자와 가족들에게 형성되어 있는 일상의 습관, 일과, 의식(ritual) 등을 파악하여 환자가 익숙한 일상생활 과제를 최적의 기능으로 수행하는 것이 초점을 맞추어 평가를 진행한다.

치매환자의 경우 환자가 하루 일과 및 과제를 수행하는 대략적인 스케줄을 파악하는 것이 중요하다. 알츠하이머병 환자가 보이는 일몰증후군(sundowner's syndrome)(Volicer, Harper, Manning, Goldstein & Satlin, 2001)에 주의할 필요가 있는데, 이것은 오후 늦게나 밤에 환자의 운동성과 흥분이 증가하는 것으로 치매 중기 이후 밤, 낮이 바뀌어 생활하게 되는 현상을 말한다. 이러한 문제를 해결하기 위해서는 낮 동안에 환자가 익숙한 활동에 지속적으로 참여하도록 격려하고 깨어 있도록 자극을 주어 밤 동안 숙면을 취할 수 있도록 한다. 환자가 배회와 같은 문제행동을 보일 때 새로운 과학기술을 이용한 보조도구(예, 실내 운동장비 등)들을 활용하여 건강한 신체리듬을 유지하도록 돕는 것도 한 가지 방법에 될 수 있다(Schaber & Lieberman, 2010).

3) 표준화 / 비표준화된 평가도구(standardized and/or nonstandardized assessment)

[표 13-1]에 각 영역에 관한 평가도구들이 제시되어 있다.

표 13-1 Alzheimer's Disease환자들의 작업수행을 평가하기 위한 도구들

Domain	Assessment
Areas of Occupation	
	• Occupational profile • Canadian Occupational Performance Measure(Law et al., 2005) • Occupational Self-Assessment(Baron, Kielhofner, Iyenger, Goldhammer & Wokenski, 2006)
Domain	**Assessment**
Activities of daily living	• Performance Assessment of Self-Care Skills(Holm & Rogers, 1999) • Kohlman Evaluation of Living Skills(Kohlman Thompson, 1992) • Direct Assessment of Functional Abilities(Karagiozis, Gray, Sacco, Shapiro & Kawas, 1998) • Functional Independence Measure(Keith, Granger, Hamilton & Sherwin, 1987)
Instrumental activities of daily living	• Routine Task Inventory(Heimann, Allen & Yerxa, 1989) • Lawton Scale for Instrumental Activities of Daily Living(Lawton, 1969) • Disability Assessment for Dementia(Gelinas et al., 1999) • Functional Activities Questionnaire(Pfeffer, Kurisaki, Harrah, Chance & Filos, 1982) • Scorable Self Care Evaluation(Tarbell, Henry & Coster, 2004)
Work	• Structured observation of performance of work activities
Leisure	• Activity Interest Checklist(Kielhofner, 2008)
Social participation	• Client/Family interview
Sleep	• Client/caregiver report of sleep habits
Performance Skills	
Sensory perceptual	• Assessment of Motor and Process Skills(Fischer, 1997)
Motor and praxis	• Assessment of Motor and Process Skills(Fischer, 1997) • Tinetti Assessment Tool(Tinetti, 1991) • Berg Balance Scale(Berg, Wood-Dauphinee & Williams, 1992) • Timed Get-Up-and-Go Test(Weiner, Cucan, Chandler & Studenski, 1992)

표 13-1 Alzheimer's Disease환자들의 작업수행을 평가하기 위한 도구들 (계속)

Domain	Assessment
Motor and praxis	• 6-Minute Walk Test(Bendall, Bassey & Pearson, 1989)
Emotional regulation	• Geriatric Depression Scale(Yesavage et al., 1983)
Cognitive screening tests	• Behavioral observation
Cognitive functional assessments	• Large Allen Cognitive Level Screening Tool-5(Allen et al., 2007) • Allen Diagnostic Module(Allen & Reyner, 2008) • Cognistat; Mini-COG(Engelhart et al., 1999) • Mini-Mental Status Exam(Folstein et al., 1975) • Cognitive Performance Test(Burns 2006; Burns et al., 1994) • Kitchen Task Assessment(Baum & Edwards, 1993) • Executive Functional Performance Test(Baum et al., 2008) • Loewenstein Occupational Therapy Cognitive Assessment(Katz, Itzkovich, Averbuch & Elzzar, 1989) • Ross Information Processing Assessment(Ross, 1986) • Baylor Profound Mental Status Examination(Doody et al., 1999) • Self-Care Performance Tool(Thralow & Schauback Reuter, 1993)
Communication and social	• Informal observation of interaction skills
Performance Patterns	
Habits	• Occupational profile
Routines	• Role Checklist(Oakley, Keilhofner, Barris & Reichler, 1986)
Roles	• Family/caregiver interview
Rituals	• Family/caregiver interview
Context and Environments	
Cultural	• Kawa model(Iwama, 2006) • Occupational profile
Physical	• Home Environmental Assessment Protocol(Gitlin et al., 2002) • Home Safety Evaluation(Letts et al., 1998)
Social	• Family assessment-caregiver availability
Personal	• Nutritional assessment • Michigan Alcohol Screening Test(Selzer, Vinokur & van Rooijen, 1975)
Temporal	• Time configuration assessment
Virtual	• Assistive technology assessment

표 13-1 Alzheimer's Disease환자들의 작업수행을 평가하기 위한 도구들 (계속)

Domain	Assessment
Activity Demands	
Objects used and their properties	• Observation during task performance
Space demands	• Perimeters(Warner, 2000)
Social demands	• Client/Family interview
Sequencing and timing	• Activities of daily living evaluation
Required actions	• Positioning evaluation
Required body functions and structures	• Falls risk evaluations
Client Factors	
Body functions	• Proprioceptive and kinesthetic assessment • Adult Sensory Profile(Brown & Dunn, 2002)
Body structures	• Vision and hearing • Strength and range-of-motion tests
Spirituality	• Family/Client interview

(본 검사도구의 게재를 The American Occupational Therapy Association, Inc.로부터 허가받았음)

4) 환경평가(Home evaluation)

나이가 들어 거동이 불편해도 노인들은 자신이 살던 익숙한 공간에서 계속 거주하고 싶어한다. 이러한 지역사회 계속 거주(aging in place)는 성공적인 노화(successful aging)와 활동적인 노화(active aging)와 함께 노인복지의 지향점으로 여겨지고 있다(이윤경 등, 2016). 이윤경 등(2016)의 연구에 따르면 노인의 이러한 희망을 저해하는 가장 큰 직접적인 요소는 건강문제이며, 간접적으로는 노인부부가 일상생활을 수행할 수 없는 수준에 이르렀을 때, 이를 제공받을 수 있는 서비스의 부재로 나타났다. 반대로 성공적인 노화의 요인으로는 질병의 발병 및 관련 장애가 발생할 낮은 확률, 높은 수준의 신체 및 인지기능 그리고 삶에 적극적으로 참여하는 것이다(Carr, Weir, Azar, & Azar, 2013).

최근, 노인들의 지역사회 계속거주를 위하여 집을 특별히 개조하지 않고도 편하게 지낼 수 있는 환경을 조성하는 유니버셜 디자인(Universial design)이 적용되고 있다. 이 디자인의 중요한 컨셉 중 하나는 치매환자만을 위한 특별하고 차별화 된 디자인이 아닌 모든 사용자들에게 유익하고 편리하다는 점에서(Story, 1998) 낙인과 같은 부정적인 인상을 주지 않는데 있다. 유니버셜 디자인을 적용하여 노인들이 기본적 일상생활(BADLs)과 수단적 일상생활(IADLs)에 좀 더 편안하고 안전하게 참여할 수 있도록 한 디자인의 예는 다음과 같다. 욕실 내 손잡이(grab bar) 설치, 수도꼭지 대신 핸드레일이 달린 손잡이, 넓은 문, 턱을 없앰, 높이조절이 가능한 싱크대나 개수대를 설치하여 휠체어를 타고도 접근 및 작업이 가능하도록 함 등이 있으며, 2층 집 같은 경우 계단조명 및 난간레일 등에 대한 접근도 포함된다(Carr, Weir, Azar & Azar, 2013).

치매환자의 경우 병의 특성상, 정상노화에 비해 인지 및 지각능력이 저하되어 주거공간에서 낙상을 비롯한 다양한 사고 위험에 노출된다. 그러므로 환자의 안전과 안녕 및 일상생활 기능유지를 위하여 주거 공간에 대한 평가는 치매환자에게 매우 중요하다. 치매 단계가 같더라도 환자가 보이는 행동양상은 모두 다르며, 같은 치매증상을 보이더라도 치매 환자를 돌보는 가족들은 각각 다른 자원, 가치, 돌봄 양식으로 대처한다. 작업치료사가 치매환자가 생활하는 환경을 평가하고 중재를 제공한 여러 연구에서 치료사가 직접 환자의 집을 방문하여 환경을 평가하고 물리적, 사회적 환경에 대한 개선안을 제공하며 보호자를 교육한 결과, 환자의 일상생활 참여가 늘어나고, 보호자에게 덜 의존하였으며, 보호자 역시 환자에게 집에서 어떤 활동을 제공해야 할지 결정하는 것에 대한 자신감이 늘고, 더불어 보호자의 삶의 질이 개선되는 긍정적인 결과가 나타났다(Gitlin et al., 2010; 2003; 2001, Graff et al., 2007).

환자의 집을 방문하여 평가할 때, 치료사는 다음과 같은 부분을 중점적으로 관찰한다(AOTA press, 2005).

① 집의 모든 방을 관찰한다.
② 가족 각자의 역할과 각자가 할 수 있는 일, 관심사, 환자에 대해 염려하는 부분에 대해 알아본다.
③ 모든 가족구성원을 평가 및 중재 과정에 포함시킨다(가능하면 환자도).
④ 최소한의 변화부터 시작한다.
⑤ 가족들과 재평가를 할 때, 그 동안 효과가 있었던 것은 무엇이고 잘 되지 않는 것은 무엇이었는지 치료적 개입의 유효성에 대해 이야기 나눈다.
⑥ 새로운 방법을 가족들에게 소개할 때에는 역할연기(role-playing)나 시연(demonstration)을 활용한다.
⑦ 환경을 재조정할 때는 가장 효과가 좋았던 것에 바탕을 두고 접근한다.
⑧ 가족들에게 치매환자의 기능수준과 그에 따른 환경조정방법 및 대처방법에 대해 교육한다.

치매환자의 환경평가를 위해서 Gitlin과 동료들은 출입문/현관, 거실, 부엌 및 식당, 화장실 및 욕실, 침실, 그 외의 공간 등을 192개 항목으로 구성된 Home Environmental Assessment Protocol(HEAP)로 위험한 요소들, 개조가 필요한 부분, 어수선하고 안정된 정도(Gitlin, Schinfeld, Winter, Corcoran, Boyce & Hauck, 2002)를 평가하였다. 한국치매협회에서는 치매환자를 위한 가정에서의 안전관리에 대하여 각 항목별로 자세하게 설명해 주고 있으며(한국치매협회, 2021), 미국 알츠하이머협회에 홈페이지에는 위험한 상황을 미연에 방지하고 환자의 독립적인 수행을 최대한 돕는 안전한 환경 조성을 위한 Home Safety Checklist가 제시되어 있다(Alzheimer's Association, 2021).

참|고|문|헌

R·E·F·E·R·E·N·C·E

- 김기웅, 우종인. (2007). **치매환자와 함께하는 작업요법**. 한국치매협회.
- 김도관 외 대한노인정신의학회. (2003). **한국형 치매 평가검사**. 서울: 학지사.
- 김수정(2007). **Allen Cognitive Level Screen을 적용한 인지손상노인의 일상생활수행능력분석**. 원주: 연세대학교.
- 보건복지부 노인 정책과. (2012). **2012년 치매 유병률 조사**. 보건복지부. Retrieved from http://www.mohw.go.kr/react/al/sal0301vw.jsp?PAR_MENU_ID=04&MENU_ID=0403&CONT_SEQ=286138&page=1
- 보건복지부 치매 정책과. (2019). **치매국가책임제 시행 2년, 주요 성과 및 내실화 계획**. 보건복지부. Retrieved from http://www.mohw.go.kr/react/al/sal0301vw.jsp?PAR_MENU_ID=04&MENU_ID=0403&page=1&CONT_SEQ=350919
- 보건복지부 치매 정책과. (2020). **2020년 치매정책 사업안내**. Retrieved from http://www.mohw.go.kr/react/jb/sjb030301vw.jsp?PAR_MENU_ID=03&MENU_ID=032901&CONT_SEQ=352660
- 백영림. (2012). 보드 게임을 이용한 작업치료 프로그램이 경도 치매 노인의 인지 및 일상생활활동에 미치는 효과. **고령자치매작업치료학회지, 6**(1), 27-38.
- 서국희. (2002). 인지평가 참고진단 시스템(CARDS)의 진단능력. **노인정신의학, 6**, 128-135.
- 서울시 광역 치매센터. (2008). **인지건강센터 프로그램 매뉴얼**. 서울시광역치매센터
- 신기석, 신선혜 , 양영애. (2015). 경증치매 환자에게 적용한 작업치료 중심의 인지재활이 미치는 효과. **고령자치매작업치료학회지, 9**(2): 13-18
- 양영순, 양현덕, 홍윤정, 김정은, 박문호, 나해리, 한일우, 김상윤. (2012). 일상생활능력과 치매. *Dementia and Neurocognitive Disorders, 11*, 29-37.
- 이윤경, 강은나, 김세진, 변재관. (2016). **노인의 지역사회 계속 거주(Aging in place)를 위한 장기요양제도 개편 방안**. 서울: 한국보건사회연구원.
- 임경민, 박지혁. (2013). 작업 중심 회상치료가 치매노인의 의사소통 및 상호작용기술에 미치는 영향: 예비연구. **대한작업치료학회지. 21**(2), 1-12.
- 정원미, 이동영, 유승호, 황윤정, 김슬기, 추일한, & 김기웅. (2008). 지역사회 경증치매환자에서의 집단 인지재활 치료효과-작업치료 치료과정모델을 중심으로. **대한작업치료학회지. 16**(4). 1-17.
- 최진영, 박미선, 조비룡, 양동원, 김상윤. (2002). 전산화된 치매선별 검사(Computerized Dementia Screening Test, CDST)의 규준 연구. *Korean Journal of Clinical Psychology, 21*(2), 445-460.
- 하규섭, 권준수, 류인균, 공석원, 이동우, 윤탁. (2002). 한국 성인 인지기능 평가를 위한 전산화검사도구의 개발과 표준화 과정 및 요인분석. *J Korean Neuropsychiatr Assoc, 41*(3).

- 한국치매협회[웹사이트]. (2021. 1. 31). URL: http://www.silverweb.or.kr/load.v2.asp?subPage=622
- A. Osterrieth, P. (1943). Filetest de copied'une figure complex: contribution al'etude de la perception et de la memoire [The test of copying a complex figure: a contribution to the study of perception and memory]. *Archives de Psychologie, 30*, 206-356.
- Ahn, H. J., Chin, J., Park, A., Lee, B. H., Suh, M. K., Seo, S. W., & Na, D. L. (2010). Seoul Neuropsychological Screening Battery-dementia version (SNSB-D): a useful tool for assessing and monitoring cognitive impairments in dementia patients. *Journal of Korean medical science, 25*(7), 1071-1076.
- Alexopoulos, G. S., Abrams, R. C., Young, R. C., & Shamoian, C. A. (1988). Cornell scale for depression in dementia. *Biological psychiatry, 23*(3), 271-284.
- Allen, C. & Reyner, A. (2008). *How to start using the Allen Diagnostic Module (9th ed.)*. Cochester, CT: S & S Worldwide.
- Allen, C. K., Austin, S. L. David, S. K., Earhart, C. A., McCraith, D. B. & Riska-Williams, L. (2007). *Manual for the Allen Cognitive Level Screen-5(ACLS-5) and Large Allen Cognitive Level Screen(LACLS-5)*. Camarillo, CA: ACLS and LACLS Committee.
- Alzheimer's Association[Website]. (2021. 01. 31). Retrieved from http://www.alz.org
- American Occupational Therapy Association. (2008). Occupational Therapy Practice Framework (2nd ed.). American Occupational Therapy.
- American Occupational Therapy Association. (2014). Occupational therapy practice framework (3rd ed). American Occupational Therapy.
- American Occupational Therapy Association. (2020). Occupational therapy practice framework (4th ed). American Occupational Therapy.
- Alzheimer's Association http://www.alz.org
- American Occupational Therapy Association. (2008). Occupational Therapy Practice Framework: Domain and Process (2nd ed.). *American Journal of Occupational Therapy, 62*, 625-683.
- American Occupational Therapy Association. (2014). Occupational therapy practice framework: Domain and process (3rd ed). *American Journal of Occupational Therapy, 68(Suppl 1)*, S1-S48.
- American Psychiatric Association (2013). *Diagnostic and Statistical Manual of Mental Disorders (5th ed.)*. Washington DC: Authors.
- Bae, J. N., & Cho, M. J. (2004). Development of the Korean version of the Geriatric Depression Scale and its short form among elderly psychiatric patients. *Journal of psychosomatic research, 57*(3), 297-305.
- Baron, K., Kielhofner, G., lyenger, A., Goldhammer, V. & Wokenski, J. (2006). *A User's Manual for*

the Occupational Self Assessment(OSA)(Version 2.2). Model of Human Occupational Clearinghouse, Department of Occupational Therapy, College of Applied Health Sciences, University of Illinois at Chicago.

- Baum, C. & Edwards, D. F. (1993). Cognitive performance in senile dementia of the Alzheimer's type: The Kitchen Task Assessment. *American Journal of Occupational Therapy, 47*(5), 431-436.
- Baum, C. M., Connor, L. T., Morrison, T., Hahn, M., Dromerick, A. W. & Edwards, D. F. (2008). Reliability, validity, and clinical utility of the Executive Function Performance Test: A measure of executive function in a sample of people with stroke. *American Journal of Occupational Therapy, 62*(4), 446-455.
- Baum, C. M., Morrison, T., Hahn, M. & Edwards, D. F. (2003). *Executive Functioning Performance Test.* St. Louis, MO: Washington University.
- Bavazzano, A., Magnolfi, S. U., Calvani, D., Valente, C., Boni, F., Baldini, A., & Quesada, J. J. (1998). Functional evaluation of Alzheimer patients during clinical trials: a review. *Archives of Gerontology and Geriatrics, 26*, 27-32.
- Bendall, M. J., Bassey, E. J.& Pearson, M. B. (1989). Factors affecting walking speed of elderly people. *Age and Ageing, 18*(5), 327-332.
- Berg, K. O., Wood-Dauphinee, S. L., Williams, J. I. & Maki, B. (1991). Measuring balance in the elderly: validation of an instrument. *Canadian journal of public health, 83*, S7-11.
- Boyle, P. A., & Cahn-Weiner, D. (2004). Assessment and prediction of functional impairment in vascular dementia. *Expert Review of Neurotherapeutics, 4*(1), 109-114.
- Brown, C. & Dunn, W. (2002). *Adolescent/Adult Sensory Profile.* San Antonio, TX: Psychological Corporation.
- Brown, T., Joliffe, L., & Fielding, L. (2014). Is the Mini Mental Status Examination (MMSE) Associated with Inpatients' Functional Performance?. *Physical & Occupational Therapy in Geriatrics, 32*(3), 228-240.
- Burns, T. (2006). *Cognitive Performance Test(CPT): 2006 mannual.* Pequannock, NJ: Maddak.
- Burns, T., Mortimer, J. & Merchak, P. (1994). Cognitive Performance Test: A new approach to functional assessment in Alzheimer's disease. *Journal of Geriatric Psychiatry and Neurology, 7*, 46-54.
- Carr, K., Weir, P. L., Azar, D., & Azar, N. R. (2013). Universal design: A step toward successful aging. *Journal of aging research*, 2013.
- Choi JY. (1998). *Korean Dementia Rating Scale(K-DRS).* Seoul: Hakjisa.

- Choi SH, Na DL, Kang Y, Lee WY & Park BJ. (1998). The validity and reliability of the Samsung Dementia Questionnaire. *J Korean Neurol Assoc, 16*, 307-314.
- Choi, S. H., Na, D. L., Kwon, H. M., Yoon, S. J., Jeong, J. H., & Ha, C. K. (2000). The Korean version of the neuropsychiatric inventory: a scoring tool for neuropsychiatric disturbance in dementia patients. *Journal of Korean medical science, 15*(6), 609-615.
- Choi, S. H., Na, D. L., Lee, B. H., Kang, S. J., Ha, C. K., Han, S. H., & Erzigkeit, H. (2003). Validation of the Korean version of the Bayer activities of daily living scale. *Human Psychopharmacology: Clinical and Experimental, 18*(6), 469-475.
- Choi, S. H., Na, D. L., Oh, K., & Park, B. J. (1999). A short form of the Samsung Dementia Questionnaire (S-SDQ): development and cross-validation. *J Korean Neurol Assoc, 17*, 253-258.
- Choi, S. H. (2012). Clinical Diagnosis of Dementia. *J Korean Diabetes, 13*(3): 133-139. http://dx.doi.org/10.4093/ jkd.2012.13.3.133
- Cohen-Mansfield, J., Reisberg, B., Bonnema, J., Berg, L., Dastoor, D. P., Pfeffer, R. I. & Cohen, G. D. (1996). Staging methods for the assessment of dementia: perspectives. *Journal of Clinical Psychiatry, 57*(5), 190-198.
- Collins, M. E. (2019). Exploring Experiences of CarFit and Preparedness for Driving Cessation in Older Adults. *American Journal of Occupational Therapy, 73*(4_Supplement_1), 7311505133p1-7311505133p1.
- Cummings, J. L., Mega, M., Gray, K., Rosenberg-Thompson, S., Carusi, D. A., & Gornbein, J. (1994). The Neuropsychiatric Inventory: comprehensive assessment of psychopathology in dementia. Neurology, 44(12), 2308-2308.
- Cummings, J. L., Frank, J. C., Cherry, D., Kohatsu, N. D., Kemp, B., Hewett, L. & Mittman, B. (2002). Guidelines for managing Alzheimer's disease: part I. Assessment. *American family physician, 65*(11), 2263-2276.
- Dasgupta, M. (2016). Cognitive impairment in hospitalized seniors. *Geriatrics, 1*(1), 4.
- Doody, R. S., Strehlow, S. L., Massman, P. J., Feher, E. P., Clark, C. & Roy, J. R. (1999). Baylor profound mental status examination: a brief staging measure for profoundly demented Alzheimer disease patients. *Alzheimer Disease & Associated Disorders, 13*(1), 53-59.
- Dubinsky, R. M., Stein, A. C. & Lyons, K. (2000). Practice parameter: Risk of driving and Alzheimer's disease(an evidence-based review) Report of the Quality Standards Subcommittee of the American Academy of Neurology. *Neurology, 54*(12), 2205-2211.
- Engelhart, C., Eisenstein, N., Johnson, V., Wolf, J., Williamson, J., Steitz, D. & Losonczy, M. (1999).

BRIEF REPORT Factor Structure of the Neurobehavioral Cognitive Status Exam(COGNISTAT) in Healthy, and Psychiatrically and Neurologically Impaired, Elderly Adults. *The Clinical Neuropsychologist, 13*(1), 109-111.

- Fischer, A. G. (1997). *Assessment of Motor and Process Skills* (2nd ed.). Fort Collins, CO: Three star.
- Folstein, M. F., Folstein, S. E. & McHugh, P. R. (1975). "Mini-mental state": a practical method for grading the cognitive state of patients for the clinician. *Journal of psychiatric research, 12*(3), 189-198.
- Galasko, D., Bennett, D., Sano, M., Ernesto, C., Thomas, R., Grundman, M., & Ferris, S. (1997). An inventory to assess activities of daily living for clinical trials in Alzheimer's disease. *Alzheimer disease and associated disorders*.
- Gélinas, I., Gauthier, L., McIntyre, M. & Gauthier, S. (1999). Development of a functional measure for persons with Alzheimer's disease: the disability assessment for dementia. *American Journal of Occupational Therapy, 53*(5), 471-481.
- Gitlin, L. N., Corcoran, M., Winter, L., Boyce, A., & Hauck, W. W. (2001). A randomized, controlled trial of a home environmental intervention effect on efficacy and upset in caregivers and on daily function of persons with dementia. *The Gerontologist, 41*(1), 4-14
- Gitlin, L. N., Hauck, W. W., Dennis, M. P. & Winter, L. (2005). Maintenance of effects of the home environmental skill-building program for family caregivers and individuals with Alzheimer's disease and related disorders. *The Journals of Gerontology Series A: Biological Sciences and Medical Sciences, 60*(3), 368-374.
- Gitlin, L. N., Schinfeld, S., Winter, L., Corcoran, M., Boyce, A. A. & Hauck, W. (2002). Evaluating home environments of persons with dementia: interrater reliability and validity of the Home Environmental Assessment Protocol(HEAP). *Disability &Rehabilitation, 24*(1-3), 59-71.
- Glosser, G., Gallo, J., Duda, N., de Vries, J. J., Clark, C. M., & Grossman, M. (2002). Visual perceptual functions predict instrumental activities of daily living in patients with dementia. *Cognitive and Behavioral Neurology, 15*(3), 198-206.
- Graff, M.J.L., Vernooij-Dassen, M., Thijssen, M., Dekker, J., Hoefnagels, W.H.L & Olde Rikkert, M.G.M. (2006). Community based occupational Therapy for patients with dementia and their caregivers: Randomised controlled trial. *British Medical Journal, 333*, 1196-2002.
- Heimann, N. E., Allen, C. K. & Yerxa, E. J. (1989). The Routine Task Inventory: A tool for describing the functional behavior of the cognitively disabled. *Occupational Therapy Practice, 1*, 67-74.
- Holm. M. B. & Rogers, J. C. (1999). *Functional assessment: The Performance Assessment of Self-care*

Skills (PASS). In B. J. Hemphill(Ed.), *Assessments in occupational therapy mental health: An integrative approach* (pp.117-124). Thorofare, NJ: Slack.

- Iwama, M. (2006). *The Kawa model: Culturally relevant occupational therapy*. New York: Church Livingstone/Elsevier.
- Kang, S. J., Choi, S. H., Lee, B. H., Kwon, J. C., Na, D. L., & Han, S. H. (2002). The reliability and validity of the Korean Instrumental Activities of Daily Living (K-IADL). *Journal of the Korean Neurological Association, 20*(1), 8-14.
- Kang, Y. W., & Na, D. L. (2003). *Seoul neuropsychological screening(SNSB) battery*. Seoul, KR: Human Brain Research & Consulting Co.
- Karagiozis, H., Gray, S., Sacco, J., Shapiro, M. & Kawas, C. (1998). The Direct Assessment of Functional Abilities (DAFA): A comparison to an indirect measure of instrumental activities of daily living. *The Gerontologist, 38*(1), 113-121.
- Katz, N., Itzkovich, M. & Averbuch, S. 8c Elazar, B. (1989). Loewenstein occupational therapy cognitive assessment (LOTCA) Battery for brain-injured patients: Reliability and validity. *The American Journal of Occupational Therapy*, 43, 184-192.
- Kielhofner, G. (2008). *Model of Human Occupation* (4th ed). Baltimore: Wolters Kluwer.
- Kim, H., & Na, D. L. (1999). BRIEF REPORT normative data on the Korean version of the Boston naming test. *Journal of clinical and experimental neuropsychology, 21*(1), 127-133.
- Kim, H. & Na, D. L. (2001). *Korean Western Aphasia Battery (K-WAB)*. Seoul: Paradise.
- Kohlman Thompson, L. (1992). *The Kohlman Evaluation of Living Skills*. Rockville, MD: American Occupational Therapy Association.
- Ku, H. M., Kim, J. H., Kwon, E. J., Kim, S. H., Lee, H. S., Ko, H. J., ... & Kim, D. K. (2004). A study on the reliability and validity of Seoul-Instrumental Activities of Daily Living (S-IADL). *Journal of Korean Neuropsychiatric Association, 43*(2), 189-199.
- Law, M., Baptiste, S., Carsewll, A., McColl, M. A., Polatajko, H. & Pollock, N. (2005). *Canadian Occupational Performance Measure*. Toronto, Ontario, Canada: CAOT Publications.
- Lawton, M. P. (1969). Instrumental activities of daily living: Lawton IADL Scale. *Gerontologist, 9*, 179-186.
- Lee, D. Y., Lee, K. U., Lee, J. H., Kim, K. W., Jhoo, J. H., Kim, S. Y., ... & Woo, J. I. (2004). A normative study of the CERAD neuropsychological assessment battery in the Korean elderly. *Journal of the International Neuropsychological Society, 10*(1), 72-81.

- Letts, L., Scott, S., Burtney, J., Marshall, L. & McKean, M. (1998). The reliability and validity of the safety assessment of function and the environment for rehabilitation (SAFER tool). *The British Journal of Occupational Therapy, 61*(3), 127-132.
- Logsdon, R. G., Gibbons, L. E., McCurry, S. M. & Teri, L. (1999). Quality of life in Alzheimer's disease: patient and caregiver reports. *Journal of Mental Health and Aging, 5*, 21-32.
- Mahoney, F. I. (1965). Functional evaluation: the Barthel index. *Maryland state medical journal, 14*(2), 61-65.
- Morris, J. C. (1993). The Clinical Dementia Rating(CDR): current version and scoring rules. *Neurology, 43*, 2412-2414.
- Oakley, F., Kielhofner, G., Barris, R. & Reichler, R. K. (1986). The Role Checklist: Development and empirical assessment of reliability. *OTJR: Occupation, Participation and Health, 6*(3), 157-170.
- Odenheimer, G., Borson, S., Sanders, A. E., Swain-Eng, R. J., Kyomen, H. H., Tierney, S. & Johnson, J. (2013). Quality Improvement in Neurology: Dementia Management Quality Measures (Executive Summary). *American Journal of Occupational Therapy, 67*(6), 704-710.
- Park JH & Park JH. (2016). A systematic Review on Computerized Cognitive Function Test for Screening Mild Cognitive Impairment. *Journal of Korean Society of Occupational Therapy, 24*(2), 19-31.
- Paula, J. J. D., & Malloy-Diniz, L. F. (2013). Executive functions as predictors of functional performance in mild Alzheimer's dementia and mild cognitive impairment elderly. *Estudos de Psicologia (Natal), 18*(1), 117-124.
- Pfeffer, R. I., Kurosaki, T. T., Harrah, C. H., Chance, J. M. & Filos, S. (1982). Measurement of functional activities in older adults in the community. *Journal of gerontology, 37*(3), 323-329.
- Reisberg, B., Borenstein, J., Salob, S. P., & Ferris, S. H. (1987). Behavioral symptoms in Alzheimer's disease: phenomenology and treatment. *The Journal of clinical psychiatry.*
- Ross, D. G. (1986). Ross Information Processing Assessment. Austin, TX: PRO-ED.
- Schaber, P. & Lieberman, D. (2010). *Occupational Therapy Practice Guidelines for Adults with Alzheimer's Disease and Related Disorders*. Bethesda, MD: The American Occupational Therapy Association, Inc.
- Selzer, M. L., Vinokur, A. & Rooijen, L. V. (1975). A self-administered short Michigan alcoholism screening test (SMAST). *Journal of Studies on Alcohol and Drugs, 36*(01), 117.
- Suh, G. H. (2003). Development of the Korean Version of Disability Assessment for Dementia Scale (DAD-K) to assess function in dementia. *Journal of the Korean Geriatrics Society, 7*(4), 278-287.

- Story M. F. (1998). Maximizing usability: The principles of universal design. *Assistive technology: the official journal of RESNA, 10*(1), 4-12.
- Tarbell, M. H., Henry, A. D. & Coster, W. J. (2004). Psychometric properties of the scorable Self-Care Evaluation. *American Journal of Occupational Therapy, 58*(3), 324-332.
- Thralow, J. U. & Rueter, M. J. S. (1993). Activities of daily living and cognitive levels of function in dementia. *American Journal of Alzheimer's Disease and Other Dementias, 8*(5), 14-19.
- Tinetti, M. (1991). *Assessment tool-Measure gait and balance as a determinant in risk for falls functional tool box*. Mclean, VA: Learn Publications.
- Volicer, L., Harper, D. G., Manning, B. C., Goldstein, R. & Satlin, A. (2001). Sundowning and circadian rhythms in Alzheimer's disease. *American Journal of Psychiatry, 158*(5), 704-711.
- Warner, M. (2000). *The complete guide to Alzheimer's proofing your home*. West Lafayette, IN: Purdue University Press.
- Weiner, D. K., Duncan, P. W., Chandler, J. & Studenski, S. A. (1992). Functional reach: a marker of physical frailty. *Journal of the American Geriatrics Society, 40*(3), 203-207.
- World Health Organization. (2012). Dementia a public health priority. Retrieved from http://www.who.int/mental_health/publications/dementia_report_2012/en
- Yang DW, Cho B, Chey JY, Kim SY & Kim BS. (2002). The development and validation of Korean Dementia Screening Questionnaire(KDSQ). *J Korean Neurol Assoc, 20*, 135-141.
- Yesavage, J. A., Brink, T. L., Rose, T. L., Lum, O., Huang, V., Adey, M. & Leirer, V. O. (1983). Development and validation of a geriatric depression screening scale: a preliminary report. *Journal of psychiatric research, 17*(1), 37-49.
- Zarit, S. H. & Zarit, J. M. (1990). *The Memory and Behavior Problems Checklist and the burden interview*. University Park, PA: Penn State University Gerontology Center.

Cognitive
Rehabilitation

COGNITIVE REHABILITATION

제14장 CHAPTER

치매환자를 위한 인지재활 중재

조 현 진

COGNITIVE REHABILITATION

학·습·목·표

- 치매에 대한 이해를 바탕으로 재활 중재 원칙을 이해한다.
- 치매에 적용되는 중재모델에 대해 학습한다.
- 치매 중재 프로그램에 대해 학습한다.
- 개별 환자중심의 프로그램을 계획하고 적용한다.
- 치매환자를 위한 집단 프로그램의 목적과 치료 활동에 대해 알아본다.
- 치매환자 보호자를 지지하며 교육한다.

주·요·용·어

- 중재모델
- 치료적 중재
- 인지재활
- 인지자극치료
- 컴퓨터를 이용한 인지훈련
- 일상생활활동
- 일·자원봉사
- 여가활동·사회적 참여
- 회상기법
- 중재사례
  - 개별 프로그램
  - 집단 프로그램
- 가족교육
- 치매 안심센터소개 및 작업치료 사례

14 C/H/A/P/T/E/R 치매환자를 위한 인지재활 중재

14.1 개 요

현재 치매에 대한 치료적 접근은 약물치료(pharmacological treatments)와 비약물치료(non-pharmacological interventions)로 나뉜다(Brodaty & Arasaratnam, 2012; Takeda, Tanaka, Okochi, & Kazui, 2012). 치매노인이 나타내는 공격성, 우울증, 불안 그리고 환각과 같은 신경정신과적 증상을 다루는 데 약물치료가 효과를 나타내는 것으로 널리 알려져 있다. 그러나 졸림, 낙상, 지연성 이상운동증(tardive dyskinesia), 뇌졸중(stroke), 파킨슨증후군(Parkinsonism), 상기도염(upper-respiratory tract infections) 등의 여러 가지 심각한 부작용도 보고되고 있다(Ballard, Waite, & Birks, 2006; Sink, Holden, & Yaffe, 2005). 약물치료의 바람직한 방법으로는 회복 가능한 증상들을 우선적으로 찾아내어 낮은 용량의 약을 단기간 복용하는 것(Stokes & Goudie, 2017)으로 알려져 있는데, 인지기능을 증진시키고 세포조직을 변형시키는 신약들은 연구 중에 있다(Cummings, Morstorf, & Zhong, 2014; Scarpini, Galimberti, & Ghezzi, 2013).

치매환자를 위한 비약물치료는 주로 심리사회적 지지와 더불어 치매환자의 행동문제의 개선에 주로 초점을 맞추고 있으며, 조기에 중재(early intervention)하는 것이 가장 효과적인 것으로 여러 연구를 통해 보고되어 있다(Kim, Yoo, Jung, Park, & Park, 2012; Samsi & Manthorpe, 2014). 지역사회에 거주하는 치매노인을 대상으로 한 체계적인 문헌고찰(systematic review)을 살펴보면 행동증상의 개선(Brodaty & Arasaratnam, 2012; Livingston, Johnston, Katona, Paton, & Lyketsos, 2005; Olazarán et al., 2010; Regan & Varanelli, 2013), 일상생활 유지 및 사회적 참여(Kim et al., 2012), 인지 훈련과 인지자극 훈련과 같은 인지기능 증진(Douglas, James, & Ballard, 2004; Spector et al., 2003), 그리고 삶의 질 개선(Chung, 2004; Logsdon, McCurry, & Teri, 2007) 등을 중재 목표로 두고 있다.

작업치료는 비약물치료의 한 파트로서 치매환자와 가족들의 삶의 질을 증진시키는 것을 주요 목표로 하고 있다. 평가를 통하여 치매노인의 잔존기능과 손상된 기능, 그리고 중재가 필요한 수행영역을 파악하여 환자로 하여금 안전하게 매일의 작업을 수행하도록 치료 계획을 수립한다

(Meibeyer, 2014). 평가단계에서는 된 환자의 잔존기능과 손상된 부분에 대한 정보를 바탕으로 현재 수행능력의 기초선(baseline)을 정한다. 이것을 토대로 회복 가능한 부분, 유지해야 하는 부분, 증진시킬 수 있는 부분, 조정이 필요한 부분 그리고 예방적인 처치가 필요한 부분을 분류한다 (Byers-Connon, Lohman & Padilla, 2004).

병의 특성상, 환자의 인지기능을 개선시키는 것에는 한계가 있더라도 작업치료를 통해서 환자의 회복 가능한 기능들은 치료적인 접근(therapeutic approach)을, 회복 불가능한 영역에 대해서는 보상적인 접근(compensatory approach)을 통해 남아있는 기능으로 수행을 최대화하도록 돕는다. 가족과 함께 집에서 생활하거나 시설에서 생활하는 환자 모두에게 일상생활을 구조화해 주고, 주변을 예측 가능한 환경으로 만들어 주어 환자의 기능과 자율성을 최적화 해주는 것이 치매환자를 위한 작업치료 중재의 원칙이다. 환자가 얼마나 일상생활을 잘 수행하는가는 인지기능뿐만 아니라 생활환경의 특징 및 개인의 동기부여와도 연관이 있다. 그러므로 치료사는 환자가 예전부터 가지고 있던 기술이나 생활습관을 유지하면서 일상생활 구조화를 통해 자신의 장점을 최대한 일상생활에 적용하며 일상생활에 지속적으로 참여하도록 돕는다(Borell, Sandman & Kielhofner, 1991). 모든 중재과정에서 치료사는 환자가 독립적으로 과제를 수행하는 것과 환자의 안전을 도모하는 것 사이의 적절한 균형을 유지하도록 주의를 기울여야 한다(Schaber & Lieberman, 2010).

치매환자를 돌보는 작업치료사들은 또한 그들의 가족들을 대상으로, 어렵지만 때로는 보람도 느낄 수 있는 보호자 역할을 잘 수행할 수 있도록 그들을 돕고 지지하는 역할을 한다(Schaber & Lieberman, 2010). Brodaty와 동료들의 연구에 의하면 환자와 더불어 환자 가족을 치료에 포함시키는 것이 환자에게만 치료적 서비스를 제공한 것에 비하여 심리사회적 중재에 효과적인 것으로 나타났다(Brodaty, Green & Koschera, 2003). 지역사회에 거주하는 치매환자와 보호자들을 대상으로 한 여러 무작위 대조 실험연구(randomized control trial study)에서는 환경조정(Gitlin et al., 2003; Gitlin, Hauck, Dennis, & Winter, 2005; Graff et al., 2007), 보상적 기술 훈련(Graff et al., 2007), 보호자 교육 등을 포함한 심리사회적 치료가 치매환자가 잔존능력을 최대한 발휘하도록 도움을 주는 것으로 나타났다. 작업치료에서는 위와 같은 다양한 방법들을 사용하여 보호자들이 효과적으로 환자를 돌보는 데 필요한 지식을 제공하고, 부양에서 오는 스트레스를 적절히 관리하는데 기여한다(Chien & Lee, 2011; Gitlin, Winter, Dennis, Hodgson, & Hauck, 2010).

치매는 병의 특성상 인지기능 저하로 시작되지만 시간이 지남에 따라 정신행동, 신경학적 증상 및 신체적 합병증이 동반되어 독립생활이 불가능해져서 24시간 타인의 돌봄이 요구되는 병이다. 미국 알츠하이머 협회의 보고에 따르면 치매환자를 위한 부양범위는 매우 광범위한데, 지역사회에 거주하는 치매환자의 77% 정도가 가족으로부터 수단적-기본적 일상생활 수행에 도움을 받는 것으로 나타났다(AA, 2016). Graff와 동료들(Graff et al., 2007) 및 Letts와 동료들(Letts et al., 2011)의 연구에 의하면 치매환자 스스로가 일상생활을 수행하지 못하게 되면 보호자가 도움이 절대적으로 필요한데, 치매가 진행될수록 보호자의 양육부담이 증가하게 된다. 의심의 여지없이 치매환자를 돌보는 일은 매우 힘들고 지치는 일이며, 보호자들은 우울, 불안, 주관적인 스트레스, 낮은 자존감과 같은 감정적인 스트레스를 비롯(Cuijpers, 2005; Joling et al., 2008; Vernooij-Dassen, Draskovic, McCleery, & Downs, 2011), 심혈관질환, 면역저하, 백신에 대한 낮은 면역반응, 상처 회복속도 저하 및 높은 수준의 만성질환 등 신체적인 질병에 더 취약함을 보이는 것으로 나타났다(Brodaty & Donkin, 2009). 신체적, 정신적 문제 외에도 보호자들은 사회적(Brodaty & Hadzi-Pavlovic, 1990; Gaugler et al., 2003), 금전적(Brodaty & Donkin, 2009; Nam, 2016) 문제에 직면하기도 한다. 무엇보다 치매 가족을 돌보는 것은 보호자 개인의 삶의 질에도 유의미한 영향을 미치는데, 반 이상의 치매보호자들은 결국 자신의 직업을 포기하고 환자를 돌보며, 여가생활과 사회적 활동에 참여하는 시간을 환자 간병에 양보해야 했다(Hasselkus & Murray, 2007).

그러므로 치매환자를 돌보는 보호자들에게는 환자에 대한 교육과 더불어 보호자에 대한 중재도 반드시 동반되어야 한다. 교육은 치매라는 질병과 약물치료에 관한 정보전달, 치매의 예후와 각 단계에 나타나는 문제행동에 대한 대처방법, 일상생활에서의 활동은 어떻게 이루어져야 하는지, 가족들의 역할은 무엇인지, 이용 가능한 지역사회 시설은 있는지 등에 대한 다양한 정보를 각 분야의 전문가와 팀을 이루어 제공하도록 한다. 또한 치료팀은 치매환자 가족들이 환자를 부양하는 데서 받게 되는 신체적, 정서적 스트레스를 적절히 해소하도록 돕고, 보호자들이 평소 참여하던 의미있는 작업이나 사회적 참여의 기회가 제한받지 않는지, 주 보호자가 환자 돌봄에서 쉴 수 있는 시간은 있는지, 간병을 함께 도울 수 있는 다른 가족자원, 자원봉사 또는 이용 가능한 지역사회 서비스 등에 대해서도 관심을 기울이고 필요한 정보를 제공한다.

이에 대한 해결책으로는 지역사회 치매안심센터를 비롯한 의료기관에서 시행하는 교육 및 개별상담, 치매 환자 가족모임 등의 그룹치료를 통해서 정보를 공유하고, 스트레스를 해소하며 나아가서는 자조모임으로 발전할 수 있도록 자리를 마련해 주는 것이 필요하다. 더불어 환자가 낮시간 동안 사회적 관계를 맺고 다양한 활동을 할 수 있는 치매안심센터, 가족이 단기간 환자를 맡길 수 있는 단기보호센터, 또한 치매단계가 진행됨에 따라 환자가 보다 전문적인 서비스를 제공받을 수 있는 치매전문병원 및 요양원 등 지역사회 자원 및 사회적 서비스 등을 안내한다.

14.2 중재모델

1 알렌 인지장애 이론(Claudia Allen's Cognitive Disabilities Theory)

작업치료사인 Claudia k Allen에 의해 개발된 인지장애 이론으로 과제 수행과 관련하여 여섯 단계의 인지능력과 그에 따른 행동수준을 제시하였다. Levy(1987)는 치매환자에게 알렌의 인지장애 이론을 적용하도록 권유했는데, 이 접근법은 치매 환자에게 있어 집중가능 한 인지자극의 레벨이 무엇인지 파악하고, 이를 바탕으로 치료사는 과제 분석을 바탕으로 환자의 치료 및 일상생활 활동에서 자극의 양과 난이도를 조절하여 환자가 과제에 성공적으로 반응하도록 돕는다. 또한 환자의 능력과 관심사, 기능수준 등을 고려하여 환경을 조정하고 수행 가능한 환경을 조성해 줌으로써 환자가 일상생활에 능동적으로 참여하며 자존감을 유지할 수 있도록 한다.

2 인간작업 모델(Model of human occupation)

인지는 인간작업 수행의 필수 요소이다. 인간작업 모델에서는 인지영역의 기능장애(dysfunction)를 가진 환자를 평가하고 치료적으로 개입할 때, 환자가 가지고 있는 결함보다는 개인의 수행역할들이 균형을 이루게 하여 작업 기능을 최대화하는 것에 초점을 맞춘다. 또한 '환경 안에서의 인간'에 대한 관점으로, 치매환자의 손상된 부분에 관심을 두기 보다는 생활환경 안에서 개인의 적합성을 높여 주는 방향으로 수행을 유도한다. 그런 단계들을 거쳐 인간 작업 모델에서는 개인의 내적인 형질과 환경과의 상호작용을 통한 개인의 참여와 적응을 최종 목표로 한다(Kielhofner, 2009).

인간작업 모델은 '수행(performance)–습관화(habituation)–자발성(volition)'의 체계적 관점에서 작업 기능에 영향을 미치는 인지적 결함과 더불어 개인의 장점(strengths)도 중요한 요소로 여기며(Kielhofner, 2002), 개인의 관심사, 감정, 가치관, 습관, 역할 그리고 환경 등에 의해 개인이 작업을 선택하거나 추구하도록 만드는 내적동기의 필요성을 강조한다.

이 이론에 의하면 치매환자를 위한 중재는 교정적 접근(remediation), 보상적 접근(compensation)뿐만 아니라 개인의 가치와 관심사에 맞춘 일상적이고 습관화된 작업 기능에 적응(adaptation)시키는 것이라 할 수 있다.

보호자 또한, 치매환자와 함께 생활할 때 그들 삶에 예측할 수 없는 많은 변화가 일어나게 된다. 이러한 변화들은 개인에게 심리적, 신체적, 재정적 그리고 사회적 측면에 다양하게 영향을 미치며 결과적으로 역할(role), 일상(routine), 그리고 매일의 작업(everyday occupation)에 변화를 가져온다. 예를 들어 보호자 자신의 작업이나 그들의 치매가족이 새로운 어려움이 직면하게 되었을 때, 보호자들은 문제 상황에 대처하기 위하여 작업 적응(occupation adaption)과정을 개시한다. 인간작업 모델(Kielhofner, 2008)에 따르면 사람들은 자신을 둘러싼 세상에서 다양한 일들을 수행(doing)할 때 자발성, 습관 그리고 수행능력을 바탕으로, 기술과 수행 및 참여를 통하여 작업에 대한 역량(occupational competency)과 작업 정체성(occupational identity)을 형성하게 된다. 이 두 가지가 환경 안에서, 또한 환경적 요구에 따라 상호작용을 하면서 결국 새로운 작업, 즉 보호자로서의 역할에의 적응이 이루어지게 된다.

3 치매 돌봄을 위한 심리사회적 장애 모델(Psychosocial disability dementia care model)

Gilliard와 동료들(Gilliard et al., 2005)은 초기 치매환자들을 대상으로 치료적 개입을 할 때 다음의 4가지에 초점을 맞출 것을 제안하였다. 환자들의 잔존능력을 유지하고 부정적인 상동언어가 발생하지 않도록 언어사용에 주의를 기울인다. 자율성을 증진시킬 수 있는 활동을 제공하는데, 환자가 과거에 즐겨하던 것이나 관심이 있는 것, 가치 등을 고려하여 정상적이고 개인적인 활동으로 선정한다. 가족이나 치료진은 환자의 기능을 약화시킬 우려가 있는 다른 사람들의 접근을 제한할 수 있는 게이트키퍼의 기능을 한다.

4 가족중심 돌봄 모델(Family-centered care model)

치매환자를 돌보는 돌봄의 주체가 가족원이므로 치료 목표를 세우고 실행할 때 가족중심 돌봄 모델(Schaber, 2002)이 빈번히 사용된다. 이 모델에서는 프로그램 시행, 교육, 훈련 전반에 걸쳐 치료사와 환자 그리고 가족구성원의 협업을 강조한다(Schaber & Lieberman, 2010).

14.3 개입의 실제

치매환자의 재활치료는 인지치료, 행동치료, 불안관리와 이완, 정신치료 그룹, 회상치료, 예술치료 그리고 가족치료 등으로 이루어진다(Moniz-Cook, 2008; Schweitzer, 1998). 네덜란드에서 이루어진 Graff와 동료들의 연구에 따르면 집에서 이루어진 작업치료 중재가 환자의 일상생활활동, 기술, 기분과 삶의 질 향상에 긍정적인 결과를 나타내었고, 환자를 돌보는 가족원들의 유능감도 증진시키는 것으로 나타났다(Graff et al., 2006; Graff et al., 2007).

모든 치료적 활동은 치료 전문가의 평가를 바탕으로 임상적인 추론을 거친 후 개개인의 능력에 적합한 활동을 선정하는 것으로 이루어진다.

치료적 개입은 환자의 일상생활을 체크하고 짜임새 있게 구조화하며 단순화 시키는 것에서 시작된다. 일상생활을 구조화한다는 것은 이 일 다음에 무슨 일이 있을 것인지를 환자가 인지하게 함으로써 일상생활을 패턴화 시키는 것이다. 삶이 몇몇의 활동으로 규칙적으로 돌아가게 되면 환자는 스스로의 삶을 잘 조절하고, 일상생활이 자신의 통제 하에 있다고 느끼는데 이것은 치매환자에게 안정감, 성취감, 자신감을 준다(Barbara, 1998). 먼저 환자가 매 시간마다 무엇을 하는지 관찰하거나 환자와 가장 많은 시간을 보내는 보호자와 인터뷰하여 24시간의 일과를 기록한다. 기록을 토대로 일상의 일들(식사, 수면, 목욕, 자기 꾸미기, 운동, 여가, 취미, 사회활동, 대인관계 등)이 제 시간에 이루어지고 있는지, 각 활동마다 소요되는 시간은 어느 정도인지, 순서는 어떠한지, 일상생활이 너무 복잡한지 혹은 단순한지, 주중의 생활과 주말의 생활은 어떠한지, 도움이 필요한 부분은 무엇인지, 신체적·정신적 자극은 적절한지, 의미 있는 대인관계가 이루어지는지, 누구와 함께 가장 많은 시간을 보내는지, 함께 거주하는 가족은 누구인지, 문제행동은 무엇인지, 언제 환자의 컨디션이 좋고 협조가 잘 되는지, 환자가 기분이 나쁘고 과제수행이 어려운 시간은 언제인지, 사회생활은 이루어지는지, 좋아하는 여가활동은 무엇인지, 과거 즐겨했던 활동은 무엇인지 등을 평가한다.

일상생활이 구조화 되면 환자의 장점과 잘 보존되어 있는 기능들, 또한 훈련이 필요한 부분 등을 파악하여 치료사의 전문적인 평가와 중재 하에 적절한 활동을 선정한다. 치료사의 도움이 필요한 부분은 병원이나 치매 안심센터 등에서 시행하는 프로그램을 통하여 학습한 후, 보호자 교육을 통하여 가정에서도 연계하여 가정에서도 치료활동들을 일반화 할 수 있도록 돕는다.

1 인지재활(Cognitive rehabilitation)

치매 환자들이 초기에 경험하게 되는 것은 대부분 기억력과 관련된 문제인데 이것은 자신감, 대인관계 그리고 일상생활에 영향을 미친다(Brandt & Rich, 1995). 초기 치매환자들은 기억력을 포함한 인지기능에 문제가 있지만, 어느 정도 새로운 정보를 받아들이는 능력도 있으며 실질적으로 일상생활에 활용하는 기술을 향상시킬 수 있고 새로운 행동에 적응하거나 변화를 시도할 수도 있다(Camp et al., 1993; Little et al., 1986). 이러한 근거를 바탕으로 초기 치매환자를 위한 인지재활은 적절한 치료적 개입을 통해 기억력과 일상생활의 기능을 증진시키는 데 목적을 두고 있다.

구체적인 기법으로는 남아있는 기억력을 구축하기 위하여 감각을 활용한 기억력 증진법, 연상법, 간헐적 인출(spaced retrieval)기법(일정한 간격을 두고 반복하는 기법)을 통한 기억 확장법, 오차배제 학습법(errorless learning) 등을 활용한다. 기억력 저하를 보상적인 기법으로 접근하는 구체적인 방법으로는 기억력 도구를 활용하거나 환자의 주변 환경(부엌, 거실, 욕실 등)에 기억을 도울 수 있는 보조 장치들을 표시하는 것 등이 있다. 이때 중요한 것은 환자에게 이것들을 사용하는 목적을 충분히 이해시키며(Woods, 1996), 최종적으로는 일상생활에 습관화시킨다.

2 인지자극치료(Cognitive stimulation therapy)

인지자극치료는 기능적인 활동으로 치매환자들의 인지적 '저장(reserve)' 능력을 증진시켜 전반적인 인지력 감퇴를 늦추도록 하는 데 그 목적이 있다. 이 치료법은 뇌의 가소성 이론에 기반을 두고 있는데, 정신적인 활동(mental activities)을 통해 인지 기능을 최적화하는 것이다(Moniz-Cook & Manthorpe, 2009). 인지적 노력이 요구되는 활동들을 수행함으로써 자신감을 얻고 동기를 부여받아 궁극적으로는 일상생활에서의 개인의 독립성을 유지하도록 돕는 것을 목적으로 한다. 이 치료법은 초기부터 중기 치매환자까지 적용가능하며 주로 8~10명으로 구성된 그룹으로 데이케어센터, 요양원 등에서 시행할 수 있다(Moniz-Cook et al., 2006). 이 치료법이 환자의 인지기능 또는 심리사회적 기능 등 특별히 어느 부분에 효과가 있는지에 대해서는 추가적인 연구가 필요하다(Clare & Woods, 2004).

3 전산화 인지 훈련(Computer-based cognitive training)

인재재활 분야에서 컴퓨터를 활용한 치료는 지속적으로 발전하고 있다. 전산화 인지훈련이 치매환자의 인지저하를 늦춰준다는 연구들이 있으며(Tarraga et al., 2006; Galante et al., 2007), 인지기능, 불안에서 중간정도의 효과를 그리고 우울에서 약간의 효과를 나타내었다(García-Casal et al., 2017). 이러한 훈련은 반복적인 연습이 정보의 저장능력을 증진시킬 수 있으며, 정신적인 훈련(mental training)이 기능적인 결함을 회복시키거나 강화시킬 수 있다는 이론을 배경으로 한다. 전산화 인지훈련이 여전히 치매환자들에게 적용시키기에는 한계점이 있으며 그들의 일상생활기능까지 향상된다고 일반화하기에는 증거가 부족하지만, 특정 정보를 반복적으로 입력하고 예행

연습(rehearsal)을 하는 것은 효과가 있다. 치매환자에게 몇 주 동안 물건의 이름과 위치를 학습시키고 유지하도록 훈련하여 성공을 거둔 연구가 이를 뒷받침한다(Camp, 1989; Camp & McKitrick, 1992). 앞서 치매 평가 부분에도 소개했지만, 컴퓨터를 활용한 치료 프로그램은 다음과 같은 장점이 있다.

첫째, 프로그래밍에 의해 자동으로 셋업되며, 반복적으로 시도할 수 있으므로 치료자나 사용자의 부담을 덜어준다. 둘째, 환자의 수행에 바로 피드백을 주어 사용에 대한 동기를 부여하고, 마지막으로 집에서도 사용이 가능하여 병원과의 거리에 상관없이 집중적인 훈련이 가능하다. 그러나 프로그램의 적합성문제, 고령의 환자들이 컴퓨터 활용에 익숙하지 않은 점, 프로그램 수정이 어려운 점, 비용 등이 해결되어야 할 점으로 지적되고 있다(Matthews et al., 1991; Olbrich, 1996; Robertson, 1990).

4 일상생활활동(Activities of daily living)

치매환자는 인지기능을 비롯하여 많은 수행요소(performance component)에 손상을 받게 된다. 따라서 환자가 현재까지 스스로 수행하고 있는 기본적인 자기 관리 및 일상생활활동을 최대한 오랜 기간 유지하도록 참여를 패턴화 시켜주는 것이 중요하다. 치료사와 보호자들은 치매환자가 일상생활에 참여하여 기능적으로 움직이며, 다양한 자극을 제공받도록 기회를 만들어야 한다. 허드렛일처럼 보이고 때로는 일의 절반만 완료했을지라도 환자는 이것을 통해 스스로를 집안에서 쓸모 있고 필요한 사람으로 여기게 된다. 양말 짝 맞추기, 수건개기, 침상 정리하기, 수저 놓기, 서랍 정리하기 등 아무리 단순하게 보이는 일이라도 지속하도록 참여하도록 격려한다. 모든 영역을 대상으로 하기보다는 환자와 보호자가 시행가능하며, 부담이 없고 중요하게 생각하는 것, 관심 있어 하는 여가항목 등을 생각해본다. 규칙적인 수면과 식사, 위생관리, 자기 꾸미기, 휴식, 운동, 목적 있는 활동 등으로 하루 스케줄을 짜임새 있게 계획하여 리듬감을 잃지 않고 생활하도록 한다. 환자 개개인의 하루일과를 토대로 잘하고 있는 부분은 강화하고, 개입이 필요한 부분은 환자의 기능과 보호자의 부담여부, 사회적 서비스의 이용 가능여부 등을 종합적으로 살펴보고 환자 및 보호자와 수정여부를 의논한다.

치매 초기에는 수단적 일상생활활동(IADL)에 초점을 맞추어 안전하게 수행하도록 격려한다. 현재 집에서 하고 있는 활동들을 지속적으로 유지하도록 하고, 과제분석을 통하여 과제 요구량을 조절하고 수정하며 환경적인 지원을 증가시킨다. 보호자와 환자에게 보조도구를 활용하여 일상생활을 독립적으로 수행할 수 있도록 도울 수 있다. 낙상주의, 투약관리, 재정관리, 최근에 일어나는 시사적인 일과 가족 내의 일들에 대해 알기, 대인관계 지속하기, 지역사회에서 활동하기 등의 기술을 잃지 않도록 교육한다.

치매 중기에는 일상생활을 조금 더 단순히 하고 환자의 기능을 고려하여 수행단계를 줄인다. 보호자가 제공하는 도움의 양과 환자가 가지고 있는 능력 사이의 균형을 잘 맞추는 것이 중요하다. 낮 동안의 활동을 격려하며, 단계별 지시를 제공하여 일상생활에 지속적으로 참여하도록 돕는다.

치매 말기에라도 기본적인 일상생활을 습관화하여 신체적, 사회적으로 일과에서 제외되지 않도록 한다(Schaber & Lieberman, 2010).

5 일 또는 자원봉사(Work or volunteer activities)

목적 있는 활동은 수행하는 사람에게 현실감각을 유지하고 만족감을 경험하며 대인관계의 기회를 제공한다. 따라서 일이나 자원봉사는 인지능력이 관여하는 매우 중요한 과제 중 하나이며, 특히 젊은 나이에 발병한 경우 환자에게 의미 있는 직업과 일을 유지하도록 돕는 데 중재의 초점을 맞춘다(Bentham & LaFontaine, 2005). 치매환자를 돌보는 작업치료사는 작업분석을 통해 환자의 일 중에서 적응이 필요한 부분과 더 이상 수행이 가능하지 않은 부분을 알아내야 하며(Schaber & Lieberman, 2010), 이를 토대로 환자의 과제수행 조정을 제안한다.

6 여가활동과 사회적 참여(Leisure and social participation)

치매환자들은 그들이 즐겨하는 일들로 이루어진 여가활동에 참여할 때 치료적 이득을 얻는다(Fitzray, 2001). 작업프로파일 인터뷰, 흥미도 체크리스트 등을 사용하여 환자가 관심 있어 하는 활동을 우선적으로 파악한 후, 그것을 토대로 과제의 난이도를 적절히 조절하여 여가생활에 대한 계획을 수립한다.

신체를 움직이는 여가활동은 건강 및 안녕과 관련하여 치매환자에게 매우 중요한 부분이다. Lazowski와 동료들(1999)은 에어로빅 운동이 오랜 기간 널싱홈에 거주하는 노인들의 인지 수행에 긍정적인 영향을 미친다는 연구를 발표하였고, 9주 동안의 에어로빅과 근력운동이 치매노인의 인지 및 운동능력 저하를 지연시킨다는 연구도 있다(Bossers et al., 2015). 동작을 따라하고 스스로 리듬에 따라 움직이고 신체가 협응하는 신경근골격계(neuromusculo-skeletal) 운동은 관절가동범위를 유지하고 구축을 방지하여 기능적인 움직임을 돕는 동시에, 좌절감과 긴장감, 초조 불안과 배회를 줄임으로써 이상행동을 예방하는 효과가 있다. 또한, 운동이 노인들의 가장 큰 문

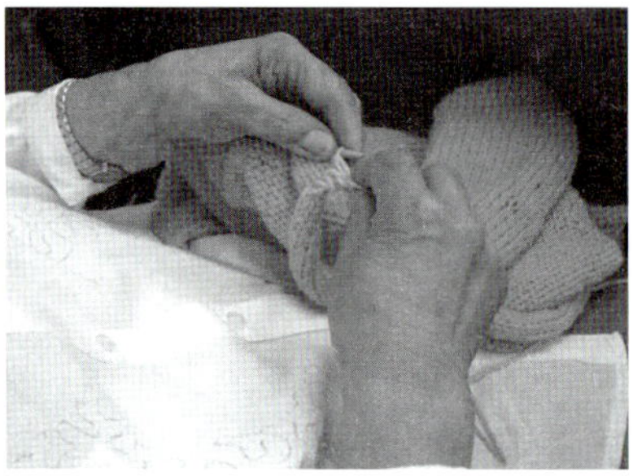

그림 14-1 뜨개질

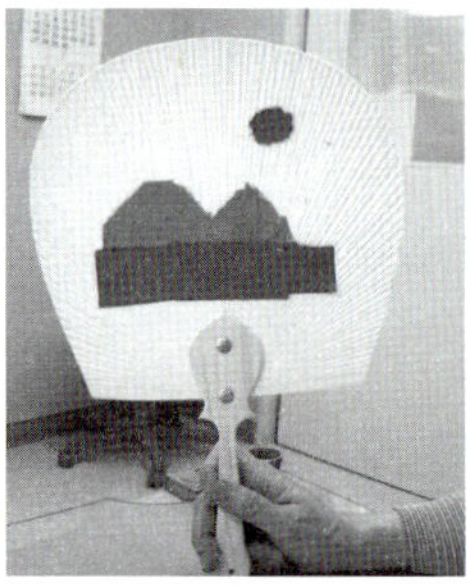

그림 14-2 부채 꾸미기

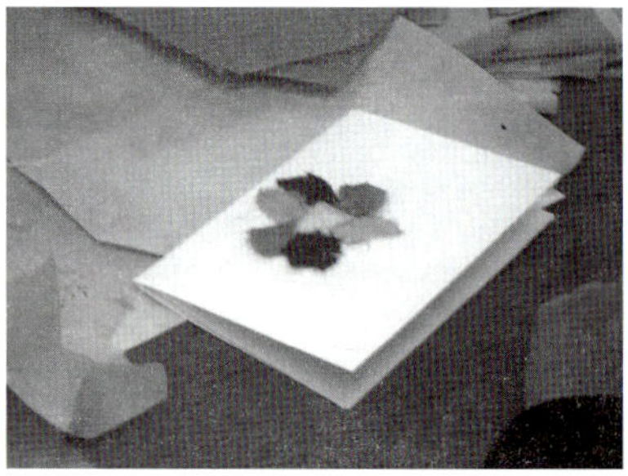

그림 14-3 카드 만들기

제인 낙상을 예방하는 데 도움이 되는 것은 널리 알려진 사실이다.

또한, 뜨개질이나 서예, 정원 가꾸기, 카드게임, 춤추기, 노래 부르기 등 익숙한 여가활동과 그림 그리기, 만들기 등의 예술작업을 통해 일정시간 동안 과제에 집중하고, 다양한 감각자극을 얻는 기회를 경험하며, 성취에 대한 만족감을 경험하는 것도 치매노인의 인지 및 정신건강에 도움을 준다 [그림 14-1, 그림 14-2]. 이러한 활동들은 예술치료(Art therapy)로서 그룹치료의 형태로 이루어지기도 한다. 예술치료는 환자들에게 사회적 참여의 기회이며 의사소통의 계기가 되고, 환자와 가족들의 관계를 유쾌하게 이어주는 끈이 되기도 한다(Driver, 2005; Mitchell, 2006; Neal, 1996). 또한 말없이도 자신을 표현할 수 있는 수단으로 반복경험을 통해 자신을 강화시킬 수 있으며, 자발적으로 본능을 표출할 수 있는 즐거운 경험의 장이 된다. 또한, 예술치료는 정해진 답이 없기 때문에 실패에 대한 두려움 없이 편하게 참여할 수 있는 것도 장점이다. 이러한 시간을 통하여 생일, 기념일, 절기(설, 어린이날, 어버이날, 추석, 크리스마스 등)에 맞는 다양한 활동(편지, 카드, 전화, 메시지 보내기 등)을 구상하고 결과물 환자가 친구나, 친척들과 관계를 유지하는 기회 격려한다 [그림 14-3].

7 회상기법(Reminiscence activity)

치매환자들은 회상기법을 통하여 장기기억 속에 보존되어 있는 자신의 과거 업적과 가족사를 꺼내봄으로써 자기성찰과 자존감 고양의 기회를 갖는다. 회상기법을 통한 다양한 활동들은 대인관계에서 발생할 수 있는 불안감을 해소시키고 사회적 고립을 방지하는 효과가 있다. 간단한 자서전을 쓰거나 자신의 삶의 이야기 녹음하기, 사진보며 이야기 나누기, 편지 읽기 등의 1:1기법(dyadic interaction)과 여럿이 둘러앉아 편안하게 지난 이야기를 나누는 함께 이야기 나누며 관계맺기(gross interaction) 방법 등이 있다. 프로그램 준비 시, 환자들 중 문맹이거나 언어기능의 저하로 읽기, 쓰기가 어려운 환자들이 있을 수 있으니 참고한다. 또한 초기 치매환자들은 자기 자신을 보여주는 것에 두려움을 느낄 수도 있으므로 주의가 필요하며(Moniz-Cook & Vernooji-Dassen, 2006), 초로기 치매환자들에게는 회상치료가 적절하지 않다는 연구결과도 있다(Moniz-Cook & Manthorpe, 2009).

14.4 개별 프로그램

1 목 적

개별 프로그램은 그룹치료에 비해 개별 환자에 대하여 세세하게 평가하고 개입할 수 있으며, 집중적으로 환자에게 필요한 인지훈련 및 기능훈련을 시킬 수 있다는 장점이 있다.

치료사는 프로그램을 실시하기 전 다양한 평가를 실시하여 환자의 기능과 인지 손상정도 및 강점을 파악한 후, 이를 바탕으로 잔존능력을 최대화 할 수 있는 방법을 모색한다. 환자의 일상생활에 맞는 계획표를 작성하여 시행해보고, 맞지 않는 부분을 수정하고 조절할 수 있다. 이를 통하여 보호자의 부담을 덜어주고, 환자는 존엄성과 독립성을 가지고 생활하도록 돕는 것이 개별 프로그램의 최종적인 목표이다. 보상적인 접근으로는 환자가 안전하고 편안하게 생활할 수 있도록 주변 환경을 조정해 준다. 가족에게는 부양에 대한 부담을 파악하고 간병에서 오는 스트레스를 적절히 해소할 수 있도록 대처능력을 강화시킨다. 집단으로 이루어지는 가족교육이나 자조모임에 참여할 수 있도록 정보를 제공하고, 지역사회 시설에 대해 안내한다.

2 시행절차

- 환자의 개인력, 과거력, 현병력, 가족관계, 생활환경 등에 대하여 알아본다.
- 신경심리 평가의 결과분석
  - 인지, 행동, 정서, 성격, 일상생활기능에서 환자의 강점과 결함(약점)을 파악한다.
- 하루 및 주간생활 분석 및 여가활동
  - 구체적인 일상생활활동 수행내용을 알아보고 자원으로 활용할 여가활동, 관심사 등에 대한 정보를 얻는다.

- 가정방문
  - 출입문, 현관, 침실, 거실, 화장실 및 욕실, 부엌 및 식당, 발코니 공간 등 실제 생활환경에 대한 안전성과 접근성을 평가한다 [제13장 인지 평가 참고].
  - 치매환자의 특성과 개인의 수행기능을 고려한 작업환경 조성에 대해 보호자에게 안내해 주고, 보호자의 부담을 줄여주는 방향으로 개입한다.
- 보호자 면담
  - 환자를 주로 돌보는 주보호자 및 주변 가족관계에 대해 알아보고, 가족원들의 부양 부담이 적절하게 분배되어 있는지 평가한다.
  - 주보호자의 신체적·정서적 건강상태에 대해 평가하고, 함께 거주하는 가족들이 부양가족으로 느끼는 감정, 스트레스에 대해 알아본다.
  - 환자의 문제행동과 현재 가족들의 대처방법이 적절한지 평가한다.
  - 치매에 대한 의학적 지식 전달, 문제행동에 대한 대처 및 전략 교육, 치매환자 간병으로 인한 스트레스 해소 방법에 대하여 논의한다.
  - 낮 시간동안 환자가 이용할 수 있는 지역사회 자원에 대해 검색한다.
  - 치매의 경과에 대해 이야기 나누고, 향후 이용할 수 있는 기관, 시설 등에 대해 접근성, 환경, 입소조건, 비용 등에 대해 구체적으로 정보를 제공한다.

3 개별개입 사례

1) 신상정보

72세 여성으로 8남매 중 5째로 태어났다. 학력은 대학교 중퇴이고, 가족관계는 배우자와의 사이에 1남 2녀를 두었으며 현재는 서울에 위치한 아파트에서 배우자와 둘이서만 거주하고 있다.

배우자는 환자보다 2살 연상으로 실질적으로 환자를 돌보는 보호자로서, 회사 임원으로 정년퇴직 하였고 매사에 꼼꼼하며 급한 성격으로 환자 발병 후 가사 일을 많이 담당하고 있으며 환자에게도 예전부터 해오던 일상생활활동을 꾸준히 수행하도록 격려하고 있다. 첫째 딸과 둘째 딸은 모두 기혼으로 해외에 거주하고 있어 환자 부부가 1년에 한 번씩 방문하여 만나고 있다. 아들과 며느리는 한국에 거주하나 두 사람 모두 전문직에 종사하고 있어 한 달 또는 격주에 한번 정도 환자 부부와 식사하는 정도로 만나고 있어 환자를 돌보는 데 큰 도움은 못 된다고 한다. 환자의 성격은 불안 수준이 높고 꼼꼼하며 완벽 주의적이고 다소 급한 면이 있으나 대인 관계는 원만하다고 한다.

2) 현병력

주부로서 양육과 가사를 무리 없이 잘 수행하던 환자는 1년 6개월 전부터 물건을 둔 위치, 전화번호 등을 자주 잊어버리고 1년 전부터는 물건값 계산을 잘 못하고 방금 있었던 일을 자꾸 잊어버리게 되었다고 한다. 이후로 기운이 없고 무엇을 하든 의욕이 없고, 가슴이 두근거리고 초조하며 뒷머리가 쑤시는 증상이 있어 내원하게 되었다.

3) 신경심리평가 결과

전반적인 인지기능	MMSE = 26/30, CDR = 0.5	
신경심리평가에 의한 기능상태	보존되는 기능	장소 지남력, 읽기와 쓰기, 시공간 구성력, 언어적 이해력, 시각적 기억력
	손상된 기능	언어 유창성, 이름대기, 시간지남력, 언어적 기억력, 계산하기, 도구 사용

4) 일상생활

수면, 기상, 식사 시간이 일정하고 규칙적이며 하루 중 누워 지내는 시간 없이 일과를 수행하나 해가 지는 저녁시간에는 의욕이 저하되어 무료하게 지낸다.

주간활동도 주로 TV시청, 남편과 대화 나누기 등 단순한 편이고, 운동이나 외출 등 신체적 활동이 부족한 편이다. 기본적인 일상생활활동 수행은 독립적으로 가능하며 설거지, 걸레질 등의 간단한 집안일은 스스로 하고 있으나, 복잡한 일상 활동은 기억력 저하로 최근일 이야기하기, 전화사용, 소지품 관리, 약속 지키기에 어려움을 보이며 이로 인해 여가 및 취미생활에 제한을 받고 있다.

주말에는 배우자와 쇼핑하거나 외식하고 있으나 낯선 장소에 가면 두려워한다고 하며 자녀들이 바쁜 관계로 배우자와만 모든 활동을 하고 있어 다양한 대인관계를 맺을 기회가 없었다.

5) 여가생활

과거에는 전업주부로 음식 만들기에 취미를 있었고, 집안 살림을 매우 꼼꼼하게 수행하였다고 한다. 독서나 글쓰기를 종종하였고 교회를 다니며 종교 활동을 한 적이 있었으나 현재는 전반적인 의욕의 저하로 TV시청, 간단한 음식 만들기만 유지되고 있다.

6) 보호자 면담

환자가 폭력이나 배회 등의 공격적인 문제행동을 보이지 않으나 종종 불안해하는데, 무엇 때

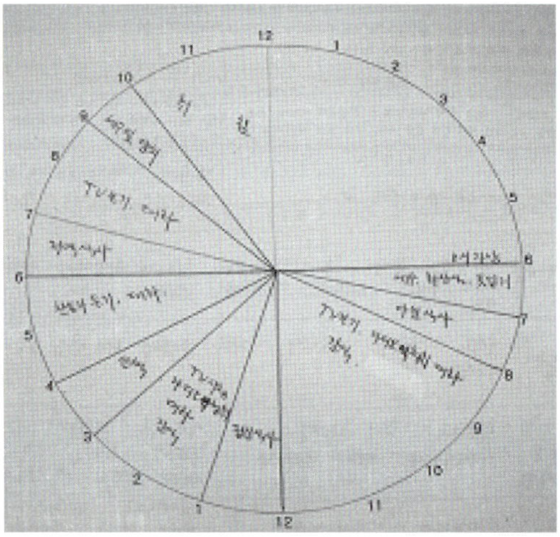

개입 전

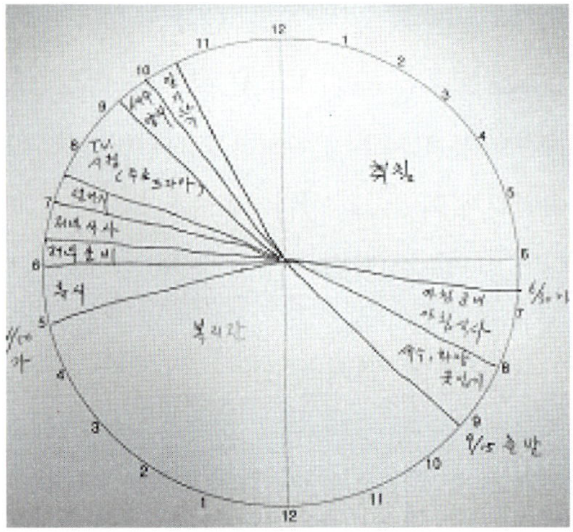

개입 후

그림 14-4 **일상생활 구조화**

문에 불안해하는지 말하지 않으며 전보다 자기표현이 줄어들고 말수가 적어 답답하다고 한다. 또한, 혼자서 환자 간병을 전담하고 있기 때문에 개인적인 시간이 전혀 없고, 어디를 가든지 환자를 데려가야 하기 때문에 개인 업무를 보기도 어렵고 친구 관계가 없어져서 자신도 우울해진다며 불편감을 호소하였다.

7) 치료계획

① 현재 이루어지고 있는 일상생활을 규칙적으로 수행하도록 격려하고, 낮 시간동안 주간보호센터를 방문하여 무료한 낮 시간대에 활동 과제를 하며 다양한 대인관계를 맺는 기회를 갖는다. 환자가 주간보호센터에 있을 동안 보호자는 환자로부터 떨어져 개인 시간을 갖도록 한다 [그림 14-4].

② 의욕이 저하되는 저녁시간대에 환자가 좋아하는 TV시청 활동을 제공하여 저녁시간을 활용하도록 하고, 좋아하는 드라마를 녹화하여 반복 시청한 후 보호자와 함께 이야기 나눔으로써 인지훈련의 기회를 갖는다.

③ 인지기능 중 장점을 활용하고 단점을 보완하는 방법으로 TV보고 주제와 흐름에 맞게 이야기하기, 일기쓰기, 달력에 메모하기, 보드판 활용하기, 물건 계산 시 전자계산기 사용하기 등의 활동을 제공한다 [그림 14-5].

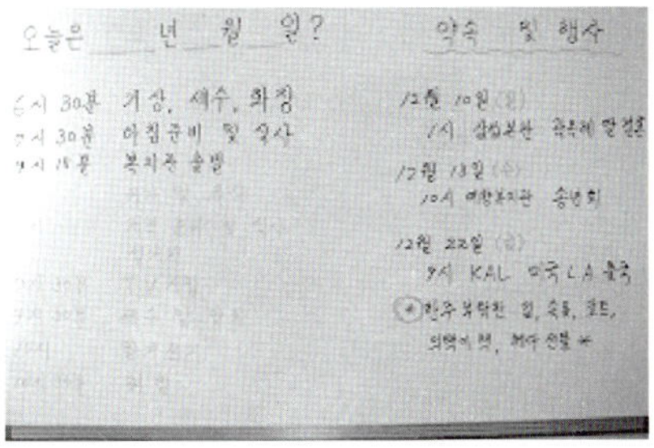

보드판 활용

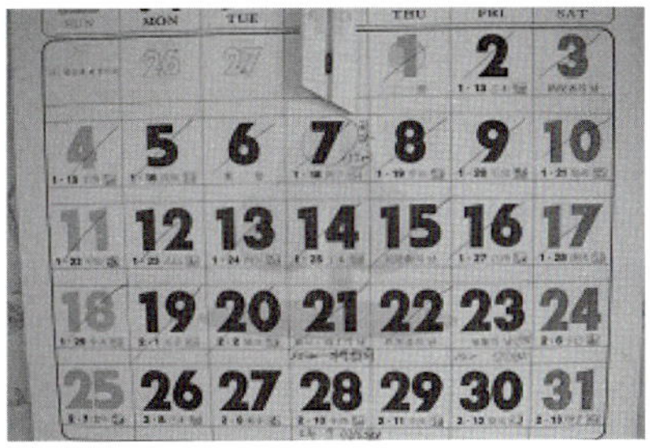

달력 활용

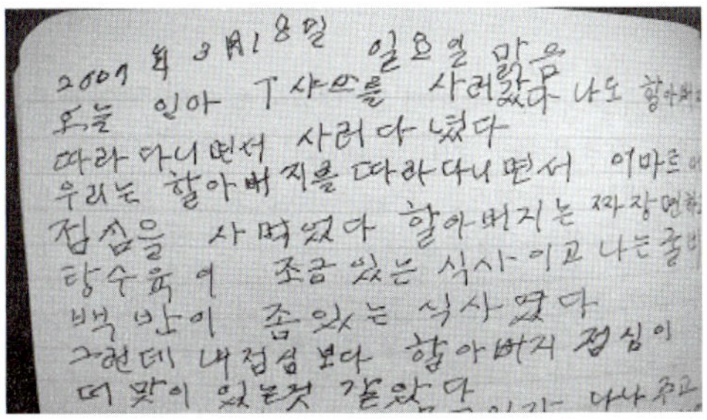

일기쓰기

그림 14-5 기억력증진 보조도구

14.5 집단 프로그램

1 목 적

치매 환자를 대상으로 하는 그룹치료의 가장 큰 목적은 환자들로 하여금 다양한 책략과 도구들을 활용하여 인지기능저하로 인한 어려움을 극복하여 일상생활을 지속하도록 하는 데 있다. 이를 위하여 그룹 안에서 문제해결 능력을 증진시키고, 사회적 관계를 지속하면서 자신감을 얻는 경험을 갖는다. 개인치료와 비교하여 그룹치료가 갖는 이점은 다음과 같다(Moniz-Cook & Manthorpe, 2009; Wilson & Moffat, 1992).

① 이것이 '나만이 겪는 문제'라고 생각하지 않는다.

② 지금의 나의 상황에 대해 받아들이게 된다.

③ 수치심을 느끼지 않고 실패와 성공에 대해 공유할 수 있으며, 서로를 격려해 준다.

④ 치매 환자가 흔히 겪을 수 있는 '사회적인 고립'에서 벗어날 수 있다.

⑤ 일상생활 기술과 그룹치료에서 습득한 테크닉을 편안하게 연습할 시간적, 공간적 환경을 제공받는다.

2 운영방법

치매 환자들을 위한 집단 프로그램을 조직할 때에는 개별 환자들의 인지기능, 언어능력, 정보처리 능력, 치매임상 평가척도(CDR) 점수 등 인지적인 동질성(cognitive homogeneity)과 함께 교육수준, 연령, 성별, 관심사 등을 고려해야 한다. 무엇보다도 그룹원들의 수행 기능이 어느 정도 서로 비슷해야 하는데, 그룹에서는 과제 수행 정도가 서로에게 영향을 미치기 때문이다. 더불어 환자 선정 시 신경심리 평가결과와 함께 그룹의 첫 회기에 참여했을 때의 대인관계 및 각자의 관심사를 토대로 하위 그룹을 나눌 수도 있다.

치료자는 환자들을 칭찬하고 용기를 북돋아 주며 과제를 완성하고 그룹 구성원들이 서로 친밀감을 갖도록 돕는 역할을 한다. 치료그룹은 환자 개개인의 필요를 파악하고 환자를 평가하며 모니터링 하기 위해 적어도 2명의 리더에 의해 운영되는 것이 바람직한데, 치료자 외에도 자원봉사자, 학생 그리고 가족까지 넓은 범위의 사람들이 보조 치료자로 참여할 있다. 그러나 반드시 프로그램 시작 전 함께 프로그램을 준비하고 실제 과정이 어떻게 이루어질 것인지, 참여하게 될 그룹원들의 인지적, 성격적 특성은 어떤지 등에 대해 사전에 충분히 논의하고 공유해야 한다. 인지기능 저하를 보이는 환자들에게는 지속적인 안도감과 정확한 지시, 적당한 도움 그리고 집중적인 치료 가이드가 필요하기 때문에 치료자와 환자의 비율은 1 : 2～1 : 4 정도가 적당하다. 심하게 흥분을 하거나 특별히 1 : 1의 주의가 필요한 환자에 대해서는 개별적인 보조치료자를 활용하는 것이 바람직하다. 또한 그룹을 시작한 상황에서 치료자가 바뀌는 것은 바람직하지 않으며 같은 치료자가 일관성을 가지고 그룹을 이끌어 나가는 것이 좋다.

3 회기의 구성

치료프로그램은 그룹의 요구에 따라 다르나 6회기에서 12회기 정도로 이루어진다(Moniz-Cook & Manthorpe, 2009). 집단 프로그램에 들어가기 전에 치료사는 환자와 보호자를 개별적으로 만나서 구조화된 설문지를 가지고 인터뷰 한다. 이때, 신경심리 검사 결과를 바탕으로 생활환경, 일상생활, 가족, 관심사 등으로 환자의 기능 및 생활환경에 대한 정보를 얻고, 보호자를 대상으로는 부양 상황이나 부양에서 오는 스트레스, 집단 프로그램에서 얻고자 하는 정보, 기대하는 것 등에 대해 파악할 수 있다. 사전 면담 회기에서는 환자와 보호자를 파악하는 것 이외에도 프로그램에 대하여 소개하여 전반적인 정보를 제공한다.

처음에는 도입회기(orientation session)를 갖는 것이 바람직하다. 이때 다양한 인지기능을 활용하는 활동을 통하여 그룹원 각자의 인지적 강점과 약점을 확인한다.

도입회기가 끝나면 훈련회기(training session)로 전환한다. 훈련회기에는 가장 먼저 집중력 과제를 제시하는 데 달력 등과 같은 시각적도구들을 함께 제공하며 이후 회기에는 문제해결 과제, 다양한 추론과제 등 그룹 기능에 맞게 난이도를 조절하며 과제를 부여한다. 무엇보다도 그룹 장면에서는 그룹원들이 다른 이들로부터 긍정적인 피드백을 받고 수행에 따른 지지와 격려를 받을 수 있는 환경이 제공되어야 한다. 또한 다른 사람들이 인지적인 제약에서 오는 수행의 어려움들을 각자 어떻게 해결하는지 대처방법을 관찰하여 치료적인 이득을 얻을 수 있는 실제적인 과제 수행환경이 제공되어야 한다.

한 회기의 운영 시간과 내용은 그룹원들의 기능을 고려하여 구성하며, 보통 차 모임(tea time)을 통하여 지난 회기 이후의 생활에 대해 이야기를 나누고 집에서 생활하면서 각자에게 부여된 숙제들을 점검한 후 간단한 체조로 워밍업 시간을 마무리하고, 본 활동으로 들어간다[그림 14-6]. 프로그램의 구성은 책상에서 할 수 있는 정적인 활동을 한 후 신체적인 활동으로 옮겨갈 수도 있는데, 주의할 점은 다수의 짧은 활동을 계획하여 자주 자리를 옮기거나 주제가 전환되면 환자

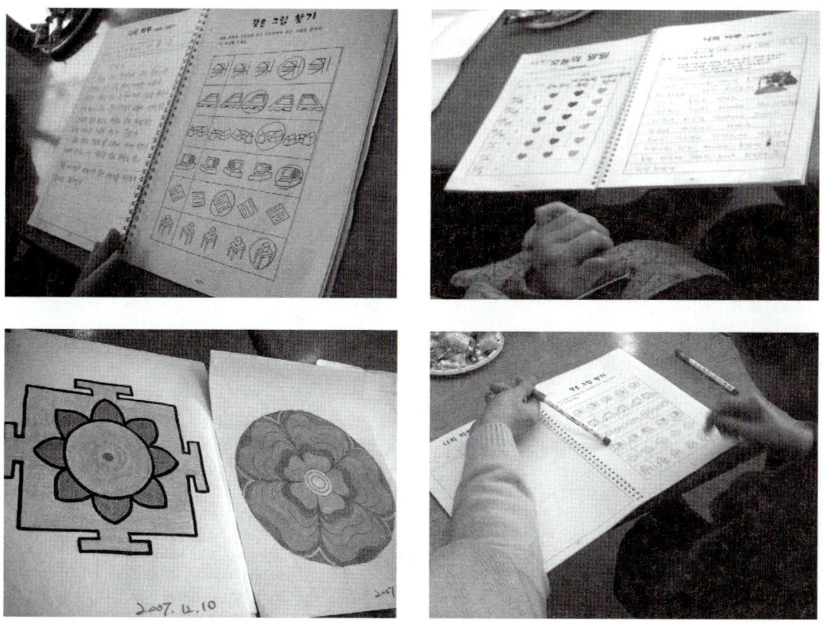

그림 14-6 **과제점검**

가 혼란스러울 수 있으므로 20분 정도는 한 가지 활동을 유지하도록 한다. 본 활동은 환자와 보호자가 함께 참여하기도 하고, 환자가 활동에 참여하는 시간에 보호자들끼리 모여 집단치료를 하는 형식으로도 이루어질 수 있다. 이후 함께 모여 소감을 나누며 정리모임을 갖는다.

4 활동 선정

집단을 위한 활동을 선정할 때는 과제 자체의 신체, 지각, 감각 및 인지적 요소가 무엇인가 생각해 보고 과제가 환자의 요구에 만족감을 주는지, 과제 수행 시 실패할 확률과 성공할 확률은 어느 정도인지를 먼저 파악해야 한다. 이러한 기본적인 변수들에 대한 분석을 마친 후에 다음과 질문들을 통하여 과제를 그룹의 기능에 맞게 조정해서 적용한다.

- 과제는 어떤 신체적인 능력을 필요로 하는가? 환자는 과제를 성공적으로 수행하기 위하여 충분한 근력, 지구력, 협응력, 유연성, 기민성 등을 갖추고 있는가?
- 과제 수행을 위하여 어떤 감각이 필요한가?
- 과제 수행을 위하여 어떠한 지각 과정이 필요한가? 신체 지각, 공간감각, 공간 지각, 모양과 크기, 색상에 대한 정확한 지각능력, 눈-손 협응력 등이 필요한가?
- 과제 수행을 위하여 어떠한 인지능력이 필요한가? 결정력, 문제를 예상하고 해결하기, 계산하기, 순서화와 조직화, 판단하기, 기억하기, 언어 구사력, 집중력이 필요한가? 학습능력이 필요한가?

이러한 과정을 거쳐 활동을 선택하게 되면 환자는 자신에 대한 정체성, 자존감, 자율성, 자제력, 의미 있는 대화, 의미 있는 대인관계, 포용력 등의 정신사회적 욕구가 함께 채워지는 경험을

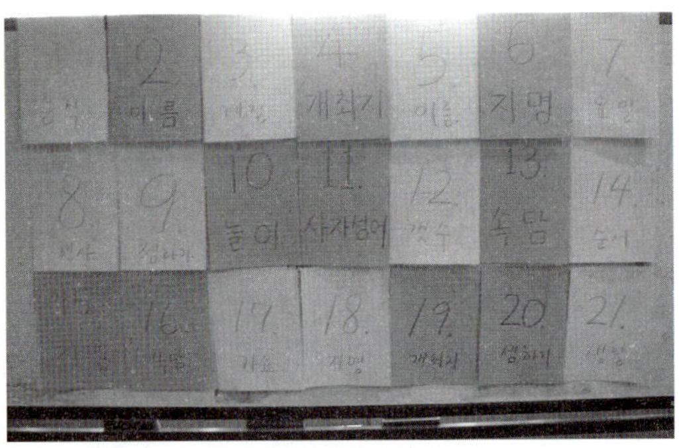

퀴 즈

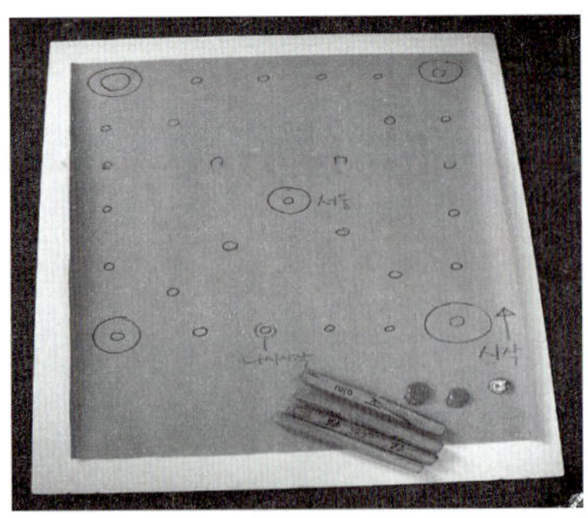

게 임

그림 14-7 그룹 ACTIVITY

한다. 이러한 욕구가 충족될 뿐 아니라 움직임, 색상, 무늬에서 받는 시각자극, 물체의 감촉, 압력, 온도에서 느껴지는 촉각자극, 몸의 움직임에서 오는 고유수용성 감각, 그 외에도 소리, 맛, 냄새 등과 관련된 다양한 감각자극을 경험하는 것 또한 활동 참여에서 얻게 되는 매우 중요한 치료적 이득이다.

치료자는 환자들이 그룹치료를 통하여 경험한 활동들을 가정에서도 활용할 수 있도록 환자와 보호자에게 활동의 이득과 시행방법에 대해 자세히 소개한다.

14.6 가족교육

치매환자를 위한 중재에 있어 보호자는 매우 중요한 요소이다. 지역사회에서 거주하는 치매환자들은 함께 거주하는 가족들에게 일상생활을 의지하는데(Ablitt, Jones, & Muers, 2009; Hooper & Collins, 2016), 가족들은 사랑하는 가족과 함께 생활을 영위하면서 친밀감을 유지하기 위해서, 때로는 의무감에서 치매환자를 부양한다(Alzheimer's Association, 2016; Au, 2017; Cole, 2015; Farran et al., 2007; Youn, Knight, Jeong, & Benton, 1999). 보호자의 존재유무는 치매환자가 집에서 기관으로 거주지를 옮겨야 하는 시점을 결정하는 데 유의미한 영향을 미치며(Waidmann & Tomas, 2003), 보호자가 배우자인 경우 어떤 환자들은 치매 후기단계에도 시설로 옮기지 않고 집에서 거주하기도 한다(Schaber & Lieberman, 2010). 이렇듯 '보호자가 누구인가? 환자와 물리적으로 가까운가? 정서적 친밀감은 어떠한가?' 등은 환자의 상태에 영향을 미치는 중요한 요소이다.

치매증상이 진행됨에 따라 환자는 하루 24시간, 일주일 내내 누군가의 도움을 필요로 한다. 이와 같이 집중적인 돌봄이 요구되는 상황에서 보호자는 개인적인 삶의 목표나 일상생활, 직장, 재정상황 등을 수정해야 하는 위기 상황에 직면하게 된다(Glitin & Corcoran, 2005). 치매환자의 문제에 가려져서 잘 드러나지 않지만 치매환자 보호자들이 겪는 어려움에 대한 많은 연구결과들이 보고되고 있다. 환자를 1차적으로 부양해야 하는 보호자는 그렇지 않은 보호자들보다 우울증과 신체적인 질병으로 약을 처방받는 경우가 더 높은 것으로 나타났으며(Schulz et. al., 1995), 감정적인 스트레스, 피로감, 높은 사망률, 건강이 좋지 못함, 면역력 약화 등도 언급된 바 있다(Glitin & Corcoran, 2005). 또한, 환자부양이 가계 경제에 미치는 영향도 상당하며, 그것이 표면적으로 드러나지 않는 것이 더 큰 문제라는 지적도 있다(Glitin & Schulz, 2003). 치매환자를 돌보는 보호자의 기분과 정서 상태는 환자들이 집이나 지역사회에서 받게 될 치료프로그램에 대한 가족 참여 정도와 프로그램에 지속여부를 예측하는 중요한 변수가 되며(Gitlin et al., 1999), 보호자의 스트레스나 정서 상태는 환자의 행동문제에도 영향을 미쳐서 환자가 장기요양기관에 위탁되는 시기를 결정하게 된다. 이러한 점들을 고려할 때, 치매 중재에 있어 환자치료와 더불어 보호자에 대한 평가 및 개입도 정신건강 전문가들이 간과해서는 안 되는 중요한 부분이다.

작업치료 학자인 Wilcock(Wilcock, 2007)은 인간 작업에서 개인이 하는 것(doing)과 개인의 존재(being) 사이의 균형이 사람의 건강과 안녕에 핵심적 요소임을 강조한다. 이러한 관점에서 보면, 보호자는 치매 환자를 돌보는 새로운 일(doing)이 원래 본인(being)에게 중요한 일상적인 일들을 대신하게 되면서 삶의 균형이 깨어지는 경험을 하게 된다.

치매환자와 함께 생활하는 가족들이 보호자가 된 이후, 본인들의 작업(Occupation), 안녕(Well-being), 그리고 정체성(Identity)에 어떤 변화를 느끼는지에 관한 질적연구(Hasselkus & Murray, 2007)에서 보호자들은 치매가족을 돌보는 것이 본인의 "작업 붕괴(occupational disruption)"와 "삶의 전기적 혼란(biographical disruption)"을 초래한다고 언급하였다. 작업 붕괴(occupational disruption)를 "타인들 및 가족, 그리고 지역사회 공간에서 개인이 의미 있게 참여하고 있던 많은 일들에 대한 접근이 제한되어 신체적, 정신적으로 안녕하지 못한 상태"(Wilcock, 2006, p.577)라고 정의한다면, 치매 환자를 돌보는 보호자의 작업에 대한 치료적 개입도 요구된다.

이러한 요구와 관련하여 영국의 작업치료사인 Yong과 Price(2014)는 치매환자 돌봄이 보호자의 인간 작업에 미치는 영향에 대한 이해를 바탕으로 작업 치료사가 치매 보호자를 어떻게 효과적으로 지원할지에 대한 연구를 시행하였다. 이들의 연구에 따르면 가족원 들 중 누군가 치매에 걸리게 되면 삶의 변화가 일어나서 새로운 역할, 새로운 기술 및 새로운 환경에 적응하게 된다. 이 과정은 먼저 일의 우선순의를 정하고 외부에서 도움을 구하며, 본인이 속한 인간관계 및 일과 연결된 상태를 유지하면서 변화된 환경에 적응하려고 노력한다. 환자를 돌보는 일에 적응하면서 동시에 본인에게도 시행가능하며 의미 있는 작업을 찾아서 두 가지 작업 사이에 적응하면서 보호자 역할에서 의미와 보람을 찾으려 노력한다. 그러나 가족원의 치매 단계가 진행되면서 24시간 신체적/정서적 돌봄이 요구되고, 작업 균형이 깨어지며 일상생활에 큰 변화를 겪는다. 관계의 단절도 일어나는데, 만나지 못하는 지인들과의 관계뿐 아니라 치매단계가 진행되며 환자의 인지장애 및 행동문제가 심해지면 보호자는 외로움과 고립감을 경험하게 된다.

이와 같이 치매 환자와 함께 생활하는 것은 끊임없는 조정과 적응이 요구되는 작업이므로 치매와 관련된 지식, 기술, 의욕, 자신감 그리고 문제 상황을 해결할 창의성이 요구되는데, 이러한 모든 것들이 잘 어우러질 때 환자 부양뿐 아니라 보호자 자신도 효과적으로 돌볼 수 있다. 비록 각각의 가족들은 다른 환경과 일상생활 속에서 생활하지만 비슷한 처지에 놓인 보호자들로부터 얻는 경험과 노하우는 보호자가 새로운 역할에 익숙해지는 데 큰 도움을 준다.

가족 교육은 치매에 대한 지식을 전달하는 교육과, 가족들이 함께 참여하는 집단치료 등으로 이루어진다. 교육은 치매의 원인과 치료방법, 예후, 가정간호법, 효과적인 영양공급, 인지치료, 심리사회적 치료, 가정 내 활동, 문제행동에 대한 대처법, 보호자의 스트레스 관리 방법, 치매가 진행되었을 때 환자를 위탁할 수 있는 사회적 지원 등 다양한 주제에 대해 다룰 수 있다. 가족들은 치매에 대해 객관적으로 알게 됨으로써 앞으로의 일들에 대처할 준비를 하며, 가정에서 효과적으로 환자를 돌보는 방법을 익힌다. 이는 환자가 최대한 오래 익숙한 환경에서 기능적으로 생활할 수 있도록 도우며, 보호자들은 새로운 역할을 수행하면서 일어나는 문제들을 효과적, 창의적으로 해결할 수 있는 역량을 키운다.

교육은 그룹원들의 필요와 상황에 따라 다양하게 이루어질 수 있는데, 주로 시청각 자료나 유인물 등을 통한 강의와 토의, 문제행동 대처를 위한 시연과 역할극 연습, 집에서 적용해 볼 수 있는 과제, 질의문답 등의 순서로 이루어진다. 과제는 그 날 회기에서 배운 주제를 바탕으로 집에서 보호자가 환자를 대상으로 또는 본인을 돌보는 것에 대해 연습하고 적용해 볼 수 있도록 하며, 그 다음 회기 시작 시, 집에서의 과제 수행이 어땠는지, 잘 되는 것은 무엇이고 잘 되지 않는 것은 무엇인지, 환자의 반응과 본인의 감정 및 행동은 어땠는지 서로 나누는 시간을 갖는다. 이것은 보호자로 하여금 환자와 보호자가 생활하는 문맥과 환경 안에서 새로운 과제 적응하여 긍정적인 작업 정체성(occupational identity)을 확립하고 작업 유능감(occupational competence)을 갖는 상호작용을 통해 작업적응(occupational adaptation)(Kielhofner, 2008)을 확립할 수 있도록 돕는다.

집단치료는 치매환자 가족들을 대상으로 하며, 주부양자와 주변 가족들도 참여할 수 있다. 주로 돌봄에서 오는 스트레스, 정서적·신체적 어려움, 문제행동에 대한 대처방법 등을 주제로 유사한 문제를 가진 사람들과 이야기 나누면서 정서적 환기를 경험하고 공감하며 지지받는다. 문제행동에 대해서도 경험하고 시도해보았던 방법들에 대한 정보를 주고받으면서 효과적인 대처법을 습득하기도 한다. 때로 가족들은 돌봄 역할과 의미에 대한 이야기를 나누면서 자녀들은 부모들에게 그들이 받았던 것을 돌려주는 것(Neary & Mahoney, 2005)으로, 배우자들은 혼인관계에 있어서의 애정과 책임감(Murray, Schneider, Banerjee, & Mann, 1999; Perry, 2002) 등 돌봄의 동기에 관한 이야기를 나눔으로 돌봄의 긍정적인 측면을 부각시키고, 정서적 연대감을 나누는 기회가 되기도 한다. 가족교육 시간을 통해 지역사회에서 이용 가능한 주간보호센터(day-care center), 장기보호센터, 널싱홈 등에 대한 정보도 제공할 수 있다.

필요에 따라 보호자를 위한 개별회기를 가질 수 있는데, 인간작업모델(Model of Human Occupation)을 기본으로 한 관련 연구(Yong and Price, 2014)에서와 같이 보호자에 중점을 맞춰 환자를 돌보는 동기, 가치, 관심사 등에 대한 이야기를 나누며 보호자의 작업균형에 대해 다뤄볼 수 있다.

치매안심센터 내 작업치료 사례

※ **치매안심센터 소개**

치매안심센터는 작업치료사, 사회복지사(1급), 임상심리사, 간호사 및 전문의가 치매 중증화 억제 및 사회적 비용 경감과 더불어 치매 환자, 가족들을 포함한 전 국민의 삶의 질 향상에 기여하는 것을 목적으로 치매 예방, 상담, 조기 진단, 치료 및 제반 복지서비스를 국가에서 제공하는 치매통합 관리 시스템을 시행하는 곳이다.

1. 치매진단 및 지원서비스 및 사례

1) 치매진단 서비스

S씨는 최근 심해진 우울감과 급격한 기억력 저하로 독립적인 일상생활 수행에 어려움을 느껴 자발적으로 치매안심센터에 내소했다. 내소 당일 치매안심센터에서 시행한 치매선별검사(Mini-Mental Status Examination for Dementia Screening, MMSE-DS)에서 S씨는 21점 기준에 13점으로 인지 저하자로 분류되어 진단검사(SNSB-Ⅱ)가 추가로 실시되었다. 여러 검사 결과를 바탕으로 치매안심센터 촉탁의로부터 협약된 대학병원 내원을 권고 받았으며, 진단의학검사 및 CT 등 추가적인 감별검사를 통하여 최종적으로 알츠하이머성 치매 진단을 받게 되었다.

치매안심센터에는 총 세 단계의 치매 진단 시스템이 구축되어 있다. 첫 번째 단계는 선별검사로, 모든 치매안심센터에서 한국형 인지선별검사(Korean-Cognitive Impairment Screening Test; K-CIST)를 사용한다. 2020년 12월까지는 MMSE-DS를 사용했지만 외국 출판사의 저작권 문제 및 우리나라 실정에 맞는 검사 도구 개발 필요성이 대두되어 K-CIST가 개발되었고, 2021년 1월 1일부터는 MMSE-DS 대신 K-CIST를 사용하게 되었다. K-CIST는 총 13개의 문항으로 구성되어 있으며, 지남력·기억력·주의력·시공간기능·언어기능·집행기능 등을 평가한다. 총 30점 만점이며, 점수가 높을수록 전반적인 인지 기능이 양호하다는 것을 뜻한다. 검사 시간은 10~15분 정도 소요되며, 검사자와 피검사자가 1:1로 실시된다(출처: 중앙치매센터). 선별검사에서 결과가 '정상'으로 나오면 1~2년 동안 대상자를 지켜보고, '인지 저하'로 나오면 진단검사를 받게 된다. 두 번째 단계인 진단검사에서는 신경심리검사를 하는데 치매진단평가를 위한 한국판 CERAD 평가집(The Consortium to Establish a Registry for Alzheimer's Disease-K; CERAD-K), 서울신경심리검사 2판(Seoul Neuropsychological Screening Battery 2nd Edition; SNSB-Ⅱ), LICA 노인인지기능검사 (Literacy Independent Cognitive Assessment; LICA) 등을 사용한다. 진단 검사 결과를 토대로 촉탁의에게 진료를 받게 되는데, 그 자리에서 진단을 바로 받거나 감별검사로 이어질 수 있다. 세 번째 단계인 감별검사는 보통 센터와 협약된 병원에서 이뤄지는데 혈액 검사 등 진단의학검사, CT, MRI, PET 등을 받는다. 감별검사까지 끝나면 정상, 경도인지장애, 치매 중 하나로 최종 진단을 받게 된다. 작업치료사는 선별검사를 수행할 수 있으며, 검사 결과에 대해 환자와 보호자에게 자세한 설명을 해줄 수 있다.

2) 치매 지원 서비스 – 치매치료관리비

S씨는 기초노령연금을 제외하고는 지속적인 소득이 없어 비싼 치매 약 값을 부담스러워 했다. 그러다 소득 기준이 충족돼 치매치료관리비 사업 수혜 대상자가 되어 경제적인 부담을 덜게 되었다. 따라서 이전보다 병원에 더 정기적으로 내원해서 진료를 받고, 치매 약을 처방 받아 잘 복용할 수 있게 되었다. 또한 치매치료관리비 사업 대상자선정을 위한 서류를 준비하는 과정에서 S씨 가족들과 자주 연락하게 되었고, 이를 통하여 가족들에게 치매 관리의 중요성과 지속적인 약 복용의 필요성을 교육할 수 있었다.

치매치료관리비 사업은 치매를 조기에 치료하고 지속적으로 관리하여 대상자의 삶의 질 증진 및 사회경제적 비용을 절감할 수 있도록 하는 사업이다. 치매치료제를 복용 중인 대상자는 치매치료관리비 보험 급여 분 중 본인부담금을 지원받을 수 있는데, 월 3만원(연 36만원) 한도로 지원한다. 대상자는 네 가지 기준을 만족해야 한다. 첫째, 초로기 치매인 자를 제외하고 만 60세 이상이어야 한다. 둘째, 의료기관에서 F 또는 G 코드가 포함된 질병분류기호로 진단을 받아야 한다. 셋째, Donepezil, Galantamine, Rivastigmine, Memantine 성분이 포함된 치매 약을 처방 받아야 한다. 넷째, 소득이 중위소득 120% 이하여야 한다. 작업치료사는 치매 증상 악화 방지를 위해 약물치료와 더불어 꾸준한 비약물치료의 필요성을 환자와 보호자에게 상세히 설명하고 강조할 수 있다.

3) 치매 지원 서비스 – 조호 물품

S씨는 뇌졸중으로 쓰러져서 거동이 어려운 아내를 혼자서 돌보고 있다. 아내는 개인위생을 할 때 중등도의 도움을 필요로 하는데 S씨 혼자 아내를 씻길 수 없어 세수와 손 씻기 등 간단한 개인위생은 물티슈를 사용하고 있다. 또 바닥 청소나 가전·가구도 물티슈로 청소한다. 자연스럽게 물티슈를 많이 필요로 하는데 하루에 한 팩 이상을 사용하다 보니 금전적인 부담이 매우 컸다. 그러다 치매안심센터에서 조호 물품을 지원해준다는 말을 듣고 매달 물티슈와 여러 가지 물품을 수령할 수 있게 되었는데,

수령하는 날마다 마주치는 모든 센터 직원들에게 감사 인사를 하실 정도로 서비스에 대한 매우 만족도가 높다. 또한 센터에서 프로그램을 이용하지 않는 날에 작업치료사가 개별 치매 환자의 인지 수준에 맞춰 제작한 인지훈련 교재 및 인지자극 교구로 혼자 학습을 하는 등 여가 시간을 보낸다. 그리고 S씨는 눈에 잘 띄도록 냉장고 측면에 붙여놓은 약 달력을 활용해 본인과 아내의 약을 제때 잘 복용하도록 노력하고 있다.

조호 물품 사업은 치매 환자에게 돌봄에 필요한 물품을 대여하거나 공급하는 사업이다. 필수 제공해야 하는 품목은 기저귀, 방수매트, 에이프런, 미끄럼방지매트, 욕창예방쿠션, 간이변기, 약 달력, 인지강화 또는 인지재활 용품 총 8가지이다. 이 외의 물품은 센터에서 자체적으로 기준을 세워 추가 제공이 가능하다. 작업치료사는 가정환경 수정의 전문가이므로 가정환경을 치매 친화적으로 바꿀 수 있도록 하는 물품을 상세히 조사하고, 치매 환자와 가족에게 직접적으로 필요한 물품이 무엇인지 생각하여 직접 제작해서 조호 물품으로 제공한다. 보통 환자 스스로 또는 가족과 함께 할 수 있는 인지훈련 교재와 인지자극 교구를 만들어서 배포한다. 또한 미끄럼방지매트 등 잘못된 장소에 놓으면 낙상을 야기할 수 있는 물품을 적시적소에 놓을 수 있도록 환자와 보호자에게 교육한다.

4) 치매 지원 서비스 – 맞춤형 사례관리

S씨는 센터에서 제공하는 맞춤형 사례관리의 서비스 대상자의 기준에 부합하여 사례관리를 받기 시작했다. 먼저 꾸준히 안부 전화를 해준 작업치료사와 사회복지사 덕분에 우울감이 많이 해소되었다. 또 가정에 직접 방문하여 오래된 약을 버려주고, 가전과 가구에 주거환경스티커를 붙여 사물을 본 용도에 맞게 쓰이도록 했으며, 화재 방지를 위한 가스 차단기를 설치해주고, 웃풍이 잘 드는 집의 추위를 막기 위해 집 안에 난방 텐트를 설치해주었다. S씨는 "센터에서 이렇게 여러 부분을 세심히 살펴주니 살기가 편해졌다."라며 삶의 질이 크게 향상된 모습을 보였다.

맞춤형 사례관리 서비스는 치매 환자의 돌봄 사각지대를 해소하고, 신체·심리·사회·환경적 요구와 관련된 문제에 집중 개입하여 삶의 질을 향상시킬 수 있도록 하는 사업이다. 대상자는 인구학적 특성과 상황적 특성 기준에 근거하여 선정된다. 1순위는 독거 치매 환자와 부부 치매 환자이며, 2순위는 만 75세 이상 노부부로서 둘 중 한 명이 75세 이상이거나 치매 환자여야 한다. 최대 5년간 사례관리 서비스를 받을 수 있으며 접수, 초기 평가, 대상자 선정, 서비스 제공, 주기별 평가, 1차 종결, 사후관리, 최종 종결과 같이 9단계로 이루어진다. 사례관리는 센터 내에서는 치매 환자 지원 서비스를 집중 지원받고, 센터 외에서는 노인종합복지관 또는 행정복지센터 등의 외부 지원을 받을 수 있도록 연계된다. 작업치료사는 사례관리 서비스 제공자로서 조호 물품을 이용해 가정환경수정을 할 수 있고, 보건소에서 제공하는 지역사회중심재활사업 또는 행정복지센터의 여러 복지 서비스와 같이 공공기관에서 제공되는 자원을 연계해줄 수 있다.

5) 치매예방관리사업 – 인지강화교실

S씨는 활발한 성격으로 외부 활동을 좋아한다. 그러나 투병 중인 아내 곁을 떠날 수 없어 집 안에만 머물러 있는 경우가 많아 치매로 진단 받기 전 우울증으로 가성 치매로 진단받기도 했을 정도로 우울감이 매우 심한 상태였다. S씨는 선별검사에서 인지 저하로 판정 받고, 작업치료사와 상담 후에 최종 치매 진단을 받기까지 인지강화교실 프로그램을 이용하였다. 주 1회 1시간 프로그램에 참여했는데, 요양보호사가 아내를 위해 가정에 방문하는 빈 시간에 참여할 수 있어 매우 만족도가 높았다. 당시 인지강화교실 기수에는 참여하는 대상자 수가 매우 적어 대상자 대 치료사 비율이 매우 낮았는데, 평생 받지 못했던 대접을 여기 와서 받아보고 생전 해보지 못했던 활동들을 해볼 수 있었다며 매우 만족스러움을 표했다. 여러 인지자극치료 중 꽃 그림을 색칠하는 것에 큰 흥미를 느껴 인지강화교실을 운영하지 않는 날은 작업치료사가 제작한 컬러링북의 그림들을 색칠하며 여가 시간을 보낸다. 완성된 컬러링북은 센터에 갖고 와서 모든 직원들에게 자랑하고 칭찬받는 과정을 통해 자존감도 향상되는 계기가 되었다.

인지강화교실은 선별검사 상, 인지저하 어르신 또는 경도인지장애 환자를 대상으로, 치매로의 이행을 예방하고 인지 기능 악화를 방지하기 위해 다양한 치매 예방 정보를 제공하고 인지 중재 치료 프로그램을 제공하는 사업이다. 주 1회 1시간 이상, 총 8회기 이상 운영하는 것을 원칙으로 하며 1회기 당 최대 참여 인원은 20명으로 제한한다. 작업치료실습생 및 자원봉사자는 치료사로부터 환자의 특성과 프로그램의 특성에 대한 오리엔테이션을 받은 후에 보조로서 참여할 수 있다. 작업치료사는 인지중재치료의 전문가로서 여러 가지 이론과 치료기법을 이용하여 인지강화교실 프로그램을 운영할 수 있다. 인지강화교실은 그룹으로 진행되기 때문에 담당 작업치료사는 Mosey의 집단 단계 이론을 잘 알고 있어야 하며, 사전·사후 검사를 진행해야 하기 때문에 K-CIST, GDS, SMCQ 등의 검사를 능숙하게 할 수 있어야 한다.

2. 치매환자쉼터

1) 치매환자쉼터 안내

치매환자쉼터는 치매안심센터에 등록된 치매 환자를 대상으로 삶의 질 향상과 치매 증상 악화 방지를 목적으로 하는 사업으로 치매안심센터의 필수 중요 사업 중 하나이다. 참여 희망자는 치매로 진단받아야 하며, 장기요양서비스 신청 대기자, 미 신청자, 등급판정자 중 서비스 이용

대기자, 장기요양등급 5등급자, 인지지원등급자여야 한다. 즉, 장기요양서비스를 받고 있는 사람이 중복으로 치매안심센터의 치매환자쉼터를 이용할 수는 없다. 치매환자쉼터는 주중 상시 운영되어야 한다. 센터 자체적으로 식사 또는 송영 서비스를 제공할 수 있지만 필수는 아니다. 치매환자쉼터 운영은 반드시 작업치료사가 해야 하므로, 작업치료사는 치매에 대한 이해도가 높아야 하고 여러 인지중재치료 기법을 잘 알고 있어야 한다. 또 대상자 대부분이 고령으로 고혈압과 저혈당 등 기저질환을 동반하는 사례가 많으므로 치매 이외의 노인성 질환에 대해 잘 숙지하여 응급상황에 대비할 수 있어야 한다. 또한 감염병 등으로 인한 비대면 온라인 치매환자쉼터도 운영되고 있으므로 작업치료사는 비대면 치료를 위해 관련 정보를 잘 습득할 수 있어야 한다. 사전·사후 검사를 진행해야 하기 때문에 K-CIST, GDS, SMCQ, 만족도 조사 등의 검사를 능숙하게 시행하며, 더불어 치매 환자의 작업수행능력과 일상생활 수행 능력 등을 평가하기 위해 캐나다작업수행측정(Canadian Occupational Performance Measure, COPM), 수정바델지수(Modified Barthel Index, MBI), 세계보건기구 장애평가조사표 2.0(World Health Organization Disability Assessment Schedule 2.0, WHODAS 2.0) 등 작업치료평가도 할 수 있다.

2) 치매환자 쉼터 작업치료 서비스 사례

(1) 신상 정보

B씨는 79세 여성으로, 배우자는 B씨가 35세일 때 사망하고 세 명의 딸이 있다. 초등학교를 졸업하여 교육 연한은 6년이다. 현재 마당이 있는 단독주택에서 둘째 딸, 막내딸과 함께 살고 있다. 둘째 딸과 막내딸이 B씨의 주 보호자이며 딸들은 B씨에 대한 애정이 크고 치매에 대한 지식 수준이 높다. 보호자들은 경제적으로 풍족하며, 장기요양등급 심사 과정에서 B씨가 상처를 받을 수 있음을 염려하여 장기요양등급은 받지 않을 계획이다. B씨 본인과 보호자들은 최대한 지역사회에서 함께 생활하기를 희망한다.

(2) 현 병력

2015년에 알츠하이머성 치매(질병분류기호: G30.1)를 진단받았다. 오른쪽 눈이 실명되었지만 왼쪽 눈과 신체를 이용한 보상 기능 수준이 높아 일상생활에서의 시지각 문제는 없다. 경미한 뼈 관절염과 위염을 앓고 있다. 우세손은 오른손이며, Donepezil 10mg과 Acetyl-L-Carnitine Hydrochloride 500mg을 복용하고 있다. 2019년 12월에 계단에서 낙상하여 허리뼈와 골반뼈가 골절되어 강도가 센 운동은 불가하다. 또한 시간 지남력 및 단기 기억력이 좋지 않다.

(3) 평가

① SOAP

Ⅰ. Subjective

Name	B	Sex	Female
Age	79	Birth	1941. 07. 15
Hospitalization Date	N/A	On Set	2015. 01. 15
Education Level	6년	Dominant Hand	Right Hand
CDR	1	GDS	5
Long-Term care Degree	N/T		
Diagnosis	Alzheimer Dementia (G30.1) / Rt. Blindness / Arthritis / Gastritis		
Medication	Donepezil 10mg/1Ta / Acetyl-L-Carnitine Hydrochloride 500mg/1Ta		
Genogram	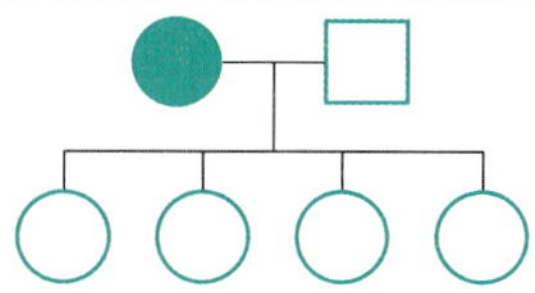		

Ⅱ. Objective

1. Physical

1) Gross Motor

① Range Of Motion & Manual Muscle Test

Rt. Hand		Joint	Lt. Hand	
ROM	MMT		ROM	MMT
		Shoulder		
110°	Fair −	Flexion 170°	100°	Fair −
50°	Fair −	Extension 60°	40°	Fair −
100°	Fair −	Abduction 170°	100°	Fair −
0°	Fair +	Adduction 0°	0°	Fair +
90°	Fair +	Lateral Rotation 90°	85°	Fair −
70°	Fair +	Medial Rotation 70°	70°	Fair +
		Elbow		
140°	Good	Flexion 135° ~ 150°	140°	Good
0°	Good	Extension 0°	0°	Good
		Forearm		
90°	Fair +	Supination 80° ~ 90°	90°	Fair +
70°	Fair −	Pronation 80° ~ 90°	70°	Fair −

(계속)

Rt. Hand		Joint	Lt. Hand	
ROM	MMT		ROM	MMT
Wrist				
70°	Fair +	Flexion 70°	70°	Fair +
60°	Fair −	Extension 80°	55°	Fair −
30°	Fair −	Ulnar Deviation 30°	30°	Fair −
20°	Fair −	Radial Deviation 20°	20°	Fair −

※ Comment
- PROM을 측정함
- 시간 관계상 하지는 측정하지 못하고 상지만 측정함
- 대상자의 컨디션이 좋아 평가 시 최대 저항을 줄 수도 있었으나 대상자의 연령 및 질환을 고려하여 약간 및 중등도의 저항만 줌

② Hand Strength

항목	1 차		2 차		3 차		평균	
	Rt.	Lt.	Rt.	Lt.	Rt.	Lt.	Rt.	Lt.
Grip	10	15	19	17	16	14	15	15.3
Tip Pinch	2	2	2	2	4	3	2.6	2.3
Lateral Pinch	7	7	6	7	6	6	6.3	6.6
Three point Pinch	0	4	6	4	6	5	6	4.3

※ Comment
- 60대 이상 여성의 Grip 평균이 Rt. 24, Lt. 23인 것에 비해 대상자는 평균 이하임
- Tip Pinch를 제외하고, Lateral Pinch 및 Three point Pinch 기능은 평균 이상임
- 바른 측정 자세를 취하려 했으나 균형 유지 실패로 의자에 등을 기대고 측정함

③ Balance

항목		등급	Comment
Sitting	Static	±	• 의자 및 침대에서 계속 등을 기대고 있으며 엉덩이가 전방으로 흘러내리나 자세 유지 가능함
	Dynamic	±	• 의자에 앉아 상지만 움직이는 활동 진행 시, Trunk 자유자재로 움직일 수는 없으나 자세 유지 가능함
Standing	Static	+	• 체간의 무게 중심이 앞으로 쏠리지만 보호자의 감독 하에 혼자 설 수 있음
	Dynamic	+	• 체간의 무게 중심이 앞으로 쏠리지만 보호자의 감독 하에 혼자 걸을 수 있음

④ Manual Function Test

항목	Rt. Hand		Lt. Hand	
상지 앞으로 올리기	110°	3점	100°	3점
상지 옆으로 올리기	100°	3점	100°	3점
손바닥 뒷머리에 닿기	가능	4점	가능	4점
손바닥 등에 닿기	가능	4점	가능	4점
쥐기	가능	3점	가능	3점
잡기	가능	3점	가능	3점
입방체 옮기기	2개	1점	2개	1점
패그 보드	3개	1점	3개	1점
총점 22 / 32점 → 점수화 68.75 / 100점				

※ Comment
- 손바닥 등에 닿기 항목에서 대상자는 손등·손바닥 모두를 등에 닿게 할 수 있음
- 대동작 기능을 요구하는 항목은 매우 잘 수행하나 미세동작 기능을 요구하는 항목에 대해서는 자신감 없는 모습을 보이며, 실제로도 보호자의 감독 하에 수행 가능함

2) Fine Motor

① Hand Function

항목		Rt.	Lt.	Comment
Reach	Move Arm Full ROM	±	±	Shoulder Flexcion, Extension, Abduction, Adduction 등 모두 60% 이상 가능
	Reach To Midline	+	+	–
	Reach Across Midline	+	+	–
Grasp	Hook	+	+	–
	Lateral pinch	+	+	–
	Tip Pinch	+	+	–
	Three jaw chuck	+	+	–
	Cylindrical grasp	+	+	–
	Spherical grasp	+	+	–
In-Hand Manipulation	Finger To Palm	+	+	–
	Palm To Finger	+	+	
	Shift	±	±	PIP·DIP의 Flexion이 가능하고 근력도 있으나 얇은 종이는 한번에 넘기지 못하고 손가락에 물을 묻혀 마찰이 큰 상태에서만 넘길 수 있음
	Simple Rotation	±	±	약간의 시간 지체를 통해 돌릴 수는 있으나 지면에 물체가 닿은 상태에서 엄지와 검지만을 이용하여 돌림
	Complex rotation	–	–	연속하여 360° 로 돌리지 못함

(계속)

항목		Rt.	Lt.	Comment
Tool Use	숟가락	+	+	Power Grasp로 잡음
	젓가락	±	–	젓가락 자체를 잡을 수는 있으나 실제로 음식을 집을 때는 놓치는 부분이 많음
	포크	+	+	Power Grasp로 잡음
	연필	+	+	Lateral pinch로 잡을 수 있음
	지우개	+	+	Lateral pinch로 잡을 수 있음
	가위	±	–	가위 자체를 잡을 수 있고, 직접 사용을 위해 엄지와 검지를 가위 손잡이 구멍에 제대로 넣을 수 있음
Hand Writing		+	–	연필을 잘 잡을 수 있으며, 격려를 통해 애국가를 4절까지 20분 안에 쓸 수 있음

② Box & Block Test

항목	Rt. Hand	Lt. Hand
개수	25개	25개

※ Comment
- 방법을 잘 이해하여 단 한 블록도 방법에 어긋나는 수행을 보이지 않음

③ Jebsen – Talyor Test

항목	Rt. Hand	Lt. Hand
짧은 문장 쓰기	192초	–
카드 뒤집기	18초	29초
작은 물건 옮기기	19초	57초
먹는 흉내내기	17초	33초
장기말 쌓기	51초	11초
크고 가벼운 깡통 옮기기	12초	18초
크고 무거운 깡통 옮기기	12초	15초

※ Comment
- 쓰기·뒤집기·쌓기·옮기기 점수화 결과, 평균 이상의 시간이 소요됨
- 옮기기·흉내내기는 평균과 비슷한 시간이 소요됨
- 비우세손 쓰기 항목은 대상자가 포기하여 실시하지 못함
- 장기말 쌓기 항목에서 우세손 수행이 비우세손 수행보다 더 많은 시간이 소요됨

④ Perdue Pegboard Test

항목	Rt. Hand	Lt. Hand
우세손	5개	–
비우세손	–	4개
양손	4개	
합	13개	
조립	8개	7개

※ Comment
- 패그를 놓치는 오류를 범하고, 범한 오류를 수정하는 데 시간을 많이 소요함

2. Cognition

1) Memory

항목	등급	Comment
Short-Term	+	• MMSE-DS 및 LOTCA-G 평가의 단기 기억력 항목에서 최대 점수를 받음
Long-Term	+	• 젊은 시절에 종사했던 생업에 관해 어떤 일을 했는지, 그 일이 어떠했는지를 설명할 수 있음

2) Attention

항목	등급	Comment
Sustain	+	• Perdue Pegboard Test 시, 한 패그를 잡으면 그 패그를 성공적으로 꽂을 때까지 집중함
Selective	+	• Perdue Pegboard Test 시, 다른 패그 구멍에 꽂지 않고 지정된 패그 구멍에만 패그를 꽂음
Divided	+	• Perdue Pegboard Test 시, 왼손으로 패그를 집음과 동시에 오른손으로 패그를 꽂을 수 있음
alternative	+	• Perdue Pegboard Test 시, 패그를 꽂다가도 치료사가 말을 걸면 치료사에게 집중함

3) Orientation

항목	등급	Comment
Time	+	• 현재 연도·월·일·요일을 정확히 앎
Place	+	• 본인이 있는 곳이 보건소 안 치매안심센터인 것을 앎
Person	+	• B씨 본인·가족·작업치료사가 누구인지 앎

4) Mini Mental State Examination – Dementia Screening

대분류	소분류	문항	점수	답변
지남력	시간	오늘은 '몇 년'입니까?	1	2020
		오늘은 '몇 월'입니까?	1	1
		오늘은 '며칠'입니까?	1	15
		오늘은 무슨 '요일'입니까?	1	수
		무슨 '계절'입니까?	1	겨울
	장소	무슨 '시'입니까?	1	○○광역시
		무슨 '구'입니까?	1	○○구
		무슨 '동'입니까?	1	○○동
		여기는 '몇 층'입니까?	1	2층
		여기 '이름'은 무엇입니까?	1	치매안심센터
기억력	기억 등록	세 가지 단어 즉시 따라하기	3	나무, 자동차, 모자
	기억 회상	5분 후 기억 등록 회상하기	3	나무, 자동차, 모자
계산 능력	수리력	100−7 = −7 = −7 = −7 = −7	1	93, 82, −
언어 능력	이름 맞추기	시계 및 연필 이름 맞추기	2	시계, 연필
	3단계 명령	1) 오른손으로 종이 받기 2) 반으로 접기 3) 무릎 위에 올려 놓기	3	−
	복사	오각형 2개 겹쳐 그리기	1	−
	반복	'간장공장공장장' 따라하기	1	간장공장공장장
이해·판단	이해	'왜 옷을 빨아 입습니까?'	1	더럽기 때문
	판단	'티끌 모아 태산' 뜻 맞추기	1	많이 모으면 태산이 됨
총점 26 / 30점				

※ Comment

- 계산 능력을 요구하는 항목을 제외한 모든 항목에서 좋은 점수를 받음

5) Loewenstein Occupational Therapy Cognitive Assessment – Geriatric Population

항목	점수	Comment
장소 지남력	8점	−
시간 지남력	8점	−
물체 인식	4점	−
모양 인식	4점	직사각형과 정사각형의 차이를 정확히 앎
겹쳐진 그림	3점	'배'를 '토마토'로 대답함
물체 항상성	4점	−
신체 방향	4점	−

(계속)

항목	점수	Comment
맞은편 좌우 구별	4점	–
공간적 관계성	4점	방향 지적을 동서남북으로 대답함
운동 모방	0점	모방은 정확히 할 수 있으나 방향을 틀림
물체 활용	4점	가위를 잘 잡을 수 없어 평가자가 손에 쥐어줌
상징 행동	4점	–
도형 보고 그리기	4점	제시 그림과 비교했을 때, 매우 작게 그림
2차원 모양 만들기	4점	–
패그 보드 구성하기	4점	–
적목 만들기	3점	적목과 적목 사이를 떼지 않음
퍼즐 맞추기	4점	카드를 잘 잡을 수 없어 평가자가 손에 쥐어줌
시계 그리기	3점	숫자는 정확히 그렸으나 분침을 틀리게 그림
분류하기	2점	탈 것과 일상 도구를 정확히 분류하지 못함
그림 순서 맞추기	2점	각 카드의 이야기는 말할 수 있으나 맞추지 못함
유명 인물 기억하기	4점	'박정희, 대통령'을 정확히 기억함
개인 소지품 기억하기	4점	숨긴 장소 및 물건 이름을 정확히 기억함
일상적 물건 기억하기	4점	5초 정도 머뭇거리기는 했으나 정확히 찾음
주의 집중	4점	평가 내내 평가자의 지시에 따라 평가에 집중함
총점 93 / 104점		

3. ADL

1) Status List Of Life

	혼자서 할 수 있음	부분적 도움 받음	전적으로 의존함	필요 및 흥미 없음
활동	화장실 사용, 세수, 샤워/목욕, 머리손질, 침상이동, 식사, 손 씻기, 옷 갈아입기, 실내 이동, 양치질, 머리 감기, 신발 신고 벗기	전화 사용, 물건 사기, 약 챙겨먹기, 화장, 차량 탑승, 음식 준비 및 뒷정리, 계단 오르내리기, 개인 장비 관리	금전 관리	휠체어 사용, 면도, 종교 활동, 간병인 선택/감독, 운전/교통수단 이용
참여	화투/윷놀이, TV 시청, 그림, 가족과 이야기	이웃/친구 만나기, 정원/텃밭/화분, 산책, 노래/댄스, 애완동물, 집안일, 모임, 운동,	평생교육, 신문/잡지/책 읽기, 관람, 일기/편지, 여행, 악기 연주	손자/자녀 돌봄, 일, 스마트폰, 장기/바둑/오목, 컴퓨터, 뜨개질, 이성과의 데이트, 자원 봉사

		예	아니요
일반적인 건강 상태		식사, 잠, 대변, 요실금, 고민, 모임	아픈 곳
신체 구조 및 기능	• 상지 • 하지	팔, 손 힘, 손가락, 와→좌, 앉기, 좌→립, 걷기	–
	• 인지 • 정신 • 행동	사람, 숫자 계산, 의사소통, 삶의 즐거움	날짜/계절/시간, 장소, 방금 전 일, BPSD

2) IC

	많음	**보통**	**없음**
일상생활활동	청소, 세탁, 요리, 원예, 동식물 관리	화장	–
인지 활동	평생 교육, 학습, 그림 그리기	TV 보기, 라디오 듣기	신문 보기, 강연, 연구, 독서, 붓글씨, 컴퓨터, 시조, 바둑/장기, 화투
신체 활동	누워 쉬기, 요가, 체조, 야외산책, 조깅, 수공예	댄스, 목공, 도예	골프, 게이트볼, 등산, 수영, 스포츠, 에어로빅, 낚시
사회 활동	이야기하기, 가족모임, 자원봉사, 경조사 참여, 사회활동, 음악감상, 영화, 외식, 유원지	쇼핑, 전화, 노인 대학, 드라이브, 노래방	종교, 편지 쓰기, 정치 활동, 수집, 사진 찍기, 다도, 콘서트, 전람회, 음주, 스포츠 관람

3) OQ

시간	**활동**	**영역**	**도움**	**중요도**
5:00 ~ 6:00	세수 및 집안 청소	1	6	3
6:00 ~ 7:00	색칠공부 및 숨은 그림 찾기	4	6	4
7:00 ~ 8:00	식사 준비 및 식사, 약 챙겨먹기	1	6	4
8:00 ~ 9:00	집안 전체 청소, 화장	1	6	3
9:00 ~ 10:00	TV 시청, 산책(집 마당)	6	6	2
10:00 ~ 11:00 11:00 ~ 12:00	색칠공부 및 숨은 그림 찾기	4	6	4
12:00 ~ 13:00	점심 식사	1	4	3
13:00 ~ 14:00	옷 갈아입기, 치매안심센터 오기	4	3	3
14:00 ~ 15:00	치매예방운동, 작업 수행	7	5	5
15:00 ~ 16:00 16:00 ~ 17:00	작업치료	7	5	5

(계속)

시간	활동	영역	도움	중요도
17:00 ~ 18:00	저녁 준비, 집안 정리	5	4	3
18:00 ~ 19:00	저녁 식사 및 휴식, 약 챙겨먹기	3	6	4
19:00 ~ 20:00	TV 시청, 강아지와 놀기	6	6	4
20:00 ~ 21:00	산책	6	4	4
21:00 ~ 22:00 22:00 ~ 23:00	색칠 공부 및 숨은 그림 찾기	4	6	4
23:00 ~ 24:00 24:00 ~ 5:00	수면	3	6	4

4) Modified Barthel Index

항목	점수	Comment
Personal Hygiene	4점	머리 빗기·세수·양치 혼자 수행 가능하나 보호자의 관찰 필요
Bathing Self	3점	몸 쪽 신체는 독립적으로 씻을 수 있으나 먼 쪽 씻기 및 도구 사용에는 보호자의 상당한 도움이 필요함
Feeding	5점	도구 사용은 가능하나 지속적 도움 및 주의가 필요함
Toilet	8점	이동 시 낙상 방지를 위한 지속적 주의가 필요함
Stair Climbing	5점	이동 시 낙상 방지를 위한 상당한 도움이 필요함
Dressing	8점	옷을 날씨와 상황에 맞게 준비하고 입었는지에 대한 보호자의 지속적인 주의가 필요함
Bowel Control	10점	배변감을 느낄 수 있고 조절이 일정 부분 가능함
Bladder Control	10점	배뇨감을 느낄 수 있고 조절이 일정 부분 가능함
Ambulation	3점	보호자의 지속적 관찰 하에 보행 가능함
W.C	–	–
Chair·Bed Transfer	15점	–
총점 71 / 100점		

5) WHODAS 2.0

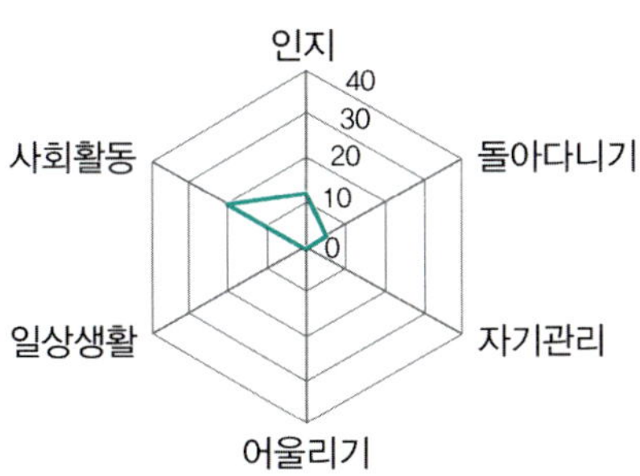

- 인지: 문제 해결점 찾기 및 새로운 것 배우기 조금 어려워 함
- 돌아다니기: 장시간 실외 이동 어려워 함
- 자기관리: 오래 걷기 조금 어려워 함
- 어울리기: 문제없음
- 일상생활: 문제없음
- 사회활동: 타인의 태도 때문에 품위 유지를 조금 어려워 함, 건강에 심적 부담감 있음

6) COPM(Client. Ver)

작업	중요도	수행도	만족도	Comment
식사	10	8	7	식사하는 것을 가장 중요하게 생각하고 있으며, 먹을 수 있다는 것에 대해 전반적으로 만족하는 모습을 보임
보행	10	3	6	보행하는 것을 두 번째로 중요하게 생각하며, Knee의 VAS 1 정도의 Pain이 있고 보호자의 주의 아래 보행을 할 수 있다고 생각하기 때문에 수행도는 낮게 책정하였고, 보행이 아예 불가능하지는 않기 때문에 만족도는 비교적 높음
수면	8	8	9	하루 일과 중 수면이 차지하는 비중이 매우 크고 건강을 위해 꼭 필요한 것이라고 생각하며, 수면의 질이 높다고 생각함
정적 오락	6	8	7	오락이 삶에서 중요한 부분을 차지하지는 않지만 일상의 유희를 위해서는 필요하다고 생각함

7) COPM(Care Giver. Ver)

작업	중요도	수행도	만족도	Comment
약 스스로 먹기	10	2	3	보호자가 대상자와 식사를 한 후, 함께 뒷정리를 하다 보면 투약을 깜빡 잊을 때가 있어 보호자가 매일 챙겨주지 않아도 대상자 스스로 약을 먹을 시간을 알고 혼자 먹을 수 있도록 하고 싶음
사칙연산 이용한 계산 공부	8	4	5	시계를 볼 줄은 알고 있음. 그러나 과거 특정 시간부터 현재 시간까지의 시간이 얼마 지났는지를 잘 모르는 것 같아 보이는데 그게 덧셈이 안 돼서 그러는 것 같으므로 사칙연산 공부를 했으면 함
특정일에 고마운 사람에게 편지 쓰기	8	6	8	같이 살고 있는 딸들은 가끔 나타나는 대상자의 BPSD 때문에 수면 등 BADL이 힘들 때가 있다 함. 그러나 대상자는 딸들의 돌봄에 대한 고마움을 잘 표현하지 않아서 딸 본인들의 생일에 대상자가 간단한 카드 또는 편지를 써주면 좋겠다고 함

② 전반적인 인지 기능

보존 기능	사람 지남력, 장소 지남력, 읽기, 쓰기, 시지각, 언어적 이해력, 이름 대기 능력, 도구 사용
손상 기능	시간 지남력, 작업 기억력, 단기 기억력, 계산 능력

(4) 일상생활

B씨는 수면, 기상, 개인위생, 식사, 청소, 여가 등을 규칙적으로 수행하며 잘 짜인 일상생활을

수행하고 있다. 오전에는 집에서 보호자가 제공하는 숨은 그림 찾기 등 인지 과제를 수행하고, 오후에는 치매안심센터에 방문하여 그룹 또는 1:1 작업치료를 받는다. 주말에는 딸들과 함께 요리를 하고 TV 시청을 하며 여가 시간을 보낸다. 대부분의 일상생활은 보호자로부터 약간의 도움을 받거나 독립적으로 수행할 수 있지만, 약을 스스로 챙겨서 먹거나 달력과 시계를 보는 것은 중등도의 도움을 필요로 한다.

(5) 보호자 면담

함께 거주하는 둘째 딸 막내딸이 B씨의 주 보호자이다. B씨는 새벽에 가끔 알 수 없는 말을 중얼거리고, 본인에게 해를 끼쳤던 특정한 누군가를 향해 욕을 하여 보호자를 힘들게 할 때가 있다고 한다. 그런 정신행동심리증상(Behavioral and Psychological Symptoms of Dementia; BPSD)을 제외하고는 본인의 일을 최대한 독립적으로 하려는 편이어서 돌봄에 심각한 부담을 느끼지 않는다고 한다. B씨와 보호자 모두 담당 작업치료사와 라포 형성이 잘 되어있어 치료에 적극적으로 참여하며, 작업치료사가 제안하는 일상생활 중재 계획에 환자와 보호자 모두 매우 협조적이다.

(6) 치료 계획

- 현재 환자가 가정에서 생활하고 있는 루틴을 지속할 수 있도록 격려하고, 재가 또는 주간보호센터 이용 등 장기요양 서비스를 받고 싶지 않은 B씨와 보호자의 의견을 존중하여 본 센터 작업치료 시간에 최대한 잔존 인지 기능을 증진시킬 수 있도록 한다.

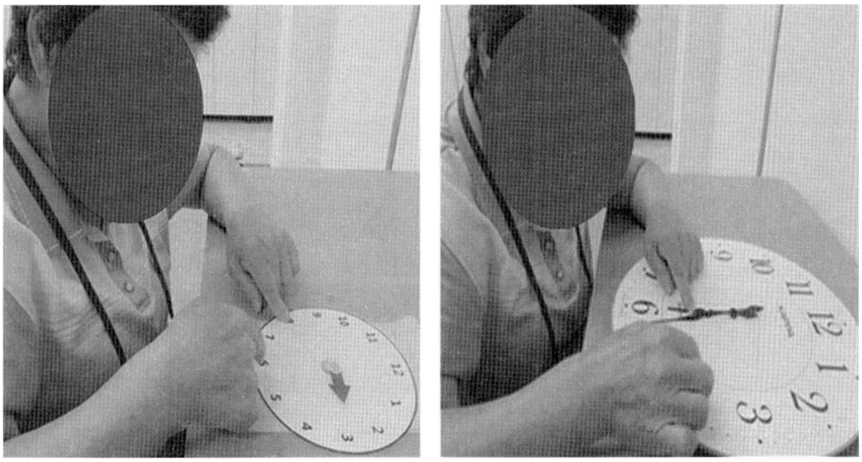

작업치료사가 만든 키트로 시간 계산 훈련을 한 후, 일반 시계로 일반화하는 훈련

- 시간 지남력이 떨어지는 B씨를 위해 한달 단위가 아닌 하루 단위의 달력을 구매하고, 그 날짜를 상기시키도록 보호자에게 권고한다.
- 계산 능력을 증진시키기 위해 센터 내 작업치료시간에 했던 덧셈 뺄셈 연산 훈련을 가정에서도 지속적으로 할 수 있도록 보호자를 교육시킨다. 그룹치료 내 윷놀이 게임 중 윷말 옮기기 롤(Role)을 주어 연산 훈련을 게임에 적용할 수 있는 기회를 제공한다.
- 시계 읽기는 가능하나 시간 계산이 어려운 B씨를 위하여 작업치료사가 직접 만든 키트로 시간 보기 및 시간 계산하기를 훈련한 후, 실제 시계를 보고 현재 시간이 정확하게 언제인지 보는 법을 연습하여 일상생활에서 독립성을 유지하도록 돕는다.

(7) 치료 효과

① 평가

<table>
<tr><th></th><th>사전 검사
(2018. 05)</th><th>사후 검사
(2020. 08)</th><th>Comments</th></tr>
<tr><td>MMSE-DS</td><td>26/21</td><td>26/21</td><td>• 센터에서의 인지훈련으로 전반적인 인지기능이 유지됨</td></tr>
<tr><td>S-GDS-K</td><td>4/15</td><td>0/15</td><td>• 지속적인 센터 내소로 우울감 저하되었음</td></tr>
<tr><td>SMCQ</td><td>5/14</td><td>3/14</td><td>• 센터에서의 인지중재치료로 기억력이 증진됨</td></tr>
<tr><td rowspan="2">WHODAS 2.0</td><td>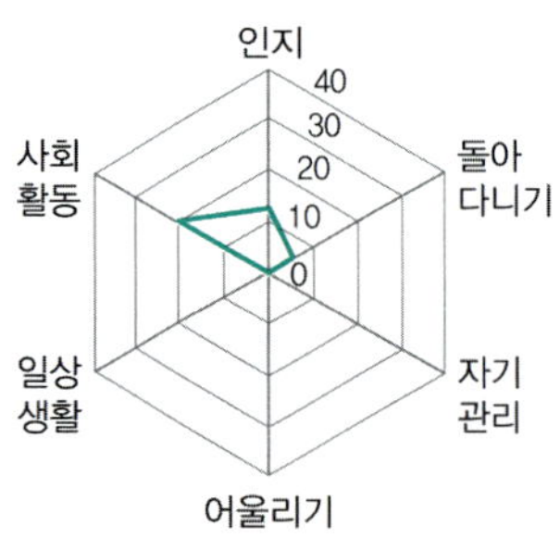
</td><td>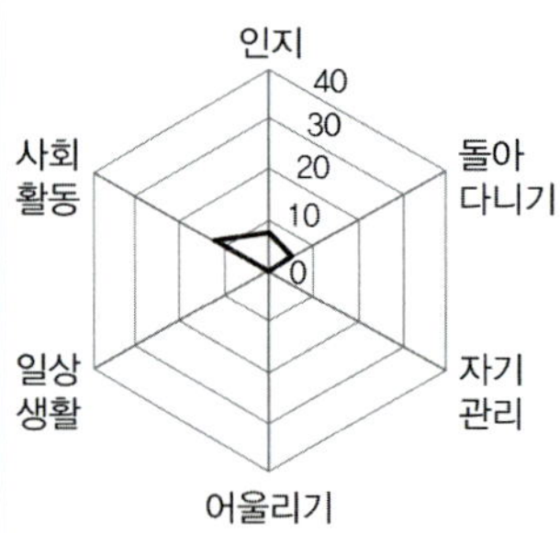
</td><td rowspan="2">• 인지: 센터에서의 지속적인 인지중재치료를 받아 전반적 인지 기능이 향상됨
• 사회활동: 센터 그룹치료에 참여해 활발한 사회적 교류를 해 사회활동 기능이 향상됨
• 항목은 Problem을 기입함</td></tr>
<tr><td>인지, 자기관리, 사회 활동</td><td>자기관리</td></tr>
</table>

② 인지 훈련을 통한 연산 기능 향상

계산 훈련을 통해 십의 자리 숫자까지 덧셈을 암산으로 할 수 있게 되었다. 약간의 도움이 있으면 시계를 독립적으로 볼 수 있게 되고, 현재 날짜, 계절 등을 기억할 수 있을 정도로 기능이 향상되었다.

③ 가족교육으로 치매에 대한 인식변화 및 돌봄 역량 강화

정확한 치매 정보 전달을 통해 치매 치료에 대한 보호자의 부정적인 선입견을 바꿔주고, 환자의 일상생활 구조화 및 꾸준한 인지적 자극 제공의 중요성을 알려주었다. 또한 올바른 활동 도움 방법을 교육해 집에서 일반화 하는 법을 훈련시켜 센터에 오지 않는 가정에서의 시간에 인지 훈련 및 인지자극 활동을 지속할 수 있게 되었다.

3. 치매 환자 가족 지원 서비스 사례

1) 보호자 신상 정보

H씨는 만 75세 여성으로, 인지는 정상군(MMSE-DS: 29/25)에 속한다. 파킨슨성 치매를 앓고 있는 남편 O씨, 조현병과 초로기 치매를 앓고 있는 조카 J씨와 함께 살며 혼자서 두 환자를 돌보고 있다. 성격은 무척 쾌활하고 긍정적이며, 치매안심센터에서 운영하는 사업에 적극적으로 참여 한다. 장애인 콜택시와 법률홈닥터 등 여러 사회지원서비스를 잘 이용한다.

2) 대상자 신상 정보

O씨는 만 79세 남성이다. 파킨슨병을 앓고 있으며, 이로 인해 파킨슨성 치매를 진단받았다. 아내인 H씨와 처조카 J씨와 함께 살고 있으며, 우세손인 오른손에 떨림(tremor)이 심하고 가속보행(festinating gait) 증상으로 일상생활을 수행하는 데 중등도 이상의 도움을 필요로 한다. 파킨슨병의 증세가 심해 장시간의 외출이 불가능하고, 신체적 문제 때문에 약간의 우울감도 있다.

J씨는 만 57세 남성이다. 20대에 조현병을, 2018년에는 초로기 치매를 진단받았다, 고모인 H씨와 H씨의 남편인 고모부와 함께 살고 있다. 작업의 순서화가 잘 되지 않는 등 전반적인 인지 기능과 초인지 기능이 좋지 않아 일상생활을 수행하는 데 중등도 이상의 도움을 필요로 한다. 성격은 내향적이고 말수가 적으며 타인을 경계하지만, 적대적이거나 공격적인 모습을 보이지는 않는다. 주 보호자인 고모 H씨를 잘 따르며, 신체적인 문제는 없다.

3) 가족 지원 서비스 – 가족교실

H씨는 함께 사는 남편과 조카가 모두 치매를 앓고 있기 때문에 혼자 돌봄을 전담하기가 쉽지 않았다. 치매에 대한 이해도가 높지 않았고, 이해할 필요성도 느끼지 못했으며, 어떻게 남편과 조카를 쉽게 돌볼 수 있을지에 대한 방안도 생각해본 적이 없었다. 그러다 치매안심센터와 인접해있는 정신건강

복지센터에 방문하면서 본 센터를 알게 되었고, 치매 환자 등록부터 조호 물품, 치매치료관리비 등 여러 서비스를 지원받았다. 그러던 중, 가족교실의 담당 직원으로부터 치매 가족을 위한 교육프로그램이 있다는 이야기를 듣고 참여하게 되었다. 본 센터에서는 치매가족교육 프로그램으로 「헤아림」(출처: 보건복지부 및 중앙 치매센터)을 제공하고 있는데, H씨가 총 8회기의 가족교실에 참여하는 동안 O씨와 J씨는 센터의 동반치매환자보호서비스를 이용해 작업치료사가 진행하는 정서 지원 프로그램에 참여했다. 가족교실 참여를 통해 치매에 대해 이해하게 되고, 돌봄 방법을 잘 알게 된 H씨는 삶의 질이 높아졌다고 말했다. 또한 같이 참여한 다른 보호자들과 이야기를 나누고 각 가정에서 치매 환자를 돌보다가 알게 된 노하우도 공유하는 등의 의사소통을 통해 "치매는 이해하고 공감하면 극복할 수 있는 병이라는 것을 깨닫게 되었다."고 소감을 발표하였다.

가족교실은 체계적으로 구성된 구체적인 커리큘럼을 통해 치매 환자의 가족이 치매에 대한 이해와 돌봄에 대한 역량을 강화할 수 있도록 돕는 사업이다. 치매로 진단받은 환자의 가족뿐만 아니라, 경도인지장애 단계의 환자 가족도 참여가 가능하다. 「헤아림」 프로그램을 기본으로 하되, 커리큘럼이 있는 타 프로그램도 운영 가능하다. 「헤아림」은 총 8회기 프로그램으로, '치매 알기'와 '돌보는 지혜'로 구성되어 있다. '치매 알기'에서는 치매에 대한 바른 이해 방법, 정신행동증상 및 치매 종류별 초기 증상과 위험 요인 알기, 치매 진단 및 치료와 관리하기 등을 소개한다. '돌보는 지혜'에서는 치매 환자의 마음 이해하기, 치매에 대한 부정적 태도 극복하기, 환자와의 의사소통 방법 응용하기, 환자의 잔존 능력 찾기, 가족의 자기 돌보기 등을 소개한다. 가족교실을 운영하는 작업치료사는 치매 및 경도인지장애 진단을 받은 대상자 가족에게 정확한 정보 전달을 하여야 하므로 치매에 대한 이해도가 높아야 하며, 실제 돌봄에 필요한 다양한 방법을 잘 알고 효과적으로 전달할 수 있어야 한다. 또한 가족교실에서 그룹으로 이야기를 나눌 때, 참여자들의 의사소통 내용과 방법이 너무 부정적인 방향으로 흘러가지 않도록 중재를 제공하는 것도 필요하다.

4) 가족 지원 서비스 – 힐링 프로그램

혼자 두 명의 치매 환자를 돌보고 있는 H씨는 밝고 긍정적인 성격이지만 끊임없는 돌봄에 스트레스가 매우 심한 상태이다. 한 달에 하루 이틀 정도 개인 업무를 볼 시간이 필요 하지만 O씨와 J씨를 장시간 맡길 수 있는 시설을 찾기가 어렵고, O씨와 J씨와 떨어져 있는 동안 좋지 않은 일이 생길 수도 있다는 불안감에 쉽사리 개인적인 시간을 보낼 수 없다고 토로했다. 그러던 중 센터의 가족지원 서비스인 '힐링 프로그램'을 알게 되었고, 치매 환자와 보호자가 함께 여가 시간을 보낼 수 있다는 말에 안심하며 치매안심센터 개소 이후 진행된 모든 힐링 프로그램에 참여하였다. 본 센터 내부와 외부에서 진행된 숲 체험, 영화 관람, 수공예 등 여러 프로그램에 세 명이 함께 참여하여 행복한 시간을 보냈다.

힐링 프로그램은 치매 환자와 가족이 함께 참여하여 다양한 프로그램을 통해 스트레스를 해소하고 정서적 교류를 할 수 있도록 하는 사업이다. 치매 환자의 가족과 보호자가 참여 가능하다. 치매 환자도 동반 가능하지만 환자가 참여할 경우에는 반드시 가족 또는 보호자가 있어야 한다. 작업치료사는 센터 내부와 외부의 자원을 잘 활용해서 프로그램을 적절하게 운영할 수 있어야 한다. 영화관 또는 전시회 등 공공시설 같이 외부에서 프로그램이 진행되는 경우, 방문하는 외부 기관의 담당자에게 그룹의 구성, 참가자의 특성 등에 대해 사전에 공지하여 프로그램이 원활하게 진행되도록 한다. 외부 프로그램의 경우 보조 작업치료사 및 자원 봉사자가 동행하는 경우도 있으나 보통 그렇지 않으므로 10인 이상이 참여하는 프로그램인 만큼 모든 참여자들을 잘 통솔할 수 있어야 하며, 센터 외부에서 프로그램을 진행할 때는 참여자의 낙상, 실종, 응급상황 등 돌발상황에도 대처할 수 있어야 한다.

5) 치매예방관리사업 – 치매예방교실

H씨는 치매선별검사인 MMSE-DS 검사에서 매년 기준 점수 25점에 29점을 맞을 정도로 인지 기능이 잘 유지되고 있다. 다만 O씨와 J씨를 대신해 사회경제적으로 모두 책임을 지고 있는 탓에 여러모로 신경 쓸 곳이 많아 메모를 해놓지 않으면 약속을 가끔 잊어버리는 등 단기 기억력에 약간의 어려움을 보인다. 현재, 독립적으로 일상생활을 하는 것에 어려움은 없지만, 집안의 복잡한 모든 일들을 혼자서 챙겨야 하므로 기억력을 증진하고 치매를 예방하고자 치매예방교실 참여를 희망했다. 치매예방교실에서 H씨는 전산화 인지재활 도구인 COTRAS-G를 사용하여 기억력 훈련을 하였는데, 컴퓨터와의 친숙도가 떨어져 처음에는 조작에 미숙했지만 회기가 끝나갈 때는 매우 능숙하게 조작하고 점수도 만점을 받는 등 발전된 모습을 보였다. 또한 인지 훈련 학습지를 풀면서 다른 참가자들과 의논하고, 다양한 주제로 활발히 의사소통 할 수 있는 기회를 갖게 되어 프로그램에 대한 만족도가 매우 높았다.

'Acknowledgements to Early Psychosocial Interventions in Dementia: Evidence-Based Practice, Esme Moniz-Cook and Jill Manthorpe' reproduced by permission of Jessica Kingsley Publishers.

- 본 13장의 일부 내용을 Jessica Kingsley Publishers로부터 승인받아 수록하였습니다.
- 본 13장에 실린 치매안심센터 소개 및 작업치료 사례는 치매안심센터에서 일하시는 작업치료사 정아름 선생님께서 '2020년, 2021년 치매정책 사업안내(보건복지부), 인지선별검사 CIST 사용법(중앙치매센터)'를 참고로 환자 및 보호자의 서면동의 하에 제공해 주셨습니다.

참|고|문|헌

R·E·F·E·R·E·N·C·E

- 김도관. (1997). 치매환자의 평가. **노인정신의학**, *1*, 22-23.
- American Occupational Therapy Association. (2008). Occupational Therapy Practice Framework: Domain and Process (2nd ed.). *American Journal of Occupational Therapy, 62*, 625-683.
- Barbara J. B. (1998). *Therapeutic caregiving: a practical guide for caregivers of person with Alzheimer's and other dementia-causing disease* (2nd ed.). WA: BJB PUBLISHING.
- Bentham, P. & LaFontaine, J. (2005). Services for younger people with dementia, *Psychiatry, 4*(2), 100-103.
- Borell, L., Sandman, P. & Kielhofner, G. (1991). Clinical decision making in Alzheimer's disease. *Occupational Therapy in Mental Health, 11*(4), 111-124.
- Brandt, J. & Rich, J. B. (1995). Memory disorders in Dementias. In A. D. Baddeley, B. A. Wilson and F. N. Watts (eds) *Handbook of Memory Disorders*. Chichester: Willey.
- Brodaty, H., Green, A. & Koschera, A. (2003). Meta-analysis of psychosocial interventions for caregivers of people with Dementia. *Journal of the American Geriatrics Society*, 51, 657-664.
- Byers-Connon, S., Lohman, H. L. & Padilla, R. L. (2004). *Occupational therapy with elders: Strategies for the COTA* (2nd ed.). PA: Elsevier Mosby.
- Camp, C. J. & Mckitrick, L. A. (1992). 'Memory Interventions in DAT Populations: Methodological and Theoretical Issues.' In R. L. West and J. L. Sinnott (eds). *Every Memory and Aging: Current Research and Methodology*. New York, NY: springer-Verlag.
- Camp, C. J., Fross, J. W., Stevens, A. B., Reichard, C. C., McKitrick, L. A. & O'Hanlon, A. M. (1993). Memory training in normal and demented elderly populations: the E-I-E-I-O model. *Experimental Aging Research, 19*, 277-290.
- Camp. C. J. (1989). 'Facilitation fo New Learning in Alzheimer's Disease.' In G. C. Gilmore, P. J. Whitehouse and M. L. Wykle (eds). *Memory, Aging, and Dementia: Theory, Assessment, and Treatment*. New York, NY: springer.
- Christiansen, C. H., Baim, C. M. & Bass-Haugen, J. (Eds.) (2005). *Occupational therapy: Performance, Participation, and well-being* (3rd ed.). Thorofare, NJ: Slack.
- Clare, L. & Woods, R. T. (2004). Cognitive training and cognitive rehabilitation for people with early-age Alzheimer's disease: a review. *Neuropsycholgical Rehabilitation, 14*, 385-401.
- Driver, B. (2005). Art in action. *Journal of Dementia Care, 13*, 6-21.

- Fitzray, B. J. (2001). *Alzheimer's Activities: Hundreds of Activities for Men and Women with Alzheimer's Disease and Related Disorders*. CA: Rayve Productions Inc.
- Galante, E., Venturini, G., & Fiaccadori, C. (2007). Computer-based cognitive intervention for dementia: preliminary results of a randomized clinical trial. *G Ital Med Lav Ergon, 29*(3 Suppl B), B26-B32.
- Gilitin, L. N. & Schulz, R. (2003). Current data, future directions: Researchers look at caregivers and caregiving. *Healthcare and Aging, 10*(4), 5-8.
- Gilliard, J., Means, R., Beattie, A. & Daker-White, G. (2005). Dementia care in England and the social model of disability: lessons and issues. *Dementia 4*, 571-586.
- Gitlin L., Corcoran, M., Winter, L., Boyce, A. & Marcus, S. (1999). Predicting participation and adherence to a home environmental intervention among family caregivers of persons with dementia. *Family relations, 48*(4), 363-372.
- Graff, M. J. L., Vernooij-Dassen, M., Thijssen, M., Dekker, J., Hoefnagels, W. H. L & Olde Rikkert, M. G. M. (2007). Effects of community occupational therapy on quality of life, mood, and health status in dementia patients and their caregivers: a randomized controlled trial. *Journal of Gerontology Series A: Biological Sciences; Medical Sciences. 62*, 1002-1009.
- Graff, M. J. L., Vernooij-Dassen, M., Thijssen, M., Dekker, J., Hoefnagels, W. H. L & Olde Rikkert, M.G.M. (2006). Community based occupational Therapy for patients with dementia and their caregivers: randomized controlled trial. *British Medical Journal, 333*, 1196-2002.
- James, A. & Sabin, N. (2005). An evaluation of a memory remediation group: do carer benefit? *PSIGE - Psychology Specialists Promoting Psychological Wellbeing in Late Life - Newsletter, 91, 22-27.*
- Kielhofner, G. (2002). *Model of Human Occupation: theory and application* (3rd eds.). Lippincott Williams & Wilkins, Baltimore, MD.
- Law, M., Cooper, B., Strong, S., Stewart, D., Rigby, R. & Letts, L. (1996). The Person-Environment-Occupation model: A transactive approach to occupational performance. *Canadian Journal of Occupational Therapy, 63*, 9-23.
- Lazowski, D., Ecclestone, N., Myers, A., Paterson, D. H., Tudor-Locke, C. & Fitzgerald, C., et al. (1999). A randomized outcome evaluation of group exercise program in long-term care institutions. *Journal of Gerontology: Series A, Biological Sciences and Database of Systematic Reviews, 1*, 1-18.
- Levy, L. L. (1987). Psychosocial intervention and dementia, part Ⅰ: State of the art, future directions. *Occupational Therapy in Mental Health, 7*(1), 69-107.
- Little, A. G., Volans, P. J., Hemsley, D. R. & Levy, R. (1986). The retention of new information in

senile dementia. *British Journal of Clinical Psychology, 25*, 71-72.

- Matthews, C. G., Harley, J. P. Y. & Malec, J. F. (1991). Guidelines for computer-assisted neuropsychological rehabilitation and cognitive remediation. *The Clinical Neuropsychologist, 5*, 3-19.
- Mitchell, R. (2006). Meet Angus and Theresa. *Journal of Dementia Care, 14*, 2-5.
- Moniz-Cook, E. D. & Manthorpe, J. (2009). *Early psychosocial interventions in Dementia*. London: Jessica Kingsley Publishers.
- Moniz-Cook, E. D. & Vernooji-Dassen, M. (2006). Editorial: Timely psychosocial intervention in dementia; a primary care perspective. *Dementia, 5*, 307-315.
- Moniz-Cook, E. D. (2008). Assessment and Psychosocial Intervention for Older People with Suspected Dementi: A Memory Clinic Perspective. In K. Laidlaw & B. Knight(eds) *Handbook of Emotional Disorders in Late Life: Assessment and Treatment*. Oxford: Oxford University Press.
- Moniz-Cook, E. D., Manthorpe, J., Carr, L., Gibson, G. & Vernooji-Dassen, M. (2006). Facing the future: a qualitative study of older people referred to a memory clinic prior to assessment and diagnosis. *Dementia, 5*, 375-395.
- Neal, D. (1996). All things bright and beautiful. *Journal of Dementia Care, 4*, 1-21.
- Olbrich, R. (1996). Computer based psychiatric rehabilitation: current activities in Germany. *European Psychiatry, 1*, 60-65.
- Robertson, I. (1990). Does computerized cognitive rehabilitation work? A review. *Aphasiology, 4*, 381-405.
- Schaber, P. & Lieberman, D. (2010). *Occupational Therapy Practice Guidelines for Adults with Alzheimer's Disease and Related Disorders*. Bethesda, MD: The American Occupational Therapy Association, Inc.
- Schaber, P. (2002). FIRO model: A framework for family-centered care. *Physical and Occupational Therapy in Geriatrics, 20*(3/4), 1-18.
- Schultz, S. (2009). Theory of occupational adaptation. In E. B. Crepeau, E. S. Cohn, & B. A. Boyt Schell (Eds.), *Willard and Spackman's occupational therapy* (11th ed., pp.462-475). Baltimore: Lippincott Williams & Wilkins.
- Schulz, R., O'Brien, A. T., Bookwala, J. & Fleissner, K. (1995). Psychiatric and physical morbidity effects of dementia caregiving: prevalence, correlates, and causes. *The Gerontologist, 35*(6), 771-791.
- Schweitzer, P. (ed). (1998). *Reminiscence in Dementia Care*. London: Age Exchange.
- Tarraga, L., Boada, M., Modinos, G. & Espinosa, A. et al. (2006). A randomized pi;ot study to assess

the efficacy of an interactive, multimedia tool of cognitive stimulation in Alzheimer's disease. *Journal of Neurology, Neurosurgery & Psychiatry, 77*, 1116-1121.

- Tuokko, H. A. & Hultsch, D. F. (2006). *Mild Cognitive Impairment: International Perspective.* New York, NY: Tayor and Francis.
- Wilson, B. A. & Moffat, N. (1992). The Development of Group Memory Therapy. In B. A. Wilson and N. Moffat (eds). *Clinical Management of Memory Problems* (2nd ed.). San Diego, CA: Singular Publishing Group.
- Woods, R. T. (1996). Cognitive Approaches to the Management of Dementia. In R. G. Morris (ed.). *The Cognitive Neuropsychology of Alzheimer-type Dementia.* Oxford: Oxford University Press.

Cognitive
Rehabilitation

COGNITIVE REHABILITATION

제15장

CHAPTER

디지털 치료제 : 디지털 인지재활 중심

김 영 근

COGNITIVE REHABILITATION

학·습·목·표

- 디지털 치료제에 대한 개념을 이해할 수 있다.
- 디지털 인지재활이라는 용어를 공감하고 필요성을 인식할 수 있다.
- 디지털 인지재활에서 작업치료사의 역할을 설명 할 수 있다.
- 전산화 인지재활 시스템의 특성과 기본조건을 설명할 수 있다.
- 전산화 인지재활 시스템의 장단점과 효과적인 활용방법을 설명할 수 있다.
- 가상(증강)현실 등 기타 IT플랫폼 기반 인지재활을 설명할 수 있다.
- 원격작업치료서비스와 원격인지재활에 대한 통찰을 얻을 수 있다.

주·요·용·어

- 디지털 치료제
- 디지털 치료제 유형
- 디지털 작업치료
- 디지털 인지재활
- 전산화 인지재활 시스템
- 가상현실 인지재활 시스템
- 원격 인지재활 시스템
- 원격중재
- 원격모니터링
- 전산화 인지재활 시스템의 특성
- 전산화 인지재활 시스템 효과적 활용방법
- 가상현실 재활시스템 특성과 차별화

15 C/H/A/P/T/E/R 디지털 치료제: 디지털 인지재활 중심

15.1 디지털 치료제의 개념

1 디지털 치료제의 개념

정보통신기술(ICT) 발전은 디지털 헬스케어 시대를 열었고 인공지능, 애플리케이션, 컴퓨터 프로그램, 가상현실 콘텐츠 등의 소프트웨어로 사람을 치료하는 디지털 치료제 개발이 본격화되고 있다.

디지털 치료제의 탄생 배경은 ICT, 인공지능, 빅데이터, 클라우드 등의 발전된 디지털 기술과 의료기술의 융합이다(KOTRA, 2019). 세계적으로 ICT 융합 스마트기기들이 등장하면서 의료기기는 소프트웨어와 하드웨어를 결합한 다양한 모델들이 등장하고 있다. 디지털 치료제는 의료기기 선진국의 디지털 헬스케어 시장에서 등장하면서 이제는 사회·경제적으로 거부할 수 없는 상황에 도래했다. 디지털 치료제는 디지털 헬스케어의 한 분야로 치료에 대한 근거 기반 중심의 독립적 제품이다. 이는 'ICT기반 건강증진'의 중요성을 의미하고, 의료패러다임이 질병의 직접적 치료에서 예방과 관리로 변화하였으며 여기에 스마트 기술의 발달이 융합되었음을 시사한다(김용균, 2020). 디지털 치료제는 Digital ICT의 기술과 치료가 결합 된 용어이다. 디지털 기술은 컴퓨터, 인공지능, 빅데이터, 애플리케이션, 게임 등이 있는데 ICT 발전으로 더 다양한 형태의 기술이 등장하게 될 것이다. 디지털 치료 연합(Digital Therapeutics Alliance; DTA)에서는 디지털 치료제 개념을 다음과 같이 정의 하였다.

> 디지털 치료제는 ICT 기술과 근거 중심의 의료가 결합되어 개인화 환자치료로 전환한 형태이다. 디지털 치료제(Digital Therapeutics; DTx)는 환자의 장애와 질환에 대한 예방, 관리, 치료를 위해 고퀄리티의 소프트웨어 프로그램이 주도하는 근거 중심의 치료적 중재이다. 디지털 치료제는 최적화된 환자케어와 건강향상을 위해 약물, 의료장비 등과 연합하거나 때론 독립적으로 임상에 적용된다.

우리나라 식품의약품안전처에서는 디지털 치료제를 '디지털 치료기기'로 명명하고 다음과 같이 정의하였다(식품의약품안전처, 2020).

> 의학적 장애나 질병을 예방, 관리, 치료하기 위해 환자에게 근거 기반의 치료적 개입을 제공하는 소프트웨어 의료기기(*디지털 치료기기의 사용은 치료적 개입이 필요한 '환자'를 대상으로 함)

디지털 치료제는 의약품으로 치료하는 것이 아닌 소프트웨어를 구현하여 질병을 예방하고 관리하며 치료하는 새로운 의료 모델이다. 약이라는 물리적 형태가 없는 치료제이며 비침습 치료이다. 소프트웨어를 의료기기라고 할 수 있는가에 대해 의구심이 생길 수 있으나 이미 우리나라도 법적으로 의료기기를 기구·기계·장치·재료·소프트웨어…로 명시하며 수용하고 있다(의료기기법 제1장 제2조). 소프트웨어를 구현하기 위해 하드웨어도 함께 중요성을 강조해야 하지만 디지털 치료제는 하드웨어 플랫폼이 무엇이 되었든 소프트웨어로 구현 가능하므로 하드웨어보다 소프트웨어에 중점을 두고 있다. 최근 소프트웨어가 장애나 질병의 예방, 관리, 치료에 효과적인 성과를 거두면서 디지털 치료제로써 소프트웨어의 역할을 증명하고 있다. 하드웨어에 비중을 더 두는 것이라면 '디지털 치료기기'라고 명명하는 것이 더 올바른 표현일 것이다. 그러나 디지털 치료제는 소프트웨어에 집중함으로써 국제적으로 '디지털 치료제'라는 용어로 통일하여 사용하고 있다. 결국 디지털 치료제는 '의료기기 소프트웨어'인 셈이다.

2 디지털 치료제 유형과 작업치료

식품의약안전처(2020)에서는 디지털 치료제에 해당할 수 있는 제품의 대표적인 예시를 제시하였는데, 이 제품들은 모두 치료 작용기전의 과학적(임상적) 근거자료가 있어야 함을 강조하였다 [표 15-1].

표 15-1 **식품의약안전처 디지털 치료제 유형과 예시 및 작업치료사 직무관련 분석**

범위	예시 내용	해당환자	작업치료사 직무관련
예방 및 관리	인지행동교정 소프트웨어(재발방지)	뇌전증	○
	이완요법 소프트웨어(재발방지)	뇌전증	○
	시력저하 예방(약물 용량조절)	황반 및 후극부 변성	
	인지재활훈련 알츠하이머 치매 예방	경도인지장애	○
	약물치료와 약물조절로 조현증상관리 소프트웨어	조현병	
	약물 투여량 조절로 부작용 관리 소프트웨어	위암 환자 등	
	인지행동치료로 편두통 재발 관리 소프트웨어	편두통 환자	
	운동부하 조절 및 재활 요법으로 근감소 관리 소프트웨어	근감소증 환자	○
	항고혈압 약물조절로 혈압 유지관리 소프트웨어	고혈압 환자	
	정상혈당 유지 및 관리하는 소프트웨어	인슐린 의존성 당뇨	
치료	호흡재활로 운동능력 향상 및 호흡곤란 경감	만성 폐쇄성 폐질환	○
	인지행동치료로 금단증상 완화 소프트웨어	흡연자	○
	인지행동치료로 기분장애 증상완화	양극성 정동장애	○
	약물 용량조절 소프트웨어	파킨슨 환자	
	가상현실프로그램으로 기침 및 호흡곤란 치료 소프트웨어	천식과 만성폐질환	○
	인지행동치료를 통해 알코올 중독 치료 소프트웨어	알코올 중독자	○
	인지행동치료로 만성 불면증 치료 소프트웨어	만성 불면증 환자	
	심리교육 및 인지행동치료로 우울증치료	만성 주요우울장애	○
	인지행동치료로 조현병 치료	조현병 환자	○
	가상현실 기법이용한 노출요법으로 회피증상 치료 스프트웨어	외상후 스트레스장애 환자	○
	폭식증 환자치료하는 인지행동치료 소프트웨어	신경성 폭식증	○
	인지행동치료로 배변장애 치료 소프트웨어	과민대장증후군	○

이와 같은 예시를 분석한 결과 디지털 치료제는 크게 인지행동치료, 생활 습관 교정 및 복약 관리, 인지재활과 같은 신경재활 세 가지로 분류할 수 있다. 그런데 이 세 가지는 비약물·비침습치료를 환자들에게 적용하는 작업치료 직무 영역과 깊은 관련이 있다. 특히, 이 책에서 중점적으로 기술하고 있는 인지재활과도 상관성이 높다. 결론적으로 디지털 치료제의 일부는 현재 작업치료사가 임상현장에서 제공하고 있는 재활서비스 내용을 디지털로 전환한 것으로 미래 작업치료사가 개입해야 하는 새로운 서비스유형이라고 해도 과언이 아니다.

디지털 치료제에서 인지재활을 위해 소프트웨어를 구현하거나 지지하는 디지털(Digital) 기술 중 지금까지 출시되었거나 현재 연구개발 중인 치료제를 중심으로 분석해본 결과 5가지로 정리할 수 있다 [표 15-2].

작업치료사는 이상 다섯 가지 기술 유형을 활용하여 환자에게 적합한 플랫폼과 하드웨어를 선택한 후 인지재활에 활용하고 있고, 인지기능의 회복과 더불어 작업수행을 돕는 효과적이고 완성도 높은 모델 개발에 참여할 필요가 있다. 앞으로 이러한 다섯 가지 기술 유형 외에도 과학의 발전과 더불어 인지훈련을 위한 새로운 플랫폼들이 지속적으로 출시될 가능성이 높다. 이러한 환경변화 속에 작업치료사는 디지털 인지재활의 발전을 위해 인간 인지의 특성에 대한 지식과 디지털 기술의 융합 발전에 지속적인 관심을 가질 필요가 있다.

지금까지 디지털 치료제의 개념과 범위 그리고 현재 의료현장에서 적용하고 있는 다양한 디지털 치료제 유형에 대해서 알아보았다. 특히, 디지털 치료제와 작업치료와의 관계, 그중에서도 인지재활과의 연관성에 관해서도 기술하였다. 지금부터는 실제 과거 10여 년 전부터 현재까지

표 15-2 디지털 치료제에서 디지틸 기술 유형: 인지재활 중심

유형	주요 내용
모바일 앱 PC 기반 애플리케이션	• 모바일 플랫폼 – 포터블(휴대, 이동)가능, 인지관련 입력장치와 출력장치 일체형 • PC 기반 인지훈련 애플리케이션 – 포터블 기능 제외하면 모바일 플랫폼 동일
가상·증강현실 (VR·AR)	• 가상현실(VR): 현실과 유사한 가상의 환경이나 상황구현 기술 • 증강현실(AR): 현실에 정보(가상 영상과 이미지)를 합성 기술 * 혼합현실(MR): VR+MR 오큘러스, 데이터글러브, 모션인식기, 3D 디자인 기술 등
게임	• 게임의 장점(몰입, 보상, 도전감, 능동참여, 경쟁모드 등)을 의료기기화하는 기술: 게이미피케이션(Gamification) • 특정 게임 컨텐츠가 특정 인지관련 뇌신경을 활성화하는 기술
인공지능 및 빅데이터 (AI, Big Data)	• 인간 인지와 행동 관련 빅데이터를 학습하여 특정패턴을 인식한 후 환자에게 맞춤형 인지 치료법을 제공하는 기술 • 인공지능 시스템(음성인식기술, 시각영상처리)으로 입력과 출력 시스템의 획기적 변화 기술 • 환자의 인지훈련 수준 결정과 이에 따른 난이도 자동조절기술
뇌-컴퓨터 인터페이스(BCI)	• 뇌 연구와 ICT를 직접 접목하는 기술: 뇌 신경 • 뇌와 컴퓨터를 연결하는 뇌파 구현 기술 및 뉴로피드백 기술 • 뇌파가 입력장치와 출력장치 동시 적용 가능 기술 • 뇌파, 머신러닝, 빅데이터, 게임화 기술을 혼합하는 융합기술

작업치료 임상현장에서 뇌졸중, 외상성 뇌손상, 치매, 노화, 인지장애 아동, 그 외 여러 원인으로 인지기능이 저하된 사람들을 대상으로 인지재활을 위해 가장 많이 사용하고 있는 디지털 치료제의 대표적인 두 가지 유형인 전산화 인지재활과 가상현실 인지재활 시스템에 대해서 자세히 알아보고자 한다. 더불어 디지털 치료제의 범위에는 제외되어있으나 팬데믹 상황 속에 세계작업치료연맹과 미국작업치료사협회에서 필요성을 강조하고 있고, 중요성이 높아졌으며 정보통신기술과 인공지능의 발전 및 국내 규제개선으로 발전 가능성이 더욱 높아진 원격 인지재활에 대해서 알아보고자 한다.

15.2 전산화 인지재활 시스템

전산화 인지재활 시스템은 디지털 치료제 중에서 십수 년 동안 작업치료 임상현장에서 도입하여 활용하고 있고 작업치료학 연구 분야에서도 다양하게 활용되고 있는 시스템으로 대표적인 디지털 인지재활 시스템이다. 이번 장에서는 전산화 인지재활 시스템의 출현배경과 필요성 그리고 시스템의 장단점과 경계해야 할 사항 및 임상 활용방안 등에 대해서 알아보고자 한다.

1 전산화 인지재활 시스템의 출현과 필요성

지금까지 작업치료실에서 보편적으로 사용해온 인지재활 수단으로는 종이－연필(paper－pencil) 활동, 테이블 탑(table top) 활동, 작업(일, 일상활동, 놀이, 여가, 교육 활동) 등이 있다(Sloan & Ponsford, 1995; Kreutzer & Wehman, 1991). 종이－연필 활동은 인지기능 저하 환자가 인지훈련 워크북이나 종이와 펜을 활용해서 직접 그림을 그리거나 글을 쓰면서 인지자극을 주고 인지기능을 향상시키는 수단이다. 종이－연필 활동에서 치료사는 환자의 손상된 인지특성에 맞게 미리 준비해 온 과제를 종이 위에 제시하면 환자는 펜으로 그림, 상징표시, 글 등으로 반응한다. 이는 정형화된 방법은 아니고 환자의 인지 수준에 맞게 치료사가 창의적으로 구상하여 과제활동을 제시한다. 테이블 탑 방식은 말 그대로 테이블인 책상과 같은 물리적 공간 위에 환자의 손으로 수행하는 다양한 인지 활동이다. 예를 들어 기억력에 문제 있는 환자를 대상으로 책상 위에 기억력 카드훈련을 제시하는 것과 같이 부족한 인지기능을 훈련 시키기 위해 카드, 퍼즐, 체스, 수공예와 같은 테이블 활동 등을 말한다. 작업은 다양한 작업을 인지기능 회복의 수단으로 사용하는 것으로 가장 작업치료다운 치료수단이다. 작업치료사는 작업이 신체기능뿐만 아니라 인지기능도 향상시킨다는 믿음을 기반으로 환자에게 일상생활활동, 예술활동, 여가, 놀이, 요리, 수공예, 쇼핑, 심부름 등의 기능적 활동 등을 제공한다. 이때 제공하는 작업들은 우리 주변에서 일상적으로 수행하는 평범한 활동이지만 환자의 인지 수준을 정확하게 평가하고 그 수준에 매칭하여 처방한 활동이다. 작업이 인지능력을 회복하고 치유하는 힘과 에너지가 있다는 과학적으로 증명한 사실에 입각한 것이다. 일반적인 작업을 작업치료사가 인지치료 수단으로 선택하고, 환자가 수행가능하도록 조정하는 것은 작업치료사 본연의 자질이다.

이상과 같은 세 가지 치료수단을 지금까지 실제 임상에서 많이 활용하고 있고, 효과를 검증하는 연구가 다양한 차원에서 이루어졌으나 몇 가지 보완해야 할 단점들이 있다. 첫째, 훈련방법이 비정형화되어 있고 비구조화되어 있으므로 치료사마다 접근하는 방식이 다르다. 그래서 치료방법이나 절차가 주관적이다. 예컨대, 치료사는 주 3회 치료를 받는 뇌졸중 환자에게 지난주 실시한 치료 활동과 이번 주 실시하는 활동을 연결해서 치료를 실시해야 반복적이고 지속이 가능한데 경험과 지식이 많은 치료사를 제외하고는 매우 어려운 과정이다. 왜냐하면 이를 위해서 철저한 환자 모니터링과 치밀한 치료설계가 필요하기 때문이다. 둘째, 치료행위의 일관성이 부족하다. 정해진 틀에서 훈련하는 것이 아니므로 같은 치료사가 동일한 환자를 치료하더라도 시간의 흐름에 따라 치료 활동의 내용이나 실시 방식이 변할 수 있다. 치료사가 제시하는 설명이나 단서도 훈련 때마다 다를 수 있다. 셋째, 훈련 후 환자에게 피드백을 일관되게 주지 못하는 경우가 많다. 피드백을 주더라도 그 방식이 매번 다를 수가 있으므로 학습의 효과를 높일 수 없다. 보편적인 인지치료 수단들의 이러한 단점을 보완할 수 있는 활동을 찾던 중 전통적으로 실시하는 치료활동을 소프트웨어로 최대한 전산화시킨다면 위에 제시한 문제를 극복할 수 있을 것이라는 가정하에 인지재활 내용을 컴퓨터 기반으로 제작한 전산화 인지재활 소프트웨어 프로그램과 관련 입력장치가 출현하였다.

2 전산화 인지재활 시스템의 특성

디지털 인지재활 도구인 전산화 인지재활 프로그램은 일명 컴퓨터 보조 인지재활(computer-assisted cognitive rehabilitation: CACR)로 위에서 소개하는 전통적인 인지재활 치료수단의 단점들을 보완하기에 적합하다. CACR은 CBCR이라고 명명하기도 하는데 '컴퓨터 보조의 Assist'라는 소극적 개념이 아니라 '컴퓨터 기반이라는 Based'라는 적극적 개념이다. 이 책에서는 요양급여에 명시한 전산화 인지재활로 표현하였다. 작업치료사들은 1980년대 초부터 컴퓨터를 사용한 인지재활 치료에 관심이 있었고 인지재활을 위해 컴퓨터 소프트웨어를 사용하기 시작하였다. 국내에서는 2000년도 초반부터 전산화 인지재활을 임상에 적극적으로 적용해 왔고 인정 비급여로 수가가 부여되었다. 국내 작업치료실에서 적극적으로 전산화 인지재활 프로그램을 도입한 이유를 밝히는 것은 지속가능성과 새로운 콘텐츠 개발에 참고가 될 수 있다. 이를 위해서 김영근(2011)은 전산화 인지재활 시스템의 장점과 더불어 단점까지 분석하여 다음과 같이 제시하였다. 첫째, 전산화 인지재활 시스템은 환자의 수준에 맞게 체계적으로 난이도 조절이 가능하다. 치료사가 환자의 능력에 맞추어 훈련 자극의 수, 복잡도, 속도 등을 조절하여 개별화된 훈련을 할 수 있다. 필요에 따라서 훈련의 내용과 기능을 쉽게 조정도 가능하다(Suslow, Schonauer, & Arolt, 2001; Hannafin & Peck, 1988). 둘째, 훈련내용을 일관성 있게 제시하는 것이 가능하고 환자의 부족한 부분을 계속해서 반복적으로 훈련시키는 것이 가능하다(백영균, 1988). 셋째, 시스템은 환자의 훈련 동기를 높은 수준으로 유지할 수 있다. 훈련 자극을 모니터에 제시하기 때문에 지필 과제보다 사실적이고 입체적으로 묘사할 수 있어서 환자의 흥미를 유발하여 적극적인 참여를 유도할 수 있다(전선희, 1998). 넷째, 시스템은 훈련결과에 대한 피드백 제공이 용이하다. 환자의 수행결과를 자동으로 저장하고, 환자의 과제 수행 정도를 모니터상에서 직접 확인 할 수 있기 때문

표 15-3 **전산화 인지재활 시스템 장점 분석**

주요 항목	주요 내용
정형화·구조화	• 훈련방식, 문제제시 및 반응방법, 결과제시 정해져 있음 • 난이도별 훈련 콘텐츠 구성, 치료사 난이도 조절 수월 • 환자의 수준에 맞는 체계적인 난이도 조절 가능 • 환자의 수준에 맞는 문제제시 속도 및 시간 조절 가능 • 치료 활동선택과 사용방법에 대한 치료사 노동력 감소
일관성	• 지난 훈련내용 저장으로 당일 치료 자동연결 가능 • 환자가 병원을 옮긴 경우 병원 간 프로그램운영 내용 연결 • 치료사 컨디션, 업무 과중 등에 영향을 받지 않음
정보성	• 환자 수행 정도에 따른 피드백 제공 • 환자 수행결과 데이터 저장 및 관리 용이 • 환자의 반응시간과 정확도 데이터 확보 • 치료과정과 중간 데이터 저장으로 치료 프로세스 정보확보 • 클라우드 시스템 발전으로 훈련내용 기관 간 공유 가능
자율성	• 다양한 디자인 콘텐츠, 기록갱신, 게임화로 참여 동기 강화 • 결과 정보로 환자 스스로 오류를 알고 스스로 수정 가능 • 경증 환자 시스템 조작으로 자가 훈련 가능 • 구조화되어 있으나 사용하는 치료사에 따라 사용방법 다양 • 가정용 버전으로 가족의 도움으로 가정에서 사용 가능

에 훈련과정에서 나타나는 환자의 수행 정도를 비교 분석할 수 있다(Hannafin & Peck, 1988). 다섯째, 경증환자의 경우에는 치료사의 개입이 없어도 혼자서 작동과 활용이 가능하다. 시스템에서 다양한 피드백을 제공하기 때문에 환자 스스로 오류를 확인할 수 있고 수정할 수 있다. 가정용 버전의 경우는 환자들이 직접 병원을 방문하지 않더라도 가정에서 혼자서 편리하게 사용할 수 있다(Samuel, Nicholas, McDonald, Pamela, Clark & William, 2002). 여섯째, 치료사의 치료시간을 효율적으로 관리하고, 수행결과에 대한 객관적인 데이터를 축적하여 프로그램 개선과 중재접근 방법을 수정하는데 근거를 마련 할 수 있다(Zoltan, 2007).

이러한 장점에도 불구하고 전산화 인지재활 시스템을 사용하는 작업치료사가 경계하고 조심해야 할 사항들이 있다(김영근 2011; Stern & Miller, 1999). 첫째, 자율성이 강화되면 치료사가 환자 훈련에 개입을 소홀히 하는 경우가 발생할 수 있는데 컴퓨터 기반 훈련일수록 치료사의 과학적 관리와 조정이 필요하다. 둘째, 컴퓨터 등 전산 시스템 사용에 대해서 거부하는 환자들이 있을 수 있으므로 디지털 문맹을 조심하고 디지털 리터러시 훈련을 선행해야 한다. 셋째, 전산화 인지재활 시스템에 탑재된 문제가 아무리 많더라도 매일 인지재활 훈련을 실시하는 환자에게는 그 수가 한정적이므로 훈련의 학습화, 사용자의 지루함 등에 대해서 경계해야 한다. 넷째, 전산화 인지재활 시스템이 인지재활에서 가장 효과가 있다는 맹목적 믿음은 지양해야 한다. 전산화 인지재활 시스템도 인지재활 훈련을 위한 하나의 수단이다. 결국 사용자가 누구이고 어떤 이론적 근거로 어떻게 사용하느냐에 따라 효과는 달라진다. 앞 절에서 제시한 종이-연필 활동이라

표 15-4 **전산화 인지재활 시스템 사용시 치료사의 경계 사항**

경계 항목	주요 내용
정형화로 인한 수월성	• 치료사의 적극적 개입이 소홀해지는 태도 경계 • 시스템 기능과 콘텐츠의 풍부함에 대한 믿음 경계 • 수준별 콘텐츠 선택과 난이도 조정에 적극 개입
의존성	• 콘텐츠와 문제수는 한정되어 있으므로 다양한 인지훈련 도구 및 활동과 병행해야 함 • 시스템 내 콘텐츠 반복적 사용이 학습될 수 있음을 경계
정보성	• 환자의 개인 데이터가 유출되지 않도록 철저한 보완 관리 • 훈련 도구 사용 후 제시된 데이터는 객관적 평가결과 아님 * 인지평가도구는 별도로 마련해서 전후 비교가 필수
현실 일반화	• 컴퓨터 속 훈련은 가상상황이므로 기록의 향상이 실제 생활에서 작업수행 능력 향상으로 귀결된다는 믿음 경계 * 인지훈련 후 실제 작업수행에 얼마나 영향을 주는지 확인필요 ** 인지훈련결과와 작업수행 평가결과와 연결하는 연구 필요

도 치료사가 어떻게 활용하느냐에 따라 전산화 인지재활 시스템보다 더 효과적일 수도 있다. 작업치료사는 각각의 치료수단들의 장단점을 잘 파악해서 환자마다 필요한 것을 선택해야 한다.

3 전산화 인지재활 시스템 필수 조건

전산화 인지재활 시스템은 효과적인 재활훈련을 실현하기 위해서 몇 가지 조건을 갖추는 것이 바람직하다. 위에서 제시한 시스템의 특성도 필수 조건들이다. 여기에 추가해서 몇 가지 기술하는 것은 작업치료사가 전산화 인지재활 시스템을 선택할 때 유용한 기준이 될 수 있다.

첫 번째 필수 조건은 신경가소성에 근거한 교정적 접근을 고려해야 한다. 전산화 인지재활 시스템은 인지적 자극과 인지 회복 훈련에 초점을 맞춘 대표적인 교정적 접근 도구이다. 물론 보상적 접근 프로그램도 시스템에 탑재할 수 있으나 보상적 접근은 치료사와 환자가 일대일로 진행하는 직접적 교육이 효과적이고, 작업을 직접 수행하는 과정에서 중재가 필요한 접근법이므로 컴퓨터 시스템상에서 구현하기에는 한계가 있다. 신경가소성은 중추신경계의 손상 후 뇌가 재구성(reorganize) 혹은 재배치(remodel)하는 능력으로 주위 환경이나 병변에 맞도록 대뇌피질의 기능과 형태가 변하는 신경계의 적응과정(neural adaptation)이다(Punkik et al., 2015). 컴퓨터 기반으로 인지 훈련하는 것은 교정적 접근에 집중하는 시스템이므로 신경가소성을 활성화하는 조건을 최대한 구현하는 것이 바람직하다. 신경가소성은 뇌가 변화하고 성장할 수 있다는 가설을 바탕으로 연구되었다. 이에 관한 연구결과 가소성을 통한 뇌의 변화와 성장을 위한 조건은 반복연습, 바르게 연습, 몰입하기, 유익한 환경이다(Corti et al., 2018). 전산화 인지재활 시스템은 유익한 환경을 제공하기는 어렵지만 나머지 세 가지 조건은 구현이 가능하다. 사람이 사람을 대상으로 반복 연습시킨다는 것은 매우 힘든 과정이다. 컴퓨터는 이를 매우 수월하게 가능하도록 한다. 같은 지시어를 반복하거나 훈련결과에 대해서 일관성 있게 피드백을 반복적으로 제공하는 것은 피로도가 없는 기계가 인간보다 잘 할 수 있다. '바르게 연습'이라는 것은 환자의 인지적 난점과 이를 극복하는 목표에 일치하는 훈련을 말한다. 예를 들어 주의력이 저하된 사람에게는 주의력 관련 훈련을 집중적으로 실시해야 한다. 또한 '바르게 연습'이라는 것은 정확한 훈련을 말한다. 환자에게 적합한 속도, 허용되는 반응시간, 환자 수준에 맞는 난이도 제시 같은 것이다. 물론 지식과 경험이 풍부한 치료사는 이러한 영역에서 어려움 없이 훈련이 가능하나, 그렇지 못한 치료사의 경우에는 어려운 부분이다. 컴퓨터 기반한 인지훈련 시스템은 이러한 난제를 극복하게 해줄 수 있다. 특히, 스스로 학습 가능한 인공지능을 탑재한 시스템일 경우는 방대한 빅데이터를 활용하여 정확도를 더욱 향상시킬 수 있다.

'몰입하기'는 전산화 인지재활 시스템의 필수 조건 중에서도 가장 중요한 부분이라고 할 수 있다. 치료사가 제공하는 지필묵 과제나 테이블 탑 활동들도 몰입도를 높일 수 있지만 게임식으로 정형화된 컴퓨터 프로그램은 사람을 몰입하게 만드는 힘이 있다. 우리가 최근 컴퓨터게임이나 모바일용 게임을 시간 가는 줄 모르고 즐기는 것은 게임식 프로그램이 인간의 뇌를 중독시키는 강력한 도구가 되기 때문이다.

변화의 다른 필수 조건인 사용자의 적극적 참여가 수동적 참여보다 뇌를 더 강하게 자극한다고 한다. 그래서 컴퓨터로 진행하는 인지치료는 다른 도구로 치료에 적용할 때보다 사용자의 능동적 참여를 이끌도록 구조화되어야 한다. 이를 위해서 전산화 인지재활시스템은 동기유발, 지속적 도전감, 구체적 목표, 피드백, 상호작용이라는 다섯가지 요소를 갖추어야 한다(Tam, 2003).

두 번째 필수 조건은 전산화 인지재활 시스템은 정보성을 갖추어야 한다. 이것은 시스템의 가장 큰 장점이면서 컴퓨터를 사용해서 인지훈련을 하는 결정적 이유이다. 인지치료 과정에서 환자 데이터를 저장하고 분석 관리하며 이를 활용해서 개인 맞춤형 콘텐츠를 치료사 또는 환자에게 제공하는 것은 사람이 하기에는 한계가 있다. 전산화 인지재활 시스템은 방대한 데이터를 저장하고 이를 과학적으로 분석 관리하는 기술이 탑재되어야 한다. 이를 위해서 컴퓨터나 모바일 기계의 메모리 장치나 회사가 소지한 서버로는 해결이 어려울 수도 있다고 예상되므로 향후 클라우드 기반 데이터 관리가 필요할 수 있다.

세 번째 필수 조건은 사용성이 수월해야 한다. 여기서 수월하다는 것은 사용하기 '쉽다', '편하다', '까다롭지 않다'라는 개념과 동시에 다른 것보다 우수하다는 '수월성'의 개념을 동시에 말하고 있다. 중요한 건 사용성인데 치료사가 사용하는데도 어려움이 없어야 하지만 특히, 대상자인 환자가 쉽게 접근할 수 있어야 한다. 컴퓨터를 사용한다는 것은 오늘날 노인세대에서는 아직 거부감을 가질 수 있다. 최근에는 스마트 폰의 보급확산으로 과거보다 노인 인구가 모바일 사용 경험이 풍부하므로 스마트 폰 이전 시대보다는 컴퓨터나 모바일용 장비 사용에 거부감이 덜 할지도 모른다. 그러나 여전히 젊은 세대보다 컴퓨터 기반 장비를 사용하는 것을 어려워하는 건 사실이다. 전산화 인지재활 시스템이 입력장치, 프로세스 장치, 출력장치 세 가지로 구성되어 있다면 환자가 직접적으로 관여하는 장치는 입력장치이다. 프로세스 장치와 출력장치는 치료사를 위해 활용방법이 수월해야한다. 환자가 관여하는 입력장치는 여러 가지 유형이 있을 수 있다. 예를 들어 마우스, 터치패드, 아이트랙커, 모션인식장치, 음성인식장치, 그 외 특수 제작한 입력 컨트롤러가 있다. 입력장치의 기능에 따라 훈련 콘텐츠, 디자인, 결과제시 방식, 환자 반응방식이 바뀔 수도 있다. 예들 들어 콘트롤러에 O, X 버튼 두 개만 있으면 모니터에 제시하는 훈련 콘텐츠와 환자의 반응방식도 거기에 맞추어야 하고, 피드백 제시방식도 영향을 받는다. 그러나 콘트롤러 버튼이 숫자 다섯 개와 방향 화살표 네 개로 구성되어 있다면 콘텐츠와 결과제시 방식을 모두 변경해야하고 시스템 고도화가 진행되어야 한다. 환자에게 효과적이고 수월한 입력장치를 선택해야 하고, 치료사를 위해서는 입력장치, 출력장치 두 가지 모두 신중히 검토해야 한다.

4 전산화 인지재활 시스템의 효과적 사용 방법

전산화 인지재활 시스템은 인지재활 치료수단 중 하나이다. 다른 치료 도구에서 갖추지 못한 단점들을 보완하고 있는 것은 사실이나 치료 효과를 높이기 위해서는 더 많은 콘텐츠, 발전된 기술, 현실감 있는 디자인, 구현 가능한 플랫폼 등이 필요하다. 무엇보다 다양한 콘텐츠와 장비를 효과적으로 활용하는 치료사의 고민과 연구가 필요하다. 직접 개발에 참여한 저자의 경험상 전산화 인지재활 시스템을 효과적으로 활용하는데 몇 가지 주요한 팁을 제시하고자 한다. 물론 제품마다 특성에 따라 차이가 있을 수 있으나 보편적인 차원에서 몇 가지 제안한다.

1) 치료사의 적극적 개입: 환자-컴퓨터-치료사

컴퓨터 시스템은 치료의 수단이고 매개체이다. 컴퓨터는 환자와 치료사의 상호작용을 위한 수단이다. 컴퓨터를 활용해서 환자와 치료사가 상호작용하는 것이 중요하다. 컴퓨터와 환자만이 상호작용하는 구조는 훈련과정에서 환자의 정서, 감정, 태도, 피로도, 사용성 등을 파악하는 것이 어렵다. 콘텐츠 유형에 따라 환자의 반응에서 차이가 있을 수 있다. 전산화 인지재활 시스템은 평가도구가 아니므로 훈련과정에서 제공되는 정확도 점수는 게임 기록과 같이 동기를 증진시키고 환자의 몰입을 유도하는 수단이다. 사용하는 환자의 인지 상태와 수준은 치료사의 적극 개입으로 환자의 행동을 관찰함으로써 파악해야 한다. 시스템에 난이도가 정해져 있지만 치료사가 개입해서 더 많은 차원에서 난이도를 조정할 수 있다. 모니터상에 환자 수행 결과에 대한 피드백이 제시되지만 결과에 대한 정보만 제시되므로 치료과정에서 환자에게 제공하는 피드백은 치료사의 몫이다.

2) 전산화 인지재활 시스템과 작업수행의 연결: 인지훈련-작업수행능력 연계

전산화 인지재활 시스템은 인지를 영역별로 구분하고 각 영역별 집중적 반복연습으로 특정 영역에서 약화된 인지기능을 회복시키는 역할을 한다. 치료사는 특정 영역의 인지기능 수준이 회복되면 환자에게 의미있는 작업수행 능력이 자연스럽게 회복된다는 것에 대해 지속적으로 직접 확인해야 한다. 교정적 접근치료의 핵심은 손상의 회복이 일상과제의 회복으로 연결된다는 것을 전제로 하지만 반드시 그렇게 된다는 신념은 경계해야 한다. 치료사는 과학적인 건전한 의심을 가져야 하는데 예를 들어, 주의력이 저하된 사람이 전산화 인지재활 훈련을 받고 주의력이 향상되면서 작업 효율성도 높아질 수 있으나 작업수행 향상으로 연결이 되었는지 객관적인 평가를 통해 확인해야 한다. 치료사는 전산화 인지재활 시스템의 활용으로 회복된 특정 인지능력이 환자의 의미있는 작업수행 능력에도 긍정적인 영향을 줄 수 있도록 연결하는 노력을 해야한다. 왜냐하면 작업치료의 궁극적인 목적은 손상된 특정 인지기능의 향상이 아니라 인지기능의 향상으로 작업수행 능력이 양적·질적으로 향상되는 것이다. 이는 근력의 회복이 일상생활 활동으로 하루아침에 연결이 안되는 경우와 마찬가지이다.

3) 다양한 차원의 인지재활 훈련과 풍성한 자원 활용

인지재활 유형에는 전산화 인지재활 시스템 외에도 여러 가지 있다고 앞에서 설명하였다. 전산화 인지재활 시스템 환경에서 치료적 접근의 한계가 있는 경우는 종이-연필 과제나 테이블탑 활동 등으로 해결하는 경우도 있다. 연필로 종이에 글을 써보는 작업은 터치패드나 마우스와 같은 입력장치에 반응하는 것과는 다르게 뇌에서 작용한다. 테이블 위에서 수공예를 한다든지 손으로 하는 다양한 인지 자극 활동은 모니터에 구현되는 콘텐츠에 단순반응하는 활동이 줄 수 없는 다른 차원의 인지적 자극을 줄 수 있고, 동기를 자극해서 몰입의 효과를 높일 수도 있다. 그러므로 전산화 인지재활 시스템과 다양한 인지훈련 유형을 혼합해서 환자에게 적절한 자극을 주는 융합적 훈련 접근이 필요하다. 환자는 전산화 인지재활 시스템에 저장된 한정된 문제를 몇 주간 반복하는 연습 과정에서 문제 자체를 학습함으로써 인지 회복에 오히려 방해를 받을 수 있다. 환자가 문제를 스스로 해결한 건지, 문제 자체가 친숙한 것인지 분별하기 어려운 경우도 발생한다. 가능하다면 다양한 제품을 치료실에 갖추고 많은 콘텐츠 수를 확보하여 문제 자체에 대한 학습효과를 최소화하는 것이 치료 효과를 높이는 전략이 될 수 있다. 만약 재정상 한 제품만 설치할 수밖에 없다면 시스템 내 콘텐츠 수가 많고, 문제수가 풍부하며 난이도도 다양한 제품을 준비할 것을 추천한다.

15.3 가상현실 플랫폼 기반 인지재활 시스템

1 개념과 원리

인간이 실제 환경에서 과제를 수행하면 실패 확률이 높아지거나 건강을 위협하는 위험 요소가 많을 수도 있다. 현실 상황에서 연습이나 훈련 시 발생 될 수 있는 위험 부담을 줄이고 안전하게 다양한 시도로 연습 할 수 있는 시스템이 필요해서 가상현실 시스템이 출현 하였다. 이러한 목적으로 가상현실 시스템을 주로 활용하는 곳은 실무 위주의 고비용 실무교육과 사고 위험이 발생할 수 있는 산업현장이다. 대표적으로 항공, 항만, 건축, 국방 등에서 가상현실 훈련을 활용해왔고, 의료현장에서는 의료사고를 최소화하기 위해 수술 시뮬레이션 훈련 시에 활용하고 있다.

가상현실 재활시스템은 전산화 인지재활 시스템과 유사한 훈련 시스템이다. 이는 실제 물리적 환경에 직접 참여하기 어려운 상황을 가상현실로 재현하여 환자에게 제공하고, 환자는 가상현실에서 컴퓨터와 상호작용한다. 가상현실 재활시스템은 실제 상황에서 일어나는 것을 유추하여 만든 가상적 상황에서 사용자의 행동 반응을 이끈다(Bohi et al., 2011). 가상현실 재활시스템에서는 특정 신체 움직임이 입력장치인 다양한 모션인식 시스템을 통해 모니터 출력장치에 움직임의 입체적 이미지를 이차원 또는 삼차원으로 나타낸다. 환자가 움직이거나 입력장치에 반응하는 것을 가상공간 안에서 재현되는 이미지 표상에 똑같이 반응하게 한다. 또한 실제 상황에서는 위험성, 실현 불가능성, 경제적 제약으로 구현할 수 없는 특정 상황을 가상공간에서 구현하여 환자가 안전하게 인지재활 및 운동훈련을 하도록 하는 시스템이다. 최근에는 훈련 콘텐츠를 2차원 디자인 기반으로 컴퓨터 모니터상에서 구현하는 것이 현실감에 한계가 있다는 주장 때문에 3차원 디자인으로 구현한 콘텐츠를 가상환경 시스템에서 재활훈련, 작업학습, 게임 등을 목적으로 가상환경 재활시스템을 사용하고 있다.

뇌손상 환자에게 실시하는 작업 자체는 위험 정도가 약한데 병리적 증상과 기능 장애 자체가 실제 환경에서 일상생활 훈련을 하는데 위험과 실패를 야기할 수 있다. 이러한 뇌손상 환자의 작업 훈련, 인지훈련, 운동 재활 등에 가상현실 재활시스템이 적용 가능하고 관련된 여러 제품들이 국내·외에서 출시되고 있다. 가상현실 재활시스템은 평가와 재활 중재에 중요한 역할을 한다(Cunningham & Krishack, 1999). 가상현실 대상과 인간의 신체적·정신적 상호작용 방식을 촉진하는 특별한 인터페이스를 사용하여 환자의 동기를 자극하고, 게임식 운영으로 흥미를 유발함으로써 환자에게 몰입 할 수 있는 기회를 제공한다(김영근, 2015; Kurlycheck & Levin, 1987; Rizzo et al., 1998). 최근에는 가상현실훈련이 도파민 분비를 증가시켜 뇌가소성을 증대시킨다는 연구도 보고되었다(Bavelier et al., 2010).

재활훈련은 인위적으로 만들어 놓은 작업을 수행하는 것 보다 실제 환경(real-world situation)과 최대한 유사한 상황에서 훈련하는 것이 효과적이므로 가상현실 재활시스템은 이를 실현시킬 수 있는 최적의 재활훈련 수단이다(Kim & Kwon, 2005; Kim, Kang & Lee, 2010; Kim, Oh, Lee & Ahn, 2011; Kim, Kim & Lee, 2013). 인지훈련도 마찬가지이다. 전산화 인지재활 시스템의 장점과 같이 다양한 콘텐츠가 가상현실 재활시스템에 정형화되어 구현되고, 모든 데이터가 자동으로 처리된다. 또한 환자의 인지 수준에 따라 난이도 조절이 가능하고, 반복훈련, 과제중심훈련, 지속적 훈련, 현실감 있는 상황에서 훈련 가능하다(Guidali, Duschau-Wicke, Broggi, Klamroth -Marganska, Nef & Riener, 2011). 가상현실 재활시스템은 병원 환경에서는 재현할 수 없는 지역사회 환경, 작업장 환경, 운동 환경 등을 가상환경에서 제공하여 환자의 작업수행을 연습시킨다. 특히, 시각정보를 공간 안에서 사실적으로 연출하기 때문에 시공간 자극을 제공할 수 있고, 시지각과 운동조절 훈련에도 적용할 수 있는 가능성이 높다(김영근, 2015).

2 가상현실 재활시스템의 효과

다양한 실험을 통해서 가상현실 재활시스템을 활용하여 효과를 검증한 연구들을 분석한 결과 시스템의 장점과 활용 가능성을 정리하면 다음과 같다.

- 인지훈련 시스템 정형화
- 흥미를 이끌어 인지훈련 프로그램 참여 동기 향상
- 훈련에 대한 몰입도 극대화
- 실제 경험과 비슷한 시공간적 자극 제공
- 사용자의 대상과 직접적인 상호작용과 피드백을 통한 학습효과
- 일관성 있는 훈련 관리
- 수행 결과에 대한 정확한 기록과 분석
- 하나의 시스템에서 운동, 균형, 인지, 흥미, 감정 등에 다양한 훈련 콘텐츠 구현
- 위험성과 실패에 민감도가 높은 과제를 부담 없이 훈련

표 15-5 가상현실재활 시스템의 대표적 강점

내용	관련문헌
① 재미요소를 부여하여 참여동기 높임	Lucca, 2009
② 위험과 실패 가능 과제를 안전하게 연습	Holden & Dyar, 2002
③ 상호작용을 통한 학습능력 향상	Calabrese, 2008
④ 난이도 조절과 강도 높은 훈련 가능	Broeren 등, 2004
⑤ 기능적 과제를 재현하여 훈련	Rand, Katz, & Weiss, 2009

3 가상현실 인지재활 시스템의 특성과 차별화

인지재활 영역만 생각해보면 위에서 기술한 가상현실 시스템의 장점은 전산화 인지재활 시스템에서도 실행 가능하므로 두 시스템이 별 차이 없는 디지털 인지재활 시스템이라 생각할 수도 있다. 그렇다면 임상현장에서는 값비싼 하드웨어 장비를 사용하는 가상현실 재활시스템을 구입하기 보다 현재 사용하는 전산화 인지재활 시스템을 고도화해서 사용하는 것이 경제적일 것이다. 하지만 두 시스템에서 사용하는 하드웨어가 다르고 이에 따라 차별화된 각각의 특성과 장점이 있다. 컴퓨터 시스템에서는 구현할 수는 있지만 부족한 부분을 가상현실 시스템에서 채울 수 있는 독특한 기능이 존재하므로 현재 글로벌 기업들이 가상현실을 이용해서 다양한 영역의 훈련과 치료가 가능한 제품 개발에 관심을 가지고 있다. 개발자들은 실감형 가상현실 시스템이 컴퓨터 기반에서는 실행하기에는 어려운 차별화된 기능을 확대하는데 집중해야 하고, 치료용 장비를 구입하는 치료사들도 이러한 독특한 특성을 고려해서 선택해야 한다. 가상현실 인지재활 시스템을 도입하였는데 전산화 인지재활 시스템과 비교했을 때 효과성, 효율성 그리고 사용성에서 별다른 차이가 없다면 단순히 훈련 콘텐츠 수만 늘린 경우가 된다.

가상현실 인지재활 시스템이 전산화 인지재활이나 다른 인지훈련 도구 유형과 차별화 된 대표적인 우수한 기능으로는 몰입(immersion), 상호작용(interaction), 현실감(presence), 작업수행 가교(Semi-real world)가 있다. 이와 관련된 구체적인 내용을 [표 15-6]에 제시하였다.

표 15-6 가상현실 인지재활 시스템의 차별화된 특성

항목	주요 특성	관련 장비 예
① 몰입(Immersion)	• 시간을 초월한 집중 • 장소를 초월한 참여 • 디자인의 심미성	• Head Mounted Display(HMD) • Feedback system
② 상호작용(Interaction)	• 사용자의 모션 인식 • 탐험 콘텐츠 • 대상물건 터치 • 대상물건 조작	• Motion 인식 시스템 • Biological Electronic Sensors • Eye-Tracker
③ 현실감(Presence)	• 3차원 공간 디자인 • 실제 생활공간 제시 • 치료실 재현 디자인 배제	• 3D design • 실시간 그래픽 환경제공 • 다양한 입력장치
④ 작업수행 가교(Connection)	• 실제 생활 환경 전 재현 • 위험 환경 노출 전 훈련	• 자동차 시뮬레이션 • 횡단보도 건너기 디자인

15.4 원격 인지재활 시스템(Tele-Cognitive Rehabilitation)

2020년도 발생한 팬데믹은 우리 삶에 예상하지 못했던 문제를 초래했다. 펜데믹은 사람들의 신체활동 부족, 사회적 고립, 무기력감, 작업 박탈, 회피행동과 같이 네거티브 부적 양상을 초래하였다. 늘어난 정적 양상으로는 스트레스, 불안, IT기기 과도한 사용, 늘어난 가사, 스크린 과용, 강화된 루틴 등이다. 이러한 문제를 극복하기 위해서 미국작업치료사협회에서는 면역을 증가시키는 작업을 탐색하고, 사회적 고립을 해결하는 대안을 찾고, 작업 박탈로 무너진 역할을 회복하고, 습관과 루틴한 삶을 강화하며, 교육과 놀이 참여를 강조하였다(AOTA, 2020). 더불어 세계작업치료 연맹에서 팬데믹 사회에서 사람들이 매일 삶에서 의미를 찾기, 삶의 목적을 회복하기, 소중함을 깨닫게 된 일상생활을 강조하기, 작업을 다시 시작하기 등을 할 수 있게 하는 것이 작업치료사의 역할이라고 강조하였다. 이를 위한 수단 중 하나로 원격 재활시스템에 대한 필요성이 증가하였는데 다양한 중재 분야에서 사용 가능성을 확인 하였다(Malfitano et al., 2020).

미국 작업치료사 협회에서는 팬데믹을 거치면서 작업치료사와 대면 치료에서 발생할 수 있는 감염의 문제를 극복하는 대안으로 원격 작업치료를 강조하였다. 팬데믹 사회 이전에는 원격 재활의 필요성과 실현 가능성에 대해 의구심을 가졌다. 왜냐하면 2020년 이전 사회에서는 작업치료를 원격으로 시행해야 할 필요성이 부족했다. 환자가 병원 내원이 어려운 경우는 방문재활 제도를 활용하여 대면 작업치료를 운영하였기 때문이다. 이번 팬데믹으로 원격 작업치료와 원격

인지재활의 필요성이 증대되었고, 사회적으로 필요한 새로운 플랫폼임을 여러 임상 사례를 통해 증명하였다.

원격 건강서비스는 원격의사소통과 정보기술을 이용한 건강케어 전달 모델의 출현으로 발전이 촉진되었다. 작업치료에서는 원격 건강서비스를 정보처리 및 의사소통 기술을 이용하여 환자를 평가, 상담, 중재, 예방 서비스를 제공하는 것으로 정의한다. 원격재활서비스는 원격건강서비스의 한 분야로 재활서비스 전달을 위한 첨단 정보통신기술을 적용하는 것이다(Richmond et al., 2017). 원격 인지재활은 원거리에는 있는 환자 또는 대면으로 치료사를 접촉하는 것이 어려운 환자에게 정보통신기술을 사용하여 인지평가, 중재, 교육 및 상담 서비스를 제공하는 서비스이다. 치료사는 원격기술을 이용해서 환자 상황과 인지적 문제점 및 환자의 요구를 파악한 후 상호작용식 또는 일방적 자료 제공식으로 원격인지재활 서비스를 제공할 수 있다.

1 원격 인지재활 시스템의 강점과 단점

원격 인지재활 시스템은 병원에서 원거리나 소외지역에 거주하는 환자에게 접근 및 사용이 가능하게 하였다. 원격서비스는 필요 없는 연장이나 기다림을 해결할 수 있으며 원격 상담으로 치료사들 간에 환자의 정보와 경험을 나누어 협업할 수도 있다(Cason, 2012a, 2012b). 원격 인지재활 서비스는 병원으로 내원하는데 필수인 이동수단의 불편함을 극복할 수 있도록 하고 때로는 통상적인 병원운영 시간을 초월하여 환자에게 가장 좋은 시간에 맞추어 서비스를 제공할 수도 있다. 원격 인지재활 서비스는 이동 중에 발생하는 장애물을 신경쓰지 않아도 되고, 사회적 스티그마나 사회경제적 장벽, 언어적 난제를 해결하는데 도움을 주어 접근성 개선을 이끈다(Gardner, Bundy, & Dew, 2016; Hinton, Sheffield, Sanders, & Sofronoff, 2017). 원격 인지재활 시스템은 밀려있는 대기 환자와 병실가동률 등의 이유로 짧아진 입원기간의 한계를 극복할 수 있도록 한다. 또한 급성기 환자보다는 만성기 환자에게 다양한 프로그램을 제공할 수 있다는 장점이 있다.

원격 인지재활 시스템의 단점은 현실감이 떨어지는 것과 중증 인지 손상자는 사용이 어렵다는 점이다. 특히, 원격 프로그램을 사용하는데 익숙하지 않은 환자에게는 컴퓨터와 통신시스템 접근에 대한 훈련이 선행되어야 한다. 국내 작업치료 현실에서 가장 큰 어려움은 제도와 법적인 규제로 인해 실제 치료로 적용하기 어려운 환경이다. 그러나 팬데믹 사회에서 원격서비스의 중요성과 가능성을 다양한 작업상황 속에서 경험하였기 때문에 의료영역에서 다양한 제도개선과 규제 완화가 실현될 것이고, 사용성이 높은 시스템들이 지속적으로 발전하여 원격으로 환자를 평가하고 중재할 수 있을 것이라 기대한다.

2 원격 인지재활시스템의 유형과 활용 사례

미국작업치료사협회에서는 작업치료에서 원격방식으로 접근이 가능한 유형으로 원격평가(Tele-evaluation), 원격중재(Tele-intervention), 원격상담(Tele-consultation), 원격모니터링(Tele-monitoring)이 있다고 발표하였다(AOTA, 2018). 자세한 내용은 아래 [표 15-7]에 기술하였다.

Forducey 등(2003)은 거의 20년 전에 외상성 뇌손상 환자의 회복과 전이 능력을 향상시키는 방법으로 원격 재활을 발표하였다. 그들은 원격 재활시스템에는 위에서 제시한 네 가지 유형 외에도 원격 멘토링, 원격 교육, 원격 슈퍼바이저가 있다고 주장하였다. 원격재활시스템을 활용하여 중재를 진행하고 지속적으로 연구 중인 임상적 적용사례를 [표 15-8]에 제시하였다.

표 15-7 **디지털 작업치료의 미래, 원격작업치료 유형과 설명**(AOTA, 2018)

원격작업치료유형	인지재활 중심 핵심내용	필요사항
원격평가 (Tele-evaluation)	• ICT 기술을 활용하여 원거리에서 평가 가능 • 누구나 접근 가능한 플랫폼에 평가 툴을 탑재하여 접근 (스마트 폰 앱, 키오스크, 스마트TV 등) • 신뢰도와 타당도 입증 필요 • 인지능력 판별검사 원격구현 가능성 주장 예) MOTCA, MMSE, The Timed Up and Go Test 등 * 하이브리드(Hybrid) 접근: 대명–원격 혼합형	임상적 추론 윤리적 판단
원격중재 (Tele-intervention)	• 원격 시스템은 작업치료 중재에서 적용 가능성 높음 • 원격 시스템으로 제공할 수 있는 실행 가능한 중재 유형으로 예방(prevention), 재활(rehabilitation), 자활(habilitation) 예) 예방: 인지저하(치매 등)에 대비한 뇌활성 훈련 • 원격서비스 및 하이브리드형 중재 접근 가능 • 전산화 인지재활 콘텐츠를 원격 시스템에서 구현 가능 • 메타버스 발전으로 원격 가상환경 중재 발전 가능	법 규제 개선
원격상담 (Tele-consultation)	• 중재보다 규제 틀 밖, 다양한 영역에서 접근 가능 • 인지 치료 계획을 원격 시스템을 활용하여 함께 설계 • 중재 과정에서 발생하는 다양한 문제 상담가능 • 인지행동치료 등 정신 사회질환에 대한 원격접근 가능 • 전산화 인지재활 등 인지중재도구 및 보조장치 상담 • 집안 환경에 대한 개조사항 상담 가능(쌍방향 비디오)	정보 보안
원격모니터링 (Tele-monitoring)	• 만성환자 관리에 유용한 장비(Remote patient monitoring; RPM) • 원격평가시스템과 연동하여 평가결과로 모니토링 실시 • 환자의 일상을 원격관찰하여 인지적 변화 모니토링 • 일상의 관찰에서 인지적 오류로 응급상황 발생 모니토링 * 원격모니터링은 작업치료사에게 통찰과 정보를 줌	촬영 사전 허가

표 15-8 원격재활시스템 활용한 원격 재활중재 다양한 유형 사례

원격인지재활 – 중재 안구추적장치이용 일상도구사용훈련 치료사와 아이가 쌍방향 소통	**원격인지재활 – 중재와 모니토링** 가정에서 다양한 인지훈련프로그램 모니터에 치료사와 훈련 콘텐츠 동시제시
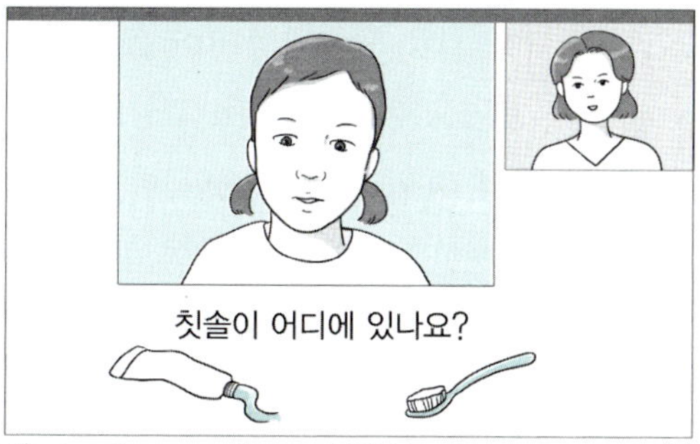 출처: Iannizzotto, G. et al.(2020) Remote eye-tracking for cognitive telerehabilitation and interactive school tasks in times of COVID-19. Information,11(293), 1-9	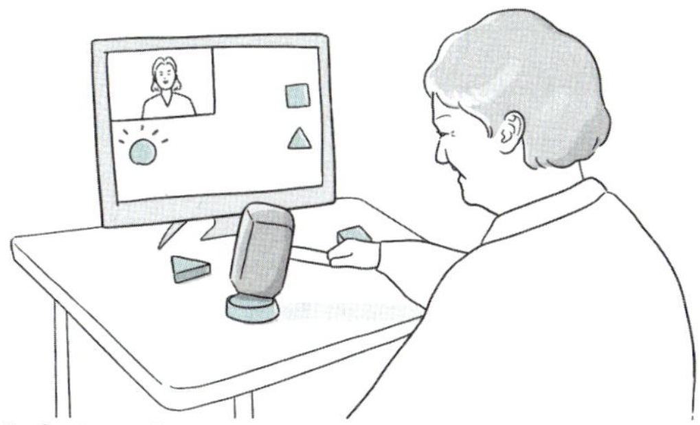 출처: https://www.nihstrokenet.org/docs/default-source/presentations/atlanta2016/wolf_sn_atlanta2016.pdf?sfvrsn=2
원격인지재활 – 상담	**원격 일상생활재활 – 중재와 모니토링** 가정에서 환자가 과제실행 치료실에서 치료사가 환자모니토링
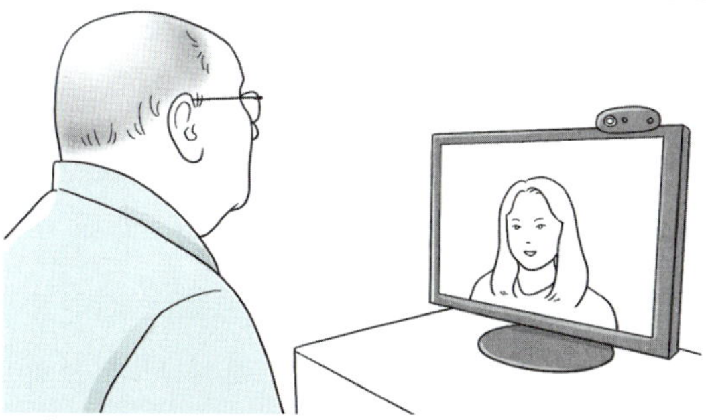 출처: https://www.foxrehab.org/telehealth-regulations-therapy -clinical-codes/	• 치료실에는 환자들이 일상생활훈련을 받고 있음 • 치료사 사무실에 PC모니터에 가정에서 대기 중인 환자 나타남 • 치료사는 헤드셋 장착 후 모니터상에 나타난 환자에게 실제 가정환경에서 ADL 활동 지시하고 오류에 대한 피드백제시 출처: https://breathe.ersjournals.com/content/12/4/350
원격인지재활 – 중재 컴퓨터기반 기능적과제 제시 모니터에 치료사 얼굴제시 쌍방향 소통	**원격운동재활 – 중재** 환자는 치료사 지시에 따라 움직임 시도 치료사가 환자 움직임 관절중심 동작분석
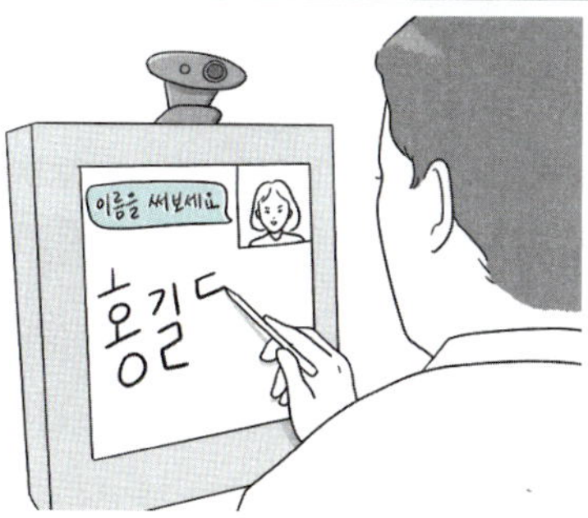 출처: Telerehabilitation services: a successful paradigm for occupational therapy clinical services? Int Phys Med Rehab J. 2020;5(2):93-98	• 가정에 있는 환자 PC에 모션인식기와 카메라를 장착 • 치료사가 PC 모니터에 나타나 환자에게 필요한 특정 움직임 지시 • 환자의 움직임을 모션인식기가 계산하여 치료사의 모니터에 관절가동범위 등 필요한 움직임 측정정보 정량값 제시 • 치료사는 수치를 확인하고 필요한 운동프로그램을 제시 출처: Tan, K. K. et al(2014). Development of telerehabilitation application with designated consultation categories

15.5 요 약

4차 산업혁명과 더불어 디지털 치료제가 헬스케어 산업의 핵심으로 부상하고 있다. 정보통신, 클라우드, 상호작용 시스템, 디지털 플랫폼 등의 발전이 우리 사회를 디지털 사회로 만들어가고 있고, 의료영역도 디지털화에 관심을 가지고 기술과 융합적 발전을 꾀하고 있다. 그동안 의료기기 기반의 방사선검사와 진단의학검사 영역이 헬스케어 산업의 수혜영역이었으나 디지털 치료제에 대한 국제적 관심과 국내 식약청의 디지털 치료제 가이드라인 제시는 치료영역의 디지털화에 대한 가능성과 기대를 높이고 있다.

지금까지 대표적인 디지털 치료제 영역은 인지행동치료, 습관과 패턴 형성 및 수정, 인지 손상 예방과 치료 등이 있다. 생각해보면 이 세 가지는 작업치료에서 환자에게 이미 제공하고 있는 치료영역이다. 특히, 인지치료 영역에서 현재 작업치료에서 사용하는 전산화 인지재활 시스템은 디지털 치료와 작업치료 융합의 대표적 모델이다.

이 장에서는 작업치료의 대표적인 디지털 인지치료 시스템으로 전산화 인지재활 시스템, 가상현실 재활시스템, 원격 인지재활 시스템 세 가지를 소개하였다. 그중에서 원격의료는 디지털 치료제에 포함되지 않지만 디지털 시스템을 활용한다는 측면과 향후 규제개선과 사회적 요구로 인해 발전 가능성이 높기 때문에 포함하여 기술하였다. 전산화 인지재활은 많은 작업치료실에서 사용하고 있으나 시스템의 필요성과 출현 배경, 기본 원리와 특성, 효과적인 활용방법 등에 대해서 설명하고 있는 자료가 부족해서 저자가 실제 기획하고 개발한 경험을 바탕으로 임상현장에 도움이 될 정보를 여기에 기술하였다. 가상현실 인지재활 시스템에 대해서는 역시 저자의 개발 및 수차례의 컨설팅 경험과 지식을 바탕으로 기본적인 개념과 원리, 시스템의 효과와 강점, 특성과 차별화를 핵심적으로 다루었다. 마지막으로 원격 인지재활 시스템은 원격 시스템에 대한 개념과 장단점을 설명하였고 선진국의 대표적인 유형과 활용 사례들을 소개하였다.

인지는 그 자체로는 관찰이 어렵고 손에 잡히질 않는다. 인지 치료를 효과적으로 하기 위해서는 인지를 눈으로 관찰 가능하고 조정 가능하도록 물리적으로 표상화 시키는 기술과 방법이 필요하다. 이를 위해서 지금까지 작업치료사는 환자들에게 종이에 글이나 그림으로 생각을 표현하게 하고, 무언가를 만들어 보는 과제를 시키기도 하며, 일상적인 작업을 해보게 해서 행동 관찰을 통해 인지적 문제를 찾아내고 동시에 이러한 작업을 치료적 수단으로 사용한다. 전산화 인지재활 시스템이나 가상현실 인지재활 시스템도 이러한 인지에 대한 물리적 표상을 위한 방법이다. 인지치료의 발전을 위해서는 인지를 효과적으로 드러내고 조정이 가능하도록 방법들을 연구하고 임상현장에서 효과를 검증하는 과정을 지속해야한다. 이러한 방법들에 디지털 기술을 융합하면 인지치료는 더욱 발전하게 될 것이다. 앞으로 디지털 세계는 메타버스의 세상이 펼쳐질 것으로 전망하고 있다. 이러한 변화는 작업치료사에게 새로운 디지털 세상에 관한 관심과 작업치료에 활용할 방법을 선제적으로 연구하는 탐구적 자세를 요구한다. 빠르게 변화하는 기술에 두려워하기보다 호기심을 가지고 인지치료 뿐만아니라 작업치료 여러 영역에 적용할 수 있는 방안을 적극 모색하는 태도가 작업치료 발전을 가속화 할 것으로 기대한다.

참|고|문|헌

R·E·F·E·R·E·N·C·E

- 김영근(2011). 한국형 전산화 인지재활 프로그램(코트라스)이 뇌졸중으 인지능력과 일상생활활동에 미치는 효과. **대한작업치료학회, 19**(3), 75~87.
- 김영근(2011). **한국형 컴퓨터기반 인지재활 프로그램의 개발과 임상적 효과 검증**. 박사학위논문, 부산대학교 대학원, 부산.
- 김영근(2015). 가상현실재활시스템 적용에 따른 뇌졸중 환자의 일상생활활동, 인지기능, 자아존중감의 개선효과. **한국산학기술학회, 16**(8), 5476-5484.
- 김영근(2015). 한국형 가상현실 재활시스템이 뇌손상환자의 균형능력, 상지기능, 일상생활활동에 미치는 효과. **재활복지, 19**(2), 257~276.
- 김용균(2020). **디지털 헬스 분야의 최근 D.N.A 동향. ICT SPOT ISSUE 산업분석**. 정보통신기획평가원.
- 백영균. (1988). *Using color, graphics, and animation in a computer assisted learning tutorial lesson. Educational Foundations*. Ph.D. dissertation, Georgia State University.
- 전선희. (1998). **인지장애아용 소프트웨어(THINKable/DOS) 활용이 학습장애 유아의 주의결함에 미치는 영향**. 특수교육총연합회 학습장애분과 현장교육연구보고서.
- AOTA Position paper(2018). Telehealth in Occupational Therapy. *The American Journal of Occupational Therapy, 72*(2), 1-18
- Bavelier, D., Levi, D. M., Li, R. W., Dan, Y. & Hensch, T. K. (2010). Removing brakes on adult brain plasticity: from molecular to behavioral intervention. *Journal of Neuroscience, 45*(30), 14964-14971.
- Bohil, C. J., Alicea, B. & Biocca, F. A. (2011). Virtual reality in neuroscience research and therapy. *Nature reviews Neuroscience, 12*(12), 752-762.
- Cason, J. (2012a). An introduction to telehealth as a service delivery model within occupational therapy. *OT Practice, 17*, CE1–CE8.
- Cason, J. (2012b). Telehealth opportunities in occupational therapy through the Affordable Care Act. *American Journal of Occupational Therapy, 66*, 131–136.
- Corti, C. et al. (2018). Feasibility of a home-based computerized cognitive training for pediatric patients with congenital or acquired brain damage: An explorative study. *PLOS ONE, 20*, 1-16.
- Digital Therapeutics Alliance(2018). *Digital Therapeutics*
- Fordyce, P.G. et al. (2003). Using telerehabilitation to promote TBI recovery and transfer of knowledge. *NeuroRehabilitation, 18*, 103-111
- Gardner, K., Bundy, A. & Dew, A. (2016). Perspectives of rural carers on benefits and barriers of receiv-

ing occupational therapy via information and communication technologies. *Australian Occupational Therapy Journal, 63*, 117-122.

- Guidali, M., Duschau-Wicke, A., Broggi, S., Klamroth-Marganska, V., Nef, T. & Riener, R.(2011). A robotic system to train activities of daily living in a virtual environment. *Medical & Biological Engineering & Computing, 49*, 1213-1223.
- Hinton, S., Sheffield, J., Sanders, M. R. & Sofronoff, K. (2017). A randomized controlled trial of a tele-health parenting intervention: A mixed-disability trial. *Research in Developmental Disabilities, 65*, 74-85.
- Kim, C. S. & Kwon, Y. H. (2005). Therapeutic Virtual Reality Program im Chronic Stroke Patients Recovery of Upper Extremity and Neuronal Reorganization, *Journal of Special Education & Rehabilitation Science, 44*, 1, 87-106.
- Kim, E. K. Kang, J. H. & Lee, H. M. (2010). Effects of Virtual Reality Based Game on Balance and Upper Extremity Function in Chronic Stroke Patients, *Journal of Special Education & Rehabilitation Science, 49*(3), 131-149.
- Kim, J. H. Oh, M. H. Lee, J. S. & Ahn, H. S. (2011). The effects of Training Using Virtual Reality Games on Stroke Patients. Functional Recovery, *The Journal of Korean Society of Occupational Therapy, 19*(3), 101-114.
- Kim, S. H. Kim, H. G. & Lee, J. H. (2013). Effect of Virtual Reality Based Exercise Program on the Upper Extremity Function and Activities of Daily Living in Stroke Patients, *Journal of Rehabilitation Research, 17*(2), 373-391.
- KOTRA (2019). **디지털 테라퓨틱스 시대의 도래**. KOTRA 해외시장.
- Kreutzer, J. S. & Wehman, P. H. (1991). *Cognitive rehabilitation for persons with traumatic brain in-jury: A functional approach*. Baltimore, MD: Paul H. Brookes.
- Malfitano, A. P. S. et al. (2020). Occupational therapy in times of pandemic social security and guar-arnties of possible everyday life for all. *Brazilian Journal of Occupational Therapy Association of California-March 23*, 2020
- Punkik S. et al. (2015). Recovery of post stroke proximal arm function, driven by complex neuroplastic bilateral brain activation patterns and predicted by baseline by baseline motor dysfunction severity. *Neuroscience, 22*.
- Richmond, T., Peterson, C., Cason, J., Billings, M., Terrell, E. A. Lee, ⋯ Brennan, D. (2017). *Principles for delivering telerehabilitation services*. Retrieved from https://www.americantelemed.org/main/member-ship/ata-members/ata-sigs/telerehabilitation-si

R·E·F·E·R·E·N·C·E

- Samuel, T. G., Nicholas, B. M., McDonald, P.G., Pamela, G., Clark, D. R. & William, D. R. (2002). Current directions in computer-assisted cognitive rehabilitation. *Neurorehabilitation*. 17, 195-199.
- Sloan, S. & Ponsford, J. (1995). Managing cognitive problems following TBI. In J. Ponsford (Eds.), *Traumatic brain injury: Rehabilitation for everyday adaptive living* (pp.103-135). East Sussex: Lawrence Erlbaum Associates.
- Stern, H., Jeaco, S. & Millar, T. (1999). Computers in neurorehabilitation: what role dothey play? part1. *British Journal of Occupational Therapy, 62*(12), 549-553.
- Suslow, T., Schonauer, K. & Arolt, V. (2001). Attention training in the cognitive rehabilitation of schizophrenic patients: a review of efficacy studies. *Acta Psychiatrica scandinavica, 103*, 15-23.
- Tam, S. F.(2003). Evaluating the efficacy of tele-cognitive rehabilitation for functional performance in three case studies. *Occupational Therapy International, 10*(1), 20-38.
- Zoltan, B. (2007). *Vision, perception, and cognition* (4th ed.). SLACK Incorporated: Thorofare, NJ.

가

나

다

아

J

K

L

M

N

O

P

| 제3판 |

작업치료사를 위한

인지재활

COGNITIVE REHABILITATION

1판발행 2008년 3월 5일
2판발행 2015년 8월 12일
3판발행 2022년 1월 31일

저 자 권재성, 김영근, 오윤택, 육진숙, 조현진, 홍승표
발행인 이웅현
발행처 퍼시픽북스
서울특별시 중구 충무로 29 아시아미디어타워 501호
TEL. 02-2272-7766(代) / FAX. 02-2272-7166
E-mail: papu77@daum.net

ISBN 979-11-6375-313-1

정가 32,000원

Cognitive
Rehabilitation